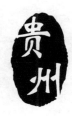

贵州 特色苗药药动学

黄　勇　巩仔鹏　主编

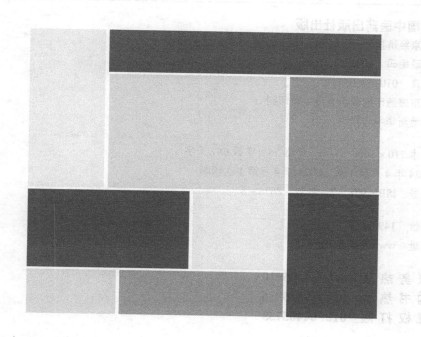

全国百佳图书出版单位
中国中医药出版社
·北 京·

图书在版编目（CIP）数据

贵州特色苗药药动学 / 黄勇，巩仔鹏主编 . -- 北京：
中国中医药出版社，2024.4
ISBN 978-7-5132-8676-3

Ⅰ.①贵… Ⅱ.①黄… ②巩… Ⅲ.①苗族－民族医学－
药物学－贵州 Ⅳ.① R291.6

中国国家版本馆 CIP 数据核字 (2024) 第 053608 号

中国中医药出版社出版
北京经济技术开发区科创十三街 31 号院二区 8 号楼
邮政编码　100176
传真　010-64405721
北京盛通印刷股份有限公司印刷
各地新华书店经销

开本 710×1000　1/16　印张 36　字数 687 千字
2024 年 4 月第 1 版　2024 年 4 月第 1 次印刷
书号　ISBN 978 - 7 - 5132 - 8676 - 3

定价　149.00 元
网址　www.cptcm.com

服 务 热 线　010-64405510
购 书 热 线　010-89535836
维 权 打 假　010-64405753

微信服务号　zgzyycbs
微商城网址　https://kdt.im/LIdUGr
官 方 微 博　http://e.weibo.com/cptcm
天猫旗舰店网址　https://zgzyycbs.tmall.com

如有印装质量问题请与本社出版部联系（010-64405510）
版权专有　侵权必究

编写说明

　　贵州省是世界著名的喀斯特地貌之乡，喀斯特地貌面积约占全省总面积的62%，是我国生物多样性保护的热点区域之一，同时也是我国著名的少数民族聚居区之一，分布有苗族、布依族、侗族、土家族、彝族、仡佬族等17个世居少数民族，其中苗族人口最多，约占全国苗族总人口的50%。据全国第四次中药资源普查数据，贵州共有药用植物资源7453种，其中常见苗药1500多种，是我国四大中药材产区之一，享有"黔地无闲草，夜郎多灵药""中国苗医药之乡"等美誉。2021年，贵州省中药材产量达274.13万吨，产值262.59亿元。立足喀斯特地貌特色的药用植物资源、丰富的民族文化和悠久的临床应用历史，以苗药为代表的民族医药产业已成为贵州省国民经济中发展最快的高新技术产业和支柱行业之一，在我国民族医药产业领域具有较强代表性。由于历史原因，在贵州省民族医药产业发展过程中，关于药效物质基础、药物体内代谢处置、药代动力学过程及其作用规律等的研究严重滞后，临床用药质量可控性和安全性问题日益凸显，已成为制约其民族医药产业可持续发展的瓶颈，亟待解决。

　　苗药药代动力学是在苗医药理论指导下，对于苗药有效成分及组成在生物体内的吸收、分布、代谢和排泄的动态变化过程，以及其体内时－效和时－量关系的研究，是苗药基础研究的重要内容。苗药具有多成分、多效应、多靶点、多途径的特征。苗药的发展及研究尚处于相对滞后的状态，特别是苗药药代动力学研究具有杂质干扰严重、入血成分含量低、时间依赖性大、实验过程复杂等特点，因而对其的研究相对较少。近十年来，贵州医科大学民族药与中药开发应用教育部工程研究中心及贵州省药物制剂重点实验室的研究团队在国家科技支撑计划、国家重点研发计划、国家自然科学基金、贵州省科技支撑计划等相关科技项目的资助下，立足于贵州特色中药民族药优势资源，以头花蓼、隔山消、黑骨藤、羊耳菊、红禾麻等贵州特色苗族习用药材为研究对象，开展了对其药效物质基础、药物代谢动力学、质量控制及新药研发等方面的研究，填补了相关药材药代动力学和体内过程、质量控制研究方面的空白，解决了相关药材药效物质基础及体内过程不清楚、药材质量控制技术手段落后等制约贵州民族医药产业可持续、高质量发展的瓶颈问题，丰富了贵州传统特色民族药的现代科学研究内涵。

　　本书聚焦于药物代谢动力学研究领域，结合本团队近十年的研究工作内容，在进行资料查阅、充分调研的基础上，参考大量相关文献，对10种贵州特色苗药的研究成果及时归纳总结，这也是对所涉及的药材最新研究成果的系统总结。本书共分为十一章，第一章为绪论，主要介绍了苗药药代动力学研究的意义、分析技术、生物样本前处理技术、研究方法和研究展望；第二章到第十一章分别对贵州特色苗族习用药材头花蓼、隔山消、杜仲、茜草、白及、羊耳菊、天麻、黑骨藤、红禾麻、云实皮的吸收、分布、代谢、排泄及药动学研究进行全面归纳与论述。

本书内容丰富，数据翔实，方法可靠，是一本有实用价值的工具书，可为研究人员提供参考和借鉴。同时希望本书能为苗医药现代化研究提供一种有益的思路和模式，促进贵州特色苗族药材资源的深度开发与合理利用，确保相关苗药产品质量稳定可控、临床应用安全有效提供科学依据，对发挥地方特色资源优势，带动区域经济发展具有现实意义，也对推动贵州民族医药产业发展具有积极作用。

由于编者水平有限，错误和疏漏之处在所难免，期盼专家、同仁提出宝贵意见，以便再版时修订提高。

编　者
2024 年 1 月

目 录

第一章 绪 论

第一节 背景概述

一、民族医药是中华民族文化的瑰宝和我国医药产业的重要组成部分

民族医药是我国少数民族长期与疾病斗争的过程中，逐步积累形成的具有极强地域性、鲜明民族文化特色、独特临床疗效的智慧结晶和理论体系，是我国传统医药和优秀民族文化的重要组成部分，其中部分已被列入联合国教科文组织人类非物质文化遗产名录。藏、蒙、维、傣、壮、苗族药由于其特色鲜明、疗效突出，并称为中国六大民族药，在历史上为各族人民的生存、繁衍做出了重要贡献。植根于民族优秀文化和民族地区优势资源的民族医药，必将成为发展潜力巨大的具有自主知识产权、原始创新潜力的民族产品，对提高人民群众健康水平、促进经济社会发展起到不可替代的作用，对于维护民族地区的和谐稳定具有重要的意义。

二、国家高度重视民族医药事业的发展

发展民族医药产业不仅是促进民族地区经济社会跨越式发展和长治久安、安定团结的迫切需要，也是我国传统医药产业应对和参与全球医药产业竞争、实现特色化和差异化发展的战略性需求。新中国成立以后，国家对民族医药事业的发展十分重视，相继出台了一系列法律法规、规划和政策性文件，鼓励支持民族医药发展。1982年，"发展现代医药和我国传统医药"被写进了《中华人民共和国宪法》，为民族医药发展提供了基本法律保障和依据。2006年，《医药行业"十一五"发展指导意见》要求继续推进藏、蒙、维、傣、彝、苗等特色民族药物现代化。《中医药创新发展规划纲要（2006—2020年）》把民族医药作为优先发展的领域之一，为民族医药产业的持续发展营造了良好的环境。"十三五"期间，国家出台了《民族医药"十三五"科技发展规划纲要》，其"对于提高民族

医药健康服务能力和水平、提升民族医药产业核心竞争力、推动民族医药可持续发展将提供重要保障"。2022 年 3 月 29 日，国务院办公厅印发的《"十四五"中医药发展规划》提出要"发展少数民族医药，加大少数民族医药防治重大疾病和优势病种研究力度，加大对少数民族医药的传承保护力度，推动理论创新和技术创新"。民族医药受到高度重视，这也将使民族医药工作迈上一个新的台阶。

三、贵州苗族医药特色鲜明，苗药产业规模全国领先

苗族是一个长期迁徙、人口众多（1106.8 万人）的民族，是我国四大少数民族之一，其分布以贵州为中心，向湖南、云南、重庆、广西、湖北、四川等地辐射。苗族医药为我国历史悠久、特色鲜明、内涵丰富、应用广泛的民族医药之一，与中医药及藏、蒙、维、傣、壮族医药共同构成广义的中国医药体系，是我国传统医药的重要组成部分，为苗族百姓的生命健康做出了重要贡献。所谓"千年苗医，万年苗药"体现了苗族医药的悠久历史和厚重的文化积淀。苗族医药经过数千年的积累，逐渐形成了具有鲜明地域特色和民族文化特色的两纲、五经、三十六症、七十二疾的"纲、经、症、疾"医药理论体系，素有"三千苗药，八百单方"之称，具有"简、便、效、廉"的特点，成为我国传统医药的一枝奇葩。因苗药开发成就辉煌，2005 年联合国教科文组织授予贵州苗药"促进可持续发展最佳文化实践奖"。

贵州地处我国西南部，是世界著名的喀斯特地貌之乡，喀斯特地貌面积约占全省总面积的 62%，是我国生物多样性保护的热点区域之一，同时也是我国著名的少数民族聚居区之一，分布有苗族、布依族、侗族、土家族、彝族、仡佬族等17 个世居少数民族，其中苗族人口最多，约占全国苗族总人口的 50%。贵州独特的喀斯特地理条件，造就了特殊的生态系统，孕育了丰富而独特的生物资源，是我国特有的植物分布中心之一，其特有属植物占全国的 24%。据全国第四次中药资源普查数据，贵州共有药用植物资源 7453 种，占全国中草药品种的 80%，居全国第二位，其中常见苗药资源约 2000 种，常用的苗药药材约 400 种，是我国四大中药材产区之一。2021 年，贵州中药材产量达 274.13 万吨，产值 262.59 亿元。贵州苗药在民族药中品种数量名列前茅，现有 154 个独家苗药品种上升为国家药品标准，以品种多、剂型全、疗效确切享誉全国。现有产值过亿的苗药品种超过30 个，咳速停糖浆、银丹心脑通软胶囊、咽立爽滴丸、开喉剑喷雾剂、热淋清颗粒等苗药制剂因其疗效确切，取得了很好的经济效益和社会效益，其中"银丹心脑通软胶囊"已启动美国 FDA 注册，有望成为开拓国际市场的中国苗药。在六大民族医药产业中，苗药产值居首位，领先于其他民族医药产业而被业内称为

"苗药现象"。2021 年,贵州健康医药产业年产值超 1100 亿元。医药产业发展正站在历史的新起点,当前更是迎来了"国家战略"聚力高质量发展的良机。

四、贵州苗药基础研究薄弱,科技内涵的挖掘亟待提升

贵州是全国四大中药材产区之一,享有"中国苗医药之乡""天然药物宝库""黔地无闲草,夜郎多灵药"等美誉。2012 年 1 月 12 日,国务院下发了《关于进一步促进贵州经济社会又快又好发展的若干意见(国发〔2012〕2 号)》,明确提出对贵州的发展要"加大国家支持力度""壮大特色优势产业""积极推进中药现代化,大力发展中成药和民族药",为贵州医药产业加速发展带来了新的机遇。贵州省政府已将民族医药产业列为重点打造的"五张名片"和"六大优势产业"之一,成为促进区域经济发展新的战略增长点。

苗族没有文字,数千年来,苗医药文化全靠口口相传。长期以来,由于历史及经济等方面的原因,因而存在苗族医药基础研究薄弱,传统苗族医药优势有待继承与创新,民族医药理论未能充分发挥指导作用;苗药材资源问题突出,药效物质基础、作用机制、药代动力学及体内过程研究滞后,有效性和安全性评价数据欠缺;苗药品种的研发仍处于较低水平,产品制剂工艺落后,产品质量标准体系不完善,科技含量亟待提高等突出问题。这些问题严重影响了苗药品种的深度开发和苗药产业的升级改造、做大做强,已成为制约苗族医药产业可持续发展的瓶颈,也是苗药现代化科技产业发展所面临的、迫切需要解决的问题。

2022 年 1 月 26 日,《国务院关于支持贵州在新时代西部大开发上闯新路的意见(国发〔2022〕2 号)》重磅发布,文件提出"支持推进特色食品、中药材精深加工产业发展,支持将符合要求的贵州苗药等民族医药列入《中华人民共和国药典》",从国家层面进一步明确了苗药等民族医药产业的战略地位。解决民族医药的基础和应用基础研究薄弱问题是推动苗药等民族医药产业高质量发展的重大科技问题。

第二节　苗药药代动力学研究的意义

苗药是在苗族聚居地区长期使用,以苗医药理论和实践为指导的药物,是苗族人民在长期的生产活动和与疾病、伤害作斗争的实践中积累的宝贵医药经验。苗药以天然绿色、方法奇特、简练实用和疗效确切而著称,具有悠久的传承性、突出的民族性和鲜明的地域性,成为我国传统医药宝库的一部分。

苗药药效物质基础及作用机制研究是科学阐释其整体功效及其作用本质的核心环节，是苗药安全、有效和质量稳定可控的重要基础。长期以来，中药、民族药药效物质基础研究的主流模式是"活性跟踪分离"。实践证实，这种研究策略在取得成效的同时也存在极大缺点——忽略了化学成分体内吸收、代谢转化等重要环节。众所周知，任何药效的产生都是物质基础与机体相互作用的结果，单纯从孤立的体外环节进行中药、民族药药效物质研究存在明显不足。研究者开始逐渐认识到从体内环节研究中药药效物质的巨大优势，并提出"药物的体内过程是药物发挥药理作用、产生疗效的基础"。

苗药药代动力学是在苗医药理论指导下，借助于药代动力学原理和现代分析手段，运用数学函数和定量描述方法，研究苗药有效成分及其组成在生物体内的吸收（absorption）、分布（distribution）、代谢（metabolism）和排泄（excretion），即 ADME 的动态变化过程，以及其体内时－效和时－量关系，是苗药基础研究的重要内容。苗药具有多成分、多效应、多靶点、多途径的特征。苗药的发展及研究尚处于相对滞后的状态，特别是苗药药代动力学研究具有杂质干扰严重、入血成分含量低、时间依赖性大、实验过程复杂等问题，关于其药代动力学的研究相对较少。目前，药物体内过程研究的诸多理论和方法尚处于自我完善和发展之中，不同研究思路和方法间需相互补充，取长补短，共同解析药效物质基础、药效成分的体内动态规律科学内涵。开展苗药药代动力学研究能够帮助阐明和揭示苗药药效物质基础、作用机制及其体内过程，可为苗药的质量控制、安全性评价、工艺优化、给药方案及合适的给药剂型提供科学依据，对促进新药开发、指导临床合理用药和实现民族药现代化具有重要的指导意义。

第三节　苗药药代动力学研究的分析技术

由于苗药成分的复杂性及对药效物质认识尚不充分，加之目标成分在生物样本中浓度低、内源性基质和目标成分之间干扰大及其代谢成分复杂，其药代动力学研究存在诸多困难，因而需要建立分离效能高、灵敏度高、选择性好的分析技术。生物样品的定性和定量分析方法主要有色谱法、光谱法、免疫分析法、微生物测定法、电化学分析法等。近年来，随着现代分析技术的快速发展，液质联用分析技术已能整合液相色谱技术的高分离能力和质谱检测技术的高特异性、高灵敏性，并成为苗药药代动力学研究强有力的分析工具。

液质联用技术（liquid chromatography-mass spectrometry，LC-MS）起源于20 世纪 70 年代，以液相色谱中色谱柱实现化合物分离，质谱作为检测器对化合物进行定性表征。液相色谱具有适用性好、成分分离度高的特点，质谱检测器具有专属性强、灵敏度高、检测限低的特点，两者联合使用不仅结合了两者的优点，更使得两者结合之后的检测器对化合物的表征和鉴别更加科学、合理、高效、快速。

一、质谱电离方法

质谱检测器对能检测到的待测化合物须是气相离子。待测物的气雾状态是对化合物定性或定量的前提条件。质谱检测器根据待测物的极性大小可分为两种，一是正离子模式，二是负离子模式。一般负离子模式常用于偏酸性的物质，如多羟基、羧酸等易失去电子显弱酸性的化合物；正离子模式常用于分析偏碱性的物质，如生物碱类化合物。根据待测化合物的性质，可以选择不同的离子化方式，使待测化合物生成气态正离子或负离子，然后进行质谱分析。

1. 电喷雾电离（ESI）　ESI 属于一种软电离技术，其电离过程是离子雾化。当待测样品的溶液通过毛细管进入雾化室，喷雾器顶端会施加一个电场给微滴提供净电荷。在高电场下，液滴表面被破坏，裂变成微滴，随着荷电微滴中溶剂的蒸发，微滴表面的离子"蒸发"到气相中，进入质谱仪。即便是分子量大、稳定性差的化合物，也不会在电离过程中发生分解。ESI 普遍用于肽类、蛋白、糖类和寡核苷酸的分析，适用性较其他离子源广泛。虽然 ESI 技术应用较为广泛，却易受高浓度缓冲液（盐），或其他内源性杂质干扰，且易吸附在离子源内部，不易排出，从而导致灵敏度降低。

2. 大气压化学电离（APCI）　在 APCI 源中，待测样品溶液在高速气流辅助下雾化形成液滴，然后被载入加热室。溶剂和样品受热气化，溶剂离子与被测物发生分子 - 离子反应，通过质子转移反应使样品离子化。在 APCI 中电离主要发生在气相，而在 ESI 中电离发生在溶液中。由于电晕放电产生远远过量的气相溶剂离子，气相中分子 - 离子反应程度较低，所以认为 APCI 受离子抑制效应的影响较小，通常能比 ESI 提供更宽的线性范围。与常规 ESI 的流速（0.1 ~ 0.5mL/min）相比，APCI 使用更高的流速（1 ~ 2mL/min），从而产生大量的溶剂离子，使离子 / 分子电荷转移所需要的碰撞频率最大化。由于需要受热脱溶剂，APCI 与 ESI 相比，它的优点是流动相的适应范围更广，主要用于分析热稳定性好的样品，不太适合极性强的大分子（分子量＞ 1000Da）样品，因为这些分子容易受热分解。

3. 大气压光电离（APPI）　APPI 作为一种新型的 LC-MS 离子化技术，适用于 ESI 和 APCI 不适宜的分析物。由于 ESI 和 APCI 的软电离机制，它们对极性化合物有良好的响应，但对非极性或弱极性化合物的响应较低。APPI 在大气压下使用加热喷雾器（300 ～ 500℃）使流动相蒸发，将所得的气体穿过放电灯（UV 光源）产生的光子束。该放电灯发射的光子能与被分析物气体分子发生相互作用而发生电离化，离子被引入质谱仪进行检测。APPI 的另一特性就是，其受磷酸缓冲盐和表面活性剂的干扰很小，扩展延伸了 LC–MS 技术的应用领域。

4. 解吸电喷雾电离（DESI） DESI 兼有电喷雾电离（ESI）和其他解吸电离（DI）技术的特点，是一项新型的质谱离子化技术。DESI 的样品离子化是带电液滴的喷雾指向感兴趣化合物的表面，在这个表面上有机小分子和生物大分子被解吸和电离。DESI 可使碎片最少，形成完整无损的分子离子。与其他解吸离子化方法相比，DESI 的主要优势在于不需要样品预处理，而且可以在一般环境下操作，可从各种分析物表面直接获得化学信息。

二、质量分析器

质量分析器是依据不同方式将离子源中生成的样品离子按质荷比（m/z）的大小分开并排列成谱的仪器，位于离子源和检测器之间，是质谱仪的重要组成部件。由于不同类型的质谱仪器有不同的原理、功能、指标、应用范围，因而有必要了解各种质谱分析器的特点。目前，常见的质量分析器包括四极杆质量分析器、离子阱质量分析器、傅里叶变换离子回旋共振，以及飞行时间质量分析器。

1. 四级杆质量分析器（QMS） 四级杆质量分析器是目前最成熟、应用最广泛的质量分析器之一，包括四个电极，理论上为双曲面四级杆，由四根精密加工的电极杆，以及分别施加于 x、y 方向的两组高压高频射频组成的电场分析器。四级杆质量分析器中离子的分离是以特定的 m/z 值的离子获得稳定轨道为基础的。高压高频信号提供了离子在分析器中运动的辅助能量。这一能量是具有选择性的——只有符合一定数学条件的离子才能够不被无限制地加速，从而安全地通过四极杆分析器。由于四极滤质器结构紧凑、体积小、扫描速度快、分辨率较高，适用于色谱 – 质谱联用仪器。

2. 离子阱质量分析器（IT） 离子阱质量分析器一般由一个环形电极和上下两个呈双曲面的端盖电极围成一个离子捕集室。某一质量的离子在一定的电压下可以处在稳定区，留在阱内。改变电压后，离子可能处于不稳定区，振幅很快增长，撞击到电极即消失。在直流电压和射频电压比值不变时用射频电压扫描，即可以将离子从阱内引出获取质谱信号。离子阱在全扫描模式下仍然具有较高灵敏度，分析质量范围大，可以分析质荷比高达数千的离子，同时单个离子阱通过期间序列的设定就可以实现多级质谱的功能。

3. 傅里叶变换离子回旋共振（FT–ICR） FT–ICR 是一种根据给定磁场中的离子回旋频率来测量离子质荷比（m/z）的质谱分析器。通过傅里叶变换，可以从信号数据中获取有用的信号形成质谱。FT–ICR 质谱仪分辨率极高，且具有灵敏度高、质量范围宽、速度快、性能可靠等优点。其分辨率可达到极微小，灵敏度可达皮克级别，较其他质谱检测器更准确可靠，可完成多级串联质谱的操作。尽管 FT–ICR MS 具有超高的分辨率，可提供高分辨的数据而使信息量更丰富，但是它的工作环境需要强磁场，且占地面积大，并通常需要长时间的优化和扫描，费用也较高，这些都限制了 FT–ICR 的发展和应用。

4. 飞行时间质量分析器（TOF） TOF 的原理是不同 m/z 值的离子在相同的动能下加速，离开离子源和进入无场飞行管之后获得的运动速度不同，因此每个离子穿越飞行管所需要的时间（t）不同。高质量离子到达检测器所需的时间将比低质量离子所需的时间长。m/z 最小的离子具有最快的速度因而首先到达离子检测器，m/z 最大的离子则最后到达离子检测器。TOF 为高专属性、高灵敏度的高分辨质谱，具有较大的质量分析范围，得到的质谱图信息丰富。TOF 的主要缺点是分辨率随着分子量增加而降低，质量越大，飞行时间差越小，分辨率越低。

三、串联质谱仪

串联质谱仪采用二级质量分析，第一级用于预选离子，第二级用于分析有惰性气体碰撞活化而生成的产物离子。这种双重分析可以是空间串联或者是时间串联。空间串联是由两个物理上分开的质量分析器构成，代表性的包括由磁场部分和供电部分组成的两扇面仪器、三重四级杆仪器，或杂合串联仪器。时间上串联可以通过捕获设备，如傅里叶变换离子回旋共振和离子阱来实现。在内部储存离子通过排出所有其他离子来选择所关注的离子，选择的离子在选定时间内被激发和裂解，对产物离子进行质量分析。其获得离子的过程可以重复进行，因此能够进行 MS^n 实验。其中三重四级杆质谱仪（QqQ–MS）、四级杆 – 飞行时间串联质谱仪（Q–TOF–MS）、四极杆 – 静电场轨道阱高分辨质谱仪（Q–Orbitrap–MS）、离子淌度质谱仪（IM–MS）在化学成分定性、定量方面具有独特优势。

1. 三重四级杆质谱仪（QqQ–MS） QqQ–MS 通过将样品在离子源打碎获得特异性子离子，子离子通过 q1、q2、q3 的选择后在接收器上转化为电信号，反映到分析软件就是离子强度。在一定线性范围内，分析物浓度越高，打到接收器上的离子就越多，信号越强，从而确定分析物的含量。QqQ–MS 主要用于复杂基质中低含量化合物的定量分析，具有高灵敏度、高通量的特点。

2. 四级杆 – 飞行时间串联质谱仪（Q–TOF–MS） Q–TOF–MS 是一种可以

同时定性定量的质谱，以其高灵敏度、高选择性、高精密度、高信息采集速度，以及能够产生多级质谱，获得化合物的元素组成和结构信息等优点，在中药化学成分定性方面有很大的优势。Q-TOF 的出现有效地解决了药物现代化分析中组分复杂、定量困难等问题。但 Q-TOF 只能形成二级碎片，对于未知结构化合物的解析尚有不足；且离子源更换麻烦，配套的液相系统问题较多。因此，Q-TOF 技术未来发展应注重改善其质量稳定性，更好发挥其定性分析的优势。

3. 四极杆 – 静电场轨道阱高分辨质谱仪（Q–Orbitrap–MS） Q–Orbitrap–MS 是基于傅里叶变换的混合仪器之一，其中第一台质量分析仪是四极杆，第二台是高分辨率轨道阱。Orbitrap–MS 可以将高性能的四极前驱物选择与高分辨率精确质量（HR/AM）Orbitrap 检测结合起来，前体离子可以通过引入高能碰撞解离（HCD）而离解。其优势为分离效率高、扫描速度快，可在高分辨率下和很宽的质量范围内进行 MS 全扫描，定性筛选和基于全扫描的定量分析，以及高分辨率下的 MS/MS 全扫描，精确地采集母离子质核比和碎片离子质量数，能够同时进行定性和定量试验，有利于化学成分的鉴定，并针对复杂基质中痕量组分的高灵敏度定量分析。

4. 离子淌度质谱仪（IM–MS） IM–MS 是离子淌度分离与质谱联用的一种新型二维质谱分析技术。离子淌度分离原理是基于离子在飘移管中与缓冲气体碰撞时的碰撞截面不同，不同离子的形状和大小不同，离子按淌度预分离后，再通过每一组分质荷比求得质量数，便可获得离子淌度质谱二维图谱或三维图谱。IM–MS 可提供离子结构信息和精确的质量信息，增强定性分析的能力，在区分异构体或复合物方面具有独特优势。

第四节　苗药药代动力学研究的生物样本前处理技术

生物样本前处理是苗药药代动力学研究的重要组成部分，也是生物样本分析中最困难、最烦琐的工作之一。苗药药代动力学研究采集的生物样本通常包括体液（全血、血浆、血清、尿液、脑脊液、胃液、胰液、胆汁等）和组织器官（心、肝、脾、肺、肾、胃肠道、生殖腺、脑、骨骼肌等）。由于生物样品内源性基质干扰严重，待测原型成分及代谢产物的复杂性，因此在对生物样品待测成分进行定性和定量分析过程中，样品前处理是影响检测结果的关键一步。生物样本的前处理技术主要包括提取、分离与富集，以达到提高分析灵敏度和准确度，同时降低基质干扰，获得最佳分析性能的目的。理想的样品前处理技术应该符合以下条件：①能够选择性并高效率地分离出复杂基质中的待测物；②能够有效去除共存的干扰组分，不会损害或干扰分析检测系统；③通过调节样品的酸碱度、离子强度、浓度等，满足检测仪器的工作要求；④操作简便、方法可靠，且具有可重复性。建立快速、高效、实时的生物样本前处理方法也一直是体内药物分析的关键与热点。

一、蛋白沉淀法（protein precipitation，PPT）

PPT 是基于有机溶剂、强酸、强碱等化学试剂使蛋白质变性的原理，向待提取的样本中加入化学试剂，经高速离心沉降后，目标物处于上清液，从而达到分离的目的。常用的有机溶剂包括乙腈、甲醇、乙醇和丙酮等。将不同有机溶剂按不同比例混合能够影响生物样本中蛋白的变性和沉淀过程，从而影响化合物的提取回收率。PPT 的主要优点是操作简便易行，无须特殊装置，适合于大批量样本处理。其主要缺点是待测物随基质蛋白质共同沉淀而损失，基质中的磷脂类干扰物不能完全去除，而干扰物的存在会产生离子抑制或离子增强作用，导致分析结果重现性差。

二、液液萃取法（liquid–liquid extraction，LLE）

LLE 是利用待测目标物在两种不混溶的溶剂中的溶解度或者分配系数不同，经过充分混合并反复萃取后，将其从一相中提取至另一相的溶剂中而实现分离提取目标化合物的目的。LLE 的主要优点是操作简便、容易掌握和成本低廉。其主要缺点是操作烦琐费时，有机溶剂消耗量大；容易发生乳化现象，对分析物的回收造成负面影响；不适用于亲水性化合物。LLE 的改良技术有硅藻土液液萃取、液液微萃取、加速溶剂萃取及盐析辅助液液萃取等新型液液萃取技术等。

三、固相萃取法（solid–phase extraction，SPE）

SPE 是基于目标化合物在固定相和流动相之间分配系数的差异，以固定相作为提取剂并选择性吸附目标物，实现与基质的分离，再利用流动相将目标物选择性地从固定相上洗脱下来，从而达到分离的目的。SPE 多采用商品化的固相萃取小柱，其按所用填料主要分为反相填料（C_4、C_8、C_{18} 和 Phenyl）、正相填料（Si–CN、Si–NH$_2$ 和 Si–Diol）、离子交换填料（Si–WAX、Si–SAX、Si–SCX 和 Si–WCX）和混合型填料（分子印迹聚合物和分子印迹膜）。一般需依据分析物的极性、溶解度、解离常数（pK_a）等理化性质选择合适的固相萃取柱。SPE 的主要优点是萃取效率高，可实现样本富集，基质效应少，分析灵敏度高，样本用量少，有机溶剂消耗少，操作简单，易于实现自动化处理。其主要缺点是分析成本高，萃取小柱易被样品堵塞，柱子的载样量有限，不同特性的化合物需要使用含不同填料的萃取小柱等。

四、微透析技术（microdialysis）

微透析作为一种实时、在线、活体、微量、微创的取样技术，能够准确地实时监测靶器官和组织中外源性或内源性物质的动态变化，着手于靶部位研究，为药动学提供更为真实可靠的实验数据。它是结合灌流和透析原理的取样技术。其原理为非平衡状态下组织间隙中待测化合物顺浓度梯度经透析膜扩散到埋植在组织中的微透析探针中，然后进入透析液并随着透析液被连续不断地带出，从而达到活体取样的目的。再运用冷冻自动收集装置以一定的时间间隔收集透析液，采用高灵敏度微量化学分析技术对透析液中的成分进行定量分析。微透析广泛用于体内外活性物质的连续监测，越来越多地被用于脑、血液、心脏、肺、肝脏、肾脏、皮肤、肌肉、脂肪及关节等外周组织活性物质的监测。微透析具有连续采样、动态观察、定量分析、样本少、组织潜在损伤小等优点，而这同时也降低了实验动物的体液损失及动物个体差异对结果的干扰。但微透析导致样本容量小、样本组成复杂和分析物浓度极低也是该技术面临的主要挑战。

第五节　苗药药代动力学研究方法与技术

20 世纪 50 至 60 年代，临床医学、药剂学、药理学、毒理学、生物化学等学科的发展对体内药物分析提出了迫切需求，加之体内药物分析检测手段和计算机数据处理技术的进步，因而促进了药代动力学的形成和发展。药物代谢动力学（pharmacokinetic），又称为药代动力学，是定量研究药物在生物体内吸收、分布、代谢和排泄规律，并运用数学原理和方法阐述血药浓度随时间变化规律的一门学科。

多数情况下，药物必须透过生物膜进入体循环才能发挥全身治疗作用。吸收（absorption）是指药物从用药部位进入体循环的过程。药物从体循环向各组织、器官或体液转运的过程称为分布（distribution）。药物进入体循环后在体内酶系统的作用下结构发生转变的过程称为代谢（metabolism）。药物及其代谢物排出体外的过程称为排泄（excretion）。

苗药药代动力学是在苗医药理论指导下，研究苗药有效成分及其组成在生物体内的吸收、分布、代谢和排泄（即体内 ADME）的动态变化规律，是苗药药效物质基础和作用机制阐明的重要研究内容。近年来，随着苗药研究思路、技术和方法的进步，研究者对苗药开展了广泛而深入的药代动力学研究，取得了显著的进展。近十年来贵州医科大学民族药与中药开发应用教育部工程研究中心及贵州省药物制剂重点实验室的研究团队在国家科技支撑计划、国家重点研发计划、国家自然科学基金、贵州省科技支撑计划等相关科技项目的资助下，立足于贵州特色中药民族药优势资源，以 10 个贵州特色苗族习用药材头花蓼、杜仲、茺草、隔山消、白及、羊耳菊、天麻、黑骨藤、红禾麻、云实皮为研究对象，开展了对其的药代动力学、质量控制及新药研发等方面的研究，填补了相关药材药代动力学和体内过程、质量控制研究方面的空白，解决了相关药材药效物质基础及体内过程不清楚、药材质量控制技术手段落后等制约贵州民族医药产业可持续、高质量发展的瓶颈问题，丰富了贵州传统特色民族药的现代科学研究内涵。

一、药物吸收的研究方法

口服用药是中药、民族药治疗的主要手段。吸收是药物进入体内的首要环节，是影响药效的关键，对其的研究可以为药物分布、代谢和排泄研究奠定基础。现代研究证实，药物口服后透过胃肠道上皮细胞进入血流，随体循环系统分布到各组织器官或靶点，并在达到一定的血药浓度时才能发挥疗效，因此口服给药的胃肠道吸收是药物产生疗效的重要前提。基于此，药学学者提出"只有吸收入血的成分才可能是药效成分"，因此吸收机制研究对揭开中药民族药体内过程这一"黑箱"至关重要。影响药物吸收的因素主要有药物的溶解性、渗透性、化学结构、肠内酶及其细胞对药物的代谢和屏障作用等。运用现代药物分析方法研究口服药物的吸收情况，可以获得吸收机制、有效吸收部位、吸收动力学、影响吸收的因素等信息。尤其对于口服生物利用度较低的药物，研究影响其吸收的因素对于改善药物的吸收性质、提高药物的临床疗效具有重要的意义。

小肠因其黏膜表面具有褶皱结构和小肠绒毛使其具有较大的表面积，同时小肠绒毛中有丰富的毛细血管和毛细淋巴管，因此是药物吸收的主要部位，也是药物转运的特异性部位。所以研究药物在肠道吸收的特征具有重要意义。目前，药物口服吸收的研究方法种类很多，主要有体外法、在体法和体内法，其有各自特点和适用范围。其中体外法是分离动物肠黏膜／肠段，或选择细胞模型进行肠吸收研究。该方法脱离整体动物、操作简单、实验周期短，可用于药物早期高通量筛选和对肠道吸收机制的研究。在体法是在整体动物基础上既保证了血液、淋巴液的供应及肠道神经、内分泌状态的完好，又可降低内容物的干扰因素，具有与体内条件接近、实验设备简单、与人体吸收指标相关性好等优点，但也存在实验动物个体差异较大的问题。体内法是以整体动物为研究对象，由于综合影响因素较大，不适用于研究药物的吸收机制，主要用于研究机体整体对药物的综合作用结果。值得注意的是，上述方法并不是替代与被替代的关系，应利用其各自优势取长补短，相辅相成，不断完善对口服制剂肠吸收特性的评价。

1.Caco–2 细胞模型法　Caco–2 细胞模型法最初由 Hidalgo 等在 1989 年提出。Caco–2 细胞来源于人结肠腺癌细胞，其可在培养条件下形成极性单细胞层，具有微绒毛，以及紧密连接等类似于人体小肠上皮细胞刷状缘侧的分化特征。药物透过单细胞层的体外过程与口服药物在肠道的吸收过程有良好的相关性，因而 Caco–2 细胞模型被广泛用于研究。在新药开发的早期阶段，Caco–2 模型为目前国内外公认的研究药物肠吸收的较理想的体外模型。其主要有以下几方面优点：①同时测定药物摄取和跨膜转运；②Caco–2 细胞内具有药物代谢酶，可以在代谢状况下测定药物的跨膜转运；③同源性好，生命力强，可用于区分肠腔内不同吸收途径的差别，判断药物吸收的方式，求出药物吸收的动力学参数。但是 Caco–2 细胞模型也有一定的缺点，如缺少肠壁的黏液层，缺少细胞异质性，缺少部分代谢酶，屏障特性与小肠上皮细胞有一定差异等。

Caco–2 细胞模型能够在细胞水平提供关于药物分子通过小肠黏膜的吸收、代谢、转运的信息，较之以往的体外及在体肠吸收模型更适合药物吸收进入黏膜细胞的研究。同时，它提供了关于治疗药物可能引起的黏膜毒性的信息，以及药物结构转运方面的信息。中药成分复杂多样，其中绝大多数成分需肠道吸收后才能产生药效，直接加入体外细胞培养体系中易受到中药中"杂质"（非吸收成分）等因素的影响，而此细胞模型又具有体外过程与（体内）口服药物在肠道吸收良好相关性的特点，因此以 Caco–2 细胞模型作为体外药效研究的"药筛"，通过"药筛"将中药中大量不能被吸收的杂质成分在进行体外实验前先行"筛"去，可增加体外实验与体内实验的相关性。

本课题组应用 Caco–2 细胞模型研究了白及、头花蓼等多种苗药的双向转运情况，通过考察时间、药物浓度及抑制剂等影响因素，计算其表观渗透系数，研究药物的吸收机制。

2.外翻肠囊模型法　外翻肠囊模型法由 Wilson 和 Wiseman 于 1954 年创建，最早用于研究葡萄糖和氨基酸在肠道的代谢与转运，后经过改进，目前成为较为常用的体外肠吸收生物模型，是一种能够快速反映药物吸收行为的体外方法。其具体操作方法：将禁食过夜的大鼠麻醉，置于 37℃ 水浴锅上保持恒温。取出实验所需肠段，一端注入生理盐水，快速排空肠内容物，用玻璃棒快速翻转，黏膜侧朝外，浆膜侧朝内。一端结扎，另一端接取样装置，制成肠囊，注入一定体积营养液于肠囊内并将肠囊置于含药营养液的麦氏浴管中，37℃孵育。通入5% CO_2 和95% O_2，定时取样，分析测定不同时间灌注液中药物含量，来评价药物透过肠黏膜的速度和程度。

由于该模型是离体实验操作，必须保证肠细胞在实验过程中具有活性，因此实验中需要注意以下事项：①小肠取出翻转到连接装置制成肠囊的时间控制在15分钟以内；②实验时应避免污染和有毒有害因素影响肠段的正常生理环境；③灌注液和药液要与肠道正常的生理环境相似，可选用K-R液或者Tyrode液；④培养温度需与大鼠体温一致，pH值变化不宜太大，尽量避免肠黏膜ATP酶将盐溶液酸化；⑤实验中须保持通入高浓度氧气且实验时间不宜过长，一般2小时为宜；⑥相关研究表明，肠黏膜形态会随时间延长，边缘逐渐受到破坏，肠细胞逐渐失活，因此需采用乳酸脱氢酶法测定肠细胞活力，以保证实验数据的可靠性。

外翻肠囊模型的优点是操作简单，快速易行，重现性好。在肠外翻模型中测定的是药物从肠黏膜侧到浆膜侧的透过量，可直接反映药物在肠黏膜细胞层中的转运过程，吸收结果与人的吸收水平较为接近。但该模型为体外实验，无法真实模拟体内环境，不能体现肠液、胆汁、胰液等内分泌液体对药物的影响；且该方法在肠组织外翻操作时易造成形态学损伤，影响肠黏膜对药物的吸收，并受渗透压、pH等环境因素的影响较大。虽然存在上述缺点和局限性，但该模型依旧是快速评价药物吸收机制的一种常用方法。

本课题组采用大鼠在体循环肠灌流、肠外翻模型，研究了羊耳菊中东莨菪苷等9种成分的肠道吸收特征，表明羊耳菊中9种成分在小肠均有吸收，但各成分的吸收速率、最佳吸收部位及吸收机制不尽相同，提示小肠对羊耳菊提取物中各成分的吸收具有选择性。

3. 在体单向肠灌流模型法　在体单向肠灌流技术最初是由Curran和Solomon于1957年研究在体肠道吸收时创立的，该模型的优点是不仅操作简便，而且是在不切断血管和神经的条件下进行，既保证了肠道神经及内分泌输入的完好无损，同时也保证了血液及淋巴液的供应，更接近体内状态，是最常用的肠吸收研究实验方法之一。

其主要操作步骤：选用禁食过夜（自由饮水）的大鼠雌雄各半，随机分组后，麻醉固定，保持体温。腹腔开口，小心分离出实验肠段，用硅胶软管插入实验肠段两端，一端与蠕动泵相连，另一端收集灌流液。用蠕动泵将药液以一定速度灌入肠腔，定期测定药液和收集的灌流液的药物浓度，计算药物的膜表观渗透系数（P_{app}）和吸收速率常数（K_a），以此来判断药物在不同肠段的吸收特征。实验中有以下注意事项：①在灌流之前需要矫正蠕动泵的流速，其理论值和实际值往往有差别；②大鼠麻醉时应注意麻醉剂用量，以使大鼠保持良好的麻醉状态，若中途大鼠恢复意识，应注意及时补充麻醉剂；③肠灌流时应注意大鼠肠道的摆放应尽量避免有死角出现，否则药液无法匀速流出，会影响实验结果；④实验过程中要时刻注意大鼠肠管外壁的温度和湿度，用生理盐水浸渍的纱布覆盖于肠组织表面保持创口湿润，否则易干涩影响其生物活性。

该模型的优势：①操作简便，已成为美国 FDA 认可的研究药物吸收的模型之一，应用广泛；②保证肠道神经的完整性及体液的供应，接近动物体内的真实吸收情况；③测得的吸收速率等指标与人体的体内吸收具有一定的相关性。但该模型也存在一定缺陷：①胆汁进入十二指肠会对肠中药物成分的吸收产生影响，需将胆汁引流或胆管结扎；②灌流管路对药物成分易产生物理吸附，在实验前需对灌流管路进行饱和；③灌流液需要较高的溶解度，极性小的药物如环烯醚萜类需要加入吐温 –80、CMC–Na 等助溶剂，若助溶剂用量不规范易造成溶血等副反应；④肠道会对灌流液中的水分吸收、排泄，应采用重量法进行校正；⑤不易计算药物吸收率。总之，在体单向肠灌流法应用较为广泛，适用于多数药物肠道吸收的研究。

4. 在体循环肠灌流模型法　在体循环肠灌流技术是 Csaky 和 Thale 于 1960 年首先提出的，其模型方法与单向灌流相近，都在整体动物上进行实验。本法在单向灌流法的基础上，在大鼠麻醉后，不切断胃肠道血管及神经，于实验肠段两端插入硅胶管，上端软管与蠕动泵相连，下端软管与药液相连，形成回路，使药液在肠腔内循环灌流。与单向灌流法相比，本法的不同之处在于药物灌流液是重复从小肠段灌进→流出→再灌进→再流出，直至实验结束。通常流速调节为 $2 \sim 5mL/min$。实验中可于不同时间分段收集含药灌流液，循环 $2 \sim 6$ 小时后，终止实验。该模型从灌流液中药物的剩余药量来评价药物的吸收速率和吸收量，可以从器官水平研究药物在不同浓度、pH 值、胆汁及 P-gp 抑制剂存在的条件下在不同肠段的吸收特征。相较于单向灌流，循环灌流模型灌流时间长，灌流速度较大，对于在肠道吸收量小的药物，不容易出现负值，实验结果也相对较稳定。

在体循环肠灌流模型是研究中药吸收的一种简便快捷、准确可行的模型，其是通过测定药物经过肠段后从灌流液消失的量来评价药物的吸收速率和吸收量，现已广泛用于药物吸收的研究。此模型具有以下优点：①易通过控制或改变实验条件来观察药物在肠段中的消除过程和影响因素；②不切断血管及神经，测得的吸收速率等指标比离体法更接近机体内的真实吸收；③保证了胃肠道内容物中酶的活性及内分泌输入的完好无损，因而可提高组织存活率和增加取样点；④能避免胃内容物、消化道固有运动等的生理影响，能较真实地反映药物的肠道吸收情况；⑤既可用作药物吸收研究，亦可用作药物稳定性研究。该模型仍存在一些不足之处，如由于在体循环肠灌流实验时间过长，灌流流速较快，可能会对肠道黏膜造成损伤，从而导致药物吸收增大，降低实验的准确性。当药物溶解度较高，且渗透量相对于药物初始浓度较低时，可采用循环肠灌流模型。

许多中药有效成分不能或很少直接吸收入血，导致其生物利用度低，但也有很多有效成分的生物利用度低的问题不是因为吸收而是代谢。应用在体肠灌流模型，结合其他模型研究中药有效成分的胃肠道转运机制对理解中医药的科学内涵具有重要作用，也是中医药现代化中的一个基本科学问题。

本课题组利用在体循环肠灌流模型，采用专属性强、灵敏度高的 UPLC–Q–TOF/MS、UPLC–MS/MS 等技术手段，研究了白及、红禾麻、苤草、隔山消等苗药的肠吸收动力学，并结合病理动物模型，模拟药物吸收的特定部位受疾病状态及胆汁对主要成分的吸收的影响等，全面评价了上述苗药多成分的肠吸收特征。

5. 体内法 除了体外法和在体法外，还可用体内法进行药动学研究。体内法是以整体动物为研究对象，口服给药后在不同时间点采集生物样本（如血液、尿液）分析测定其药物浓度，并以血药浓度或尿中原型药物排泄量建立药动学模型，求算达峰浓度（C_{max}）、达峰时间（t_{max}）、药时曲线下面积（AUC）等药动学参数来评价药物吸收的速度和程度。这些药动学参数不仅反映药物的吸收特征，也是药物在体内的 ADME 过程的综合反映。另外，利用 AUC 可以计算吸收速率常数与平均吸收时间，它们可以评价药物及其制剂的吸收特征。

体内法采用整体动物进行实验，能真实地反映药物口服后的体内吸收情况，但也存在以下缺点：①综合了物理、化学、生理、剂型等众多因素的结果，不能特异性地反映肠道对药物的吸收作用，具体吸收机制不能完全阐述明确；②实验周期长、操作相对烦琐、影响因素较多、动物个体差异较大，这些都会影响实验结果的判断；③由于某些疾病可能影响肠道的吸收和代谢，故应慎重考虑是选择病理模型还是正常动物模型进行吸收研究。鉴于上述原因，体内法较少应用于药物吸收机制的研究，一般用于研究药物体内药动学特征。

肠吸收模型对于阐明药物在体内的吸收机制和药动学有积极的作用，也可为研发新药、新剂型选择提供理论依据和指导。研究药物吸收机制的方法有很多，目前没有哪种模型的方法适合所有药物。对于不同模型，需要研究者充分了解各模型存在的优缺点，综合考虑体外、在体和体内几种方法的模型，合理选择，才有助于提高工作效率，获取最具参考价值的实验数据，也才能更客观、准确地反映药物在体内的吸收情况。

二、药物代谢的研究方法

药物代谢又称生物转化，是药物在体内多种药物代谢酶的作用下，发生化学结构改变的过程，是机体对药物进行处置的一个不可或缺的重要环节。药物在体内的生物转化主要有两个步骤：第一步代谢反应称为Ⅰ相反应，是药物经氧化、还原或水解后连接某些基团（羟基、氨基、硝基和羧基等），使得药物极性和亲水性增强；第二步代谢反应称为Ⅱ相反应，是指原型药物或与Ⅰ相反应生成的代谢产物和体内某些内源性物质（葡萄糖醛酸、硫酸、甘氨酸、谷胱甘肽等）结合或经甲基化、乙酰化反应，生成极性大、水溶性高的药物代谢产物，使之容易经尿液、胆汁排出体外。

药物经体内代谢的结果主要有两种：其一为失活，即具有药理作用的药物转化为无药理活性的药物；其二为活化，即无药理活性的药物转化为具有药理作用或药理毒性的代谢物，或代谢物仍保持与原药相同的药理活性。药物代谢是影响药物发挥作用及产生活性或毒性的重要因素之一，其在很大程度上决定了大多数药物的药动学特征及生物利用度，同时也会影响药物用药的安全性。FDA要求新的化学实体作为新药上市时不仅要明确其体内代谢动力学特征，而且必须明确其代谢产物。了解药物各成分代谢的体内过程，对新药的研发和临床合理使用具有重要的指导意义。因此，对药物的代谢进行研究是安全、有效、合理用药的前提，其对于研究药物作用机制、药效与毒性、药物相互作用及合理用药等均有重要意义。

中药、民族药由于成分复杂、有效成分与毒性成分不清楚，以及多靶点作用等原因导致其现代化研究推进困难。在实际研究工作中有许多中药、民族药未能在血液中检测出原型药物成分，但药效十分显著，因而推测其可能是经体内生物转化后产生的代谢产物发挥了治疗作用。由此可见，中药、民族药的体内代谢研究是中药药效物质研究的重要内容。通过代谢研究，可以明确中药吸收进入体内的成分及其存在形式，进而阐明其代谢途径和机制，从而初步明确其药效物质。药物代谢的研究方法分为体内法和体外法，二者相辅相成。与体内代谢研究相比，体外代谢研究可排除体内诸多干扰因素，而直接研究代谢酶对底物的选择性，具有快速简便的特点，为体内代谢整体实验研究提供可靠的理论依据。因此，应在体外代谢研究的基础上进一步开展体内代谢研究，从而科学评价药物的代谢特征和规律。

1. 体外代谢研究

（1）肝微粒体法　肝脏是药物代谢的主要器官。肝微粒体酶又称肝药酶，包括了 I 相和 II 相代谢酶，为促进药物生物转化的主要酶系统。细胞色素 P450（CYP450）酶系是肝微粒体混合功能氧化酶系的主要成分。CYP450 是一组由许多同工酶组成的超基因家族，主要有 CYP1、CYP2、CYP3 三个家族。其中 CYP3A4 是最重要的药物代谢酶，其介导了 50% 的药物代谢反应，在药物的肝脏首过效应及药物的生物体生物利用度上占有举足轻重的地位。

肝微粒体是目前应用最广泛的体外代谢模型。通常采用差速离心法从肝脏中提取微粒体。肝组织匀浆后通过先高速（2000×g）后超速（100000×g）的差速离心法抽取肝微粒体成分，再用适当缓冲液悬浮，加入还原型辅酶 II（NADPH）再生系统后用于代谢研究。代谢反应需要在体外模拟生理温度及生理环境下进行，并对原型药及代谢产物进行测定。

肝微粒体法进行代谢研究的优点是制备简便，代谢过程快，孵育条件易优化，具有公认的亚酶底物、抑制剂，结果重现性好，因此主要用于药物体外代谢途径研究和预测药物在体内的代谢清除特征。一般通过测定药物体外代谢酶促动力学获得酶促反应最大速度（V_{max}）和米氏常数（K_m），运用合理的药代动力学模型来推断体内药物的代谢清除特征。同时，该方法可用于对药酶的抑制等方面的研究，根据代谢转化的特点，可有目的进行诱导，影响其酶的亚型，使其对底物的代谢选择性更强、转化率更高，因而在实际工作中的应用较为普及。但该方法也存在明显缺点：①由于制备过程完整的结构遭到破坏，在体外孵育体系中易导致非特异性反应；②缺少代谢所需要的完整的酶反应体系，需要加入适量的辅助因子，如 NADPH；③由于外侧细胞膜的去除导致转运蛋白和某些代谢酶的丢失，与体内情况的一致性方面存在不足，特别是对于研究肠道代谢的影响较大。由于存在上述不足，因而其实验结果用于预测体内情况仍需进一步的确证。

本课题组建立的大鼠和人肝微粒体体外孵育体系，采用混合探针底物，并以 UPLC-MS/MS 技术检测各探针底物或代谢物，研究茳草、羊耳菊、白及等不同种属苗药体外 CYP 代谢酶的酶促动力学情况。结果表明，上述苗药对肝药酶具有不同程度的抑制作用，各自的体外代谢特征具有较为明显的差异性。

（2）基因重组代谢酶系模型 利用基因工程及细胞工程，将调控 CYP450 或其他代谢酶的表达基因、质粒体整合到哺乳动物细胞、大肠杆菌或昆虫细胞中，经细胞培养表达高水平的代谢酶，再经分离纯化获得高纯度的单一代谢同工酶。目前，已应用基因重组 P450 酶系模型研究药物的体外代谢途径、药物代谢产物的生成及药物的体外清除率等。同时，该模型在确定诱导药物代谢的酶亚型及研究药物－药物间相互作用方面具有独特的优势，可对参与代谢的 CYP450 各个亚型的作用进行评估，并且可对其代谢的主要动力学性质进行初步的探讨，因而已进一步渗透到药物代谢研究的各个领域。

基因重组 CYP450 酶系具有分子水平的优势，在药酶诱导特异性和选择性研究上优于其他的体外方法，适合研究代谢领域微观化和细节化的问题，可快速鉴别对药物代谢贡献较大的酶亚型，并可为药物与酶在结合位点的相互作用研究提供更多的信息，有助于高通量筛选分析及选择性代谢产物的鉴定。但该技术仍存在一些不足之处，包括：①成本较高；②由于各个同工酶在肝微粒体和肝脏中丰度的差别很大，应用纯酶在同一蛋白水平上进行实验获得的各同工酶代谢程度不能代表各酶在体外肝微粒体或体内肝脏的代谢程度；③体外重组酶的实验条件与 CYP450 所在的体内环境存在很大的差别，故单独应用该模型的实验相对较少。

（3）肝细胞模型　肝细胞模型是通过制备的肝细胞用培养基稀释成一定浓度并接种后，辅以氧化还原型辅酶，置于带有摇床的 CO_2 孵箱中孵育，在模拟生理温度和生理条件下进行代谢研究。原代肝细胞是目前最被认可且被 FDA 认定的预测药物对 CYP450 酶的潜在诱导效应的有效工具。目前，应用最多的肝细胞分离技术是 Seglen 两步灌流法。肝细胞培养方法最常见的是三明治构型原代肝细胞培养。HepG2 人肝癌细胞株在形态学上与新鲜的肝细胞具有高度的相似性，尤其体现在代谢酶、转运体和核受体表达上，是一个比较可靠的原代肝细胞替代品，目前常用于药物代谢研究。

肝细胞模型较好地保持了完整细胞的功能，维持了药物代谢 I 相酶和 II 相酶的代谢活性及有关生理辅助因子的浓度，在短时间内基本保持了体内的代谢酶水平，与正常生理状况接近。肝细胞模型在药物代谢途径和消除速率方面与体内具有一定的相关性，可在细胞水平上提供吸收、代谢、转运等综合信息，主要用于研究药物对 CYP450 酶的诱导和抑制作用，以及研究 P450 的表达、判断药物的代谢途径和清除率等诸多方面，为药物安全性评价、临床合理用药等提供理想的体外模型和分析手段。该方法的不足之处是：①肝细胞制备技术较复杂；②在细胞培养过程中，部分 CYP450 难以表达；③体外肝细胞活性仅能维持 4 小时，不利于储存和反复使用；④丧失了一定的细胞间联系和正常的空间结构。

（4）肠道菌群代谢模型　肠道是口服药物的必经通道。肠道中不仅存在着影响药物吸收的转运体，还含有许多与药物代谢相关的酶，包括消化道上皮细胞存在的结合酶和消化道菌丛产生的酶，这些酶不同程度地影响着药物在体内的存在形式、吸收过程等。因此，肠道对药物的有关代谢作用日益受到重视，其研究方法也在不断改进。

人体肠道寄居着数量庞大、种类繁多的以细菌为主的微生物，其直接参与人体生长发育、营养吸收、生物屏障、免疫调节等诸多方面，统称为肠道菌群（Intestinal flora）。肠道是一个庞大而富有活力的细菌菌群的栖息地。人类肠道中约有 100 兆个细菌，其中 99% 以上为厌氧菌，共同构成了肠道的微生物环境。

肠道中拟杆菌属、消化链球菌属、螺菌属等专性厌氧菌和乳酸菌及双歧杆菌占优势。肠道细菌可以产生各种代谢酶，主要有水解酶、氧化还原酶、裂解酶和转移酶等。人体的肠道菌群分布特征与大鼠比较相似，其在人的胃、十二指肠、空肠、回肠上部细菌稀少，远端结肠细菌较多。

药物口服进入体内后，与大量肠道菌群接触，使得药物在到达肝脏之前就已经发生了生物转化。目前，中药有效成分的肠道菌群代谢转化研究逐渐已成为受国际关注的课题。研究中药口服后与肠内菌群的相互作用，探讨药物在消化道中生物转化的一般规律，对揭示中药复杂体系在生物体内的转化过程尤为重要，可为中药药效物质基础研究提供依据。

肠道菌群代谢模型最常用的方法是粪便体外温孵法，即将含有肠道菌群的人、大鼠或者其他动物的新鲜粪便与药物共同在37℃厌氧条件下孵育，采用现代分析技术检测药物原型成分及代谢产物，用以分析药物在肠道菌群中的代谢规律和代谢途径。肠道菌群中占99%以上的厌氧菌对黄酮类化合物的转化起到决定性作用，在其生长代谢过程中会产生许多酶。黄酮类化合物在酶的作用下降解，可发生水解、还原、去羟基等反应，转化成相应的酚酸。肠道细菌对黄酮类化合物的代谢作用可以改善其水溶性，从而影响黄酮类化合物的生物利用度。

2. 体内代谢研究

（1）模式生物斑马鱼代谢模型 斑马鱼（zebra fish）作为一种模式生物，由于个体小、易于饲养、发育快速、性成熟期短、繁殖力强、胚胎在母体外发育并且透明、易于观察和操作，已经被广泛用于药物研发的各个过程中，包括药物作用靶点的确立、药物筛选、先导化合物的优化、疾病造模和毒理学等方面。

在生物学上，斑马鱼和人类有一定的相似性，都具有独立的如脑、肝、胰、肾、肠、骨、心脏、肌肉等组织器官，以及神经中枢系统、血液、视觉系统等。大多数人类基因和斑马鱼基因直系同源。斑马鱼的全基因组测序已经完成，其基因与人类基因的相似度达到87%，在蛋白质水平上，关键部位的同源性几乎是100%，而且与人类器官在结构、生理、分子水平等方面具有较高的相似性。根据斑马鱼的基因特点及生理特点，可将其作为一个理想的模式生物代谢模型用于药物代谢研究。

目前，人们对于斑马鱼中大部分药物代谢酶基因的表达的研究比较清楚。斑马鱼有 CYP450、尿苷二磷酸 – 葡萄糖基转移酶（UGT）等多种药物代谢酶，以及核受体如孕烷 X 受体（PXR）、芳香烃受体（AHR）等的表达。CYP 和 UGT 家族中所有基因的表达情况都已阐明。在药物代谢方面，斑马鱼不仅具有上述作为模式动物的一般优点，同时作为体内模型，克服了在体动物实验强度大，样本处理分析困难等缺陷。相比于体外模型，它最大限度保留了在体动物代谢的系统性，其实验结果更具有预测性。

模式生物斑马鱼代谢模型的给药和取样方法与哺乳动物不同。斑马鱼体积太小，口服给药困难，可将药物溶解于斑马鱼所生活的水中。斑马鱼会自主连续地从溶液中吸收药物，药物代谢物也会随着斑马鱼的排泄物被连续地排到水中，进而可通过分析水中的成分变化来掌握药物的部分代谢信息。此外，对整体鱼内成分的分析也能掌握药物在鱼体内的变化情况。因此通过分析药物在斑马鱼体内及体外的变化规律即可较为全面地反映斑马鱼对药物的代谢情况，方法简单可行。

本课题组进行了头花蓼中 3 种成分在模式生物斑马鱼中的代谢研究，发现 3 种黄酮类（槲皮素、槲皮苷、金丝桃苷）成分均能在斑马鱼体外药液及体内发生代谢转化。这与头花蓼在大鼠体内的代谢情况基本一致，说明模式生物斑马鱼代谢模型应用于中药、民族药代谢研究的可适应性及合理性。这也有望为中药、民族药复杂体系的代谢研究提供一种简单、高效、系统、模式的新方法。

（2）哺乳动物体内代谢　体内药物代谢研究以大鼠、Beagle 犬、家兔等为研究对象，令其口服（或静脉注射等其他给药途径）药物，并在既定时间内，通过收集血液、尿、粪便、胆汁等生理体液和排泄物，以及取出心、肝、脾、胃、肺、肾等进行分析，研究药物在各个部位的代谢过程，分离鉴定其中的代谢产物，包括代谢产物的结构，代谢产物在不同时间内的含量，从而研究代谢产物在体内过程的动态变化，分析药物在动物体内的生物转化规律。此法能全面反映药物代谢的体内整体特征。由于机体成分复杂，加之许多药物在体内代谢，经过一定的生物转化后，其代谢产物的含量较低，更增加了分析检测的难度。

近年来，利用基因敲除（gene knock-out）技术构建的代谢酶基因敲除动物为药物代谢研究提供了一个与人体内环境近似而又基于整体动物水平的高通量筛选模型。目前，已有多种 CYP450 基因敲除整体动物模型成功构建，并用于在特定 CYP 亚型基因缺失条件下动物对药物的代谢研究。例如，研究对乙酰氨基酚在 CYP2E1 基因敲除小鼠和野生型小鼠体内的代谢行为时，发现对乙酰氨基酚的肝毒性很可能是由于 CYP2E1 在肝脏中形成的活性代谢物所致的。尽管基因敲除动物在药物代谢研究中发挥着重要作用，但目前也存在着建模周期长、转人外源基因的随机性大、传代难而无法大规模生产、供货渠道单一且价格昂贵等问题，使其应用受到了限制。

3. 代谢产物鉴定技术　现代分析技术发展迅速，为药物及其代谢产物的分析提供了有力手段。液相色谱 – 质谱联用（LC–MS/MS）技术凭借其简便、快速的特点成为代谢物分析中最常用的手段。近年来，随着高分辨质谱技术的发展，其灵敏度与分辨率均得到极大提升。如四极杆 – 线性离子阱（Q–Trap）、四极杆 – 飞行时间（Q–TOF）、四极杆 – 静电场轨道阱（Q–Orbitrap）、傅里叶变换离子回旋共振（FT-ICR）等高分辨质谱具有全扫描、高通量、非靶向的分析特点，极大地提高了化合物的定性分析能力，在药物代谢产物分析和鉴定中的应用越来越广泛。

液质联用技术在药物代谢中的应用体现在两个方面，分别为药物代谢产物 LC-MS 数据采集方法和药物代谢产物数据处理方法。针对复杂的生物样本，对于可预测或已知生物转化反应的代谢产物，可采用中性丢失、前体离子和多反应监测（MRM）等扫描方式，或利用提取离子流图（EIC）方法等，靶向分析代谢产物。但由于大量内源性成分的干扰及目标成分含量低，上述代谢产物鉴定策略存在较大的局限性。随着相关仪器及软件的更新，针对此问题已有较多的解决方案，如代谢物预测软件、质量亏损过滤（MDF）、非靶标代谢组学等不同的方法，且均有其各自的特点和适用范围。

（1）基于代谢产物预测软件鉴定代谢产物 目前应用的代谢产物预测软件版本较多。代谢产物预测软件基于化合物在生物体内的转化规则，通过输入原型化合物分子式或结构式，预测可能的代谢物信息（包括可能的代谢路径、代谢产物分子式、结构式、分子质量等），构建代谢产物前体离子列表，并结合靶向的二级质谱数据，推测代谢产物信息。

例如，布鲁克·道尔顿公司研发的 Metabolite Tools™ 分析平台，包括 Metabolite Predict（代谢产物预测）和 Metabolite Detect（代谢产物检测）两部分功能。已知原型结构式时，Metabolite Tools™ 可以预测筛查可能的副产物和代谢产物；若不知道原型结构或不确定可能的反应或者代谢过程时，其可以通过差异分析找到可能的反应或者代谢产物，并对其进行定性分析。

Metabolite Predict 含有 Metabolite Rules（代谢途径库）。此数据库基本包含了哺乳动物所有可能的代谢反应，可以根据药物中原型成分的结构特征及其在体内可能发生的代谢变化，选择相应的代谢途径，由此 Metabolite Predict 则会预测出庞大的代谢产物 Masslist。

Metabolite Detect 可根据样品图谱及空白图谱之间各色谱峰的差异，生成两者的差异图谱。差异图谱中即为扣除空白样品中机制背景干扰的代谢产物色谱峰。再将 Metabolite Predict 生成的 Masslist 导入 Metabolite Detect 中，与差异图谱进行匹配，通过差异分析并结合 MDF 技术寻找到可能的代谢产物并对其进行定性。

（2）质量亏损过滤方法 质量亏损过滤（MDF）技术是一种用于代谢数据处理的技术。它能将 LC-MS 采集的高分辨数据和预先设定的代谢产物的质量亏损数据通过软件处理来推测目标代谢物。MDF 能在液质联用数据的基础上有效地获取代谢产物信息，扣除复杂生物样品的基质背景干扰。此技术在国内外广泛应用于药物代谢的研究中。

MDF 指化合物或某一元素的精确质量数与其最接近的整数值之间的差异。有研究表明，代谢产物与其原型药物的精确质量数小数部分变化范围不大，可以根据原型药物精确质量数来预测代谢产物的质量亏损范围。MDF 即根据母体药物与核心亚结构的质量亏损，选定 MDF 模板分子及设定 MDF 过滤窗口，在 MS 全扫描数据中集中提取代谢产物离子，剔除大量非目标化学成分的 MS 信号，保留相关成分及代谢产物的数据集，从而在复杂生物基质中快速挖掘出可能的代谢产物，以达到净化谱图和筛选、鉴定目标成分的目的。另外，通过基于背景减法的 MDF，即与基峰色谱图对比搜寻外源性成分，能够对痕量成分进行识别和筛选。此方法可以大大降低背景的干扰，省时、高效，但不宜用于母体结构发生改变的代谢产物的鉴别。

MDF 技术可以通过设定质量亏损范围，从复杂背景中筛选出代谢物或中药结构类似物，操作简便。随着多种优化技术的出现，将 MDF 技术与提取离子流图（EIC）、特征子离子过滤分析（PIF）、中性丢失过滤（NLF）、同位素过滤（IPF）、诊断碎片离子（DFI）等数据挖掘技术整合，串联或并联使用，可增加复杂生物基质样品中微量代谢物检测的灵敏度和选择性。

（3）非靶标代谢组学在代谢产物分析中的应用　非靶标代谢组学是代谢组学研究中常用的方法。区别于靶标代谢组学，非靶标代谢组学是通过高通量、无差别模式，从全局分析的角度将样本中所有的代谢物识别出来，全面寻找有差异的代谢物，用于筛选疾病的生物标志物。多元统计分析软件 SIMCA-P 常用于非靶标代谢组学中的数据分析。

非靶标代谢组学基于化学模式识别方法，主要有无监督的主成分分析（PCA）、有监督的偏最小二乘判别分析（PLS-DA）和正交偏最小二乘判别分析（OPLS-DA）。其中，PCA 能够反映组间离散程度。而 PLS-DA 在加入分组信息后，可减少或消除组内差异，强化组间差异。利用 OPLS-DA 方法能够有效筛选组间差异成分，以 S-Plots 图中的变量投影重要性指标（VIP）作为衡量差异成分的标准（一般 VIP 值＞1），再筛选对照组样本中没有，而实验组中含量较高的离子即为潜在的中药入血原型及其代谢产物。结合中性丢失、特征碎片与质量亏损过滤等数据处理方法，可快速、准确地鉴定中药代谢产物。由于中药成分及其代谢产物的复杂性，多种方式结合的代谢产物鉴定策略可极大地提高鉴定效率及准确率。

三、药代动力学的研究方法

药代动力学（pharmacokinetics）简称药动学，是应用动力学（kinetics）原理与数学处理方法，研究药物体内过程动态变化规律的一门学科。该学科致力于研究和建立机体内不同部位药物浓度与时间之间的函数关系，阐明药物在体内量变的规律，为新药、新剂型、新型递药系统的研发，以及药物的临床合理应用提供科学依据。

中药药动学是在中医药理论指导下研究中药在体内动态变化的过程和规律，并将研究结果用数学方程和相关药动学参数来表达，以阐明药物在体内的吸收、分布、代谢和排泄过程，具有整体、综合、动态和定量的特点。由于中药化学成分复杂、活性成分不明确、血药浓度低、单个活性成分的药动学参数难以完整表达中药的整体性体内过程特征，使其药动学的研究相对复杂，因而要想全面阐明中药药动学的规律难度很大。

当前中药药动学研究方法主要分为两大类：一类是针对有效成分明确、可定量分析方法测定的中药，即血药浓度法；另一类是针对成分复杂、有效成分不明或缺乏微量定量检测方法的中药及其制剂，主要以生物效应法为研究手段，包括药理效应法、药物累积法和微生物法等检测方法。

1. 血药浓度法 作为经典的药动学研究方法，血药浓度法能够认知药理作用强度的变化规律，探讨药物的分布、生物利用度、生物转化和排泄途径等药动学研究的关键问题。血药浓度法是在测定给药后一定时间内，血、尿或其他体液、组织中的药物有效成分原型或代谢物浓度，并根据药物浓度 – 时间的曲线和数据，使用 3P87/3P97、DAS、WinNonlin 等相关软件确定药动学模型，计算药动学参数，包括 $t_{1/2}$（消除半衰期）、V（表观分布容积）、AUC（血药浓度 – 时间曲线下面积）、CL（清除率）、C_{max}（峰浓度）和 t_{max}（达峰时间）等，以反映药物体内过程的规律。另外，提供统计矩参数，如 MRT（平均滞留时间）、$AUC_{0 \to t}$ 和 $AUC_{0 \to \infty}$ 等，对于描述药物药代动力学特征也是有意义的。

因药物在体内会发生生物转化，在血浆或血清中药物的浓度低，干扰因素多，测定结果的差异大，因此采样点的确定对药动学研究结果有重大影响。若采样点过少或选择不当，得到的血药浓度 – 时间曲线可能与药物在体内的真实情况有较大差异。为获得给药后的一个完整的血药浓度 – 时间曲线，采样时间点的设计应兼顾药物的吸收相、平衡相（峰浓度附近）和消除相。一般在吸收相至少需要设计 2 ～ 3 个采样点；对于吸收快的血管外给药的药物，应尽量避免第一个点是峰浓度（C_{max}）；在 C_{max} 附近至少需要 3 个采样点；消除相需要 4 ～ 6 个采样点。整个采样时间至少应持续 3～5 个半衰期，或持续到血药浓度为 C_{max} 的 1/10～1/20。建议进行充分的预试验，以确定最佳采样点。

中药产生的效应具有多成分、多靶点效应的特点，通过各有效成分相同或不同的作用机制，产生协同或拮抗的最终疗效。仅仅以单一成分在体内的药代动力学特征来说明中药的药代动力学过程及体内药物效应具有很大的片面性。有学者提出了"中药多组分整合药代动力学"的概念，其认为根据血药浓度 – 时间曲线下面积（AUC）值自定义各组分血药浓度权重系数，运用数学模型进行多成分整合，从而整合血药浓度 – 时间曲线获得中药整体药动学参数。中药整合药代动力学的模型建立可获得能够最大限度表征复方整体行为的药代动力学参数，从而表征中药整体的处置规律。但这个方法所得的参数与整体药效关联度不够，只用于反映药物成分在体内的存留特征。这种方法适用于结构类似、药代动力学特征相似的有效部位研究，而对于结构类型差异较大、药代特征差异较大的混合物，整合参数只具有数学意义，而且整合后 AUC 和 C_{max} 会低于各成分原始值，在安全性研究时，对药代研究结果要谨慎对待。

本课题组采用 UPLC–MS/MS 技术，测定了微透析样品中 3–O– 咖啡酰基奎宁酸等 3 个指标成分的血药浓度，研究测定了水苁花中原儿茶酸、山柰素 – 鼠李糖苷、槲皮苷的血药浓度。该实验方法特异、快速、准确灵敏，适用于药动学研究，并获得了相应房室模型信息及生物利用度参数。

2. 生物效应法 生物效应法是研究中药药动学的常用方法，是针对成分尚不明确的中药及其复方，根据药效或毒性反应来进行药动学研究，测定其浓度 – 效应曲线和浓度 – 时间曲线，并通过计算药效或毒性成分的药动学参数，来真实反映药物体内的整体作用。该方法体现了中药的整体观思想，对评价中药的内在质量和指导临床用药更具有现实意义。生物效应法主要有药理效应法、药物累积法、微生物指标法，但存在重现性、可比性较差，无法阐明脏器分布、代谢途径等局限性。

药理效应法是根据中药的功能、主治和药理作用，选择灵敏度高、重复性好的药效指标，测定给药后不同时间点的药理效应，以此研究其在体内的药代动力学过程。就大多数药物而言，其药理效应与血药浓度之间呈平行关系，故应先选择适当的药理效应作为观测指标。由于某些药理指标能定量、可逆地反映药物在体内的动态变化，通过量 – 效关系和时 – 效关系转换为时 – 量关系，即可求出药动学参数。但因中药化学成分复杂，并具有多靶点、多效应的特点，仅采用单一药理效应作为指标并不能代表中药整体的药代动力学特征；且由于生物的差异性，以及所选药效指标的不同，所测得的药代动力学参数差异较大。

药物累积法，又称为毒理效应法，此法是将药代动力学多点测定的原理与动物累积死亡率测定药物蓄积性的方法相结合，按不同时间间隔对多组动物重复给药，求出不同时间点生存百分率的动态变化，以此计算药代动力学参数。这实际上也是将体存量、时间和毒效进行三维转换而测定时－量关系。此法观察指标明确、实验操作简便，但也存在一定局限性。以动物死亡率为指标，体内药代动力学过程不一定与药效平行，给药剂量、给药途径及观察指标并不等同于临床给药。此法比较适用于毒性较大的中药及其复方制剂，或是药理效应和毒理效应是同一组分的中药的药代动力学研究。

微生物指标法，又称为琼脂扩散法，是根据抗菌药物在含有实验菌株的琼脂平板中扩散，对细菌产生抑菌环。在一定浓度范围内，其抑菌环直径大小与药物浓度呈线性关系，从而可以推算出生物样品的浓度，并计算药代动力学参数。此法操作简单易行、指标明确、重复性好，但特异性不高。如存在抗菌活性的代谢物、机体内外抗菌效应作用机制的差异、细菌选择的得当与否等在一定程度上都会影响药代动力学参数的准确性。另外，中药干扰因素较多，体内有效成分浓度很难达到抑菌浓度，并且容易产生交叉感染，故此法仅适用于有抗菌活性的中药及其复方制剂。

第六节　苗药药代动力学研究展望

近年来，国内外学者在中药、民族药药代动力学及体内过程研究领域做了很多探索性工作，这在阐明中药、民族药药效物质基础及作用机制方面发挥着重要作用。然而中药、民族药多成分、多环节、多途径、多靶点的特点，使开展中药、民族药药代动力学的研究存在如下问题：①如何选择能代表中药、民族药整体特征的多效应成分作为药动学指标，即药代动力学标记物（PK markers）的确定是研究的难点所在；②忽略了中药、民族药在正常机体和疾病状态下药代动力学特征的差异，对病理模型的中药药代动力学研究较少；③未将中药、民族药的药代动力学与药效动力学融为一体进行研究，难以全面阐述药物作用的科学内涵。

任何药物发挥疗效都是通过药物与机体相互作用实现的。只有聚焦机体对药物的作用，整体认识有效成分在体内的 ADME 动态变化过程，才能揭示中药、民族药作用的物质基础。因此，与物质基础研究相结合开展中药、民族药药代动力学研究十分关键。近年来，随着科技的发展，有学者提出了一些新理论和新方法，主要有中药血清谱效关系、细胞药动学、药代动力学－药效动力学结合模型、方证代谢组学等，分别从不同层次、不同方面探索中药、民族药的整体性、系统性作用特点。

一、血清谱效关系

目前，中医药治疗手段以口服用药为主。现代研究证明，中药口服给药后，只有吸收入血的成分（即移行成分，包括原型成分、代谢产物及机体产生的应激性成分），随体循环系统分布到各组织器官或靶点，并达到一定血药浓度时方可产生疗效。基于此，药学学者提出"只有吸收入血的成分才可能是中药的药效成分"。因此，中药血清药物化学研究对揭开中药体内过程这一"黑箱"理论至关重要，并已成功用于多个中药及复方药效物质基础的研究。但其在应用方面存在以下问题：①血清药物化学成分的分离、鉴定未与疾病和药效直接相关，无法证明进入血液的成分是否为活性成分；②含药血清的制备（给药＋剂量、给药次数、采血时间）方法大多缺乏合理依据；③大多研究是对某一个时间点的含药血清进行分析，而在血中移行成分的基础上进行体内动态变化过程的追踪研究较少；④对于血中移行成分的分析多以原形成分为重点，缺乏对代谢产物及机体产生的应激性成分的深入研究。以上问题一直是中药血清药物化学研究的关键科学问题。

谱效关系研究从中药的整体性出发，借助统计分析技术，通过探讨化学成分指纹图谱与药效的相关性，全面反映了中药药效物质多组分、多靶点的整合调节作用的特点，且在确定中药的药效物质基础方面发挥了重要作用。血清谱效关系研究综合了血清药理学、血清药物化学及谱效关系研究的优点，通过血清谱效相关性研究明确药物在体内的活性物质，是在病理生理动物模型下的血清指纹图谱（化学）信息与血清药理效应的相关性分析，且能够实现对血清等复杂生物样品中多种成分的快速分析和代谢产物的在线结构鉴定，从而更加科学地阐明药物在体内的活性物质。

二、细胞药代动力学

对于靶点位于细胞内的药物而言，药物在胞内的处置过程，以及其与胞内靶点的结合是决定药物治疗作用的关键因素。但是，经典的药物动力学理论建立在血浆和组织药物浓度测定的基础上，难以反映出细胞/亚细胞器内药物浓度的经时过程，因此药代动力学的研究迫切需要从"宏观"的血药浓度深入到"微观"的细胞/亚细胞水平。

细胞药代动力学（cellular pharmacokinetics）是将细胞看作一个微观的有机整体，定量研究药物在细胞和亚细胞内的吸收、转运、分布、代谢和排泄的动力学过程，并通过建立数学模型来阐明药物在细胞内的处置规律，预测药物在细胞内的靶向性及药动学–药效学的关系。细胞药代动力学的研究需要整合先进的现代分析技术及细胞和分子生物学研究技术，并进行细胞破碎及亚细胞器的分离，同时还需要联合应用高分辨率的检测技术对细胞/亚细胞内的药物摄取、转运、代谢及外排动力学过程进行定量研究。

基于细胞药代动力学的研究体系可反映"微观"细胞及亚细胞的药代动力学变化规律，阐明药物进入细胞的方式和胞内及亚细胞靶点处的药物含量，而这对药物研发、筛选及临床应用等具有重大意义。与建立在血浆药物浓度测定基础上的经典药代动力学相比，对于作用靶点在细胞内的中药，细胞药代动力学研究有可能解决很多与中药药动学和药效学不相关的问题。但是，目前细胞药代动力学研究体系还不够完善，尚处于起步阶段，加之基于生理的单层细胞模型不能全面体现在体组织生理状态及药物在组织内的分布情况，因此如何将细胞药代动力学与在体动物实验结果相结合，并通过细胞药代动力学研究推测和模拟药物在体内的药代动力学行为，将是今后细胞药代动力学研究的重要内容。

三、药代动力学–药效动力学（PK–PD）结合模型

药代动力学（pharmacokinetics，PK）和药效动力学（pharmacodynamics，PD）是按时间同步进行着的两个密切相关的动力学过程。前者着重阐明机体对药物的作用，即药物在体内的吸收、分布、代谢和排泄过程；后者着重描述药物对机体的作用，即效应随着时间和浓度而变化的动力学过程。药代动力学–药效动力学（pharmacokinetic–pharmacodynamic，PK–PD）结合模型是将 PK 和 PD 结合在一起研究药物的体内过程、药物对机体的作用及二者之间关系的重要工具，可以揭示药物浓度和效应之间的内在联系，有助于了解药物在体内作用部位的动力学特征，推论出产生效应的作用部位及药物在作用部位的浓度，从而使我们认识到药物在体内的药动学和药效学过程的综合特性。将 PK–PD 结合模型应用于中药研究，可以为中药药效物质基础的阐明提供依据。

PK–PD 结合模型已成为中药药代动力学研究的热点，国内外许多学者均对此进行了有益的尝试，并且取得了一定的成果，但仍然存在一定的问题：①目前中药 PK–PD 结合模型的研究多是基于正常机体状态开展的，未考虑中药在不同生理病理状态下的药效及药动学过程的差异性，表现为对病理状态下的 PK–PD 结合模型的研究重视不够；②中药多以单体的 PK–PD 研究及多个指标性成分的 PK 与中药整体 PD 的相关性研究为主，未引入效应室药物浓度的计算，而效应室药物浓度与药效指标最相关，并更有利于建立 PK–PD 结合模型。因此，开展

中药多效应成分在疾病状态下的 PK–PD 结合模型研究，探讨中药各主要活性成分在体内的动态变化与其药效消长之间的关系，不仅与临床更为相关，且能更加准确地评价中药在体内的动力学过程和产生药理效应的动态变化，对于阐明中药作用的物质基础和作用机制具有重要意义，已成为目前中药药代动力学研究的一个发展趋势。

四、方证代谢组学

在实际研究工作中，常见许多中药提取物在体内很难检测到药物原型成分，但药效却很突出的情况，究其原因可能是代谢产物或体内应激性成分发挥了治疗作用。中药进入机体后，其药效物质以原型成分或代谢物形式出现，同时可引起机体内源性代谢物的变化。因此，对于中药药效物质基础的研究既要关注药物本身的体内过程及代谢产物，又要关注药物分子或其代谢产物作用于生物体后机体内源性代谢物的变化。

代谢组学技术始于 20 世纪 90 年代中期，旨在研究生物体在受到刺激或干扰后，内源性代谢物的变化或随时间的变化规律，并通过整合多维生物信息系统，评价中药的整体效应和作用机制。代谢组学的整体性、动态性、综合性与中药多成分、多靶点、多途径特点及中医理论中的整体观和辨证施治相契合，但它主要研究药物所引起的内源性代谢物变化，而未能从外源性药物体内成分及其代谢产物的角度解读中药药效物质与整体效应的关系。中医方证代谢组学将中药血清药物化学和代谢组学有机结合，利用代谢组学技术解释中医证候的生物学本质，发现证候的生物标记物；利用血清药物化学方法发现方剂的体内直接作用物质；运用血清化学成分与代谢标记物相关性分析法将中药入血成分量的变化与生物效应结果联系起来，确定其与效应相关的化学成分群。方证代谢组学是在方证对应并显效的前提下，发现与临床疗效相关、可追溯体内代谢的中药药效物质基础及机制的研究策略，是研究中药药效物质基础和作用机制的有效策略。

近年来，由于科学技术的迅猛发展，中药、民族药药代动力学研究技术与思路日益完善并得到了长足发展。基于药物浓度法、生物效应法的各种药代动力学研究方法与思路已经在不同的中药、民族药中得到了应用和验证。在此基础上，学者们提出了中药整合药代动力学、中药血清谱效关系、细胞药动学、药代动力学 – 药效动力学结合模型、方证代谢组学等中药、民族药药代动力学研究新方法、新思路，从而大大推进了中药药代动力学的研究。中药、民族药是一个复杂的体系，不能生搬硬套地将化学药物的药代动力学研究方法应用于中药、民族药药代动力学的研究。因此中药、民族药药代动力学研究的思路和方法仍亟待进一步突破和创新，如何比较全面地反映中药、民族药在机体内的整体药代动力学特征，建立符合民族医药自身规律与特点的中药、民族药药代动力学研究方法学体系，是中药、民族药现代化研究中亟须解决的关键科学问题。

参考文献

［1］罗婕，张艺.中华民族共同体视野下的民族医药传承创新［J］.世界中医药，2021，16（15）：2211-2215.

［2］钟国跃，曹岚，幕泽迓，等.民族药资源现状与系统研究思路［J］.中国现代中药，2022，24（7）：1167-1172.

［3］李志勇，柴兴云，袁涛，等.互鉴互融——论民族药的现代研究思路［J］.中国中药杂志，2017（07）：1213-1219.

［4］杜江，张景梅.苗医基础［M］.北京：中国古籍出版社，2007：289-292.

［5］杜江，邓永汉，杨惠杰.中国苗医绝技秘法［M］.贵阳：贵州科技出版社，2014：15-18.

［6］张鹏飞.贵州苗医苗药文化传承和保护的路径浅析［J］.现代经济信息，2018（6）：408-409.

［7］单晓娅，汪俊，郭晓.贵州依托生态做大做强中医药产业［J］.环境经济，2019（23）：42-47.

［8］葛玉娟，周月圆，冷恩念，等.贵州中药材种植的发展现状及存在问题与建议［J］.种子科技，2022，40（24）：133-135.

［9］蒋朝晖，常楚瑞，陶玲，等.贵州苗药资源开发利用与研究现状［J］.中华中医药杂志，2019（10）：4731-4734.

［10］翁泽红.贵州民族医药文化的挖掘、保护与开发状况及思考［J］.贵州民族大学学报（哲学社会科学版），2018（5）：1-34.

［11］国家中医药管理局《中华本草》编委会.中华本草·苗药卷［M］.贵阳：贵州科技出版社，2005：372.

［12］齐炼文，周建良，郝海平，等.基于中医药特点的中药体内外药效物质组生物/化学集成表征新方法［J］.中国药科大学学报，2010，41（3）：195.

［13］杨秀伟.中药物质基础研究是中药继承、发展、创新的关键科学问题［J］.中国中药杂志，2015，40（17）：3429-3434.

［14］蔡少青，王璇，尚明英，等.中药"显效理论"或有助于阐释并弘扬中药特色优势［J］.中国中药杂志，2015，40（17）：3435-3443.

［15］李川.中药多成分药代动力学研究：思路与方法［J］.中国中药杂志，2017，42（4）：607-617.

［16］Bai X，Zhu C Y，Chen J Y，et al. Recent Progress on Mass Spectrum Based Approaches for Absorption, Distribution, Metabolism, and Excretion Characterization of Traditional Chinese Medicine [J]. Curr Drug Metab, 2022, 23 (2): 99–112.

[17] Thompson J W, Eschelbach J W, Wilburn R T, et al. Investigation of electrospray ionization and electrostatic focusing devices using a three-dimensional electrospray current density profiler [J]. J Am Soc Mass Spectrom, 2005, 16 (3): 312–323.

[18] Gamero-Castano M, Mora J F. Kinetics of small ion evaporation from the charge and mass distribution of multiply charged clusters in electrosprays [J]. J Mass Spectrom, 2000, 35 (7): 790–803.

[19] Chen H W, Yang S P, Wortmann A, et al. Neutral desorption sampling of living objects for rapid analysis by extractive electrospray ionization mass spectrometry [J]. Angew Chem Int Ed Engl, 2007, 46 (40): 7591–7594.

[20] 魏娟娟, 孙江晖, 尹伊颜, 等. 基于电喷雾质谱的反应监测研究进展 [J]. 质谱学报, 2021, 42 (5): 755–771.

[21] Xu J Q, Chen H W. Internal extractive electrospray ionization-mass spectrometry: a powerful platform for bioanalysis [J]. Bioanalysis, 2018, 10 (8): 523–525.

[22] Karas M, Bahr U, Dülcks T. Nano-electrospray ionization mass spectrometry: addressing analytical problems beyond routine [J]. Fresenius J Anal Chem, 2000, 366 (6–7): 669–676.

[23] Pitman C N, LaCourse W R. Desorption atmospheric pressure chemical ionization: A review [J]. Anal Chim Acta, 2020, 1130: 146–154.

[24] Talari K, Ganji S K, Kommu M, et al. Quantitative determination of targeted and untargeted pesticide residues in coconut milk by liquid chromatography-Atmospheric pressure chemical ionization-high energy collisional dissociation tandem high-resolution mass spectrometry [J]. J Chromatogr A, 2021, 1659: 462649.

[25] Alechaga É, Moyano E, Galceran M T. Atmospheric pressure ionization-tandem mass spectrometry of the phenicol drug family [J]. J Mass Spectrom, 2013, 48 (11): 1241–1251.

[26] Fredenhagen A, Kühnöl J. Evaluation of the optimization space for atmospheric pressure photoionization (APPI) in comparison with APCI [J]. J Mass Spectrom, 2014, 49 (8): 727–736.

[27] Claude E, Jones E A, Pringle S D. DESI Mass Spectrometry Imaging (MSI) [J]. Methods Mol Biol, 2017, 1618: 65–75.

[28] Haag A M. Mass Analyzers and Mass Spectrometers [J]. Adv Exp Med Biol, 2016, 919: 157–169.

[29] Bennett P. Future developments for triple quadrupole mass spectrometers: not just hardware [J]. Bioanalysis, 2011, 3 (7): 709–711.

[30] Li X X, Jiang G Y, Luo C, et al. Ion trap array mass analyzer: structure and

performance [J] . Anal Chem, 2009, 81（12）: 4840-4846.

[31] Nicolardi S, Bogdanov B, Deelder A M, et al. Developments in FTICR-MS and Its Potential for Body Fluid Signatures [J] . Int J Mol Sci, 2015, 16（11）: 27133-27144.

[32] Page J S, Masselon C D, Smith R D. FTICR mass spectrometry for qualitative and quantitative bioanalyses [J] . Curr Opin Biotechnol, 2004, 15（1）: 3-11.

[33] Campbell J L, Le Blanc J C. Using high-resolution quadrupole TOF technology in DMPK analyses [J] . Bioanalysis, 2012, 4（5）: 487-500.

[34] Rappold B A. Special Considerations for Liquid Chromatography-Tandem Mass Spectrometry Method Development [J] . Clin Lab Med, 2018, 38（3）: 539-551.

[35] Kapp E, Schütz F. Overview of tandem mass spectrometry（MS/MS）database search algorithms [J] . Curr Protoc Protein Sci, 2007, Chapter 25: Unit 25. 2.

[36] Van Agthoven M A, Lam Y P Y, O'Connor P B, et al. Two-dimensional mass spectrometry: new perspectives for tandem mass spectrometry [J] . Eur Biophys J, 2019, 48（3）: 213-229.

[37] appold B A. Special Considerations for Liquid Chromatography-Tandem Mass Spectrometry Method Development [J] . Clin Lab Med, 2018, 38（3）: 539-551.

[38] Wang Y J, Hui S, Wondisford F E, et al. Utilizing tandem mass spectrometry for metabolic flux analysis [J] . Lab Invest, 2021, 101（4）: 423-429.

[39] Randolph C E, Blanksby S J, McLuckey SA. Enhancing detection and characterization of lipids using charge manipulation in electrospray ionization-tandem mass spectrometry [J] . Chem Phys Lipids, 2020, 232: 104970.

[40] Glish G L, Burinsky D J. Hybrid mass spectrometers for tandem mass spectrometry [J] . J Am Soc Mass Spectrom, 2008, 19（2）: 161-172.

[41] Yang M K, Li J, Zhao C Y, et al. LC-Q-TOF-MS/MS detection of food flavonoids: principle, methodology, and applications [J] . Crit Rev Food Sci Nutr, 2023, 63（19）: 3750-3770.

[42] Campbell J L, Le Blanc J C. Using high-resolution quadrupole TOF technology in DMPK analyses [J] . Bioanalysis, 2012, 4（5）: 487-500.

[43] Zhou J L, Qi L W, Li P. Herbal medicine analysis by liquid chromatography/time-of-flight mass spectrometry [J] . J Chromatogr A, 2009, 1216（44）: 7582-7594.

[44] Liang Y, Hao H P, Kang A, et al. Qualitative and quantitative determination of complicated herbal components by liquid chromatography hybrid ion trap time-of-flight mass spectrometry and a relative exposure approach to herbal pharmacokinetics independent of standards [J] . J Chromatogr A, 2010, 1217（30）: 4971-4979.

[45] Hao H P, Cui N, Wang G J, et al. Global detection and identification of nontarget components from herbal preparations by liquid chromatography hybrid ion trap time-of-flight mass

spectrometry and a strategy [J] . Anal Chem, 2008, 80 (21): 8187–8194.

[46] Perry R H, Cooks R G, Noll R J. Orbitrap mass spectrometry: instrumentation, ion motion and applications [J] . Mass Spectrom Rev, 2008, 27 (6): 661–699.

[47] Bourmaud A, Gallien S, Domon B. Parallel reaction monitoring using quadrupole–Orbitrap mass spectrometer: Principle and applications [J] . Proteomics, 2016, 16 (15–16): 2146–2159.

[48] Yan X T, Zhang Y, Zhou Y, et al. Technical Overview of Orbitrap High Resolution Mass Spectrometry and Its Application to the Detection of Small Molecules in Food [J] . Crit Rev Anal Chem, 2022, 52 (3): 593–626.

[49] Scigelova M, Makarov A. Advances in bioanalytical LC–MS using the Orbitrap ™ mass analyzer [J] . Bioanalysis, 2009, 1 (4): 741–754.

[50] Haag A M. Mass Analyzers and Mass Spectrometers [J] . Adv Exp Med Biol. 2016, 919: 157–169.

[51] Eldrid C, Thalassinos K. Developments in tandem ion mobility mass spectrometry [J] . Biochem Soc Trans, 2020, 48 (6): 2457–2466.

[52] Morris C B, Poland J C, May J C, et al. Fundamentals of Ion Mobility–Mass Spectrometry for the Analysis of Biomolecules [J] . Methods Mol Biol, 2020, 2084: 1–31.

[53] Ewing M A, Glover M S, Clemmer DE. Hybrid ion mobility and mass spectrometry as a separation tool [J] . J Chromatogr A, 2016, 1439: 3–25.

[54] Cervinkova B, Krcmova L K, Solichova D, et al. Recent advances in the determination of tocopherols in biological fluids: from sample pretreatment and liquid chromatography to clinical studies [J] . Anal Bioanal Chem, 2016, 408 (10): 2407–2424.

[55] Soltani S, Jouyban A. Biological sample preparation: attempts on productivity increasing in bioanalysis [J] . Bioanalysis, 2014, 6 (12): 1691–1710.

[56] Burgess R R. Protein precipitation techniques [J] . Methods Enzymol, 2009, 463: 331–342.

[57] Silvestre C I, Santos J L, Lima J L, et al. Liquid–liquid extraction in flow analysis: A critical review [J] . Anal Chim Acta, 2009, 652 (1–2): 54–65.

[58] Hamidi S, Taghvimi A, Mazouchi N. Micro Solid Phase Extraction Using Novel Adsorbents [J] . Crit Rev Anal Chem, 2021, 51 (2): 103–114.

[59] Ötles S, Kartal C. Solid–Phase Extraction (SPE): Principles and Applications in Food Samples [J] . Acta Sci Pol Technol Aliment, 2016, 15 (1): 5–15.

[60] Yu W, Cheng Q, Feng J, et al. Microdialysis for pharmacokinetic–pharmacodynamic studies [J] . Pharmazie, 2007, 62 (12): 883–891.

[61] 刘建平. 生物药剂学与药物动力学 [M]. 北京: 人民卫生出版社, 2016: 161.

[62] 曹雨, 谷彩梅, 顾健, 等. 5 种特色苗药品种的研究进展与文献分析 [J]. 中华中医

药杂志，2018，33（4）：1527-1531.

［63］刘晓梦，胡志平. 苗药现代研究进展［J］. 黔南民族医专学报，2017，30（2）：152-153.

［64］闫广利，孙晖，张爱华，等. 中药血清药物化学研究概况及其理论和方法拓展［J］. 中国中药杂志，2015，40（17）：3406-3412.

［65］张爱华，孙晖，闫广利，等. 中医方证代谢组学——中医药研究的新策略［J］. 中国中药杂志，2015，40（04）：569-576.

［66］陈艳君，刘梅，靳倩，等. 食物影响口服药物吸收的研究进展［J］. 中国新药杂志，2018，27（10）：1137-1143.

［67］Debotton N，Dahan A. A mechanistic approach to understanding oral drug absorption in pediatrics：an overview of fundamentals［J］. Drug Discov Today，2014，19（9）：1322-1336.

［68］Radwan A，Amidon G L，Langguth P. Mechanistic investigation of food effect on disintegration and dissolution of BCS class Ⅲ compound solid formulations：the importance of viscosity［J］. Biopharm Drug Dispos，2012，33（7）：403-416.

［69］Van Breemen R B，Li Y M. Caco-2 cell permeability assays to measure drug absorption［J］. Expert Opin Drug Metab Toxicol，2005，1（2）：175-185.

［70］Hubatsch I，Ragnarsson E G，Artursson P. Determination of drug permeability and prediction of drug absorption in Caco-2 monolayers［J］. Nat Protoc，2007，2（9）：2111-2119.

［71］杨淑婷，潘洁，陆苑，等. 白及有效部位中主要成分在 Caco-2 细胞中的吸收特性研究［J］. 中国中药杂志，2019，44（1）：167-174.

［72］蒙文莎，袁丽，王朴，等. Caco-2 细胞模型中头花蓼提取液对左氧氟沙星吸收的影响［J］. 中国药业，2022，31（8）：37-42.

［73］张英，曹良顺，张赛航，等. 以肠囊法考察药物及营养成分吸收研究进展［J］. 亚太传统医药，2015，11（2）：47-49.

［74］Alam M A，Al-Jenoobi F I，Al-Mohizea AM. Everted gut sac model as a tool in pharmaceutical research：limitations and applications［J］. J Pharm Pharmacol，2012，64（3）：326-336.

［75］伍萍，李梅，巩仔鹏，等. 基于在体循环肠灌流模型分析羊耳菊提取物的肠吸收特性［J］. 中国实验方剂学杂志，2018，24（2）：1-8.

［76］巩仔鹏，李梅，侯靖宇，等. 外翻肠囊法研究羊耳菊提取物在大鼠肠内的吸收［J］. 中国中药杂志，2018，43（3）：609-617.

［77］Stappaerts J，Brouwers J，Annaert P，et al. In situ perfusion in rodents to explore intestinal drug absorption：challenges and opportunities［J］. Int J Pharm，2015，478（2）：665-681.

［78］Escribano E，Sala X G，Salamanca J，et al. Single-pass intestinal perfusion to establish the intestinal permeability of model drugs in mouse［J］. Int J Pharm，2012，436（1-2）：472-477.

[79] Caldeira T G, Ruiz-Picazo A, Lozoya-Agullo I, et al. Determination of intestinal permeability using in situ perfusion model in rats: Challenges and advantages to BCS classification applied to digoxin [J]. Int J Pharm., 2018, 551 (1-2): 148-157.

[80] Kunes M, Svoboda Z, Květina J, et al. Intestinal single-pass in situ perfusion technique in rat: the influence of L-carnitine on absorption of 7-methoxytacrine [J]. Biomed Pap Med Fac Univ Palacky Olomouc Czech Repub, 2005, 149 (2): 433-435.

[81] 陈浩, 王昌权, 夏涛, 等. 基于大鼠在体肠灌流模型研究白及有效部位在肠道的可吸收及代谢成分 [J]. 天然产物研究与开发, 2019, 31 (5): 772-778.

[82] 李莹, 康宁芳, 巩仔鹏, 等. 体循环肠灌流法研究红禾麻提取物在类风湿关节炎大鼠与正常大鼠体内的肠吸收差异 [J]. 天然产物研究与开发, 2019, 31 (11): 1896-1906.

[83] 潘洁, 杨淑婷, 孙佳, 等. 荭草中6种活性成分在正常和心肌缺血模型大鼠体内的肠吸收特征差异研究 [J]. 中国药房, 2020, 31 (13): 1562-1568.

[84] 孙佳, 刘利琴, 勾健, 等. 基于"双态"在体肠循环灌流模型研究隔山消提取物肠吸收特性差异 [J]. 中国中药杂志, 2022, 47 (23): 8.

[85] 陈唐哲, 林大勇. 中药代谢化学研究方法的进展 [J]. 世界最新医学信息文摘, 2018, 18 (20): 47-48.

[86] Knights K M, Stresser D M, Miners J O, et al. In Vitro Drug Metabolism Using Liver Microsomes [J]. Curr Protoc Pharmacol, 2016, 74: 7.8.1-7.8.24.

[87] Asha S, Vidyavathi M. Role of human liver microsomes in in vitro metabolism of drugs-a review [J]. Appl Biochem Biotechnol, 2010, 160 (6): 1699-1722.

[88] 吕婷, 潘洁, 陆苑, 等. 荭草提取物对大鼠CYP450酶的抑制作用评价 [J]. 安徽农业科学, 2021, 49 (2): 162-164.

[89] 潘洁, 秦兰, 杨淑婷, 等. 羊耳菊提取物对大鼠和人肝微粒体CYP450酶的体外抑制作用 [J]. 贵州医科大学学报, 2019, 44 (11): 1273-1277.

[90] 夏涛, 王昌权, 陈浩, 等. 白及有效成分Militarine在肝微粒体中的体外代谢途径及其酶促动力学特征 [J]. 中国药房, 2019, 30 (10): 1316-1320.

[91] Xiao H, Zhang Y, Wang M. Discovery and Engineering of Cytochrome P450s for Terpenoid Biosynthesis [J]. Trends Biotechnol, 2019, 37 (6): 618-631.

[92] Underhill G H, Khetani S R. Advances in Engineered Human Liver Platforms for Drug Metabolism Studies [J]. Drug Metab Dispos, 2018, 46 (11): 1626-1637.

[93] Qiao S D, Feng S S, Wu Z T, et al. Functional Proliferating Human Hepatocytes: In Vitro Hepatocyte Model for Drug Metabolism, Excretion, and Toxicity [J]. Drug Metab Dispos, 2021, 49 (4): 305-313.

[94] Barko P C, McMichael M A, Swanson K S, et al. The Gastrointestinal Microbiome: A Review [J]. J Vet Intern Med, 2018, 32 (1): 9-25.

[95] Weersma R K, Zhernakova A, Fu J. Interaction between drugs and the gut microbiome [J].

Gut，2020，69（8）：1510-1519.

［96］Wilson I D，Nicholson J K. Gut microbiome interactions with drug metabolism，efficacy，and toxicity［J］. Transl Res，2017，179：204-222.

［97］Tamplin O J，White R M，Jing L，et al. Small molecule screening in zebrafish：swimming in potential drug therapies［J］. Wiley Interdiscip Rev Dev Biol，2012，1（3）：459-468.

［98］梅朝叶，向文英，黄勇，等. 头花蓼有效组分中3个成分在模式生物斑马鱼中的代谢研究［J］. 中国新药杂志，2016，25（17）：2007-2013.

［99］Webster J D，Santagostino S F，Foreman O. Applications and considerations for the use of genetically engineered mouse models in drug development［J］. Cell Tissue Res，2020，380（2）：325-340.

［100］Koentgen F，Suess G，Naf D. Engineering the mouse genome to model human disease for drug discovery［J］. Methods Mol Biol，2010，602：55-77.

［101］Roselt P，Meikle S，Kassiou M. The role of positron emission tomography in the discovery and development of new drugs，as studied in laboratory animals［J］. Eur J Drug Metab Pharmacokinet，2004，29（1）：1-6.

［102］Njuguna N M，Masimirembwa C，Chibale K. Identification and characterization of reactive metabolites in natural products-driven drug discovery［J］. J Nat Prod，2012，75（3）：507-513.

［103］Leclercq L，Cuyckens F，Mannens G S，et al. Which human metabolites have we MIST？Retrospective analysis，practical aspects，and perspectives for metabolite identification and quantification in pharmaceutical development［J］. Chem Res Toxicol，2009，22（2）：280-293.

［104］Kautiainen A，Sandin P，Edlund P O. Introduction to early in vitro identification of metabolites of new chemical entities in drug discovery and development［J］. Pharmacol Rep，2006，58（3）：341-352.

［105］Wen B，Zhu M S. Applications of mass spectrometry in drug metabolism：50 years of progress［J］. Drug Metab Rev，2015，47（1）：71-87.

［106］Zhang H Y，Zhang D L，Ray K，et al. Mass defect filter technique and its applications to drug metabolite identification by high-resolution mass spectrometry［J］. J Mass Spectrom，2009，44（7）：999-1016.

［107］冯利，曹芳瑞，刘新民，等. 非靶向代谢组学生物样品采集和制备方法探讨［J］. 中南药学，2014，12（12）：1217-1221.

［108］Schrimpe-Rutledge AC，Codreanu SG，Sherrod SD，et al. Untargeted Metabolomics Strategies-Challenges and Emerging Directions［J］. J Am Soc Mass Spectrom，2016，27（12）：1897-1905.

［109］杜永强，韩维维，李姗姗．中药药动学的研究概况［J］．中国医药科学，2011，1（15）：36–37.

［110］洪战英，罗国安，王义明，等．中药药动学的研究方法及其相关理论［J］．中国药学杂志，2005，（9）：649–652.

［111］李晓宇，郝海平，王广基，等．三七总皂苷多效应成分整合药代动力学研究［J］．中国天然药物，2008，（5）：377–381.

［112］王朴，蒙文莎，黄勇，等．微透析结合 UPLC–MS/MS 研究黑骨藤中 3 个指标成分在大鼠体内的药代动力学［J］．中国中药杂志，2022，47（23）：6333–6339.

［113］谢玉敏，梅朝叶，陈浩，等．水莨花提取物的药动学特性及绝对生物利用度研究［J］．中国抗生素杂志，2017，42（7）：611–615.

［114］郑林，杨武，向文英，等．UPLC–MS/MS 同时测定静脉注射莨草花提取物大鼠血浆中 3 种成分及其药代动力学研究［J］．中药材，2016，39（7）：1574–1577.

［115］李杰，赖红杉，郝静，等．中药药效 / 药动学（PK/PD）研究进展［J］．亚太传统医药，2008，（2）：68–70.

［116］刘树民，张宁，周琦，等．药理效应法测定穿山龙总皂苷的药动学参数［J］．中国实验方剂学杂志，2016，22（16）：75–79.

［117］刘雅敏，张黎莉，娄玉铃，等．药物累积法研究热痹清片的药物动力学［J］．辽宁中医杂志，2006，（9）：1171–1172.

［118］晏肃霜，梁小明．LC–MS 法及微生物效应法研究金银花提取物抗菌成分在 SD 大鼠体内药代动力学［J］．江西中医学院学报，2009，21（4）：60–62.

［119］唐娟，张青，吴耽，等．基于血清药理学和血清药物化学研究红禾麻治疗类风湿性关节炎的潜在药效物质基础［J］．中国中药杂志，2022，47（17）：4755–4764.

［120］朱春胜，姜卓希，李佳静，等．中药血清谱效学研究现状概述［J］．中草药，2020，51（13）：3569–3574.

［121］卢磊，刘晓丹，张培影．中药血清药理学及血清药物化学研究进展［J］．中国中医急症，2018，27（1）：178–181.

［122］王迪，高尚，穆莹莹，等．血清药理学在中药谱效关系研究中的应用［J］．哈尔滨商业大学学报（自然科学版），2013，29（6）：641–644.

［123］Zhou F，Zhang J W，Li P，et al. Toward a new age of cellular pharmacokinetics in drug discovery［J］．Drug Metab Rev，2011，43（3）：335–345.

［124］Van Bambeke F，Barcia–Macay M，Lemaire S，et al. Cellular pharmacodynamics and pharmacokinetics of antibiotics：current views and perspectives［J］．Curr Opin Drug Discov Devel，2006，9（2）：218–230.

［125］刘丹晨，周芳，张经纬，等．基于细胞药代动力学的中西药相互作用研究新思路与新方法［J］．南京中医药大学学报，2021，37（3）：325–330.

［126］倪苹，张经纬，刘嘉莉，等．细胞药代动力学研究进展［J］．药学进展，2014，38

（12）：881–885.

［127］Lee W，Cai Y Y，Lim T P，et al. In vitro Pharmacodynamics and PK/PD in Animals［J］. Adv Exp Med Biol，2019，1145：105–116.

［128］潘洁，王昌权，李奎，等. 基于大鼠类风湿性关节炎模型建立黑骨藤的 PK–PD 模型［J］. 中草药，2020，51（20）：5194–5200.

［129］周杰，张青，陈艺，等. 基于 LPS 诱导的体外炎症模型建立羊耳菊抗炎活性成分的 PK–PD 结合模型［J］. 中国中药杂志，2022，47（23）：6308–6319.

［130］苏红娜，张爱华，孙晖，等. 中医方证代谢组学研究进展及其应用［J］. 世界科学技术 – 中医药现代化，2018，20（8）：1279–1286.

［131］王喜军. 中药药效物质基础研究的系统方法学——中医方证代谢组学［J］. 中国中药杂志，2015，40（1）：13–17.

［132］Han Y，Sun H，Zhang A H，et al. Chinmedomics，a new strategy for evaluating the therapeutic efficacy of herbal medicines［J］. Pharmacol Ther，2020，216：107680.

第二章　头花蓼

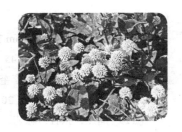

第一节　背景概述

头花蓼是蓼科植物头花蓼 *Polygonum capitatum* Buch.–Ham. ex D.Don 的干燥全草或地上部分，又名四季红、石莽草、水绣球、省丁草。头花蓼主产于贵州，具有清热利湿、解毒止痛、利尿通淋等功效，用于治疗泌尿系统感染，收载于《贵州省中药、民族药质量标准（2019 年版）》（第一册）。据清代《贵州通志》《平远州志》等文献记载，"头花蓼，各地多产，花赤，叶圆而紫，味微苦而涩，仲苗好采药用之"。目前，以头花蓼为原料药已开发并上市了热淋清颗粒、宁泌泰胶囊、四季草颗粒、泌淋胶囊、通淋舒颗粒、泌淋清胶囊等单复方苗药制剂，其在临床应用中常与抗生素合用治疗尿道炎、膀胱炎、肾盂肾炎等尿路感染，疗效显著。头花蓼已成为贵州省重点发展的"六大苗药"和重点培育的"十大中药产业链"品种之一。

尿路感染是临床常见的感染性疾病之一。据统计，全球每年尿路感染的发病人数达 1.5 亿人，其发病率仅次于呼吸道感染，居第二位。反复发作和细菌耐药是其临床治疗的关键和难点。目前，抗生素是尿路感染的主要治疗手段，但由于临床上广谱抗生素的长期应用，引起致病菌的变迁及多重耐药菌株的大量出现，使现有药物的抗菌效率逐渐降低，因此寻找新型抗菌药物已成为研究热点。

头花蓼是贵州苗族民间常用药材，苗语药名为"Dlobdongdxok"（近似汉音"搜挡索"），在《苗族医药学》《中华本草·苗药卷》中均有收载。贵州苗族地区常用其治疗泌尿系结石、急慢性尿道炎、膀胱炎、肾盂肾炎等泌尿系统疾病，有独特疗效。现代研究表明，头花蓼含有黄酮类［山柰酚、槲皮素、槲皮苷、槲皮素 –3–*O*–*β*–*D*– 葡萄糖苷、槲皮素 –3–*O*–（2″– 没食子酰基）– 鼠李糖苷、杨梅苷、陆地棉苷等］、酚酸类（没食子酸、原儿茶酸、对羟基苯甲酸、没食子酸甲酯、儿茶素、鞣花酸、短叶苏木酚等）和三萜类（齐墩果酸、熊果酸、乌苏酸）化合物，还含有少量木脂素类、有机酸类和醇类化合物。头花蓼除了具有抗菌、抗氧化、解热镇痛等作用外，还具有降血糖、调血脂、抗癌等药理作用。随着人们对头花蓼的不断深入研究，更多的药用价值会被开发出来。

头花蓼的单方制剂热淋清颗粒，具有清热泻火、利尿通淋之功效，主治下焦湿热所致的热淋，症见尿频、尿急、尿痛；或用于尿路感染、肾盂肾炎见上述证候者。热淋清颗粒是贵州省首个收载入《中国药典》的苗药制剂，同时也为《国家中药保护品种》《国家基本用药目录》和《中国药典（2020年版）》一部收载品种，并荣获"国家重点新产品""贵州省名牌产品""贵州省十大名药"等称号。临床研究显示，热淋清颗粒具有抗菌谱广、不易产生耐药性和免疫调节等优点，能显著提高多种抗生素对尿路感染的疗效，因而在临床治疗尿路感染中被广泛推广应用。目前头花蓼的基础研究比较薄弱，特别是其药效物质基础尚未明确，在体内发挥作用的效应物质研究滞后，导致其相关产品的工艺和质量控制水平均较低，严重限制其相关产品的升级换代。因此，研究探讨头花蓼多效应成分吸收、分布、代谢、排泄过程的变化规律十分必要，这也可以为头花蓼相关产品技术提升和深度开发奠定理论和实验基础。

第二节　吸收研究

一、头花蓼提取物在Caco-2细胞的吸收特性研究

（一）头花蓼提取物的制备

称取头花蓼药材适量，加10倍量水，煎煮3次，每次1h，过滤，合并滤液，减压浓缩至相对密度1.05～1.07（50℃），加乙醇至溶液含醇量为65%，搅拌均匀，静置12h，抽取滤液。滤液减压回收乙醇并浓缩至相对密度1.04～1.06（50℃），用1/2倍量水饱和的正丁醇提取3次，合并正丁醇液，减压回收正丁醇，残留物微波真空干燥，得到头花蓼提取物，收膏率为2.3%。

（二）实验方法

本实验利用体外细胞模型Caco-2细胞筛选中药的吸收成分（群），将中药中大量不能被吸收的复杂成分在体外实验前先行"筛"去，再与中药的原有成分比较分析，明确可被吸收成分，为中药质量评价指标成分的选取提供依据。同时，借助超高效液相色谱－高分辨电喷雾四级杆－飞行时间质谱仪（UHPLC-ESI-Q-TOF）对头花蓼提取物透过细胞膜的可被吸收成分进行分析，通过与对照品进行比对的基础上确定透过细胞膜进入细胞内的可被吸收成分，并在此基础上考察不同浓度、时间、温度、pH对可被吸收成分吸收的影响。由此获得各成分在单层细胞膜上的吸收机制、影响吸收的因素等相关信息，为头花蓼提取物的口

服剂型研究提供理论依据。

1. 色谱条件

（1）UHPLC 液相条件 Agilent Eclipse Plus C_{18} 色谱柱（2.1mm×100mm，1.8μm），柱温为 40℃。流动相为 0.1% 甲酸乙腈（A）–0.1% 甲酸水（B），流速为 0.30mL/min，进样体积为 1μL。梯度洗脱条件：0 ~ 10min，5% ~ 21%（A）；10 ~ 13min，21% ~ 30%（A）；13 ~ 14min，30% ~ 50%（A）；14 ~ 15min，50% ~ 90%（A）；15 ~ 17min，95%（A）；17 ~ 18min，95% ~ 5%（A）。

（2）UPLC 液相条件 Waters BEH C_{18} 色谱柱（2.1mm×100mm，1.7μm）；Waters Vanguard BEH C_{18} 保护柱（2.1mm×5mm，1.7μm）；柱温为 45℃。流动相为 0.1% 甲酸乙腈（A）–0.1% 甲酸水（B），流速为 0.35mL/min，进样体积为 1μL。梯度洗脱条件：0 ~ 1.5min，5% ~ 30%（A）；1.5 ~ 3.0min，30% ~ 90%（A）；3.0 ~ 4.0min，90% ~ 5%（A）。

2. 质谱条件

（1）UHPLC–Q–TOF 质谱条件 采用电喷雾离子源（ESI），在正离子模式下采集数据，数据采集范围 m/z 100 ~ 1000；毛细管电压 4500V；雾化气 N_2，雾化气压力 1.2bar；去溶剂气 N_2，去溶剂气流速 8L/min，去溶剂气温度 200℃；质谱数据采集及处理软件为 Compass 1.2。

表 2–1 质谱条件

化合物	质谱条件				
	扫描模式	母离子质荷比（m/z）	子离子质荷比（m/z）	锥孔电压（V）	碰撞电压（V）
没食子酸	–	169.0	125.0	35	15
原儿茶酸	–	153.0	109.0	35	15
杨梅苷	+	465.3	319.0	30	10
金丝桃苷	+	465.2	303.0	30	15
槲皮苷	+	449.2	303.1	20	10
槲皮素	+	303.2	153.1	45	40
葛根素	+	417.0	267.0	40	30

（2）UPLC–MS/MS 质谱条件 电喷雾离子源（ESI）；毛细管电离电压 3kV；离子源温度 120℃；去溶剂气 N_2，流速 650L/h，去溶剂气温度 350℃；反吹气 N_2，流速 50L/h；碰撞气为氩气，流速 0.16mL/min；质谱数据采集及处理软件为 MassLynx V4.1 工作站，扫描方式为多反应离子监测（MRM）模式，离子对条件见表 2–1。6 种检测成分及内标的质谱棒状图见图 2–1。

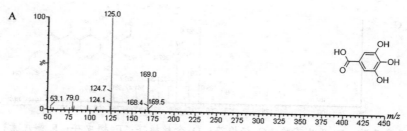

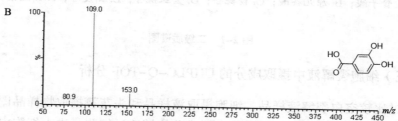

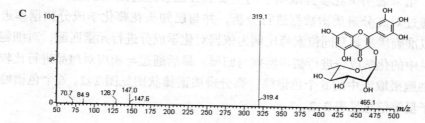

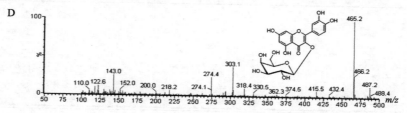

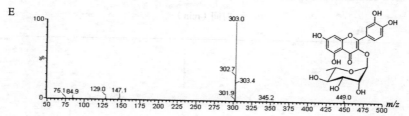

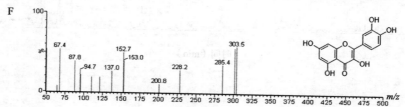

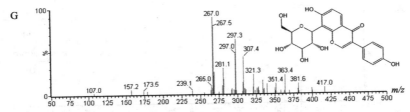

注：A.没食子酸；B.原儿茶酸；C.杨梅苷；D.金丝桃苷；E.槲皮苷；F.槲皮素；G.葛根素。

图2-1　二级质谱图

（三）细胞裂解液中摄取成分的 UHPLC-Q-TOF 分析

通过比较空白裂解液样品、细胞摄取液样品和头花蓼提取物样品图谱（图2-2），结果表明头花蓼提取物中的主要成分能够透过细胞膜进入细胞内而被吸收。通过对高分辨质谱数据进行分析，并与已知头花蓼化学成分数据库进行比对，以准确质量数及同位素峰比例为依据对化学成分进行元素匹配，对细胞摄取液样品中的化学成分进行初步鉴别与归属。最后通过与相应对照品进行比较，指认出细胞摄取液中的6个色谱峰。高分辨质谱棒状图见图2-2。6个色谱峰的准确分子量等信息见表2-2。

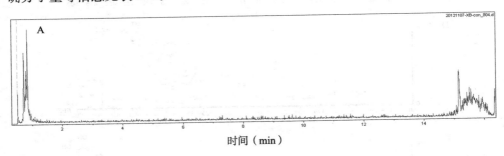

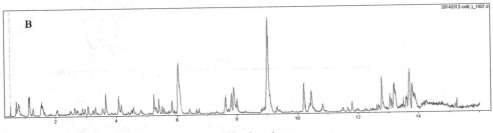

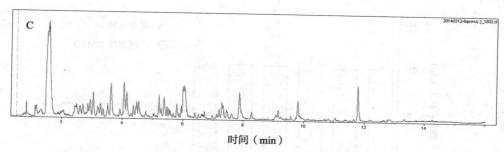

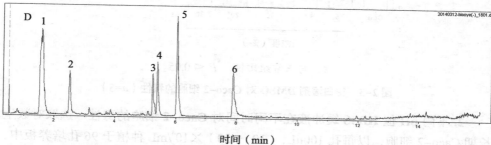

注：A. 空白细胞混悬液；B. 细胞摄取样品；C. 头花蓼提取物样品；D. 混合标准溶液。
1. 没食子酸；2. 原儿茶酸；3. 杨梅苷；4. 金丝桃苷；5. 槲皮苷；6. 槲皮素。

图 2-2 UHPLC-Q-TOF/MS 总离子流图

表 2-2 头花蓼提取物中化学成分的 Q-TOF/MS 质谱分析结果

峰号	保留时间（min）	测定值 $[M+H]^+$	测定分子式 $[M+H]^+$	计算值 $[M+H]^+$	测定误差 ppm	匹配度	成分
1	1.6	169.0141	$C_7H_5O_5$	169.0142	1.1	14.1	没食子酸
2	2.5	155.0188	$C_7H_7O_4$	155.0193	3.5	17.9	原儿茶酸
3	5.3	465.0330	$C_{21}H_{21}O_{12}$	465.1028	-1.1	21.4	杨梅苷
4	5.4	465.1025	$C_{21}H_{21}O_{12}$	465.1028	0.6	87.4	金丝桃苷
5	6.1	449.1085	$C_{21}H_{21}O_{11}$	449.1078	-2.4	16.1	槲皮苷
6	7.9	303.0493	$C_{15}H_{11}O_7$	303.0499	2.2	40	槲皮素

（四）不同浓度受试化合物对 Caco-2 细胞的毒性研究

1. 空白溶剂 DMSO 对 Caco-2 细胞的毒性 选取对数生长期 Caco-2 细胞，以（10～20）×10⁴/mL 接种于 96 孔培养板中，每孔 100μL。将培养板置于 37℃、5% CO₂ 培养箱中孵育 24h。实验分为正常对照组、DMSO 组 [将 DMSO 稀释至不同体积比浓度：2.5‰、5‰、10‰、20‰、30‰（V/V）]。实验结果见图 2-3。结果表明在所设置浓度范围内，空白溶剂 DMSO 对 Caco-2 细胞生长没有影响。

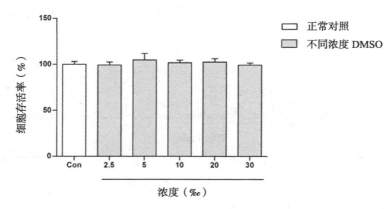

注：与正常组比较，*$P < 0.05$。

图 2-3　空白溶剂 DMSO 对 Caco-2 细胞的毒性（*n*=5）

2. 不同 pH 值 HBSS 缓冲液在不同时间对 Caco-2 细胞的毒性　选取对数生长期 Caco-2 细胞，以每孔 100μL，（10～20）×10^4/mL 种植于 96 孔培养板中，将培养板置于 37℃、5%CO_2 培养箱中孵育 24h。实验分为正常对照组、不同 pH 值（4.0、6.0、7.4）HBSS 缓冲液组。每个浓度平行 5 孔，实验重复 3 次，并计算细胞存活率。实验结果见图 2-4。结果表明所用不同 pH 值的 HBSS 缓冲溶液对 Caco-2 细胞生长没有影响。

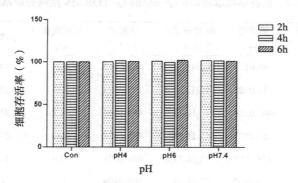

注：与正常组比较，*$P < 0.05$。

图 2-4　不同 pH 值 HBSS 缓冲溶液在不同时间对 Caco-2 细胞的毒性（*n*=5）

3. 不同浓度维拉帕米、头孢菌素 A 对 Caco-2 细胞的毒性　选取对数生长期 Caco-2 细胞，以每孔 100μL，（10～20）×10^4/mL 种植于 96 孔培养板中，将培养板置于 37℃、5% CO_2 培养箱中孵育 24h。实验分为正常对照组、不同浓度维拉帕米（25、50、100、200、400μg/mL）组和不同浓度头孢菌素 A（5、25、50、100、200μg/mL）组。实验结果见图 2-5。结果表明在所设浓度范围内维拉帕米、头孢菌素 A 对 Caco-2 细胞生长没有影响，可用于摄取实验。

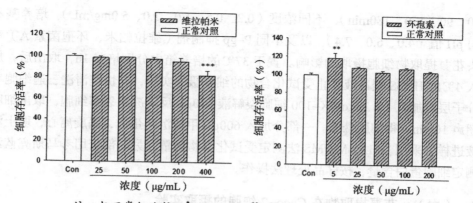

注：与正常组比较：*P < 0.05，**P < 0.01，***P < 0.001。

图 2-5 不同浓度维拉帕米和环孢菌素 A 对 Caco-2 细胞的毒性（n=5）

4. 不同浓度头花蓼提取物对 Caco-2 细胞的毒性 选取对数生长期 Caco-2 细胞，以每孔 100μL，（10～20）×10⁴/mL 种植于 96 孔培养板中，将培养板置于 37℃、5%CO₂ 培养箱中孵育 24h。实验分为正常对照组、不同浓度头花蓼提取物（0.5、5、10、20、30mg/mL）组。实验结果见图 2-6。结果表明在所设置的浓度范围内，随着浓度的增加，头花蓼提取物具有促进 Caco-2 细胞生长的作用（P < 0.05），可以进行下一步的摄取实验。

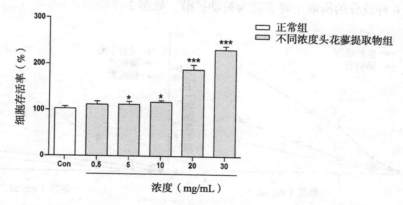

注：与正常组比较：*P < 0.05，**P < 0.01，***P < 0.001。

图 2-6 不同浓度头花蓼提取物对 Caco-2 细胞的毒性（n=5）

（五）细胞摄取影响因素考察

将培养 14d 的细胞用 37℃、pH 值 7.4 的 HBSS 缓冲溶液在培养箱中培养 20min 后，吸去缓冲溶液。用 HBSS 缓冲溶液轻轻冲洗两遍，洗去细胞单分子层表面的杂质，加入含药的 HBSS 溶液 2mL，分别考察不同培养时间（15、30、

60、90、120、180min）、不同浓度（0.2、0.5、1.0、2.0、5.0mg/mL）、培养基不同 pH 值（4.0、6.0、7.4），以及不同 P-gp 抑制剂（维拉帕米、环孢菌素 A）对头花蓼提取物细胞摄取的影响。置于 37℃的培养箱中分别培养 1h，取出后，加入 4℃的 HBSS 缓冲液终止受试化合物的细胞摄取实验，并快速清洗三遍细胞单分子层。加入 1% Triton X-100 细胞裂解液 500μL 反复冻融裂解细胞，取出细胞超声 10min，得细胞悬液。一部分加入 600μL 甲醇沉淀蛋白，涡旋离心，取上清液进样，采用 UPLC-MS/MS 法测定受试化合物含量，另一部分用考马斯亮蓝法测定细胞蛋白含量，按样品处理法操作。

（六）头花蓼提取物在 Caco-2 细胞的摄取实验

1. 浓度对 Caco-2 细胞摄取的影响　取不同浓度（0.2、0.5、1.0、2.0、5.0mg/mL）的头花蓼提取物的 Hank's 溶液 2mL（$n=3$），加入 Caco-2 细胞中，培养 1h，考察药物浓度对细胞摄取的影响。结果显示，0.2～5mg/mL 浓度的头花蓼提取物中的没食子酸、原儿茶酸、杨梅苷、金丝桃苷、槲皮苷及槲皮素 6 种成分的细胞摄取量与浓度呈线性关系，回归方程分别为 $y=2.9695x-0.9821$，$r=0.9952$；$y=0.1581x-0.0198$，$r=0.9970$；$y=0.0425x-0.0032$，$r=0.9923$；$y=0.0748x-0.0111$，$r=0.9909$；$y=0.3576x-0.0772$，$r=0.9962$；$y=0.5645x+0.0434$，$r=0.9933$。表明没食子酸等 6 种成分的摄取主要表现为被动扩散，如图 2-7 所示。

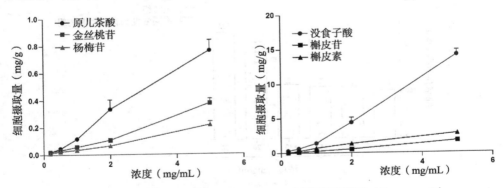

图 2-7　头花蓼提取物不同浓度对 Caco-2 细胞摄取的影响（$\bar{x}\pm s$，$n=3$）

2. 时间对 Caco-2 细胞摄取的影响　将 2mg/mL 头花蓼提取物加入培养好的细胞中，分别考察不同摄取时间（15、30、60、90、120、180min）对 Caco-2 细胞摄取头花蓼提取物的影响。结果表明，在不同的摄取时间下，头花蓼提取物中的没食子酸、金丝桃苷、杨梅苷、槲皮苷和槲皮素 5 种成分的细胞摄取量都随着时间的增加而增加，而原儿茶酸的细胞摄取量则随着时间的增加而降低，可能是因为原儿茶酸的摄取过程中有 P-gp 的参与，从而使细胞摄取量逐渐降低。综合分析认为，本实验宜将细胞摄取时间定为 60min，如图 2-8 所示。

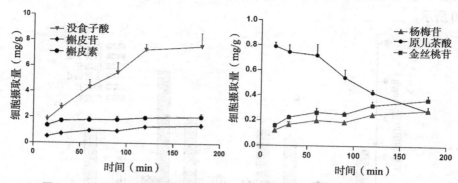

图 2-8　头花蓼提取物不同时间对 Caco-2 细胞摄取的影响（$\bar{x} \pm s$，$n=3$）

3.pH 对头花蓼提取物摄取的影响　将 2mg/mL 头花蓼提取物分别溶于不同 pH 值（4.0、6.0、7.4）的 Hank's 溶液中，分别在加药 60min 后测定不同 pH 对 Caco-2 细胞摄取头花蓼提取物的影响。结果显示，在 pH 值 4.0、6.0、7.4 的条件下，头花蓼提取物中的原儿茶酸细胞摄取量随 pH 值的增加而先增加后降低，没食子酸、杨梅苷、金丝桃苷、槲皮苷和槲皮素 5 种成分的细胞摄取量随 pH 增加而降低；在酸性条件下有利于 6 种成分的摄取，在中性、偏碱性条件下，各成分的摄取量明显降低，表明碱性条件相对不利没食子酸等 6 种成分的吸收，如图 2-9 所示。

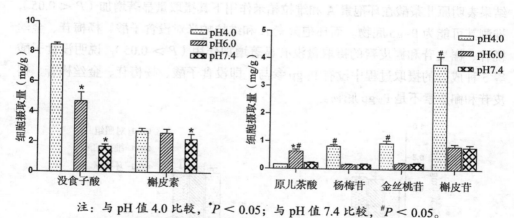

注：与 pH 值 4.0 比较，*$P < 0.05$；与 pH 值 7.4 比较，#$P < 0.05$。

图 2-9　头花蓼提取物不同 pH 值对 Caco-2 细胞摄取的影响（$\bar{x} \pm s$，$n=3$）

4. 温度对头花蓼提取物摄取的影响　将 2mg/mL 头花蓼提取物加入培养好的细胞中，分别在加药 60min 后测定不同温度（4、25、37℃）对 Caco-2 细胞摄取头花蓼提取物的影响。结果表明，在不同温度下，头花蓼提取物中没食子酸、原儿茶酸、杨梅苷、金丝桃苷和槲皮苷 5 种成分的细胞摄取量都随着温度的增加而增加（$P < 0.05$）；槲皮素在 25℃时的摄取量最高，但不具显著性差异，如图 2-10 所示。

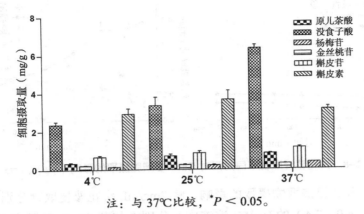

注：与 37℃比较，*$P < 0.05$。

图 2-10　头花蓼提取物不同温度对 Caco-2 细胞摄取的影响（$\bar{x} \pm s$，$n=3$）

5.P-gp 抑制剂对头花蓼提取物摄取的影响　按药物摄取方法操作，在 pH 值为 6、37℃、作用 60min 条件下，分别加入含维拉帕米（50μg/mL）的头花蓼提取物（2mg/mL）溶液，以及环孢菌素 A（10μg/mL）的头花蓼提取物（2mg/mL）溶液，分别于给药 60min 后测定有无抑制剂存在时 Caco-2 细胞对头花蓼提取物摄取的变化。采用 SPSS 18.0 软件，统计采用单因素方差分析，如图 2-11 所示。结果表明原儿茶酸在环孢素 A 和维拉帕米作用下其摄取量显著增加（$P < 0.05$），推测其可能为 P-gp 底物。而环孢菌素 A 和维拉帕米对没食子酸、杨梅苷、金丝桃苷、槲皮苷和槲皮素的摄取量没有显著增加作用（$P > 0.05$），说明没食子酸等 5 种成分的摄取过程中没有 P-gp 参与，即没食子酸、杨梅苷、金丝桃苷、槲皮苷和槲皮素不是 P-gp 底物。

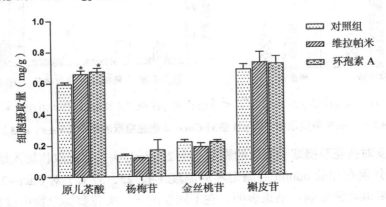

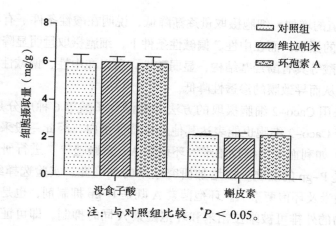

注：与对照组比较，*$P < 0.05$。

图 2-11　P-gp 抑制剂对 Caco-2 细胞摄取的影响（$\bar{x} \pm s$，$n=3$）

（七）讨论

　　近年来多有文献报道，采用体外 Caco-2 细胞模型获取药物透过细胞膜的可被吸收成分，能为中药指标性成分的筛选提供参考。因此，本部分实验采用 UHPLC-Q-TOF 对细胞摄取液及提取物中的成分进行分析，并通过与对照品进行比对，确认细胞摄取液中的可被吸收成分，为后续细胞吸收特性的研究中的指标成分的选择提供了实验依据。

　　本实验采用 Caco-2 细胞模型，以细胞摄取成分为指标性成分，结合运用 UPLC-MS/MS 法考察头花蓼提取物中主要活性成分的细胞摄取量与其浓度、培养基的温度、pH 值、摄取时间和抑制剂的关系。研究发现，头花蓼提取物在 0.2 ～ 5.0mg/mL 内，Caco-2 细胞的摄取量与药物浓度呈良好的线性关系，故本实验在研究不同时间、温度、pH、P-gp 抑制剂对摄取量的影响时头花蓼提取物的浓度选择中间值 2mg/mL；由于在各自相应浓度范围内，Caco-2 细胞摄取表现出一级速率过程的特征，表明头花蓼提取物中 6 种主要成分的摄取机制可能为被动扩散。

　　本实验结果表明，头花蓼提取物摄取量对时间、浓度、温度均具有一定的依赖性。除槲皮素外其余 5 种成分的细胞摄取量都随着温度的增加而增加，且 37℃ 环境下更有利于细胞的摄取。这可能与酶的活性有关，随着温度升高，酶活性增强，细胞摄取量逐渐增加。头花蓼提取物中各成分摄取量随着时间的增加而增加，而原儿茶酸随着时间的增加摄取量缓慢降低，提示可能有 P-gp 参与细胞摄取过程，这一结论在 P-gp 抑制实验中也得到进一步证实。胃肠道内不同部位的 pH 环境可以影响药物的某些离子化存在状态，从而影响药物在体内的溶解性能及其胃肠道吸收情况，因此有必要对其所处的 pH 环境进行考察。实验结果表明，随着 pH 值的增加，细胞摄取量逐渐降低，说明在酸性条件下有利于没食子酸等 6 种成分的摄取，而在中性、偏碱性条件下，细胞摄取量明显降低。这可能是由于没食子酸等具有酚羟基结构，显弱酸性，所以在中性、偏碱性条件下水解为盐的形式，从而导致膜的渗透性降低。

本实验采用 Caco-2 细胞摄取的方法考察没食子酸等 6 种成分是否是 P-gp 的底物，由于 Caco-2 细胞也能表达其他外排载体蛋白，因此一般采用 2～3 种 P-gp 抑制剂（如利血平、维拉帕米、环孢素 A、酮康唑等）进行研究来判断受试药物是否是 P-gp 的底物，以增加研究结果的准确性。实验选择经典的 P-gp 抑制剂维拉帕米及环孢菌素 A。环孢菌素 A 既是 P-gp 抑制剂，也是 MRP2 抑制剂。如果药物的外排可被维拉帕米和环孢菌素 A 同时抑制，即可证明药物的外排与 P-gp 有关。本实验发现，维拉帕米和环孢菌素 A 对原儿茶酸的摄取量与对照组比较显著增加（$P < 0.05$），说明原儿茶酸的摄取过程中有 P-gp 参与，即原儿茶酸是 P-gp 底物；而没食子酸等 5 种成分的摄取量与对照组比较没有显著增加（$P > 0.05$），说明没食子酸等 5 种成分的摄取过程中没有 P-gp 参与，即没食子酸、杨梅苷、金丝桃苷、槲皮苷和槲皮素不是 P-gp 底物。

Caco-2 模型是应用最广泛的体外吸收模型。目前国内外已经有人将 Caco-2 细胞模型用于天然药物的研究，研究热点集中在黄酮类、生物碱类和皂苷类物质，而这些研究大多是对单一的中药化学成分的研究。由于中药成分复杂，无论是单味药还是复方药，均含有多种化学成分，因此仅通过研究单一成分的吸收特征来说明中药的吸收机制具有很大的片面性，容易忽视其他成分的影响。如何将 Caco-2 细胞模型用于中药多成分吸收机理及筛选的研究，值得进一步探索。

二、头花蓼提取物离体外翻肠囊模型的吸收特性研究

外翻肠囊模型是由 Wilson 和 Wiseman 于 1954 年创建，最早用于研究葡萄糖和氨基酸在肠道的代谢与转运，后经改进目前成为最常用的体外肠道吸收生物模型，这是一种能够快速反映药物吸收行为的体外方法。鉴于目前头花蓼的药效物质不明确，故本实验采用简便、快速、重复性良好的大鼠肠囊外翻模型，同时应用 UPLC-MS/MS 法考察头花蓼提取物中没食子酸、原儿茶酸、杨梅苷、陆地棉苷及槲皮苷 5 种主要成分在小肠中的吸收特性，为头花蓼的药效物质实验提供参考。

（一）供试药液制备

称取头花蓼提取物适量溶解于 Tyrode 液中，10000rpm 离心 5min，配制成低、

中、高浓度（18.73、37.45、74.90mg/mL）的头花蓼提取物肠吸收液。

（二）外翻肠囊实验

将制备的肠管放入盛有 10mL37℃恒温 Tyrode 液的麦氏浴管中，开始供混合气体（95% O_2、5% CO_2）。在肠管中注入 2mL Tyrode 液平衡 10min。将 Tyrode 液换成低、中、高 3 个浓度的含药 Tyrode 液，分别在 15、20、45、60、90、120min 取样 200μL，同时补充等体积的 37℃ Tyrode 液。样品放入 Eppendorf 管中，–20℃保存。实验后将各肠管纵向剖开，自然摊于滤纸上测量其长度和宽度，记录吸收面积 A。取肠外翻样品溶液 100μL，加入 20μg/mL 内标溶液 10μL、15% 乙腈 300μL 及 1% 的甲酸 50μL，涡混 1min，15000rpm 离心 5min，取上清液进样 UPLC–MS 分析。

（三）不同肠段中 5 种成分的单位肠管面积累积吸收量（Q）比较

在 120min 时，空肠对没食子酸、原儿茶酸及槲皮苷的累积吸收量最高，其次为回肠、十二指肠与结肠。5 种成分中没食子酸、原儿茶酸与槲皮苷的累积吸收量较大，杨梅苷累积吸收量最小。5 种成分在各肠道的吸收趋势为空肠＝回肠＞十二指肠＞结肠。

（四）不同浓度头花蓼提取物中 5 种成分在不同肠段中的 K_a 比较

对不同浓度头花蓼提取物中 5 种成分在不同肠段中的吸收速率常数（K_a）进行统计学分析，结果见表 2–3、表 2–4。对头花蓼提取物不同浓度时没食子酸等 5 种成分的 K_a 进行方差分析比较，结果显示在各肠段中没食子酸等 5 种成分的 K_a 随着头花蓼提取物浓度的增加而增加（$P < 0.05$），表明没食子酸、原儿茶酸、杨梅苷、陆地棉苷及槲皮苷的吸收可能为被动吸收。

表 2–3　头花蓼提取物中 5 种成分在不同肠段中的吸收速率常数（$\bar{x} \pm s$，$n=3$）

	十二指肠			空肠		
	高浓度	中浓度	低浓度	高浓度	中浓度	低浓度
没食子酸	0.618±0.845	0.438±0.043*	0.229±0.022*	0.845±0.103	0.672±0.090*	0.297±0.070*#
原儿茶酸	0.479±0.117	0.430±0.061	0.184±0.010*#	0.635±0.139	0.552±0.067*	0.239±0.032*#
槲皮苷	0.356±0.015	0.339±0.112*	0.182±0.058*#	0.576±0.248	0.451±0.102	0.186±0.074*#
陆地棉苷	0.282±0.030	0.271±0.099*	0.231±0.163*#	0.388±0.080	0.316±0.172*	0.210±0.038*
杨梅苷	0.045±0.011	0.034±0.008	0.007±0.002*#	0.055±0.016	0.044±0.003	0.008±0.003*#

注：与高浓度比较，*$P < 0.05$；与中浓度比较，#$P < 0.05$。

表 2-4　头花蓼提取物中 5 个成分在不同肠段中的吸收速率常数（$\bar{x} \pm s$，$n=3$）

	回肠			结肠		
	高浓度	中浓度	低浓度	高浓度	中浓度	低浓度
没食子酸	0.706±0.126	0.616±0.039*	0.291±0.072*#	0.527±0.131	0.412±0.061	0.175±0.071*#
原儿茶酸	0.580±0.072	0.576±0.054	0.250±0.035*#	0.412±0.057	0.301±0.073	0.135±0.046*#
槲皮苷	0.542±0.051	0.377±0.074*	0.200±0.116*#	0.259±0.022	0.172±0.043*	0.106±0.050*#
陆地棉苷	0.445±0.016	0.346±0.047*	0.230±0.147*#	0.217±0.036	0.179±0.088*	0.089±0.028*#
杨梅苷	0.056±0.008	0.048±0.025	0.008±0.005*#	0.032±0.007	0.018±0.004*	0.004±0.002*#

注：与高浓度比较，$^*P < 0.05$；与中浓度比较，$^\#P < 0.05$。

（五）讨论

实验结果显示，没食子酸、原儿茶酸、槲皮苷、陆地棉苷及杨梅苷在小肠均有吸收，5 种成分在各肠道的吸收趋势为空肠、回肠＞十二指肠＞结肠。5 种成分在相同肠段中的吸收差异较大，且同一种成分在不同部位和在相同部位不同浓度的吸收也存在差异，说明小肠对中药成分吸收具有选择性，并不是简单的半透膜被动吸收过程。通过对 5 种成分的 K_a 及 Q 进行比较，发现其均具有浓度依赖，即 5 个化合物的 K_a 均随着头花蓼提取物药液浓度的增加而增加（$P < 0.05$），符合被动吸收规律。但是通过统计发现，5 种成分的浓度依赖却有强有弱，因此推测其中有的成分除了被动扩散外还有其他的转运方式，有待下一步实验证实。

三、头花蓼提取物在体循环灌流肠吸收的动力学研究

本部分实验将在 Caco-2 细胞摄取模型的基础上采用大鼠循环灌流模型，从在体的角度探讨头花蓼提取物中透过细胞的可被吸收成分在大鼠小肠的吸收程度，考察头花蓼提取物中没食子酸、原儿茶酸、杨梅苷、金丝桃苷及槲皮苷 5 种成分在小肠中的吸收特性，以及不同因素（不同浓度药物、P-gp 抑制剂、胆汁、肠段）对头花蓼提取物中 5 种成分在小肠吸收的影响，以期获得头花蓼提取物中主要成分在肠道的吸收机制、影响因素、有无特定吸收部位等信息。

（一）供试液的制备

取适量头花蓼提取物，加入适量的 K-R 营养液，超声 10min，5000rpm 离心 10min，取上清液备用，获得 1.5、3.0、6.0mg/mL 的供试液。

（二）样品处理方法

取样品 100μL，置于 1.5mL 塑料离心管中，加入 20μg/mL 内标溶液 20μL、1% 的甲酸水溶液 100μL，加入 400μL 甲醇，涡混 1min，15000rpm 离心 5min，取上清液于 UPLC–MS/MS 进样分析。

（三）大鼠在体循环灌流实验

实验前大鼠禁食过夜（自由饮水），大鼠腹腔注射 25% 乌拉坦 1.4g/kg，麻醉后固定。沿腹中线打开腹腔（3～4cm），于实验肠段两端各切一小口，在上端小口处插入直径为 0.3cm 的硅胶管，并用线扎紧。用注射器将 37℃的生理盐水缓缓注入肠管，洗去肠管内容物至净。然后在实验肠管下端小口处插入硅胶管，并用线扎紧。肠管两端的硅胶管与蠕动泵的胶管连接，形成回路，开动蠕动泵。取 50mL 肠循环液以 5mL/min 流速循环 15min 后，将流速调节为 2.5mL/min，立即自循环液瓶中取样 1mL 作为测定零时间药物浓度的样品，另向量筒中补加 K–R 缓冲液 1mL。其后每隔 30min 按同法取样并补加 K–R 缓冲液，循环 3h 后中止。在循环回路中用 50mL 量筒盛装含药肠循环液，每到取样时间点读取液体体积。待循环完毕，用空气排净肠内和管路内液体，即为肠道和管路的死体积。死体积加上每一时间点的量筒读数即为该时间点循环液体积。以此方法进行肠循环液的体积校正。以剩余药量的自然对数 $\ln (X)$ 对取样时间 t 作图，求出吸收转化速率常数 K_a（h^{-1}），3h 百分吸收转化率 A（%）等参数。十二指肠段自幽门 1cm 处开始往下 10cm 止；空肠段自幽门 15cm 起往下 10cm 止；回肠段自盲肠上行 20cm 开始往上 10cm 止；结肠段从盲肠下端开始往下 10cm 止。全肠段考察自十二指肠上端起至回肠下端止。

（四）数据分析

1. 头花蓼提取物在体肠吸收肠剩余药量的计算

$$P_{t_n} = C_{t_n} \times V_{t_n} + 1.0 \times \sum_{i=1}^{n-1} C_{t_i} \tag{2-1}$$

该式中 C_{t_1}，即循环液药物初始浓度；V_{t_1}，即循环液初始体积；C_{t_n}，即 t_n 时刻循环液药物浓度；V_{t_n}，即 t_n 时刻循环液体积；t_n，即循环液灌注时间；P_{t_1}，即循环液初始药物量；P_{t_n}，即 t_n 时刻循环液药物量。

2. 吸收动力学参数的计算 以小肠内剩余药量的对数 $\ln (X)$ 对取样时间 t 作图，由直线斜率计算吸收转化速率常数 K_a。

$$3h累积吸收转化率 = \frac{0h剩余药量 - 3h剩余药量}{0h剩余药量} \times 100\% \qquad （2-2）$$

（五）头花蓼提取物的肠道吸收特性研究

1. 头花蓼提取物的浓度对吸收的影响　取禁食后大鼠随机分组，每组 4 只，分别考察质量浓度为 1.5、3.0、6.0mg/L（pH=6.0）的头花蓼提取物中没食子酸等 5 种成分的 K_a 和 3h 累积吸收转化率，结果见表 2-5。

表 2-5　头花蓼提取物的浓度对吸收的影响（$\bar{x} \pm s$，$n=4$）

检测成分	1.5mg/L		3.0mg/L		6.0mg/L	
	A（%）	K_a（h^{-1}）	A（%）	K_a（h^{-1}）	A（%）	K_a（h^{-1}）
没食子酸	32.6±2.6	0.133±0.011	44.9±5.0**	0.194±0.021*	30.2±1.5	0.114±0.006
原儿茶酸	60.1±2.1	0.311±0.027*	59.4±6.1	0.292±0.059*	35.1±3.5##	0.144±0.022
杨梅苷	27.1±4.4	0.108±0.019	32.0±2.1**	0.124±0.017*	23.3±2.1	0.087±0.007
金丝桃苷	40.7±1.0	0.175±0.012*	47.8±1.1##	0.209±0.01	46.9±1.2##	0.202±0.012
槲皮苷	28.9±1.6**	0.118±0.005*	36.1±3.1**	0.148±0.009*	23.1±0.6	0.081±0.007

注：K_a：与高浓度比较，*$P < 0.05$。A：与高浓度比较，**$P < 0.05$；与低浓度比较，##$P < 0.05$。

通过比较 3h 累积吸收转化率，显示没食子酸、杨梅苷和槲皮苷在中浓度时 A 要明显高于高浓度，统计学有显著性差异；原儿茶酸在低、中浓度时 A 要明显高于高浓度，统计学有显著性差异；金丝桃苷在低浓度时 A 要明显低于中、高浓度，统计学有显著性差异，说明没食子酸、原儿茶酸、杨梅苷、槲皮苷在高浓度下可能存在饱和现象，提示其在体内的吸收机制不仅是单纯的被动吸收过程，可能存在主动转运和易化扩散。

在三个浓度下以肠内剩余药量的对数 $\ln（X）$ 对取样时间 t 做线性回归，所得直线的 r 均大于 0.9，符合一级动力学过程，结果见图 2-12。

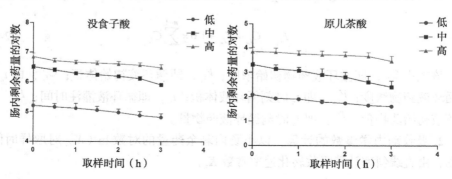

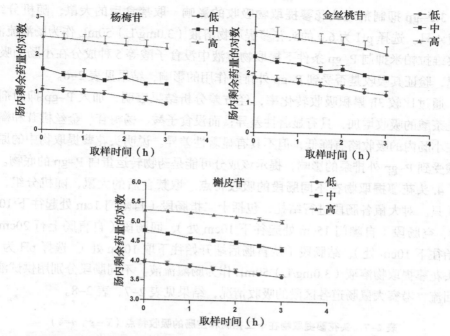

图 2-12　不同质量浓度时大鼠小肠 ln（剩余量）- 时间吸收曲线（$\bar{x}\pm s$，$n=4$）

2.胆汁对头花蓼提取物吸收的影响　取 4 只大鼠，按"（三）大鼠在体循环灌流实验"项下方法操作，结扎大鼠胆管。选择 pH 为 6.0 的头花蓼提取物溶液（3.0mg/L）50mL 作为肠灌流液，进行整肠段循环实验。考察胆汁对头花蓼提取物肠道吸收的影响，结果见表 2-6。

通过比较 3h 累积吸收转化率，经方差分析结果表明，胆汁对原儿茶酸、杨梅苷、金丝桃苷在小肠内的吸收具有显著影响，其中胆汁对原儿茶酸的吸收具有抑制作用，而对杨梅苷和金丝桃苷的吸收具有促进作用。

表 2-6　胆汁及 P-gp 抑制剂对头花蓼提取物吸收的影响（$\bar{x}\pm s$，$n=4$）

检测成分	对照组		结扎组		P-gp 抑制剂组	
	A（%）	K_a（h^{-1}）	A（%）	K_a（h^{-1}）	A（%）	K_a（h^{-1}）
没食子酸	44.9±5.0	0.194±0.021	45.3±2.2	0.187±0.010	43.9±3.4	0.187±0.01
原儿茶酸	59.4±6.1	0.292±0.059	62.3±6.6*	0.325±0.047**	63.6±4.2*	0.315±0.035**
杨梅苷	32.0±2.1	0.124±0.017	25.6±0.9*	0.09±0.007**	31.5±1.0	0.09±0.007
金丝桃苷	47.8±1.1	0.209±0.01	41.4±1.2*	0.183±0.016**	45.2±2.8	0.183±0.016
槲皮苷	36.1±3.1	0.148±0.009	36.1±4.1	0.143±0.019	34.1±1	0.143±0.019

注：与对照组比较，*$P < 0.05$；与对照组比较，**$P < 0.05$。

3.P–gp 抑制剂对头花蓼提取物吸收的影响　取禁食后的大鼠，随机分组，每组 4 只。选择 pH 为 6.0 的头花蓼提取物溶液（3.0mg/L）50mL 作为肠灌流液。考察维拉帕米抑制 P–gp 条件下提取物溶液中没食子酸等 5 种成分在小肠的吸收情况，验证其吸收是否受到 P–gp 外排泵作用的影响，结果见表 2–6。

通过比较 3h 累积吸收转化率，经方差分析结果表明，加入 P–gp 抑制剂后原儿茶酸的吸收增加，具有显著性差异；而没食子酸、杨梅苷、金丝桃苷和槲皮苷在小肠内的吸收略有降低，但不具有显著性差异。说明头花蓼提取物中的原儿茶酸受到 P–gp 外排泵的影响，提示该成分可能是药物转运蛋白 P–gp 的底物。

4. 头花蓼提取物在不同肠段的吸收特点　取禁食后的大鼠，随机分组，每组 4 只。对大鼠各肠段进行结扎，包括十二指肠段（自幽门 1cm 处起往下 10cm 处）、空肠段（自幽门 15cm 处起往下 10cm 处）、回肠段（自盲肠上行 20cm 处开始往下 10cm 处）、结肠段（从盲肠后端开始往下取 10cm 处）。选择 pH 为 6.0 的头花蓼提取物溶液（3.0mg/L）50mL 作为肠灌流液。不同肠段分别用供试液进行回流，考察大鼠肠道各区段的吸收情况，结果见表 2–7、表 2–8。

表 2–7　头花蓼提取物在十二指肠和空肠的吸收特点（$\bar{x} \pm s$，n=4）

检测成分	十二指肠		空肠	
	A（%）	K_a（h^{-1}）	A（%）	K_a（h^{-1}）
没食子酸	14.0±4.9	0.05±0.020	16.8±2.7[#]	0.092±0.043
原儿茶酸	26.1±4.7[#]	0.106±0.022	21.3±2.6[*]	0.078±0.008
杨梅苷	14.7±3.7[#]	0.052±0.01	11.2±2.4	0.042±0.009
金丝桃苷	16.8±3.3[#]	0.058±0.011	13.9±2.7	0.049±0.009
槲皮苷	16.3±3.7[#]	0.059±0.017	18.8±2.9[#]	0.069±0.015

注：与回肠比较，[#]$P < 0.05$；与十二指肠比较，[*]$P < 0.05$。

表 2–8　头花蓼提取物在回肠和结肠的吸收特点（$\bar{x} \pm s$，n=4）

检测成分	回肠		结肠	
	A（%）	K_a（h^{-1}）	A（%）	K_a（h^{-1}）
没食子酸	10.9±1.2	0.037±0.004	7.8±1.1[*]	0.026±0.004
原儿茶酸	17.6±1.4[*]	0.062±0.003	14.8±2[*]	0.053±0.006
杨梅苷	8.2±0.1[*]	0.03±0.001	6.2±1.9[*]	0.022±0.007
金丝桃苷	10.9±1.5[*]	0.04±0.005	7.5±0.3[*]	0.025±0.002
槲皮苷	30.0±2.7[*]	0.111±0.012	10.8±1.1[*#]	0.037±0.005

注：与回肠比较，[#]$P < 0.05$；与十二指肠比较，[*]$P < 0.05$。

比较不同肠段各成分的 3h 累积吸收转化率，结果显示没食子酸在十二指肠、空肠、回肠的吸收较结肠快，同时空肠的吸收较回肠快，统计学有显著性差异；原儿茶酸、杨梅苷和金丝桃苷在十二指肠、空肠、回肠的吸收较结肠快，同时十二指肠的吸收较回肠快，统计学有显著性差异；槲皮苷在回肠的吸收较十二指肠快，同时十二指肠的吸收较结肠快，统计学有显著性差异。

各成分在不同肠段的吸收趋势：①没食子酸：空肠＞十二指肠＞回肠＞结肠；②原儿茶酸：十二指肠＞空肠＞回肠＞结肠；③杨梅苷：十二指肠＞空肠＞回肠＞结肠；④金丝桃苷：十二指肠＞空肠＞回肠＞结肠；⑤槲皮苷：回肠＞空肠＞十二指肠＞结肠。

（六）讨论

药物吸收、分布、代谢和排泄研究是新药开发和评价的重要环节之一，而吸收是其中的首要环节，也是影响药效的关键。研究药物的肠道吸收，了解药物在肠道的吸收行为，有利于剂型的选择和辅料的筛选，从而可以提高药物的生物利用度，指导临床用药。除了 Caco-2 细胞模型外，大鼠在体灌流模型也被广泛应用，此模型不切断血管及神经，既可保持胃肠道神经和内分泌输入的完好无损及胃肠道内容物中酶的活性，又能保证血液及淋巴液供应不变，因而其生物活性有所提高，其测得的吸收速率等指标亦与体内法相近，且能消除胃肠内容物的排出和消化管固有运动性等生理因素的影响。

Caco-2 细胞摄取实验确定了没食子酸等 6 种可被摄取成分。本部分欲运用在体肠灌流实验进一步考察没食子酸等 6 种可被吸收成分在小肠的表观吸收情况。而在稳定性考察时发现，槲皮素在循环液中不稳定，在 K-R 液中 37℃水浴 3h 降解明显，原因可能是其在体外环境中极不稳定，见光易分解、氧化所致，因此在后期实验中未对槲皮素进行测定。

不同环境下药物的解离程度不同，而药物解离度是影响药物吸收及生物利用度的因素。头花蓼提取物中的酚酸类成分没食子酸和原儿茶酸，黄酮类成分杨梅苷、金丝桃苷及槲皮苷均为弱酸性药物，在酸性环境下解离少、分子型药物多、吸收多。实验结果中 5 种主要成分在酸性环境的十二指肠、空肠中吸收较好。其在酸性条件下吸收较好与前期 Caco-2 细胞摄取实验结果相符合。

由于大鼠没有胆囊，其分泌的胆汁直接进入十二指肠。胆汁的主要成分胆汁酸能够改善药物的溶解性能，且大多数药物及其代谢产物主要是通过胆汁排泄，因此有必要考察胆汁对各药物成分在小肠吸收的影响。实验结果表明，胆汁对原儿茶酸的吸收具有抑制作用，对杨梅苷和金丝桃苷的吸收具有促进作用。为了排除胆汁排泄因素对吸收及测定的影响，后续实验将对大鼠胆总管进行结扎。

药物在肠黏膜细胞的转运机制主要包括被动扩散、主动转运、促进扩散及胞饮作用。除被动扩散外，其他三种转运过程均存在饱和现象。研究结果显示，没食子酸、杨梅苷和槲皮苷在中浓度时 A 及 K_a 要明显高于高浓度；原儿茶酸在低、中浓度时 A 及 K_a 也明显高于高浓度（$P < 0.05$）。其原因可能是这几种成分在中至高浓度时已经达到饱和，提示其在体内的吸收机制不仅是单纯的被动吸收过程，可能存在主动转运和易化扩散。这一结果和细胞摄取结果有所不同，可能是因为肠灌流实验只设计了 3 个浓度梯度的原因，亦可能是两种模型肠道的活性存在差异性（体外、在体），其诱使肠道酶的活性亦存在差异。因此，以多生物模型、多角度研究中药有效成分的吸收机理、吸收影响因素有其必要性。

第三节　组织分布研究

本实验根据药代动力学研究的实验结果，选取 3 个时间点（口服给药后 15、120、360min）分别代表分布相、平衡相、消除相，观察口服给予头花蓼提取物后各成分在大鼠体内各脏器组织中的分布特征。

一、溶液的配制

（一）三种指标成分标准溶液的配制

精密称取没食子酸标准品、原儿茶酸标准品及槲皮苷标准品适量，用甲醇定容至 10mL，获得没食子酸（1.018mg/mL）、原儿茶酸（0.831mg/mL）和槲皮苷（0.426mg/mL）的储备液。分别精密量取 3 种标准品储备溶液适量，用甲醇按梯度稀释到实验所需浓度，即得到混合系列标准溶液，置于冰箱（–20℃）保存，备用。

（二）内标溶液的配制

精密称取葛根素标准品 11.05mg，用甲醇定容至 25mL，获得葛根素（0.442mg/mL）的储备液。取内标储备液适量，用甲醇定容至 10mL，配制成 5.5μg/mL 的内标溶液，置冰箱下层（–20℃）保存，备用。

（三）肝素钠溶液（50U/mL）的配制

精密称取 0.036g 肝素钠粉末，用生理盐水定容至 10mL，获得母液。再取 1mL 母液，用生理盐水定容至 10mL，即得到 50U/mL 的肝素钠溶液，临用前配制。

二、色谱条件

Waters BEH C$_{18}$色谱柱（2.1mm×100mm，1.7μm）；Waters Vanguard BEH C$_{18}$保护柱（2.1mm×5mm，1.7μm）柱温45℃。流动相为0.1%甲酸乙腈（A）–0.1%甲酸水（B），流速为0.35mL/min，进样体积为5μL。梯度洗脱条件见表2-9。

表2-9 没食子酸等三种成分的色谱条件

时间（min）	流速（mL/min）	有机相（%）	水相（%）	梯度曲线
0	0.35	5	95	—
1.5	0.35	30	70	6
3.0	0.35	90	10	6
4.0	0.35	5	95	6
5.0	0.35	5	95	1

三、质谱条件

采用电喷雾电离源，毛细管电离电压3kV，离子源温度120℃；喷雾气与反吹气为N$_2$，去溶剂气流速为650L/h，去溶剂气温度350℃，扫描方式为多反应离子监测（MRM），质谱数据采集及处理软件为MassLynx V4.1工作站。没食子酸等三种成分及葛根素内标用于定量分析的监测离子见表2-10。

表2-10 没食子酸等三种成分及内标的质谱条件

化合物	质谱条件		
	母离子质荷比（m/z）	锥孔电压（V）	扫描模式
没食子酸	169.0	35	–
原儿茶酸	152.9	35	–
葛根素	417.0	40	+
槲皮苷	449.2	20	+

四、组织样品处理方法

精密称取各组织，并按重量用冰生理盐水在玻璃匀浆器中匀浆，制成50%匀浆液。以不给药的相应组织匀浆作为空白匀浆液。将匀浆液超声（5min），离心（5000rpm，8min），取上层匀浆液500μL，置5mL于EP管中，补加甲醇

50μL，分别加入20μL葛根素内标溶液（22.8μg/mL）、1%甲酸250μL、甲醇2mL，涡旋混匀（3min），超声（10min），离心（12000rpm，10min）后取上清液置EP管中，N_2下吹干（37℃）。150μL初始流动相溶解残留物，涡旋混匀（3min）、超声（10min），离心（12000rpm，10min），取上清液待测。

五、实验方法及样品测定

正常SD大鼠15只，体重为220～250g，分为三组（15min、120min和360min三个时间点），给药前12h禁食，自由饮水。口服给予头花蓼提取物，给药剂量为10g/kg。分别于给药后15min、120min和360min三个时间点股动脉放血，然后迅速取出肾、肝、肺、脾、心、胃、肌肉、小肠、脑等组织。用冰生理盐水将组织表面的血迹及内容物洗去，并用滤纸将其沾干，装入自封袋中，冰冻（−20℃）保存，备用。

从冰箱（−20℃）中取出大鼠组织匀浆样品，室温解冻后按"四、组织样品处理方法"项下操作进行，每批次样品都同时测定随行标准曲线。在每批测定时随行测定低、中、高三种不同浓度的质控（QC）样品，且每种浓度的质控样品都进行双份样本分析。质控样品的测定数不低于样本总量的5%。记录所有样品的各待测成分和葛根素内标的峰面积，将其带入随行标准曲线中，计算出质控样品和各待测成分的浓度。当随行标准曲线和质控样品都符合生物样品的测定要求时，计算得到的各待测成分的浓度才被接受。

六、分析方法的考察

（一）专属性考察

取500μL大鼠空白组织匀浆液（肾、肝、肺、脾、心、胃、肌肉、小肠及脑），按"四、组织样品处理方法"项下操作（不加内标），获得空白样品A色谱图。将一定浓度的对照品溶液和葛根素内标溶液加入空白组织匀浆液中，依同法操作，获得B色谱图。取大鼠给药后的组织匀浆液，依据同样操作方法获得C色谱图。

在选定的色谱和质谱条件下，监测离子反应分别为 m/z 169.0 → 125.0（没食子酸）、m/z 152.9 → 109.0（原儿茶酸）、m/z 449.2 → 303.1（槲皮苷）、m/z 417.0 → 267.0（葛根素）。各成分间分离良好，组织匀浆液中无杂质干扰，获得空白组织匀浆液、空白组织匀浆液加入混合对照品溶液和葛根素内标溶液，以及大鼠给药后组织匀浆液样品色谱图（图2-13～2-21）。

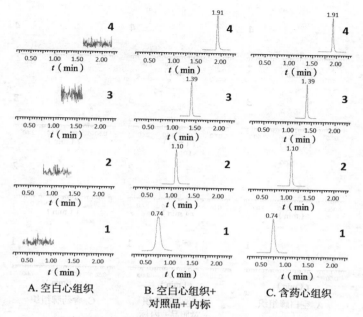

A. 空白心组织　　　B. 空白心组织+　　　C. 含药心组织
　　　　　　　　　对照品+ 内标

1. 没食子酸；2. 原儿茶酸；3. 葛根素；4. 槲皮苷。

图 2-13　心组织的 UPLC-MS/MS 色谱图

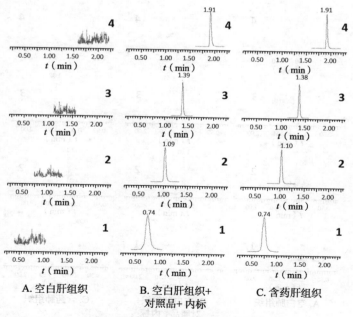

A. 空白肝组织　　　B. 空白肝组织+　　　C. 含药肝组织
　　　　　　　　　对照品+ 内标

1. 没食子酸；2. 原儿茶酸；3. 葛根素；4. 槲皮苷。

图 2-14　肝组织的 UPLC-MS/MS 色谱图

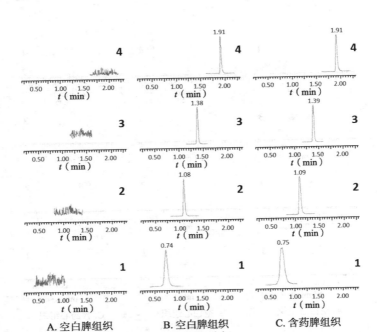

A. 空白脾组织　　B. 空白脾组织+对照品+内标　　C. 含药脾组织

1. 没食子酸；2. 原儿茶酸；3. 葛根素；4. 槲皮苷。

图 2-15　脾组织的 UPLC-MS/MS 色谱图

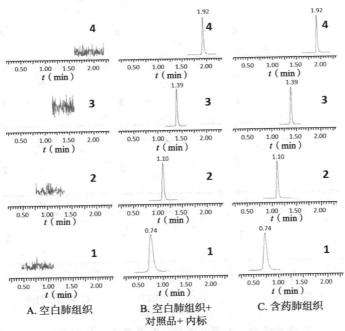

A. 空白肺组织　　B. 空白肺组织+对照品+内标　　C. 含药肺组织

1. 没食子酸；2. 原儿茶酸；3. 葛根素；4. 槲皮苷。

图 2-16　肺组织的 UPLC-MS/MS 色谱图

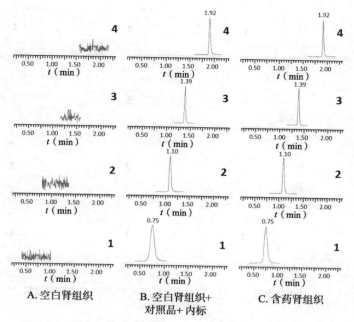

A. 空白肾组织　　B. 空白肾组织+　　C. 含药肾组织
　　　　　　　　　　对照品+内标

1. 没食子酸；2. 原儿茶酸；3. 葛根素；4. 槲皮苷。

图 2-17　肾组织的 UPLC-MS/MS 色谱图

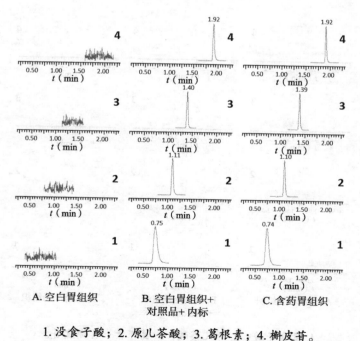

A. 空白胃组织　　B. 空白胃组织+　　C. 含药胃组织
　　　　　　　　　　对照品+内标

1. 没食子酸；2. 原儿茶酸；3. 葛根素；4. 槲皮苷。

图 2-18　胃组织的 UPLC-MS/MS 色谱图

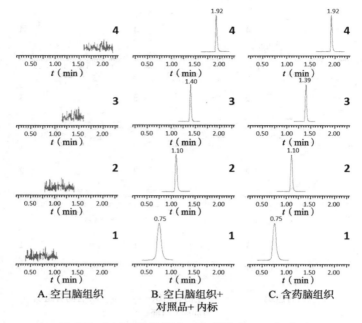

A.空白脑组织　　　　B.空白脑组织+　　　　　C.含药脑组织
　　　　　　　　　　　对照品+ 内标

1. 没食子酸；2. 原儿茶酸；3. 葛根素；4. 槲皮苷。

图 2-19　脑组织的 UPLC-MS/MS 色谱图

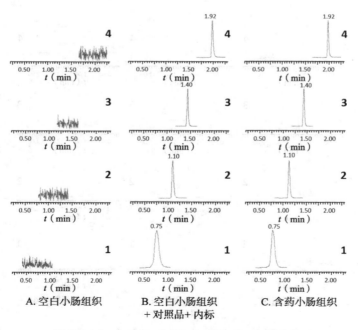

A.空白小肠组织　　　B.空白小肠组织　　　　C.含药小肠组织
　　　　　　　　　　　＋对照品+ 内标

1. 没食子酸；2. 原儿茶酸；3. 葛根素；4. 槲皮苷。

图 2-20　小肠组织的 UPLC-MS/MS 色谱图

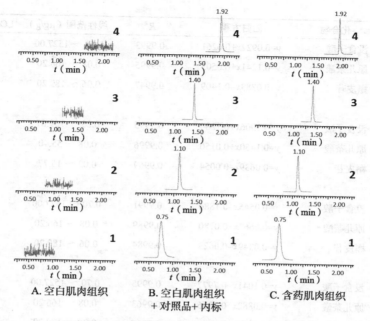

A. 空白肌肉组织　　B. 空白肌肉组织　　C. 含药肌肉组织
　　　　　　　　　+ 对照品 + 内标

1. 没食子酸；2. 原儿茶酸；3. 葛根素；4. 槲皮苷。

图 2-21　肌肉组织的 UPLC-MS/MS 色谱图

（二）标准曲线的制备

取 500μL 大鼠空白组织匀浆液，依次加入含有没食子酸等三种成分的混合系列标准溶液 50μL，将溶液按"四、组织样品处理方法"项下操作。以待测成分与相应葛根素内标峰面积之比（A/A_i）为纵坐标（y），各物质浓度（C）为横坐标（x）进线性回归，权重系数为 $1/x$，得到的直线方程，即为标准曲线。

大鼠组织匀浆液中三种成分在线性范围内线性关系良好，各成分的标准曲线相关系数（R^2）均大于 0.99。典型大鼠组织匀浆液标准曲线方程及定量限（LOQ）见表 2-11。

表 2-11　没食子酸等三种成分在各组织匀浆液中的线性关系

组织	化合物	回归方程	R^2	线性范围（μg/g）	LOQ（μg/g）
	没食子酸	$y=0.0363x+0.0799$	0.9991	0.23 ～ 169.67	0.23
心	原儿茶酸	$y=0.0889x-0.0200$	0.9993	0.08 ～ 55.40	0.08
	槲皮苷	$y=0.0279x+0.0145$	0.9975	0.02 ～ 15.77	0.02

（续表）

组织	化合物	回归方程	R^2	线性范围（µg/g）	LOQ（µg/g）
肝	没食子酸	$y=0.0922x+0.6261$	0.9993	$0.70 \sim 1527.00$	0.70
	原儿茶酸	$y=0.1241x+0.0503$	0.9995	$0.08 \sim 166.20$	0.08
	槲皮苷	$y=0.0883x-0.1409$	0.9947	$0.06 \sim 189.20$	0.06
脾	没食子酸	$y=0.1906x+0.1284$	0.9995	$0.23 \sim 169.67$	0.23
	原儿茶酸	$y=0.1450x+0.0150$	0.9996	$0.08 \sim 55.40$	0.08
	槲皮苷	$y=0.0639x-0.0054$	0.9969	$0.02 \sim 15.77$	0.02
肺	没食子酸	$y=0.0545x-0.1884$	0.9991	$0.70 \sim 1527.00$	0.70
	原儿茶酸	$y=0.0667x+0.0180$	0.9989	$0.08 \sim 166.20$	0.08
	槲皮苷	$y=0.0349x-0.0623$	0.9984	$0.06 \sim 189.20$	0.06
肾	没食子酸	$y=0.1041x+0.7977$	0.9995	$0.70 \sim 1527.00$	0.70
	原儿茶酸	$y=0.0882x+0.1366$	0.9963	$0.08 \sim 166.20$	0.08
	槲皮苷	$y=0.0784x-0.1965$	0.9918	$0.06 \sim 189.20$	0.06
胃	没食子酸	$y=0.4067x+1.4302$	0.9998	$0.70 \sim 1527.00$	0.70
	原儿茶酸	$y=0.2087x-0.0454$	0.9997	$0.08 \sim 166.20$	0.08
	槲皮苷	$y=0.0857x+0.1127$	0.9989	$0.06 \sim 189.20$	0.06
脑	没食子酸	$y=0.0939x+0.0836$	0.9982	$0.23 \sim 169.67$	0.23
	原儿茶酸	$y=0.0899x+0.0163$	0.9977	$0.08 \sim 55.40$	0.08
	槲皮苷	$y=0.0394x-0.0025$	0.9979	$0.02 \sim 15.77$	0.02
小肠	没食子酸	$y=0.1599x+0.1517$	0.9986	$0.70 \sim 1527.00$	0.70
	原儿茶酸	$y=0.0781x+0.0545$	0.9994	$0.08 \sim 166.20$	0.08
	槲皮苷	$y=0.0508x-0.0273$	0.9999	$0.06 \sim 189.20$	0.06
肌肉	没食子酸	$y=0.0811x+0.0133$	0.9996	$0.23 \sim 169.67$	0.23
	原儿茶酸	$y=0.0680x+0.0304$	0.9971	$0.08 \sim 55.40$	0.08
	槲皮苷	$y=0.0366x+0.0086$	0.9952	$0.02 \sim 15.77$	0.02

（三）准确度和精密度

按"（二）标准曲线的制备"项下分别配制三种成分大鼠组织匀浆液低、中、高浓度的 QC 样品，对每种浓度的 5 份样本进行分析，1 日内连续进样，三种不同浓度连续测定 3 日，分别求算该方法的日内精密度和日间精密度。

通过对低、中、高三个浓度的大鼠组织匀浆液的日内精密度和日间精密度进行考察，结果表明没食子酸等三种成分的日内精密度和日间精密度均小于 20%，准确度范围为 86.75% ～ 111.57%，提示该方法准确、可靠、重现性好。

（四）提取回收率

分别配制 A、B、C 三种样品。取 500μL 大鼠空白组织匀浆液，按"（二）标准曲线的制备"项下操作分别配制没食子酸等三种成分的大鼠组织匀浆液高浓度的 QC 样品，同时平行进行 5 份样本分析，具体操作参照"四、组织样品处理方法"（A 样品）。另取 500μL 空白组织匀浆液，除不加混合对照品溶液外，其余按"四、组织样品处理方法"操作。在离心后获得的上清液中，加入相应浓度的对照品溶液（每种浓度进行 5 份样本分析），N_2 下吹干（37℃），加入 150μL 甲醇溶解残留物（B 样品）。提取回收率计算方法为样品 B 峰面积与样品 A 峰面积之比。内标溶液同样进行考察。

通过对没食子酸等三种成分线性范围内高浓度的各组织匀浆液样品提取回收率进行考察，得出各成分的回收率分别为没食子酸 84.12% ～ 95.89%、原儿茶酸 85.99% ～ 94.09%、槲皮苷 85.36% ～ 94.37%、葛根素 89.03% ～ 95.88%。

（五）稳定性考察

以空白组织匀浆液按"（二）标准曲线的制备"方法分别配制低、中、高三个浓度的 QC 样品，每个浓度配制 3 份样本，分别在室温（约 20℃）下放置 24h、冷藏（4℃）24h 和反复冻融循环 3 次。将处理后样品进样检测浓度，以考察大鼠各组织匀浆液中没食子酸等三种成分在室温、冷藏、反复冻融条件下的稳定性。

通过对没食子酸等三种成分低、中、高三个 QC 浓度各组织匀浆液样品在室温（约 20℃）下放置 24h、冷藏（4℃）24h 和冻融三次的稳定性进行考察，结果表明三种成分在各组织的匀浆液样品，放置在室温下 24h、冷藏 24h 和反复冻融 3 次后均稳定。

（六）组织分布实验结果

给予大鼠灌胃头花蓼提取物溶液后，监测没食子酸等三种成分在大鼠体内不同时间点（15、120、360min）在不同器官的分布情况，见图 2-22。

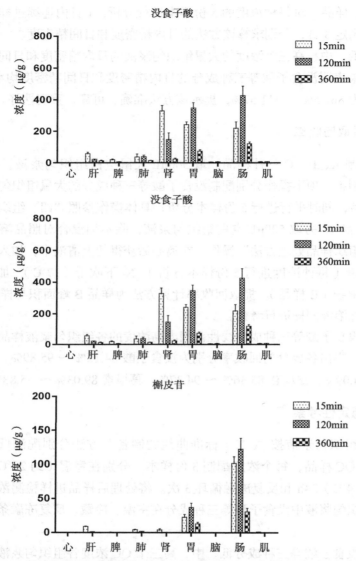

图 2-22　三种头花蓼提取物的主要成分在大鼠体内不同时间点的组织分布情况矩形图

1. 没食子酸在大鼠体内不同时间点的组织分布情况

15min：肾＞胃＞小肠＞肝＞肺＞脾＞肌肉＞脑。

120min：小肠＞胃＞肾＞肺＞肝＞肌肉＞脑＞脾。

360min：小肠＞胃＞肾＞肝＞肺＞脾＞肌肉＞脑。

2. 原儿茶酸在大鼠体内不同时间点的组织分布情况

15min：小肠＞肾＞胃＞肝＞肺＞脾＞肌肉＞心。

120min：小肠＞胃＞肾＞肝＞肺＞心＞肌肉＞脾。

360min：小肠＞胃＞肾＞肝＞肺＞心＞脾＞肌肉。

3. 槲皮苷在大鼠体内不同时间点的组织分布情况

15min：小肠＞胃＞肝＞肺＞肾＞肌肉＞脾。

120min：小肠＞胃＞肺＞肝＞肌肉＞肾＞脾。

360min：小肠＞胃＞肝＞肌肉＞肺＞肾＞脾。

（七）讨论

药物经口服吸收进入机体后，随着血液循环到达各个组织器官。药物的分布特征除了与机体各部位的生理特征有关外，还与组织亲和力、药物本身的理化因素等密切相关。这些都将使药物在体内各组织器官中的分布产生差异，从而影响其疗效、蓄积及毒副作用。通过了解药物的组织分布特性，有利于了解其作用的靶器官，预测其药理作用，而这对扩大药物的临床应用范围有着重要意义。

本实验根据药－时曲线及预实验结果选取吸收相、平衡相和消除相三个时间点进行组织分布实验，因考虑到没食子酸等三个指标成分的达峰时间均在 20min 左右，并且模型鼠的吸收较正常快，故选取 15min 时间点为吸收相，达峰时间之后的 120min 为平衡相。实验设计之初，主要考虑到没食子酸等三个指标成分在模型鼠体内的暴露量增多，为了解各组织中的蓄积情况，故延长时间选取 360min 为消除相。但从正式实验结果可以看出，本实验的时间点设置过宽。因此，为更好地掌握没食子酸等成分的分布特征，在后期研究中应相应增加血液组并增设 60min 时间点。

本实验研究了大鼠灌胃头花蓼提取物后三个时间点的组织分布情况。结果显示，在给药 15min 时，各组织中均能检测到没食子酸等三种成分，说明头花蓼提取物中主要成分分布速度较快且范围广泛。其中各成分在小肠、胃、肾中的分布浓度较高，因其是主要的吸收和排泄器官；其次是肝，因其是主要的代谢器官；没食子酸在脑中分布较少，原儿茶酸和槲皮苷在脑中浓度低于定量下限，提示各成分较难通过血脑屏障。三种主要成分在心、脾、肺中的浓度较低，可能是由于没食子酸等与这三个组织的亲和力低。

第四节　代谢研究

本研究以头花蓼提取物为实验对象，收集健康 SD 大鼠给药后的血清、尿液、粪便及胆汁，采用超高压液相色谱－四级杆－飞行时间串联质谱（UHPLC-ESI-Q-TOF/MS）联用技术对各生物样品进行检测，结合 Metabolite Tools™ 及质量亏损过滤（MDF）等代谢产物预测、筛查技术，对经灌胃头花蓼提取物后大鼠的代谢产物进行快速分析，研究头花蓼提取物在大鼠体内的生物转化规律，推测药物中活性或潜在活性成分可能的代谢途径，为阐明头花蓼体内直接作用物质提供实验依据。

一、头花蓼提取物的制备

取头花蓼药材，加 10 倍量水煎煮 3 次，每次 1h，过滤，合并滤液，减压浓缩至相对密度 1.05 ～ 1.07（50℃），加乙醇至溶液含醇量为 65%，搅拌均匀，静置 12h，抽滤，滤液减压回收乙醇并浓缩至相对密度 1.04 ～ 1.06（50℃），用 1/2 倍量水饱和的正丁醇提取 3 次，合并正丁醇液，减压回收正丁醇，残留物微波真空干燥，得头花蓼提取物，收膏率为 2.3%。

二、分析条件

（一）色谱条件

Agilent Eclipse Plus C_{18}RRHD 色谱柱（2.1mm×100mm，1.8μm），柱温 45℃。流动相 0.1% 甲酸水（A）– 0.1% 甲酸乙腈（B）梯度洗脱，洗脱梯度见表 2–12。进样体积为 2μL。

表 2–12　洗脱梯度表

时间（min）	流速（mL/min）	A 相（%）	B 相（%）
0	0.3	95	5
10	0.3	55	45
14	0.3	5	95
15	0.3	0	100
16	0.3	95	5

（二）质谱条件

电喷雾离子源（ESI），扫描方式为负离子扫描（ESI⁻，m/z 50 ～ 1000），毛细管电压 3kV，锥孔电压 80V；离子源温度 110℃；雾化气（N_2）压力 1.2bar，流速 8.0L/min，温度 200℃；脱溶剂气温度 300℃，雾化气体积流量 50L/h，脱溶剂气体积流量 550L/h。准确质量测定采用甲酸钠校正标准液，校正模式选用

Enhanced Quadratic。数据分析用 Metabolite Tools™ 软件、Data Analysis 软件及 MDF。

三、生物样品的收集

（一）血清收集

选取健康 SD 大鼠，雌雄各半，体重 220±20g，正常饲养 1 周，以适应实验室环境。随机分为 2 组（给药组和空白组），每组 6 只。SD 大鼠饲养于代谢笼中，给药前禁食 12h，自由饮水。两组分别给予头花蓼提取物及蒸馏水，按每次 87g/kg（生药量）剂量连续灌胃 3 天，每天 2 次，空白组灌胃等体积的蒸馏水。分别于末次给药后 30min 股动脉采血，取全血置于 37℃ 恒温水浴上，至上层有黄色液体析出，取出后于台式冷冻离心机（5000rpm），4℃ 离心 10min，取上层血清，置于 −20℃ 保存，备用。

（二）尿液及粪便收集

选取健康 SD 大鼠 6 只，雌雄各半，体重 220±20g，正常饲养 1 周，以适应实验室环境。SD 大鼠饲养于代谢笼中，给药前禁食 12h，自由饮水。给予头花蓼提取物，按每次 87g/kg（生药量）剂量连续灌胃 3 天，每天 2 次，分别收集不同时间段（0～2h、2～4h、4～8h、8～12h、12～24h、24～48h、48～72h）大鼠的尿液及粪便，粪便烘干后置于 −20℃ 保存，备用。

（三）胆汁收集

另取健康 SD 大鼠 6 只，随机分为 2 组（给药组及空白组），手术前禁食 12h，于乌拉坦麻醉状态下实施胆管插管手术，选用内径小的硅橡胶管（1.5mm），找到胆管（半透明，下部连有少量脂肪），剪开一小口插入胆管插管，固定胆管插管后缝合。将大鼠四肢固定于代谢笼上，同时保持胆汁顺畅流出。按 87g/kg 剂量给大鼠灌胃头花蓼提取物，空白组灌胃同等体积的蒸馏水。分段收集不同时间段（0～4h、4～12h、12～24h、24～48h）大鼠的胆汁。所收集的胆汁置于 −20℃ 冰箱中保存，备用。

四、样品处理方法

（一）血清、尿液及胆汁样品处理方法

取大鼠血清、尿液、胆汁各 0.5mL，分别置于 5mL 进口玻璃离心管中，补

加 4mL 甲醇，涡混震荡 2min，超声 5min，台式冷冻离心机 15000rpm 离心 10min，取上清液于 37℃下 N$_2$ 吹干，加入 1mL 甲醇于吹干的样品中。按上述处理方法二次沉淀蛋白，加入 300μL 50% 甲醇水溶液溶解残留物，UHPLC–ESI–Q–TOF/MS 进样分析。

（二）粪便样品处理方法

取烘干后大鼠粪便 0.5g，用生理盐水制成 25% 的匀浆液，超声 5min，5000rpm 离心 10min，分离上层液，取 500μL 匀浆液，补加甲醇 1mL，涡混 1min，超声 5min，台式冷冻离心机 15000rpm 离心 10min，上清液于 37℃下 N$_2$ 吹干，加入 0.5mL 甲醇于吹干的样品中。按上述处理方法二次沉淀蛋白，残留物用 300μL 50% 甲醇水溶液溶解，UHPLC–ESI–Q–TOF/MS 进样分析。

五、头花蓼提取物在大鼠体内的代谢

运用 Metabolite Tools™ 将 UHPLC–ESI–Q–TOF/MS 采集的图谱进行处理，以 MDF 数据处理技术为基础，可以在复杂生物基质中快速检测药物代谢物。利用 Metabolite Predict 对头花蓼提取物中的多个原型单体成分进行代谢产物预测，将生成的代谢产物 Mass List 导入 Metabolite Detect 中，得到生物样品和空白样品的差异图谱，将差异图谱与 Mass List 匹配，进而得到其可能的代谢产物，依此推测出头花蓼提取物中各成分在体内可能的代谢途径，从而反映头花蓼提取物的体内代谢整体特征。

（一）头花蓼提取物在大鼠血清中的代谢产物鉴定分析

利用 Metabolite Detect 得到空白血清、含药血清及两者差异图谱（图 2–23），各成分在 ESI$^-$ 模式下得到较好的响应信号。

A

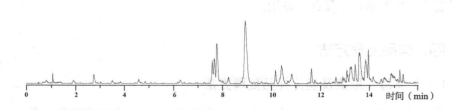

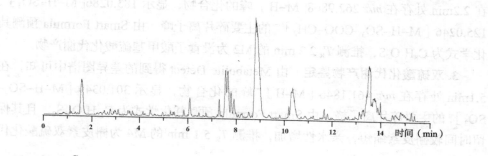

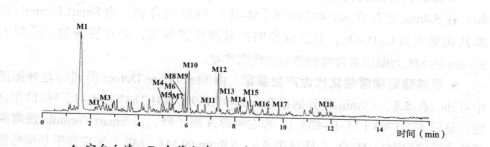

A. 空白血清；B. 含药血清；C. 空白血清与含药血清差异图谱。

图 2-23　头花蓼提取物在大鼠血清中的代谢产物 ESI⁻ 总离子流图

1. 原型成分鉴定　由 Metabolite Detect 得到的差异图谱中可知，在 1.6min 处存在 m/z 169.0149［M-H］⁻ 峰的化合物，显示 125.0244［M-H-COO］⁻ 的主要碎片离子峰，与没食子酸对照品相同，由此确定 T_R 1.6min 的 M1 为没食子酸。

由 Metabolite Detect 得到的差异图谱中可知，在 2.5min 处存在 m/z 153.0192［M-H］⁻ 峰的化合物，显示 109.0295［M-H-COO］⁻ 的主要碎片离子峰，与原儿茶酸对照品相同，由此确定 T_R 2.5min 的 M3 为原儿茶酸。

由 Metabolite Detect 得到的差异图谱中可知，在 5.3min 处存在 m/z 463.0888［M-H］⁻ 峰的化合物，显示 301.0361［M-H-C$_6$H$_{10}$O$_5$］⁻ 的主要碎片离子峰，与陆地棉苷对照品相同，由此确定 T_R 5.3min 的 M5 为陆地棉苷。

由 Metabolite Detect 得到的差异图谱中可知，在 5.4min 处存在 m/z 463.0872［M-H］⁻ 峰的化合物，显示 301.0353［M-H-C$_6$H$_{10}$O$_5$］⁻ 的主要碎片离子峰，与金丝桃苷对照品相同，由此确定 T_R 5.4min 的 M7 为金丝桃苷。

由 Metabolite Detect 得到的差异图谱中可知，在 6.1min 处存在 m/z 447.0937［M-H］⁻ 峰的化合物，显示 301.0349［M-H-C$_6$H$_{10}$O$_4$］⁻ 的主要碎片离子峰，与槲皮苷对照品相同，由此确定 T_R 6.1min 的 M10 为槲皮苷。

2. 甲基硫酸化代谢产物鉴定 由 Metabolite Detect 得到的差异图谱中可知，在 2.2min 处存在 m/z 262.9868［M–H］$^-$ 峰的化合物，显示 183.0286［M–H–SO$_3$］$^-$、125.0246［M–H–SO$_3$–COO–CH$_2$］$^-$ 的主要碎片离子峰，由 Smart Formula 预测其化学式为 C$_8$H$_7$O$_8$S，推测 T_R 2.2 min 的 M2 为没食子酸甲基硫酸化代谢产物。

3. 双硫酸化代谢产物鉴定 由 Metabolite Detect 得到的差异图谱中可知，在 5.1min 处存在 m/z 461.1846［M–H］$^-$ 峰的化合物，显示 301.0349［M–H–SO$_3$–SO$_3$］$^-$ 的主要碎片离子峰，由 Smart Formula 预测其化学式为 C$_{15}$H$_9$O$_{13}$S$_2$，且其保留时间较槲皮素缩短，亲水性增加，推测 T_R 5.1 min 的 M4 为槲皮素双硫酸化代谢产物。

4. 葡萄糖醛酸化代谢产物鉴定 由 Metabolite Detect 得到的差异图谱中可知，在 5.4min 处存在 m/z 477.0675［M–H］$^-$ 峰的化合物，由 Smart Formula 预测其化学式为 C$_{21}$H$_{17}$O$_{13}$，且其保留时间较槲皮素缩短，亲水性增加，推测 T_R 5.4min 的 M6 为槲皮素葡萄糖醛酸化代谢产物。

5. 甲基葡萄糖醛酸化代谢产物鉴定 由 Metabolite Detect 得到的差异图谱中可知，在 5.8、5.9min 处分别存在 m/z 491.1898、491.1837［M–H］$^-$ 峰的化合物，显示 477.1763［M–H–CH$_2$］$^-$ 的主要碎片离子峰，由 Smart Formula 预测两者的化学式均为 C$_{22}$H$_{19}$O$_{13}$，推测 T_R 5.8、5.9min 的 M8、M9 为槲皮素甲基葡萄糖醛酸化代谢产物。

6. 二甲基葡萄糖醛酸化代谢产物鉴定 由 Metabolite Detect 得到的差异图谱中可知，在 6.7、8.2min 处分别存在 m/z 505.0980、505.0966［M–H］$^-$ 峰的化合物，显示 329.0676［M–H–C$_6$H$_8$O$_6$］$^-$ 的主要碎片离子峰，由 Smart Formula 预测两者的化学式均为 C$_{23}$H$_{21}$O$_{13}$，推测 T_R 6.7、8.2min 的 M11、M14 为槲皮素二甲基葡萄糖醛酸化代谢产物。

7. 三甲基葡萄糖醛酸化代谢产物鉴定 由 Metabolite Detect 得到的差异图谱中可知，在 7.3、7.8、8.7min 处分别存在 m/z 519.0784、519.0761、519.0766［M–H］$^-$ 峰的化合物，显示 343.0441［M–H–C$_6$H$_8$O$_6$］$^-$ 的主要碎片离子峰，由 Smart Formula 预测三者的化学式均为 C$_{24}$H$_{23}$O$_{13}$，推测 T_R 7.3、7.8、8.7min 的 M12、M13、M15 为槲皮素三甲基葡萄糖醛酸化代谢产物。

8. 二甲基化代谢产物鉴定 由 Metabolite Detect 得到的差异图谱中可知，在 9.1、9.8min 处分别存在 m/z 329.0664、329.0675［M–H］$^-$ 峰的化合物，由 Smart Formula 预测两者的化学式均为 C$_{17}$H$_{13}$O$_7$，且其保留时间较槲皮素延长，疏水性增加，推测 T_R 9.1、9.8min 的 M16、M17 为槲皮素二甲基化代谢产物。

9. 三甲基化代谢产物鉴定 由 Metabolite Detect 得到的差异图谱中可知，在

11.8min 处存在 *m/z* 343.0822［M–H］⁻峰的化合物，由 Smart Formula 预测其化学式为 $C_{18}H_{15}O_7$，且其保留时间较槲皮素及槲皮素二甲基化代谢产物延长，疏水性增加，推测 T_R 11.8min 的 M18 为槲皮素三甲基化代谢产物。

（二）头花蓼提取物在大鼠尿液中的代谢产物鉴定分析

利用 Metabolite Detect 得到空白尿液、含药尿液及两者差异图谱（图 2-24），各成分在 ESI⁻ 模式下得到较好的响应信号。

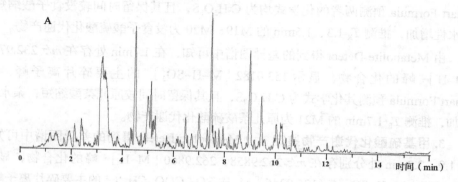

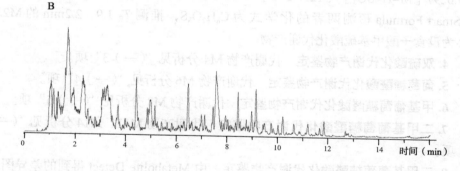

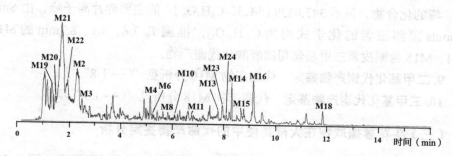

A. 空白尿液；B. 含药尿液；C. 空白尿液与含药尿液差异图谱。

图 2-24 头花蓼提取物在大鼠尿液中的代谢产物 ESI⁻ 总离子流图

1. 原型成分鉴定　　由 Metabolite Detect 得到的差异图谱中可知，在 8.0min 处存在 m/z 301.0351［M–H］⁻峰的化合物，与槲皮素对照品相同，由此确定 T_R 8.0min 的 M23 为槲皮素。

原型成分 M3、M10 分析见"（一）1"项。

2. 硫酸化代谢产物鉴定　　由 Metabolite Detect 得到的差异图谱中可知，在 1.3、1.5min 处分别存在 m/z 248.9702、248.9694［M–H］⁻峰的化合物，显示 169.0138［M–H–SO₃］⁻、125.0240［M–H–SO₃–COO］⁻的主要碎片离子峰，由 Smart Formula 预测两者的化学式均为 $C_7H_5O_8S$，且其保留时间较没食子酸缩短，亲水性增加，推测 T_R 1.3、1.5min 的 M19、M20 为没食子酸硫酸化代谢产物。

由 Metabolite Detect 得到的差异图谱中可知，在 1.7min 处存在 m/z 232.9756［M–H］⁻峰的化合物，显示 153.0182［M–H–SO₃］⁻的主要碎片离子峰，由 Smart Formula 预测其化学式为 $C_7H_5O_7S$，且其保留时间较原儿茶酸缩短，亲水性增加，推测 T_R 1.7min 的 M21 为原儿茶酸硫酸化代谢产物。

3. 甲基硫酸化代谢产物鉴定　　由 Metabolite Detect 得到的差异图谱中可知，在 1.9、2.2min 处分别存在 m/z 262.9858、262.9860［M–H］⁻峰的化合物，显示 183.0297［M–H–SO₃］⁻、125.0246［M–H–SO₃–COO–CH₂］⁻的主要碎片离子峰，由 Smart Formula 预测两者的化学式为 $C_8H_7O_8S$，推测 T_R 1.9、2.2min 的 M22、M2 为没食子酸甲基硫酸化代谢产物。

4. 双硫酸化代谢产物鉴定　　代谢产物 M4 分析见"（一）3"项。

5. 葡萄糖醛酸化代谢产物鉴定　　代谢产物 M6 分析见"（一）4"项。

6. 甲基葡萄糖醛酸化代谢产物鉴定　　代谢产物 M8 分析见"（一）5"项。

7. 二甲基葡萄糖醛酸化代谢产物鉴定　　代谢产物 M11、M14 分析见"（一）6"项。

8. 三甲基葡萄糖醛酸化代谢产物鉴定　　由 Metabolite Detect 得到的差异图谱中可知，在 7.8、8.1、8.7min 处分别存在 m/z 519.0786、519.0779、519.0771［M–H］⁻峰的化合物，显示 343.0439［M–H–C₆H₈O₆］⁻的主要碎片离子峰，由 Smart Formula 预测三者的化学式均为 $C_{24}H_{23}O_{13}$，推测 T_R 7.8、8.1、8.7min 的 M13、M24、M15 为槲皮素三甲基葡萄糖醛酸化代谢产物。

9. 二甲基化代谢产物鉴定　　代谢产物 M16 分析见"（一）8"项。

10. 三甲基化代谢产物鉴定　　代谢产物 M18 分析见"（一）9"项。

（三）头花蓼提取物在大鼠粪便中的代谢产物鉴定分析

利用 Metabolite Detect 得到空白粪便、含药粪便及两者差异图谱（图 2–25），各成分在 ESI⁻模式下得到较好的响应信号。

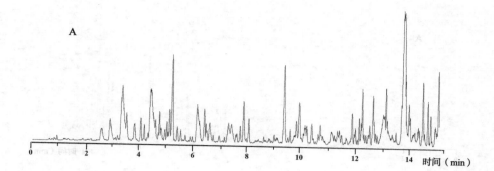

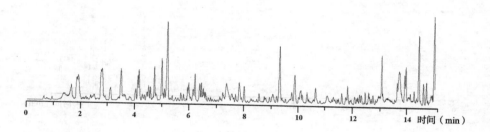

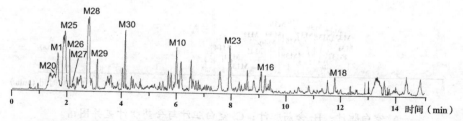

A.空白粪便；B.含药粪便；C.空白粪便与含药粪便差异图谱。

图 2-25　头花蓼提取物在大鼠粪便中的代谢产物 ESI⁻ 总离子流图

（四）头花蓼提取物在大鼠胆汁中的代谢产物鉴定分析

利用 Metabolite Detect 得到空白胆汁、含药胆汁及两者差异图谱（图 2-26），各成分在 ESI⁺ 模式下得到较好的响应信号。

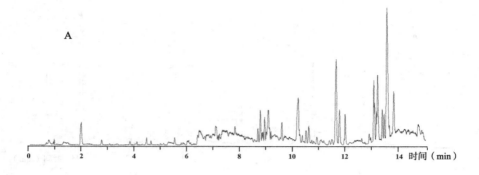

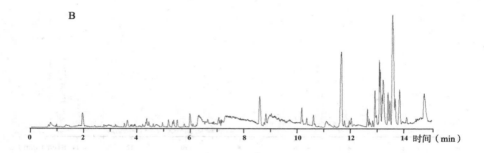

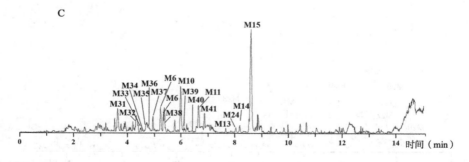

A. 空白胆汁；B. 含药胆汁；C. 空白胆汁与含药胆汁差异图谱。

图 2-26　头花蓼提取物在大鼠胆汁中的代谢产物 ESI⁺ 总离子流图

（五）头花蓼提取物在大鼠血清、尿液、粪便及胆汁中的主要代谢产物信息

经 Metabolite Detect 处理后，得到头花蓼提取物在大鼠血清、尿液、粪便及胆汁中的主要代谢产物信息见表 2-13。

表 2-13 UHPLC–ESI–Q–TOF/MS 检测大鼠口服头花蓼提取物后在血清、尿液、粪便、胆汁中的主要代谢产物

编号	代谢途径	相对分子质量	扫描模式	误差 (ppm)	保留时间 (min)	分子式	来源
M1	没食子酸（原型成分）	169.0149	[M–H]⁻	2.9	1.6	$C_7H_5O_5$	P、F
M2	没食子酸甲基硫酸化	262.9868	[M–H]⁻	3.5	2.2	$C_8H_7O_8S$	P、U
M3	原儿茶酸（原型成分）	153.0192	[M–H]⁻	1.4	2.5	$C_7H_5O_4$	P、U
M4	槲皮素双硫酸化	461.1846	[M–H]⁻	−2.1	5.1	$C_{15}H_9O_{13}S_2$	P、U
M5	陆地棉苷（原型成分）	463.0888	[M–H]⁻	3.7	5.3	$C_{21}H_{19}O_{12}$	P
M6	槲皮素葡萄糖醛酸化	477.0675	[M–H]⁻	−5.1	5.4	$C_{21}H_{17}O_{13}$	P、U
		479.0747	[M–H]⁺	5.9	5.4	$C_{21}H_{19}O_{13}$	B
M7	金丝桃苷（原型成分）	463.0872	[M–H]⁻	0.5	5.4	$C_{21}H_{19}O_{12}$	P
		465.0975	[M–H]⁺	1.7	5.4	$C_{21}H_{21}O_{12}$	B
M8	槲皮素甲基葡萄糖醛酸化	491.1898	[M–H]⁻	8.5	5.8	$C_{22}H_{19}O_{13}$	P、U
M9	槲皮素甲基葡萄糖醛酸化	491.1837	[M–H]⁻	−4.4	5.9	$C_{22}H_{19}O_{13}$	P
M10	槲皮苷（原型成分）	447.0937	[M–H]⁻	1.6	6.1	$C_{22}H_{19}O_{11}$	P、U、F、B
M11	槲皮素二甲基葡萄糖醛酸化	505.0980	[M–H]⁻	6.4	6.7	$C_{23}H_{21}O_{13}$	P、U
		507.1047	[M–H]⁺	4.9	6.7	$C_{23}H_{23}O_{13}$	B
M12	槲皮素三基甲基葡萄糖醛酸化	519.0784	[M–H]⁻	8.2	7.3	$C_{24}H_{23}O_{13}$	P
M13	槲皮素三基甲基葡萄糖醛酸化	519.0761	[M–H]⁻	9.4	7.8	$C_{24}H_{23}O_{13}$	P、U
		521.1183	[M–H]⁺	2.8	7.8	$C_{24}H_{25}O_{13}$	B
M14	槲皮素二甲基葡萄糖醛酸化	505.0766	[M–H]⁻	−6.5	8.2	$C_{23}H_{21}O_{13}$	P、U
		507.1051	[M–H]⁺	7.0	8.2	$C_{23}H_{23}O_{13}$	B
M15	槲皮素三基甲基葡萄糖醛酸化	519.1137	[M–H]⁻	2.7	8.7	$C_{24}H_{23}O_{13}$	P、U
		521.1193	[M–H]⁺	−6.2	8.7	$C_{24}H_{25}O_{13}$	B
M16	槲皮素二甲基化	329.0664	[M–H]⁻	5.0	9.1	$C_{17}H_{13}O_7$	P、U、F
M17	槲皮素二甲基化	329.0675	[M–H]⁻	−3.6	9.8	$C_{17}H_{13}O_7$	P
M18	槲皮素三甲基化	343.0822	[M–H]⁻	8.7	11.8	$C_{18}H_{15}O_7$	P、U、F
M19	没食子酸硫酸化	248.9702	[M–H]⁻	3.0	1.3	$C_7H_5O_8S$	U

（续表）

编号	代谢途径	相对分子质量	扫描模式	误差(ppm)	保留时间(min)	分子式	来源
M20	没食子酸硫酸化	248.9694	[M−H]⁻	2.7	1.5	$C_7H_5O_8S$	U、F
M21	原儿茶酸硫酸化	232.9756	[M−H]⁻	9.3	1.7	$C_7H_5O_7S$	U
M22	没食子酸甲基硫酸化	262.9858	[M−H]⁻	−0.6	1.9	$C_8H_7O_8S$	U
M23	槲皮素（原型成分）	301.0351	[M−H]⁻	1.4	8.0	$C_{15}H_9O7$	U、F
M24	槲皮素三基甲基葡萄糖醛酸化	519.1153	[M−H]⁻	0.6	8.1	$C_{24}H_{23}O_{13}$	U
		521.1179	[M−H]⁺	−5.8	8.1	$C_{24}H_{25}O_{13}$	B
M25	没食子酸甲基化	183.0280	[M−H]⁻	1.9	1.9	$C_8H_7O_5$	F
M26	没食子酸二甲基化	197.0429	[M−H]⁻	2.7	2.1	$C_9H_9O_5$	F
M27	没食子酸二甲基化	197.0425	[M−H]⁻	3.9	2.2	$C_9H_9O_5$	F
M28	原儿茶酸甲基化	167.0338	[M−H]⁻	−5.1	2.8	$C_8H_7O_4$	F
M29	原儿茶酸二甲基化	181.0495	[M−H]⁻	9.6	3.1	$C_9H_9O_4$	F
M30	槲皮素 O–C₂ 键开环裂解	151.0387	[M−H]⁻	1.2	4.1	$C_8H_7O_3$	F
M31	槲皮苷葡萄糖醛酸化	625.1294	[M−H]⁺	−3.6	3.6	$C_{27}H_{29}O_{17}$	B
M32	槲皮苷甲基葡萄糖醛酸化	639.1416	[M−H]⁺	1.4	4.3	$C_{28}H_{31}O_{17}$	B
M33	槲皮素双葡萄糖醛酸化	655.1015	[M−H]⁺	5.8	4.5	$C_{27}H_{27}O_{19}$	B
M34	槲皮素双葡萄糖醛酸化	655.1056	[M−H]⁺	−4.1	4.6	$C_{27}H_{27}O_{19}$	B
M35	槲皮素二甲基二葡萄糖醛酸化	683.1335	[M−H]⁺	−0.6	4.7	$C_{29}H_{31}O_{19}$	B
M36	槲皮素二甲基葡萄糖醛酸硫酸化	587.0586	[M−H]⁺	3.2	4.8	$C_{23}H_{23}O_{16}S$	B
M37	槲皮素葡萄糖醛酸化	479.0750	[M−H]⁺	7.3	5.0	$C_{21}H_{19}O_{13}$	B
M38	槲皮苷甲基葡萄糖醛酸化	639.1449	[M−H]⁺	5.4	5.4	$C_{28}H_{31}O_{17}$	B
M39	槲皮苷甲基化	463.0810	[M−H]⁺	7.6	6.1	$C_{22}H_{23}O_{11}$	B
M40	槲皮素甲基葡萄糖醛酸化	493.099	[M−H]⁺	−1.1	6.4	$C_{22}H_{21}O_{13}$	B
M41	槲皮素二硫酸化	463.1161	[M−H]⁺	5.7	6.9	$C_{15}H_{11}O_{13}S_2$	B

注：P. 血清；U. 尿液；F. 粪便；B. 胆汁。

（七）头花蓼提取物在大鼠血清、尿液、粪便及胆汁中的主要代谢产物结构及可能的代谢途径

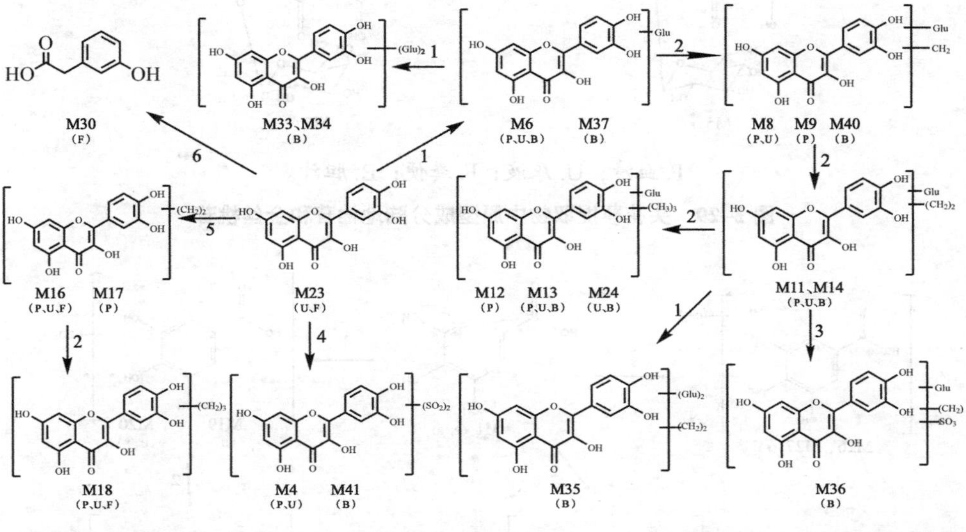

1. 葡萄糖醛酸化；2. 甲基化；3. 硫酸化；4. 二硫酸化；5. 二甲基化；6. O–C$_2$键开环裂解；P. 血清；U. 尿液；F. 粪便；B. 胆汁。

图 2-27 头花蓼提取物中槲皮素的主要代谢产物及可能的代谢途径

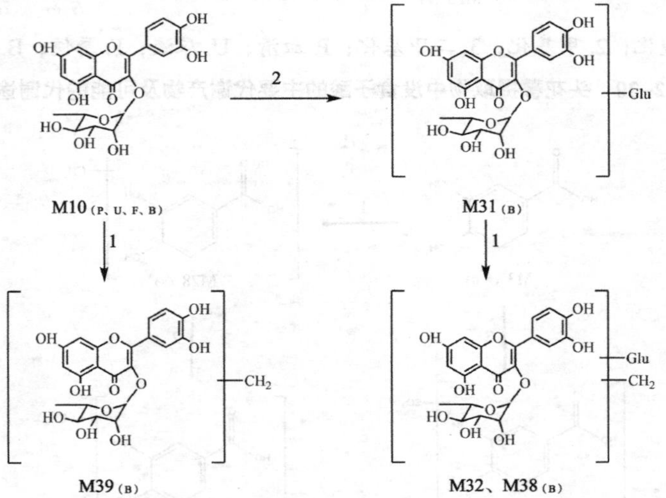

1. 甲基化；2. 葡萄糖醛酸化；P. 血清；U. 尿液；F. 粪便；B. 胆汁。

图 2-28 头花蓼提取物中槲皮苷的主要代谢产物及可能的代谢途径

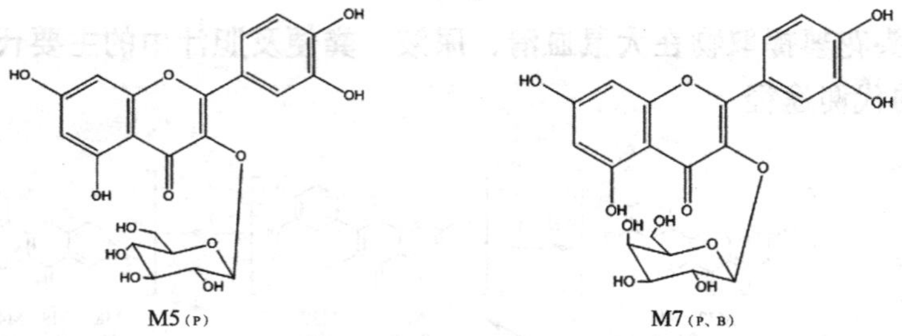

P. 血清；U. 尿液；F. 粪便；B. 胆汁。

图2-29　头花蓼提取物中原型成分陆地棉苷和金丝桃苷

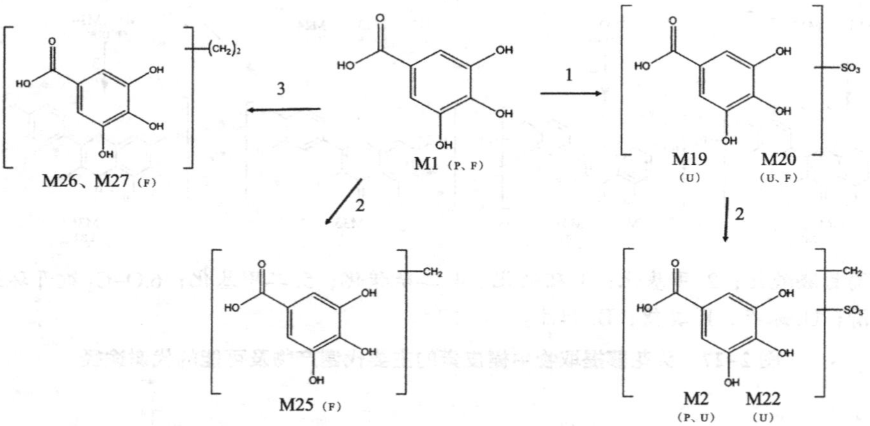

1. 硫酸化；2. 甲基化；3. 二甲基化；P. 血清；U. 尿液；F. 粪便；B. 胆汁。

图2-30　头花蓼提取物中没食子酸的主要代谢产物及可能的代谢途径

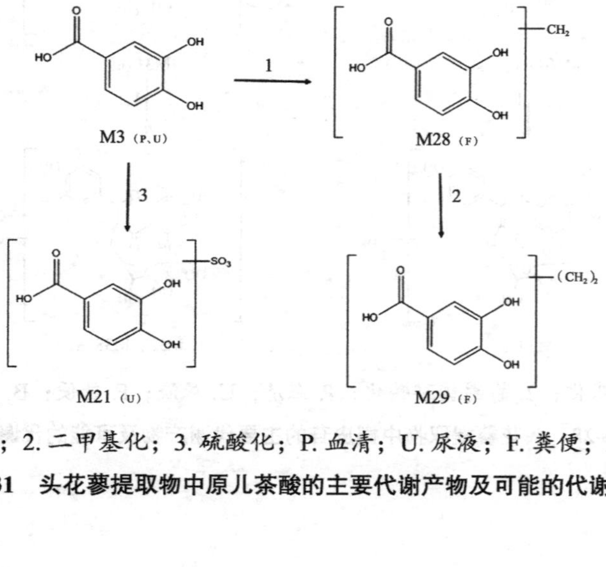

1. 甲基化；2. 二甲基化；3. 硫酸化；P. 血清；U. 尿液；F. 粪便；B. 胆汁。

图2-31　头花蓼提取物中原儿茶酸的主要代谢产物及可能的代谢途径

六、讨论

在中药代谢研究领域中，对海量的复杂的代谢数据的分析处理既是重点也是难点。因此，本研究运用 Metabolite Tools™ 布鲁克数据处理工具对代谢信息进行分析。其中 Metabolite Predict 含有 Metabolite Rules（代谢途径库），可以根据药物中原型成分的结构特征及其在体内可能发生的代谢变化选择相应的代谢途径，由此 Metabolite Predict 则会预测出庞大的代谢产物 Mass List。将 Mass List 导入 Metabolite Detect 中，与差异图谱进行匹配，通过差异分析并结合 MDF 技术来寻找可能的代谢产物并对其进行定性。MDF 是一种用于代谢数据处理的技术，它能将 LC–MS 采集的高分辨数据和预先设定的代谢产物的质量亏损数据通过软件处理来推测目标代谢物。UPLC–Q–TOF/MS 和相应的处理软件结合使用，能够更好地提高效率，获得更加丰富的信息；而其作为中药代谢研究的实用模式，也被认为是代谢研究的"第一线"方法。

本实验在大鼠体内共检测分析出 41 个代谢产物峰，其中血清、尿液、粪便、胆汁分别为 17、18、12、19 个（含交叉成分）。血清样品中检测到大量没食子酸原型成分，其次主要以槲皮苷原型成分、槲皮素三甲基葡萄糖醛酸化产物为主，同时也检测到少量原儿茶酸、陆地棉苷、金丝桃苷原型成分，还存在以槲皮素为主发生甲基化、葡萄糖醛酸化、甲基葡萄糖醛酸化反应的多个代谢产物。尿液样品中以酚酸类成分的硫酸化反应、槲皮素甲基葡萄糖醛酸化反应为主，同时检测到槲皮苷、槲皮素原型成分，还存在以槲皮素为主发生甲基化、葡萄糖醛酸化、甲基葡萄糖醛酸化反应的多个代谢产物。粪便样品中检测到大量酚酸类成分的甲基化产物及槲皮素 O–C_2 键开环裂解产物，同时也检测到大量的槲皮素、槲皮苷原型成分。胆汁样品中检测到大量槲皮素三甲基葡萄糖醛酸化产物及槲皮苷原型成分，其次主要以槲皮苷甲基葡萄糖醛酸化、槲皮素甲基葡萄糖醛酸化产物为主。

本部分以头花蓼提取物为研究对象，给大鼠灌胃后收集其血清、尿液、粪便、胆汁。结果表明，头花蓼提取物能在其体内发生生物转化，其代谢产物以槲皮素葡萄糖醛酸化、甲基葡萄糖醛酸化、硫酸化为主，揭示头花蓼提取物经口服吸收进入体内后主要以槲皮素的葡萄糖醛酸、硫酸及甲基化代谢反应为主。

第五节　药代动力学研究

本部分拟从整体水平，进一步考察头花蓼提取物中主要成分的口服吸收特征。本部分以吸收量相对较大的没食子酸、原儿茶酸、槲皮苷为指标性成分，研究大鼠灌胃头花蓼提取物后 3 个指标成分的体内动力学特征，揭示其经时动态变化规律和消除特征，为临床合理用药的安全性和有效性提供实验依据。

一、色谱条件

Waters BEH C_{18} 色谱柱（2.1mm×100mm，1.7μm）；Waters Van Guard BEH C_{18} 保护柱（2.1mm×5mm，1.7μm）；柱温 45℃；流动相 0.1% 甲酸乙腈（A）–0.1% 甲酸水（B）；流速 0.35mL/min；进样体积为 2μL。梯度洗脱条件：0 ～ 1.5min，5% ～ 30%（A）；1.5 ～ 3.0min，30% ～ 90%（A）；3.0 ～ 4.0min，90% ～ 5%（A）。

二、质谱条件

采用电喷雾电离源（ESI），毛细管电离电压 3kV，离子源温度 120℃；喷雾气与反吹气为氮气，去溶剂气流速 650L/h，去溶剂气温度 350℃，反吹气流速为 650L/h；碰撞气为氩气，碰撞气流速 0.16mL/min；扫描方式为多反应监测（MRM）。没食子酸等三种成分及内标用于定量分析的监测离子见表 2-14。

表 2-14　没食子酸等三种成分及内标的质谱条件

化合物	母离子质荷比（m/z）	子离子质荷比（m/z）	锥孔电压（V）	碰撞电压（V）
没食子酸	169.0	125.0	35	15
原儿茶酸	152.9	109.0	35	15
槲皮苷	449.2	303.1	20	10
葛根素	417.0	267.0	40	30

三、血浆样品处理方法

取大鼠血浆 100μL，置于 1.5mL 塑料离心管中，补加 50μL 甲醇，加入

10μL 20μg/mL 内标溶液，加入 50μL 1% 甲酸，加入 400μL 甲醇，涡混 1min，超声 5min，4℃ 15000rpm 离心 5min，取上清液置离心管中，48℃下氮气吹干，残留物用 200μL 初始流动相溶解，超声 5min，4℃ 15000rpm 离心 5min，取上清液进样 UPLC–MS/MS 分析。

四、实验方法及样品测定

选取健康 SD 大鼠 6 只，雌雄各半，体重为 230±20g，给药剂量为 4.8g/kg，给药前 12h 禁食，自由饮水。灌胃头花蓼提取物溶液后 5min、10min、20min、30min、1h、1.5h、2h、3h、5h、7h、9h、12h 经尾静脉取血约 0.2mL，置于涂有肝素的塑料离心管中，4500rpm 离心 3min，分离得到血浆于 –20℃冰箱中保存，备用。

测定未知样品时应进行质量控制，每批生物样品均需测定随行标准曲线，按"标准曲线"项下制备低、中、高浓度的质控样品。在每批生物样品测定时，随行测定三个浓度的质控样品。质控样品的测定数不应少于样本总量的 5%。

五、数据处理

采用 DAS 2.0 数据处理软件进行药代动力学参数计算和数据拟合。选取最小 AIC 值拟合房室模型，$AUC_{0 \to t}$、C_{max} 等参数选用统计矩方法计算，并对 $AUC_{0 \to t}$、C_{max} 进行方差分析，确定其动力学模型。

六、分析方法的考察

（一）专属性考察

取 100μL 大鼠空白血浆，除不加内标并补加 50μL 甲醇外，其余按"三、血浆样品处理方法"项下方法操作，获得空白样品色谱图 2–32A。将一定浓度的标准混合溶液和内标溶液加入空白血浆，同法操作，获得相应色谱图 2–32B。取大鼠给药后 30min 血浆，同法操作，获得相应色谱图 2–32C。在其选定的色谱条件和质谱条件下没食子酸，原儿茶酸及槲皮苷三种物质及内标葛根素监测离子反应分别为 m/z 169.0 → 125.0、m/z 152.9 → 109.0、m/z 449.2 → 303.1、m/z 417.0 → 267.0。空白血浆、空白血浆加没食子酸等三种物质和大鼠给药后血浆样品色谱见图 2–32，没食子酸等三种物质及内标的保留时间分别为 0.67、1.01、1.83、1.32min，各成分间分离良好，未见血浆中杂质干扰。

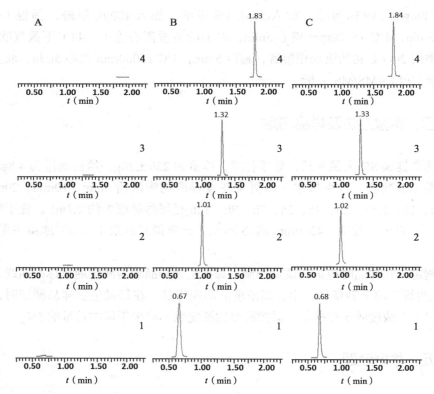

A. 空白血浆；B. 空白血浆加对照品溶液；C. 实测样品。
1. 没食子酸；2. 原儿茶酸；3. 葛根素；4. 槲皮苷。

图2-32　血浆的 UPLC-MS/MS 典型分析色谱图

（二）标准曲线的制备

分别精密吸取没食子酸等三种对照品储备液适量，用甲醇按梯度稀释至所需浓度，得混合系列标准溶液，置冰箱（-20℃）保存，备用。

取100μL大鼠空白血浆，依次加入混合标准溶液50μL，配制成相当于大鼠血浆药物浓度（表2-15）的样品，按"三、血浆样品处理方法"项下操作，建立标准曲线。以待测物的峰面积与内标峰面积之比（A/A_i）为纵坐标y，各物质浓度（C）为横坐标x进行直线回归，权重系数为$1/x$，所得的直线方程，即为标准曲线。没食子酸等三种成分最低检测限（LLOD）定为 S/N ≥ 3。实验结果表明，大鼠血浆中没食子酸等三种成分在其线性范围内线性关系良好，各成分标准曲线相关系数（r）均大于0.99。大鼠标准曲线、最低检测限（LLOD）、最低定量限（LLOQ）见表2-16。

表 2-15　大鼠含药血浆中的药物浓度

序号	化合物（μg/mL）		
	没食子酸	原儿茶酸	槲皮苷
1	43.18	19.60	14.37
2	14.39	6.53	4.79
3	4.80	2.18	1.60
4	1.60	0.73	0.53
5	0.53	0.24	0.18
6	0.18	0.08	0.06
7	0.06	0.03	0.02

（三）准确度和精密度

按"（二）标准曲线的制备"项下分别配制三种成分大鼠血浆高、中、低三个浓度的质量控制样品（QC），各浓度连续测定 5 天，计算日间精密度；各浓度平行配制 5 份，计算日内精密度；并与标准曲线同时进行，根据当日标准曲线计算 QC 样品的浓度，并与配制浓度对照，将 QC 样品的结果进行方差分析，求得本方法的精密度（QC 样品测定值的标准偏差）与准确度（QC 样品测定均值与真实值的相对误差），测定结果见表 2-17。结果表明，没食子酸等三种成分的日内和日间精密度均小于 10%，准确度范围为 88.91% ～ 98.75%，提示该方法准确、可靠、重现性好。

表 2-16　没食子酸等三种成分在血浆中的线性关系

化合物	回归方程	相关系数	线性范围（μg/mL）	LLOQ（μg/mL）	LLOD（ng/mL）
没食子酸	$y=0.3561x+0.0892$	0.9994	0.059 ～ 43.179	0.059	11.86
原儿茶酸	$y=0.6598x+0.01019$	0.9995	0.027 ～ 19.598	0.027	2.04
槲皮苷	$y=1.2592x+0.0488$	0.9999	0.020 ～ 14.366	0.020	3.76

（四）提取回收率和基质效应

取 100μL 大鼠空白血浆，按"（二）标准曲线的制备"项下分别配制低、中、高三个浓度的质控样品（QC），每个浓度平行 5 份，按"三、血浆样品处理方法"项下操作（A 样品）。另取 100μL 空白血浆，除不加混合标准溶液与内标外，其余按"三、血浆样品处理方法"项下操作，向获得的上清液中加入相应低、中、高浓度的混合标准溶液和内标，吹干，残留物以200μL初始流动相溶解（B样品）。另取上述低、中、高浓度的混合标准溶液与内标，吹干，残留物以200μL初始流动相溶解（C样品）。内标以同样方法进行考察。提取回收率计算方法为A样品与B样品色谱峰面积之比。基质效应计算方法为B样品与C样品的色谱峰面积之比。

低、中、高三个浓度下三种检测成分的基质效应和提取回收率结果见表2-17，内标的基质效应和提取回收率分别为93.5%和96.6%。实验结果表明提取回收率良好，不存在明显的基质效应。

表 2–17　大鼠血浆样品准确度、精密度、提取物回收率、基质效应（$\bar{x}\pm s$, n=5）

检测成分	加入浓度（μg/mL）	准确度（%）	精密度 RSD（%）		提取回收率（%）	基质效应（%）
			日内	日间		
没食子酸	0.18	91.93±3.13	9.929	4.21	94.19±0.32	101.98±6.56
	1.60	95.38±1.97	2.061	1.92	98.44±1.63	100.34±1.96
	14.39	98.75±2.26	0.441	1.64	96.34±0.94	103.95±3.48
原儿茶酸	0.08	97.79±5.29	7.270	5.36	96.89±5.18	96.29±6.47
	0.73	97.73±1.07	1.094	1.76	103.29±3.64	102.14±3.45
	6.53	97.62±2.71	3.864	0.82	102.78±2.08	102.20±3.45
槲皮苷	0.06	88.91±4.11	4.621	8.06	91.01±3.42	99.37±6.70
	0.53	98.20±1.04	2.034	0.90	93.71±4.40	96.26±2.50
	4.79	95.13±2.34	2.457	2.03	92.47±1.91	94.51±3.63

（五）稳定性考察

按"（二）标准曲线的制备"项下分别配制没食子酸等三种成分的大鼠血浆低、中、高三个浓度的质量控制样品（QC），样品处理后至自动进样器中，在0h、8h分别进样，以每一浓度3样本分析。结果表明，没食子酸等三种成分的处理后血浆样品在自动进样器中0h、8h均稳定，具体结果见表2-18。

同法配制低、中、高三个浓度的血浆样品（QC），分别在室温（约20℃）下放置8h，4℃下冷藏8h，反复冻融3次，以每一浓度3样本分析。结果表明，三种成分血浆样品在室温下放置8h、4℃下冷藏8h和经3次冻融循环均稳定，具体结果见表2-18。

表 2-18　大鼠血浆样品稳定性（$\bar{x} \pm s$，$n=3$）

化合物	加入浓度（μg/mL）	检测浓度（μg/mL）				
		室温	冷藏	冻融	0（h）	8（h）
没食子酸	0.18	0.167±0.004	0.164±0.006	0.161±0.007	0.164±0.006	0.164±0.007
	1.60	1.516±0.045	1.521±0.025	1.532±0.029	1.525±0.031	1.519±0.030
	14.39	14.259±0.209	14.347±0.129	14.392±0.117	14.213±0.325	14.392±0.122
原儿茶酸	0.08	0.084±0.003	0.079±0.003	0.079±0.003	0.079±0.004	0.081±0.001
	0.73	0.717±0.013	0.705±0.010	0.705±0.010	0.709±0.008	0.711±0.012
	6.53	6.496±0.134	6.465±0.122	6.465±0.122	6.378±0.177	6.518±0.065
槲皮苷	0.06	0.049±0.002	0.053±0.002	0.053±0.002	0.052±0.002	0.052±0.004
	0.53	0.525±0.011	0.522±0.008	0.522±0.008	0.522±0.006	0.524±0.010
	4.79	4.643±0.055	4.568±0.102	4.568±0.102	4.556±0.112	4.647±0.094

七、药代动力学研究

给大鼠灌胃头花蓼提取物后，检测到没食子酸等三种成分的血药浓度见表 2-19，平均血药浓度 - 时间曲线见图 2-33。采用 DAS2.0 软件计算药动学参数并对药物在大鼠体内的动力学过程进行拟合，结果表明没食子酸等三种成分在大鼠体内的代谢过程符合二室模型，其相关药动学参数见表 2-20。

表 2-19　没食子酸等三种成分的血药浓度测定结果（$\bar{x} \pm s$，$n=6$）

时间（h）	血药浓度（μg/mL）		
	没食子酸	原儿茶酸	槲皮苷
0.08	7.49±7.75	0.95±0.38	0.23±0.19
0.17	11.94±5.61	1.53±0.55	0.31±0.21
0.33	24.39±11.74	2.22±0.50	0.44±0.25
0.5	31.91±12.11	2.92±0.30	0.41±0.22
1	16.53±2.39	1.72±0.18	0.23±0.16
1.5	15.27±2.67	1.28±0.20	0.1±0.04
2	9.48±2.80	1.02±0.23	0.06±0.03
3	8.29±6.00	0.63±0.24	0.07±0.04
5	6.38±4.48	0.34±0.14	0.1±0.04
7	3.19±3.55	0.15±0.07	0.15±0.08
9	1.19±0.72	0.04±0.03	0.09±0.05
12	0.52±0.37	0.02±0.01	0.02±0.01

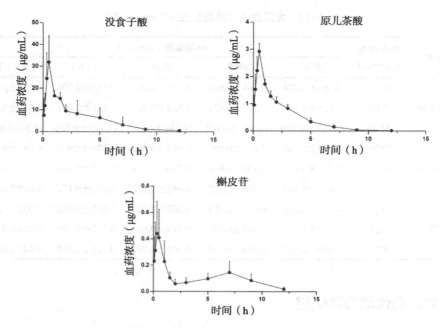

图 2-33　大鼠口服头花蓼提取物后三种成分的 *C-t* 药时曲线（*n*=6）

表 2-20　没食子酸等三种成分在大鼠体内的主要药动学参数（$\bar{x}\pm s$，*n*=6）

参数	单位	没食子酸	原儿茶酸	槲皮苷
$t_{1/2\alpha}$	h	1.56±1.98	0.3±0.04	1.08±1.14
$t_{1/2\beta}$	h	3.03±1.73	2.12±0.85	8.65±11.85
V	L/kg	124.2±107.61	925.68±17.68	3323.8±1773.33
CL	L/（h·kg）	67.03±17.73	804.32±143.59	4074.78±1735.18
$AUC_{0\to t}$	（mg·h）/L	72.48±20.5	5.99±1.01	1.07±0.34
$AUC_{0\to\infty}$	（mg·h）/L	76.16±22.39	6.11±1.04	1.43±0.78
$MRT_{0\to t}$	h	2.88±0.53	2.29±0.33	4.52±1.3
$MRT_{0\to\infty}$	h	3.36±0.65	2.39±0.28	7.39±5.8
t_{max}	h	0.6±0.22	0.5±0	1.7±2.96
C_{max}	mg/L	32.02±11.95	2.92±0.3	0.48±0.24

八、讨论

大鼠口服头花蓼提取物后，三种成分在体内均符合二室药动学模型。三种成分中没食子酸、原儿茶酸的达峰时间较短，分别为 0.6、0.5h，均小于 1h，而槲皮苷较长，说明大鼠口服头花蓼提取物后三种成分能够较为快速地进入体内，吸收和分布迅速，且没食子酸、原儿茶酸在体内吸收分布较槲皮苷块。三种成分在体内滞留时间较短，$MRT_{0 \rightarrow t}$ 分别为 2.88 ± 0.53、2.29 ± 0.33、$4.52 \pm 1.3h$，表明槲皮苷与没食子酸及原儿茶酸相比，其体内滞留时间较长，说明其在体内消除较慢；再比较槲皮苷的曲线下面积及达峰浓度，其值均较没食子酸、原儿茶酸小，说明其在体内的吸收较差。药动学参数结果表明，同一提取物中不同类别成分药动学参数存在一定差异，可能是因为口服给药后药物需要经胃肠道吸收后才能入血，而药物中不同成分在胃肠的吸收特征不同，其影响了药物在体内的暴露特征，从而对药物的动力学参数产生了影响。

由图 2-33 可看出，给药 7h 后槲皮苷的血药浓度－时间曲线出现"双峰"特征，推测槲皮苷在肠道的吸收可能存在肠肝循环现象，即药物被胃肠道吸收后，可能以原型或代谢物分泌进入胆汁，而后经胆总管进入肠道，经肠道细菌水解，其中一部分被肠重吸收，另一部分则被消除，重吸收的部分借进门静脉再次入肝，如此形成肝肠循环。此结果与文献中报道的黄酮类药物的药－时曲线多存在双峰现象较为一致。同时实验中利用质谱全扫描模式还发现了一些代谢产物，提示头花蓼在大鼠体内可能存在比较快速而广泛的生物转化，其代谢途径、代谢产物等信息还有待进一步研究证实。

没食子酸、原儿茶酸、杨梅苷、金丝桃苷和槲皮苷 5 种成分的 3h 百分吸收转化率（A）分别为 44.9、59.4、32.0、47.8、36.1%；在提取物中的含量分别为 8.58、0.28、0.31、0.42、2.96%。通过在体肠吸收实验结果表明，没食子酸等成分在小肠中均具有一定的吸收，原儿茶酸的吸收量较大，但在血浆中暴露量低，可能是其在提取物中含量较低所致，因此其绝对入血量少，血药浓度低。

槲皮素在头花蓼提取物中具有一定的量，但是经灌胃给予头花蓼提取物后的大鼠血浆中药物浓度极低，不易检测。经查阅文献，口服黄酮类化合物后在肠道及肝脏Ⅱ相代谢酶的作用下，可发生葡萄糖醛酸化和硫酸化反应，而槲皮素在血浆中主要以葡萄糖醛酸结合物的形式存在，因此在血浆中并未检测到原型。为进一步证实这一结论，了解其在体内的药动学过程，本实验对灌胃给予头花蓼提取物后大鼠的血浆样品进行酶水解，即利用 β－葡萄糖醛酸酶预处理后再进行测定，使槲皮素的葡萄糖醛酸结合物水解为游离的单体，进而测定槲皮素的总浓度。结果发现，进行酶解后的血浆样品能产生大量槲皮素游离物，说明槲皮素的葡萄糖醛酸结合物是其在血浆中的主要形式，其在Ⅱ相代谢酶的作用下发生了代谢转化。

参考文献

［1］何顺志，徐文芬.贵州中草药资源研究［M］.贵阳：贵州科技出版社，2007.

［2］贵州省药品监督管理局.贵州省中药材、民族药材质量标准［S］.北京：中国医药科技出版社，2020：36.

［3］刘慧，张庆捷，袁丽，等.苗药头花蓼研究进展［J］.中国药业，2021，30（6）：1-5.

［4］Ashraf M S, Gaur S, Bushen O Y, et al.Diagnosis, Treatment, and Prevention of Urinary Tract Infections in Post-Acute and Long-Term Care Settings：A Consensus Statement From AMDA's Infection Advisory Subcommittee［J］.Journal of the American Medical Directors Association, 2020, 21（1）：12-24.

［5］Collins L.Diagnosis and management of a urinary tract infection［J］.British Journal of Nutrition, 2019, 28（2）：84-88.

［6］Zhang H, Johnson A, Zhang G, et al.Susceptibilities of Gram-negative bacilli from hospital- and community-acquired intra-abdominal and urinary tract infections：a2016-2017 update of the Chinese SMART study［J］.Infection and Drug Resistance, 2019, 12：905-914.

［7］AsadiKaram M R, Habibi M, Bouzari S.Urinary tract infection：Pathogenicity, antibiotic resistance and development of effective vaccines against Uropathogenic Escherichia coli［J］.Molecular Immunology, 2019, 108：56-67.

［8］Khan A, Jhaveri R, Seed P C, et al.Update on Associated Risk Factors, Diagnosis, and Management of Recurrent Urinary Tract Infections in Children［J］.Journal of the Pediatric Infectious Diseases Society, 2019, 8（2）：152-159.

［9］Zhao F, Yang H, Bi D, et al.A systematic review and meta-analysis of antibiotic resistance patterns, and the correlation between biofilm formation with virulence factors in uropathogenic E.coli isolated from urinary tract infections［J］.Microbial Pathogenesis, 2020, 1441（1）：104196.

［10］Desai D, Goh K G K, Sullivan M J, et al.Hemolytic activity and biofilm-formation among clinical isolates of group B streptococcus causing acute urinary tract infection and asymptomatic bacteriuria［J］.International Journal of Medical Microbiology, 2021, 311（6）：151520.

［11］Chamoun M N, Sullivan M J, Goh K G K, et al.Restriction of chronic Escherichia coli urinary tract infection depends upon T cell-derived interleukin-17, a deficiency of which predisposes to flagella-driven bacterial persistence［J］.FASEB Journal, 2020, 34（11）：14572-14587.

［12］贵州省中医研究所.苗族医药学［M］.贵阳：贵州民族出版社，1992：506.

［13］国家中医药管理局《中华本草》编委会.中华本草·苗药卷［M］.贵阳：贵州科技出版社，2005：223-224.

［14］Song X，He Y，Liu M，et al.Mechanism underlying Polygonum capitatum effect on Helicobacter pylori-associated gastritis based on network pharmacology［J］.Bioorganic Chemistry，2021，114：105044.

［15］Guan H，Li P，Wang Q，et al.Systematically Exploring the Chemical Ingredients and Absorbed Constituents of in Hyperuricemia Rat Plasma Using UHPLC-Q-Orbitrap HRMS［J］.Molecules，2022，27（11）：3521.

［16］周雯，张丽艳，谢立敏，等.超高效液相色谱-飞行时间质谱联用分析苗药头花蓼醇提物及水提物化学成分［J］.中国中药杂志，2017，42（18）：3557-3563.

［17］Li X，Yu M，Meng D，et al.A new chromone glycoside from Polygonum capitatum［J］.Fitoterapia，2007，78（7-8）：506-509.

［18］刘跃，胡杰，谢玉敏，等.UPLC-MRM-MS法测定头花蓼药材中7个指标成分［J］.天然产物研究与开发，2015，27（1）：73-76，88.

［19］唐丽，刘跃，郑林，等.热淋清颗粒中5个成分的UPLC-MS/MS法测定［J］.中国医药工业杂志，2013，44（1）：1029-1032.

［20］Liao S G，Zhang L J，Sun F，et al.Identification and characterisation of phenolics in Polygonum capitatum by ultrahigh-performance liquid chromatography with photodiode array detection and tandem mass spectrometry［J］.Phytochemical Analysis，2013，24（6）：556-568.

［21］吕炎唏，王隶书，程东岩，等.中药头花蓼的化学成分和药理作用研究概况［J］.中国药师，2017，20（10）：1849-1853.

［22］叶全知，黄光辉，黄豆豆，等.头花蓼中木脂素类降糖活性成分的研究［J］.中药材，2017，40（1）：107-110.

［23］赵焕新，白虹，李巍，等.头花蓼木脂素类化学成分研究［J］.中药材，2010，（9）：1409-1411.

［24］Zhang S，Huang J，Xie X，et al.Quercetin from Polygonum capitatum Protects against Gastric Inflammation and Apoptosis Associated with Helicobacter pylori Infection by Affecting the Levels of p38MAPK，BCL-2 and BAX［J］.Molecules，2017，22（5）：744.

［25］Zhang S，Mo F，Luo Z X，et al.Flavonoid Glycosides of Polygonum capitatum Protect against Inflammation Associated with Helicobacter pylori Infection［J］.PLoS One，2015，10（5）：126584.

［26］胡露，张锦，蔺良才，等.基于谱效关系的头花蓼抑菌作用物质基础研究［J］.中药材，2016，39（9）：2037-2040.

［27］Fan S，Huang Y，Zuo X，et al.Exploring the molecular mechanism of action of Polygonum capitatum Buch-Ham.ex D.Don for the treatment of bacterial prostatitis based on network pharmacology and experimental verification［J］.Journal of Ethnopharmacology，2022，291：115007.

［28］Liao S G，Zhang L J，Sun F，et al.Antibacterial and anti-inflammatory effects of extracts and fractions from Polygonum capitatum［J］.Journal of Ethnopharmacology，2011，134（3）：1006–1009.

［29］王智谦.头花蓼中黄酮类化合物对大鼠血脂紊乱、肝损伤和动脉粥样硬化的保护［D］.武汉：武汉大学，2018.

［30］Huang D，Du Z，Chen Y，et al.Bio–Guided Isolation of Two New Hypoglycemic Triterpenoid Saponins from Polygonum capitatum［J］.Drug Design Development and Therapy，2021，15：5001–5010.

［31］刘伯宇，童南森，李雅雅，等.头花蓼提取物对2型糖尿病自发模型db/db小鼠的降糖机制研究［J］.中国药学杂志，2017，52（5）：384–390.

［32］沈冰冰，杨玉佩，Yasamin S，等.蓼科蓼属植物化学成分及生物活性分析（英文）［J］.Digital Chinese Medicine，2018，1（1）：19–36.

［33］国家药典委员会.中华人民共和国药典［S］.北京：中国医药科技出版社，2020.

［34］李耿，郭宇博，李文姗，等.中药大品种科技竞争力报告（2019版）概要［J］.中国现代中药，2020，22（1）：1–20.

［35］Zhang K X，Wang Y S，Jing W G，et al.Improved quality control method for prescriptions of Polygonum capitatum through simultaneous determination of nine major constituents by HPLC coupled with triple quadruple mass spectrometry［J］.Molecules，2013，18（10）：11824–11835.

［36］Chen H，Yuan L，Ma X，et al.Herb–drug interaction：The effect of Polygonum capitatum extract on pharmacokinetics of levofloxacin in rats［J］.J Pharmaceut Biomed，2021，195：113832.

［37］刘跃.头花蓼的口服吸收机制及其药代动力学研究［D］.贵阳：贵阳医学院，2015.

［38］蒙文莎，袁丽，王朴，等.Caco–2细胞模型中头花蓼提取液对左氧氟沙星吸收的影响［J］.中国药业，2022，31（8）：37–42.

［39］Wang B，Lu Y，Wang R，et al.Transport and metabolic profiling studies of amentoflavone in Caco–2 cells by UHPLC–ESI–MS/MS and UHPLC–ESI–Q–TOF–MS/MS［J］.J Pharmaceut Biomed，2020，189：113441.

［40］于连婷，矫艳磊，于美娜，等.Caco–2单层细胞模型在中药化学成分吸收转运研究中的应用［J］.吉林医药学院学报，2022，43（1）：50–52.

［41］Wang Q，Kuang Y，Song W，et al.Permeability through the Caco–2 cell monolayer of 42 bioactive compounds in the TCM formula Gegen–Qinlian Decoction by liquid chromatography tandem mass spectrometry analysis［J］.J Pharmaceut Biomed，2017，146：206–213.

［42］Wang G，Hao R，Liu Y，et al.Tissue distribution，metabolism and absorption of Rhizoma Paridis Saponins in the rats［J］.Journal of Ethnopharmacology，2021，273：114038.

［43］Saib S，Delavenne X.Inflammation Induces Changes in the Functional Expression of P–gp，BCRP，and MRP2：An Overview of Different Models and Consequences for Drug Disposition［J］.

Pharmaceutics，2021，13（10）：1544.

［44］Rendic SP.Metabolism and interactions of Ivermectin with human cytochrome P450 enzymes and drug transporters，possible adverse and toxic effects［J］.Archives of Toxicology，2021，95（5）：1535-1546.

［45］张超，华悦，李喆，等.巴戟天中有效成分在 Caco-2 细胞模型中的吸收转运［J］.中国现代中药，2022，24（5）：837-844.

［46］陈宝婷，林爱华，陈举亮，等.芒果苷在 Caco-2 细胞上的摄取特性的 LC-MS/MS 法分析［J］.时珍国医国药，2022，33（2）：342-344.

［47］Leonard W，Xiong Y，Zhang P，et al.Enhanced Lignanamide Absorption and Antioxidative Effect of Extruded Hempseed（Cannabis sativa L.）Hull in Caco-2 Intestinal Cell Culture［J］.Journal of Agricultural and Food Chemistry，2021，69（38）：11259-11271.

［48］Wang Y，Ding X，Chen Y，et al."Dialogue" between Caco-2 and DCs regulated by Ganoderma atrum polysaccharide in intestinal-like Caco-2/DCs co-culture model［J］.Food Research International，2021，144：110310.

［49］刘跃，唐丽，曹旭，等.莶草提取物的肠外翻吸收研究［J］.中国中药杂志，2014，39（11）：2121-2125.

［50］Zheng L，Lu Y，Cao X，et al.Evaluation of the impact of Polygonum capitatum，a traditional Chinese herbal medicine，on rat hepatic cytochrome P450 enzymes by using a cocktail of probe drugs［J］.Journal of Ethnopharmacology，2014，158：276-282.

［51］唐丽，刘跃，黄勇，等.离体外翻肠囊法研究头花蓼提取物中 5 个成分的肠吸收特性［J］.中国药理学通报，2014，30（7）：1031-1032.

［52］杨武，侯佳，陆苑，等.头花蓼提取物的大鼠在体肠吸收研究［J］.中国中药杂志，2015，40（21）：4281-4287.

［53］黄勇，唐丽，刘跃，等.野黄芩素在体肠吸收动力学研究［J］.中国新药杂志，2014，23（4）：457-461.

［54］郑林，唐丽，牟景丽，等.UPLC-MS 法同时测定大鼠血浆中氧化芍药苷，没食子酸及咖啡酰基奎宁酸类成分［J］.中成药，2014，36（5）：937-941.

［55］Kuzma B A，Pence I J，Greenfield D A，et al.Visualizing and quantifying antimicrobial drug distribution in tissue［J］.Advanced Drug Delivery Reviews，2021，177：113942.

［56］唐丽.贵州苗药头花蓼有效组分的体内外代谢研究［D］.贵阳：贵阳医学院，2015.

［57］迟明艳，向文英，杨武，等.UPLC-Q-TOF/MS 分析头花蓼提取物在大鼠尿液中的代谢产物［J］.中国实验方剂学杂志，2016，22（17）：77-80.

［58］向文英，梅朝叶，杨武，等.头花蓼的血清药物化学研究［J］.中国药理学通报，2016，32（10）：1476-1477.

［59］孙佳，梅朝叶，向文英，等.头花蓼有效组分在大鼠粪便和胆汁中的代谢研究［J］.中草药，2016，47（18）：3248-3254.

第三章　隔山消

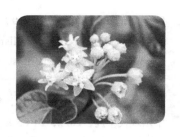

第一节　背景概述

　　隔山消（苗药名：窝簸偷）为萝藦科植物耳叶牛皮消 *Cynanchum auriculatum* Royle ex Wight 的块状根，又名飞来鹤、过山消等。隔山消始载于《本草纲目》，收载于《贵州省中药材、民族药材质量标准（2003 年版）》《中华本草》《贵阳民间药草》等，为贵州少数民族常用药材。民间常用其治疗厌食、肠炎、胆囊炎、消化不良等消化系统疾病。目前已收入国家药品标准的贵州民族药品种中以隔山消为主药的制剂有"隔山消积颗粒""胃可安胶囊""消痞和胃胶囊""小儿消食开胃颗粒"等，因其具有较强的地域特色和发展潜力，现已成为贵州民族药支柱产业重点培育的民族药材之一。

　　目前关于隔山消的研究较少，且主要集中在化学成分和药理作用方面。其化学成分主要为 C_{21} 甾体苷类、苯乙酮类、木脂素类、香豆素类、有机酸类等。其中 C_{21} 甾体化合物是隔山消的主要生物活性成分，具有 1 个四环孕烷碳骨架，其 C–5 和 C–6 位之间为双键结构，C–12 或 C–20 位一般为羟基或为羟基连接乙酰基、烷基、肉桂酰基、异戊酰基、对羟基苯甲酰基和烟酰基形成酯键。对于其甾体糖苷而言，糖基以 $1 \rightarrow 4$ 糖苷键连接在其苷元的 C–3 位或 C–20 位，糖单元通常由 β–D– 吡喃葡萄糖、α–D– 吡喃葡萄糖、β–D– 吡喃洋地黄毒糖、β–D– 吡喃磁麻糖等组成。苯乙酮类为水溶性部位中含量较高的成分，在其苯环的 C–2、C–3 和 C–4 位通常被羟基或含有苯环的基团取代，其中 C–2 位可以与糖连接，并表现出对多种植物病原菌的良好广谱抗真菌活性。

　　现代药理学研究表明，隔山消具有治疗功能性消化不良（functional dyspepsia，FD）、慢性萎缩性胃炎、肠易激综合征等功效，还具有抗肿瘤、抗菌、抗炎、抗癫痫、降血糖等多种药理作用。通过研究从隔山消中分离纯化得到的多个 C_{21} 甾体皂苷发现，其具有保护神经、抗癌和抗抑郁作用。对隔山消的提取工艺、化学成分的研究发现，隔山消药材采用 70% 乙醇回流提取，提取液经水沉淀，上清液过 D101 大孔吸附树脂富集分离，收集的 60% 乙醇洗脱部分为其促进胃肠蠕动的主要活性部位。隔山消提取物可通过增加 FD 模型大鼠血浆中脑肠肽胃动素（MTL）、胃泌素（GAS）含量，降低血管活性肠肽（VIP）和 TNF-α 的水平来发挥抗 FD 的作用。通过谱效相关性研究，初步阐明了青阳参苷元、去酰基萝藦苷元、白首乌二苯酮、东莨菪内酯等化学成分是隔山消抗 FD 的潜在药效物质基础。其中青阳参苷元和去酰基萝藦苷元是 C_{21} 甾体化合物，具有抗炎、抗抑郁、抗肿瘤等作用；东莨菪内酯具有抗焦虑、抗炎、抗肿瘤、抗神经退行性疾病等作用；白首乌二苯酮具有抗脑缺血损伤、保护神经细胞和抗肿瘤等作用。目前关于隔山消的体内过程研究尚属空白，而这也制约了隔山消药材及其制剂的深度开发及应用。

中药药代动力学，是利用动力学原理，研究中药活性成分、组分、中药单方和复方在体内的吸收、分布、代谢和排泄的量变规律，并以数学函数进行定量描述的一门学科。目前，中药在临床上的给药方式大多为口服。药物经口服后主要在胃肠道被吸收，进入血液后随着体循环分布到体内的各个组织器官，并发挥药效。吸收是指药物从用药部位进入体循环的过程，是药物发挥作用并产生疗效的前提和关键。药物进入血液循环后，转运到欲发挥作用的靶器官、靶组织、靶细胞或其他靶点产生疗效，其转运过程称为药物的分布，是药物在靶器官发挥作用的前提。药物的结构特点、脂溶性、组织亲和性、不同组织的生理结构、药物和血浆蛋白的结合能力和血流量等，都会影响药物在体内的分布。排泄是指药物经吸收进入体内及分布代谢等一系列复杂的过程后排出体外的过程。中药药效物质的体内过程对其药效的产生起重要作用，是药物发挥药理作用、产生疗效的基础。

第二节　吸收研究

胃肠道吸收是口服药物产生全身治疗作用的重要前提。小肠是药物吸收的主要部位，也是药物转运的特异性部位。目前，关于中药成分肠吸收模型的研究主要有离体外翻肠囊法、在体法和体内法。离体外翻肠囊法操作简单、实验周期短，可以用于药物早期高通量筛选，但肠道的不同节段及缺乏血液、淋巴液的供应对细胞旁路通道和酶活性造成的影响均会影响实验结果。离体外翻肠囊法使用的组织活性与其在体内环境中会存在较大差异，不能反映药物在肠道环境中的真实吸收情况。在体循环肠灌流模型神经内分泌调节与淋巴液、血液供应完整，实验条件接近动物体内真实情况，可以避免胃肠道内容物及胃肠运动的影响。药物的肠吸收研究通常需采用 2 种及 2 种以上的肠吸收模型来相互佐证，故本研究同时采用了离体外翻肠囊法和在体循环肠灌流法，考察不同影响因素下隔山消提取物中 6 种主要成分（丁香酸、东莨菪内酯、白首乌二苯酮、告达亭、青阳参苷元和去酰基萝藦苷元）的肠吸收特性。

一、基于离体外翻肠囊模型的吸收特性研究

（一）隔山消提取物的制备

取隔山消干燥药材，用 70% 乙醇回流提取 3 次，滤液减压回收乙醇至无醇味，残留物加水至每 1mL 含 1g 生药，取上清液过 D101 大孔树脂柱，依次用水、60% 乙醇为洗脱剂，收集 60% 乙醇洗脱液，减压回收溶剂至稠膏，烘干，打粉。

（二）色谱条件

Waters BEH C$_{18}$ 色 谱 柱（2.1mm×50mm，1.7μm），Waters Van Guard BEH C$_{18}$ 保护柱（2.1mm×5mm，1.7μm），柱温 40℃，流速 0.35mL/min，流动相为 0.1% 甲酸乙腈（A）–0.1% 甲酸水（B），进样体积 1μL，梯度洗脱条件见表 3–1。

表 3–1   隔山消提取物的色谱条件

时间（min）	流速（mL/min）	有机相 –A（%）	水相 –B（%）	梯度曲线
–	0.35	10.0	90.0	–
0.5	0.35	15.0	85.0	6
3.0	0.35	25.0	75.0	6
3.2	0.35	30.0	70.0	6
4.0	0.35	32.0	68.0	6
4.5	0.35	90.0	10.0	6
5.0	0.35	90.0	10.0	6
6.0	0.35	10.0	90.0	1

（三）质谱条件

电喷雾电离源（ESI），毛细管电压 3kV，离子源温度 150℃；去溶剂气温度 400℃，去溶剂气 N$_2$，流速 800L/h；反吹气 N$_2$，流速为 50L/h；质谱数据采集及处理软件为 MassLynx V4.1 工作站；扫描方式为单离子监测模式（SIR）。各离子条件如表 3–2 所示。

表 3-2 质谱条件

化合物	电喷雾电离源	母离子质荷比（m/z）	锥孔电压（V）
丁香酸	-	196.8	30
去酰基萝藦苷元	-	379.2	30
东莨菪内酯	-	190.8	25
白首乌二苯酮	-	301.1	30
青阳参苷元	-	499.4	50
告达亭	-	489.4	30
葛根素	-	415.20	40

（四）溶液的配置

1. 标准溶液的配置 精密称取对照品东莨菪内酯、丁香酸、青阳参苷元、去酰基萝藦苷元、告达亭、白首乌二苯酮适量，加甲醇溶解并定容至刻度，制得浓度分别为 0.9741、0.9898、1.366、0.9518、0.9761、0.9996mg/mL 的储备液，于 -20℃冰箱中避光保存备用。临用前用甲醇将储备液稀释至适当浓度即得。

2. 内标溶液的配置 取葛根素对照品适量，加甲醇定容至 10mL，得 1.006mg/mL 的内标溶液，-20℃保存，备用。

3. Tyrode 缓冲液的制备 称取 NaCl 8.0g、KCl 0.2g、NaHCO$_3$ 1.0g、NaH$_2$PO$_4$ 0.05g、MgCl$_2$ 0.1g、葡萄糖 1.0g，加少量蒸馏水溶解后与单独溶解的 CaCl$_2$ 0.2g 混匀，最后加入葡萄糖 1.0g 溶解，溶解后加蒸馏水定容至 1L。

4. 隔山消提取物供试液的制备 取隔山消提取物适量，加入适量的 Tyrode 缓冲液超声 30min 溶解，5000rpm 离心 10min，取上清液，得 7.5、15、30mg/mL 的供试液。

（五）大鼠离体外翻肠囊实验

取雄性 SD 大鼠 5 只，实验前禁食 12h，断颈椎处死，迅速沿腹中线剪开腹腔，分别取出目标肠段（十二指肠段为自幽门 1cm 处往下取 10cm，空肠段为自幽门 15cm 处往下取 10cm，回肠段为自盲肠上端 20cm 处往下取 10cm，结肠段为自盲肠下端开始往下取 10cm）。将剪下的肠管放入 0℃的 Tyrode 缓冲液中冲洗，至无肠内容物为止。将自制硅胶套管软端插入肠管用丝线结扎小心将肠道翻转，用 37℃的台氏液冲洗内表面，将另一端用丝线结扎成囊状。将肠管放入盛有 10mL 37℃恒温台氏液的麦氏浴管中，通入混合气体（95% O$_2$ 和 5% CO$_2$）。在肠管中注入空白 Tyrode 缓冲液 1.5mL，平衡 5min，然后将空白 Tyrode 缓冲液换成质量浓度分别为 7.5、15.0、30.0mg/mL 的供试液，分别在 15、30、45、60、90、120min 从肠囊内取样 300μL，同时补加 300μL 37℃的空白 Tyrode 缓冲液。样品放入干净 EP 管中，置于 –20℃保存备用。实验结束后取出各肠段，并将肠管纵向剖开，自然摊于滤纸上测量长度（L）和内径（r），记录吸收面积（A）。

（六）样品处理方法

取样品 300μL，加入 10μL 葛根素（10mg/L）内标溶液，加入 100μL 1% 甲酸水溶液，再加入 600μL 乙腈，涡混 3min，超声 10min，14000rpm 离心 10min。取上清液于 37℃下 N_2 吹干，残渣加入 150μL 50% 甲醇水溶液复溶，涡混 3min，超声 10min，14000rpm 离心 10min。取上清液 UPLC–MS/MS 进样分析。

（七）不同浓度隔山消提取物各成分在大鼠肠段不同部位由黏膜侧向浆膜侧转运情况

剪取大鼠十二指肠、空肠、回肠和结肠各肠段，按照“（五）”“（六）”项下操作，计算丁香酸等 6 种成分在 120min 内各肠段累积吸收量（Q）（表 3–3）和药物吸收速率常数（K_a）（表 3–4），绘制 Q-t 曲线。

结果表明，隔山消提取物中 6 种成分均可吸收进入肠囊，各成分的累积吸收量 – 时间曲线均有上升趋势，未呈饱和现象，提示 6 种成分在 120min 内吸收未达到饱和状态。通过对丁香酸等 6 种成分在各肠段的 Q-t 曲线进行回归分析，结果显示，除东莨菪内酯外，其余成分的回归相关系数（R^2）均大于 0.9，符合一级吸收速率，提示其吸收方式可能为被动扩散。而东莨菪内酯只在低剂量的所有肠段、中高剂量的回肠和结肠的回归相关系数大于 0.9，提示其在体内的吸收机制可能有主动转运过程。

（八）不同浓度隔山消提取物中各成分在大鼠不同肠段的 120min Q 及 K_a 比较

对不同浓度隔山消提取物中 6 种成分在大鼠不同肠段的 120min Q 和 K_a 进行比较，见表 3–3、表 3–4。结果表明，6 种成分的吸收特征较为复杂，随着剂量的增加，除告达亭和去酰基萝藦苷元在中剂量的十二指肠、空肠累积吸收量较低外，其余各成分在各肠段的 Q 和 K_a 值随浓度的增加而增加，但低、中剂量比较并不完全具有统计学差异，而高剂量时显著增加（$P < 0.05$）。

各成分在不同浓度下的吸收顺序也发生了变化，如青阳参苷元中浓度的总体吸收趋势为回肠＞空肠＞结肠＞十二指肠，而高浓度时其总体吸收趋势为十二指肠＞回肠＞结肠＞空肠。

表3-3 不同浓度隔山消提取物中6种成分在不同肠段的累积吸收量（Q）（$\bar{x}\pm s$，$n=5$）

μg

化合物	浓度	十二指肠	空肠	回肠	结肠
丁香酸	低	2.629±0.180	2.376±0.138	2.894±0.377	2.576±0.135
	中	2.752±0.177	3.386±0.281[1)]	3.423±0.255	2.738±0.277
	高	6.350±0.637[2)]	5.932±0.662[2)]	6.452±0.521[2)]	5.915±0.746[2)]
东莨菪内酯	低	1.671±0.179	1.778±0.268	1.709±0.107	1.708±0.218
	中	2.066±0.189[1)]	2.343±0.257[1)]	2.433±0.060[1)]	2.278±0.288[1)]
	高	3.332±0.565[2)]	3.191±0.307[2)]	3.348±0.685[2)]	3.644±0.238[2)]
白首乌二苯酮	低	36.12±2.11	33.86±5.63	39.32±6.07	29.25±3.30
	中	48.60±5.40[1)]	59.18±7.27[1)]	60.78±5.75[1)]	49.32±6.57[1)]
	高	128.9±9.3[2)]	120.5±4.3[2)]	130.5±19.8[2)]	119.3±5.3[2)]
告达亭	低	6.757±0.583	6.787±0.770	7.845±0.371	7.934±1.502
	中	5.938±1.024	6.693±1.604	7.931±1.557	7.992±1.558
	高	17.03±2.51[2)]	14.72±1.69[2)]	19.15±2.85[2)]	21.14±1.74[2)]
青阳参苷元	低	13.32±0.80	12.78±1.29	16.13±2.28	13.18±1.39
	中	13.51±2.29	16.15±2.97	17.32±2.68	15.08±2.71
	高	34.11±3.60[2)]	29.61±1.73[2)]	33.46±7.06[2)]	31.07±3.95[2)]
去酰基萝藦苷元	低	67.79±2.94	67.18±7.15	76.27±7.83	66.75±4.29
	中	66.80±5.06	77.00±6.23	78.45±10.97	70.18±6.31
	高	137.3±11.7[2)]	126.1±9.2[2)]	132.0±13.5[2)]	124.7±10.8[2)]

注：相同肠段中浓度与低浓度相比[1)]$P<0.05$；相同肠段中浓度与高浓度相比[2)]$P<0.05$。

表3-4 不同浓度隔山消提取物中6种成分在不同肠段的吸收速率常数（K_a）（$\bar{x}\pm s$，$n=5$）

ng/（min·cm²）

化合物	浓度	十二指肠	空肠	回肠	结肠
丁香酸	低	1.367±0.156	1.181±0.087	1.396±0.151	1.310±0.267
	中	1.461±0.322	1.653±0.156[1)]	1.745±0.158[1)]	1.627±0.189
	高	3.740±0.303[2)]	3.318±0.498[2)]	3.361±0.432[2)]	3.372±0.306[2)]
东莨菪内酯	低	0.8775±0.0999	0.8830±0.0653	0.7469±0.0810	0.8554±0.1746
	中	1.098±0.242	1.104±0.104[1)]	1.157±0.104[1)]	1.230±0.143
	高	1.695±0.105[2)]	1.568±0.235	1.308±0.168	1.561±0.141[2)]
白首乌二苯酮	低	21.98±2.50	20.54±1.52	21.14±2.29	17.91±3.66
	中	31.13±6.87[1)]	34.18±3.23[1)]	36.10±3.26[1)]	33.04±3.83[1)]
	高	82.99±5.13[2)]	75.34±11.30[2)]	73.87±9.49[2)]	72.48±6.57[2)]

（续表）

ng/（min·cm²）

化合物	浓度	十二指肠	空肠	回肠	结肠
告达亭	低	4.490±0.511	4.524±0.335	4.787±0.519	4.952±1.01
	中	4.019±0.887	4.055±0.384	5.027±0.454	5.616±0.652
	高	11.76±0.73²⁾	9.911±1.487²⁾	12.27±1.58²⁾	13.56±1.23²⁾
青阳参苷元	低	8.895±1.013	8.433±0.624	9.866±1.070	8.530±1.742
	中	9.187±2.028	9.643±0.912	11.04±1.00	10.80±1.25
	高	23.68±1.46²⁾	20.01±3.00²⁾	21.06±2.71²⁾	20.42±1.85²⁾
去酰基萝藦苷元	低	38.51±4.38	38.22±2.83	39.17±4.25	38.62±7.88
	中	39.48±8.72	40.01±3.78	42.45±3.83	45.22±5.25
	高	78.62±4.86²⁾	70.39±10.52²⁾	65.35±8.40²⁾	68.73±6.23²⁾

注：相同肠段中浓度与低浓度相比，[1]$P < 0.05$；相同肠段中浓度与高浓度相比，[2]$P < 0.05$。

（九）讨论

隔山消提取物中 6 种成分均可在小肠被吸收，其吸收方式可能为主、被动同时存在或存在其他复杂的吸收方式。通过 Q 和 K_a 数据可见，同一成分不同浓度在不同部位未表现出一致的吸收趋势，但就其主要吸收部位而言，各成分基本在回肠、结肠、十二指肠吸收较好，说明小肠对中药成分的吸收具有选择性。本实验采用外翻肠囊模型，研究了不同浓度隔山消提取物的大鼠肠吸收特性，并对其吸收机制进行详细探讨。通过体外实验结果可推测入血成分，为进一步研究隔山消提取物可被吸收入血的主要活性成分研究奠定了基础。

二、基于在体肠循环肠灌流模型的吸收特性研究

（一）隔山消提取物肠循环液的制备

取隔山消提取物适量，其中各成分质量分数分别为丁香酸 0.0117%、东莨菪内酯 0.0114%、白首乌二苯酮 0.4923%、告达亭 0.3211%、青阳参苷元 0.9713% 和去酰基萝藦苷元 1.3662%，加入适量的 K-R 液，超声 30min 溶解，5000rpm 离心 10min，取上清液，得到含隔山消提取物的浓度分别为 7.5、15、30mg/mL 的肠循环溶液。

（二）样品处理方法

取收集的肠循环样品 100μL，加入葛根素内标溶液 10μL、1% 甲酸水溶液 40μL，再加入 200μL 乙腈，涡旋 3min，超声 10min，14000rpm 离心 10min。取上清液于 37℃ N_2 吹干，残渣加入 300μL 50% 甲醇溶液复溶，涡旋 3min，超声 10min，14000rpm 离心 10min。取上清液进样分析。

（三）大鼠在体肠循环灌流实验

取健康 SD 大鼠，实验前自由饮水，禁食 12h，腹腔注射 20% 乌拉坦（1.5g/kg）麻醉，进行在体肠循环灌流手术操作。在灌流前，用生理盐水冲洗肠道直至无内容物，然后使用恒流泵排尽肠道内水分。取恒温至 37℃ 的隔山消提取物溶液 50mL，以 3.0mL/min 的流速循环平衡 10min 后，调节流速为 2.5mL/min，并迅速读出肠循环液的体积且从循环液中取出 1mL 样品，作为 0 点样品。之后于不同时间点（10、30、60、90、120min）同法读数取样，每次取样后补加等体积的 37℃ 空白 K–R 液，循环 2h 后结束。

（四）数据分析方法

计算剩余药量 P_{t_n}（μg）和灌流 2h 的累积吸收转化率 A（%），公式如下。

$$P_{t_n} = C_{t_n} \times V_{t_n} + 1.0 \times \sum_{i=1}^{n-1} C_{t_n} \tag{3-1}$$

$$A = (P_{t_0} - P_{t_n})/P_{t_0} \times 100\% \tag{3-2}$$

其中 C_{t_n} 为 t_n 时刻肠循环液药物浓度，V_{t_n} 为 t_n 时刻肠循环液体积，P_{t_0} 为 0h 时的剩余药量，P_{t_n} 为 t_n 时刻循环液中的剩余药量，A 为 2h 累积吸收转化率。以剩余药量的自然对数对取样时间 t 作图，所得的直线斜率即为吸收速率常数 K_a。结果用 $\bar{x} \pm s$ 表示，利用统计学软件 SPSS 22.0 进行分析，两组比较采用独立样本 t 检验，$P < 0.05$ 表示差异具有统计学意义。

（五）隔山消提取物的大鼠不同肠段的吸收差异

取 SD 大鼠 20 只，分成 4 组（十二指肠组、空肠组、回肠组、结肠组），每组 5 只。选取 15.0mg/mL 的隔山消提取物溶液为肠循环灌流液，对不同肠段进行回流，考察其在大鼠不同肠段的吸收情况。结果表明，丁香酸、告达亭、青阳参苷元和去酰基萝藦苷元的最佳吸收部位均为回肠；东莨菪内酯、白首乌二苯酮

的最佳吸收部位分别为空肠和十二指肠。（图 3-1，表 3-5）

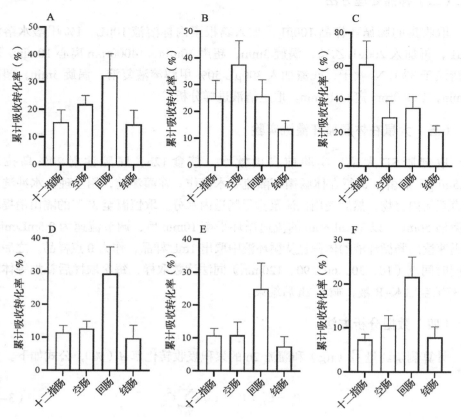

A. 丁香酸；B. 东莨菪内酯；C. 白首乌二苯酮；D. 告达亭；E. 青阳参苷元；F. 去酰基萝摩苷元。

图 3-1　不同肠段对正常与模型大鼠 6 种成分累积吸收转化率（A）的影响（$\bar{x} \pm s$，$n=5$）

表 3-5　不同肠段对大鼠 6 种成分吸收速率常数（K_a）的影响（$\bar{x} \pm s$，$n=5$）

ng/（min·cm²）

化合物	十二指肠	空肠	回肠	结肠
丁香酸	1.20±0.59	2.03±0.56	3.20±0.80	1.75±0.26
东莨菪内酯	1.93±0.40	3.38±0.92	2.20±0.74	1.83±0.21
白首乌二苯酮	8.43±2.91	2.54±1.41	2.20±0.74	1.85±1.18
告达亭	1.08±0.28	0.80±0.08	2.08±0.30	0.86±0.18
青阳参苷元	0.80±0.14	0.90±0.26	1.83±0.31	0.60±0.18
去酰基萝摩苷元	0.67±0.16	0.80±0.17	1.68±0.45	0.60±0.02

（六）不同剂量隔山消提取物大鼠的吸收差异

取 SD 大鼠 15 只，每组 5 只，选取十二指肠段，分为考察低剂量组（7.5mg/mL）、中剂量组（15.0mg/mL）、高剂量组（30.0mg/mL）对肠吸收的影响。结果表明，与中剂量组相比，高剂量组中白首乌二苯酮和告达亭的累积吸收转化率（A）和吸收速率常数（K_a）均显著降低（$P < 0.05$），存在高剂量饱和现象，提示其吸收机制可能为主动转运；丁香酸、东莨菪内酯和去酰基萝藦苷元表现出来的变化趋势均不呈线性改变；青阳参苷元吸收呈上升趋势，但无显著性差异。表明除白首乌二苯酮和告达亭外，其余 4 种成分并非一种吸收方式，可能还存在其他跨膜转运方式。（图 3-2，表 3-6）

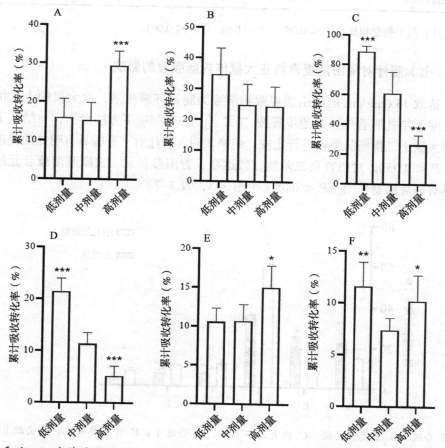

A. 丁香酸；B. 东莨菪内酯；C. 白首乌二苯酮；D. 告达亭；E. 青阳参苷元；F. 去酰基萝藦苷元。

相同组别与中剂量相比，$^*P < 0.05$，$^{**}P < 0.01$，$^{***}P < 0.001$。

图 3-2　不同剂量隔山消提取物中 6 种成分的累积吸收转化率（A）（$\bar{x} \pm s$，$n=5$）

表3-6 不同剂量隔山消提取物中6种成分的吸收速率常数（K_a）（$\bar{x} \pm s$，n=5）

ng/（min·cm²）

化合物	低剂量	中剂量	高剂量
丁香酸	1.32±0.40	1.20±0.59	2.52±0.65**
东莨菪内酯	2.68±0.74	1.93±0.40	1.95±0.72
白首乌二苯酮	18.90±2.68***	8.43±2.91	2.53±0.87**
告达亭	2.23±0.53**	1.08±0.28	0.62±0.10**
青阳参苷元	0.72±0.13	0.80±0.14	1.50±0.42*
去酰基萝藦苷元	0.70±0.08	0.67±0.16	0.98±0.26*

注：与中剂量相比：*$P < 0.05$，**$P < 0.01$，***$P < 0.001$。

（七）胆汁对隔山消提取物在大鼠体内肠吸收的影响

选取 15.0mg/mL 的隔山消提取物溶液为肠循环灌流液，取大鼠的十二指肠段，除不结扎胆管外，其他步骤按"（二）""（三）"项下方法操作，与结扎了胆管的大鼠十二指肠肠吸收进行比较。结果表明，胆汁对丁香酸具有明显的促进作用（$P < 0.05$），对白首乌二苯酮、告达亭、青阳参苷元、去酰基萝藦苷元的吸收具有显著抑制作用（$P < 0.05$）。（图3-3，表3-7）

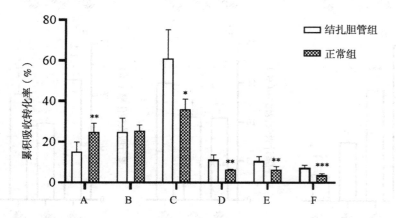

A. 丁香酸；B. 东莨菪内酯；C. 白首乌二苯酮；D. 告达亭；E. 青阳参苷元；F. 去酰基萝藦苷元。

与结扎胆管组相比，*$P < 0.05$，**$P < 0.01$，***$P < 0.001$。

图3-3 胆汁对隔山消提取物中6种成分累积吸收转化率（A）的影响（$\bar{x} \pm s$，n=5）

表 3–7　胆汁对隔山消提取物中 6 种成分吸收速率常数（K_a）的影响（$\bar{x} \pm s$，$n=5$）

化合物	结扎胆管组	ng/（min·cm²）
		正常组
丁香酸	1.20±0.59	2.08±0.62*
东莨菪内酯	1.93±0.40	1.97±0.37
白首乌二苯酮	8.43±2.91	3.53±0.46*
告达亭	1.08±0.28	0.53±0.06*
青阳参苷元	0.80±0.14	0.56±0.19
去酰基萝藦苷元	0.67±0.16	0.43±0.14*

注：与结扎胆管组相比，*$P < 0.05$。

（八）讨论

通过比较 6 种成分在十二指肠、空肠、回肠和结肠中药物吸收速率常数和累积吸收转化率的差异，可见各种成分的最佳吸收部位并不相同。实验结果显示，青阳参苷元和去酰基萝藦苷元的最佳吸收部位在回肠，白首乌二苯酮的最佳吸收部位在十二指肠，东莨菪内酯的最佳吸收部位在空肠。目前关于隔山消各成分吸收机制的研究报道较少，有文献指出正常状态下丁香酸在人晶状体上皮细胞（HLEC）中的跨膜转运方式是主动地通过能量及网格蛋白载体介导的胞吞作用途径；东莨菪内酯在 Caco-2 细胞的吸收机制为被动扩散，但 Caco-2 细胞属于细胞水平实验，缺少部分代谢酶。本实验结果显示，灌流药液的浓度对各成分的吸收有一定影响，但是各成分影响趋势不一致。白首乌二苯酮的累积吸收转化率随浓度的增加而降低，其吸收机制可能为主动转运；其他几种成分可能为主、被动转运方式同时存在，或存在其他复杂的跨膜转运方式，与前期离体外翻肠囊实验结果总体一致。这在一定程度上佐证了离体外翻肠囊实验结果，亦为隔山消药材的深度开发与利用提供了参考依据。

第三节　组织分布研究

通过对隔山消吸收特性的研究已经了解了丁香酸、东莨菪内酯、白首乌二苯酮、告达亭、青阳参苷元和去酰基萝藦苷元的吸收特性，其中丁香酸、告达亭在血中含量较低或可能不入血。因此，本部分实验将通过建立的 UPLC–MS/MS 分析方法测定隔山消提取物灌胃给药后东莨菪内酯、白首乌二苯酮、青阳参苷元和去酰基萝藦苷元4种成分在大鼠体内心、肝、脾、肺、肾、脑、小肠和胃组织中的药物含量，考察4种成分的分布特点，为隔山消的归经研究奠定基础。

一、色谱条件

Acquity UPLC BEH C$_{18}$色谱柱（2.1mm×50mm，1.7μm）；Waters Van Guard BEH C$_{18}$保护柱（2.1mm×5mm，1.7μm）；流动相为0.2%甲酸水溶液（A）–0.2%甲酸乙腈（B）；柱温40℃；进样体积为1μL。梯度洗脱条件见表3-8。

表3-8　东莨菪内酯等4种成分的色谱条件

时间（min）	流速（mL/min）	水相 –A（%）	有机相 –B（%）	梯度曲线
–	0.35	90.0	10.0	–
0.5	0.35	85.0	15.0	6
3.0	0.35	75.0	25.0	6
3.2	0.35	70.0	30.0	6
4.0	0.35	68.0	32.0	6
4.5	0.35	10.0	90.0	6
5.0	0.35	10.0	90.0	6
6.0	0.35	90.0	10.0	1

二、质谱条件

电喷雾离子源（ESI），毛细管电压1kV，离子源温度120℃，去溶剂气（氮气）流速1000L/h，去溶剂气温度400℃，碰撞气（氩气）150L/h；扫描方式为多反应离子监测（MRM）模式，各成分监测离子见表3-9。

表3-9　质谱条件

化学成分	电喷雾离子源	母离子质荷比（m/z）	子离子质荷比（m/z）	碰撞电压（V）	锥孔电压（V）
东莨菪内酯	–	191.00	175.90	15	30
白首乌二苯酮	–	301.00	283.00	15	30
青阳参苷元	–	499.20	137.00	35	30
去酰基萝藦苷元	–	379.15	361.20	15	30
葛根素	–	415.10	267.05	35	30

三、组织样品的收集

随机选取 SD 大鼠，实验前不禁水，禁食 12h。按照 0.1g/100g（相当于生药量 16.13g/100g）的剂量灌胃隔山消提取物，每个时间点 6 只大鼠，于给药前及给药后 0.17h、0.5h、1h、2h、4h 处死大鼠并解剖取出各组大鼠的心、肝、脾、肺、肾、脑、小肠和胃组织，用生理盐水洗净组织表面血液，以及小肠、胃内的内容物，用滤纸吸干液体，所有组织均放在 –80℃冰箱保存，备用。临用前解冻并称取各组织样品，加生理盐水（胃和小肠 $v : w = 4 : 1$；其他组织 $v : w = 2 : 1$），剪刀剪碎并用组织匀浆机研磨得到各组织匀浆液。

四、样品处理方法

取上述各组织匀浆液 300μL（胃及小肠组织稀释 3 倍后取 300μL）置于 2mL 离心管中，分别加入 20μL 葛根素（201.10ng/mL）、30μL 1% 的甲酸水，涡混 3min，再加入 1.2mL 乙腈沉淀蛋白，涡混 5min，超声 10min，–20℃冰箱中冷冻 30min 后，14000rpm 离心 10min，转移上清液用氮吹仪在 37℃下吹干。干燥残留物加入 200μL 50% 甲醇水，超声复溶，14000rpm 离心 10min，上清液于 UPLC–MS/MS 进样分析。

五、组织分布数据处理

运用 Phoenix WinNonLin 8.2 数据处理软件中的非房室模型（NCA）分析方法拟合青阳参苷元等 4 种成分在组织中的 $AUC_{0\to t}$ 参数。实验结果用 $\bar{x}\pm SD$ 表示，用独立样本 t 检验进行组间比较，$P < 0.05$ 为有统计学意义。

六、各成分在大鼠体内的组织分布情况

对大鼠口服隔山消提取物后在各时间点心、肝、脾、肺、肾、胃、小肠、脑组织中的分布情况应用已建立的 UPLC–ESI–MS/MS 分析方法测定，见图 3–4 ～ 3–7 和表 3–10 ～ 3–13，结果以每 1g 组织中含有被测成分的量（ng）表示，采用 Phoenix WinNonLin 8.2 软件计算各成分在各组织中的 $AUC_{0\to t}$ 参数，见图 3–8。

（一）东莨菪内酯在大鼠体内的组织分布情况

大鼠在口服隔山消提取物后东莨菪内酯在各组织中的分布情况见图 3-4、表 3-10 和图 3-8。结果显示，灌胃隔山消提取物后，10～30min 时东莨菪内酯在各组织中含量即达到峰值，提示东莨菪内酯在给药后能迅速分布到各组织中；在给药 4h 后，各组织中药物基本清除完毕；东莨菪内酯在胃组织中的含量最高，其次是小肠组织，心组织中含量最低，提示其和胃组织的亲和力较高，胃组织可能是其主要的靶器官。东莨菪内酯的结构包含内酯及甲氧基，脂溶性较高，应易透过血脑屏障，但脑组织中未检出，可能是因为东莨菪内酯本身含量较低，且具有广泛的代谢途径，而口服给药生物利用度低，因而在脑组织中未检测到。

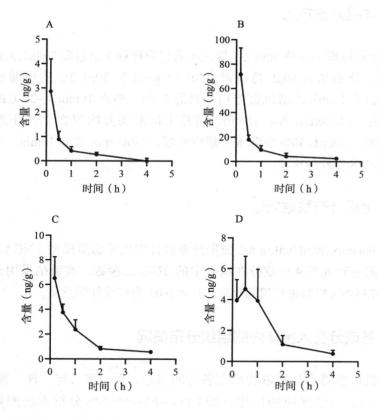

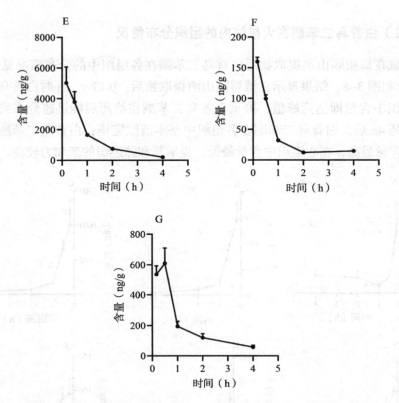

A. 心；B. 肝；C. 脾；D. 肺；E. 肾；F. 小肠；G. 胃。

图 3-4 大鼠口服隔山消提取物后东莨菪内酯在各组织中的分布情况（$\bar{x} \pm s$，$n=6$）

表 3-10 大鼠口服隔山消提取物后东莨菪内酯在各组织中的分布情况（$\bar{x} \pm s$，$n=6$）

组织	含量（ng/g）					曲线下面积 [(ng·h)/g]	达峰时间 (h)
	0.17h	0.5h	1h	2h	4h		
心	2.87±1.33	0.89±0.32	0.41±0.18	0.27±0.09	Nd	1.53±0.40	0.17
肝	71.79±21.69	18.02±3.75	9.50±3.58	4.24±2.57	2.55±0.49	39.11±5.45	0.17
脾	6.51±1.75	3.77±0.66	2.37±0.78	0.83±0.18	0.58±0.07	6.79±0.37	0.17
肺	3.95±1.34	4.69±2.12	3.93±2.03	1.10±0.58	0.51±0.22	7.88±2.32	0.5
肾	135.81±43.18	56.02±12.34	11.06±2.84	4.00±1.68	1.82±0.55	71.25±10.74	0.17
脑	Nd	Nd	Nd	Nd	Nd	Nd	Nd
小肠	160.13±7.14	99.70±6.29	32.11±1.77	12.41±1.13	14.89±2.14	137.86±3.17	0.17
胃	536.64±56.88	610.25±99.89	195.29±32.82	119.09±26.32	56.92±12.21	731.93±38.70	0.17

注：Nd 表示未检出。

（二）白首乌二苯酮在大鼠体内的组织分布情况

大鼠在口服隔山消提取物后白首乌二苯酮在各组织中的分布情况见图 3-5、表 3-11 和图 3-8。结果显示，灌胃隔山消提取物后，0.17～1h 时白首乌二苯酮在各组织中含量即达到峰值，提示白首乌二苯酮在给药后能迅速分布到各组织中；给药 4h 后，白首乌二苯酮在各组织中基本清除完毕；白首乌二苯酮在肺组织中的含量最高，在心组织中含量最低，提示其和肺组织的亲和力较高。

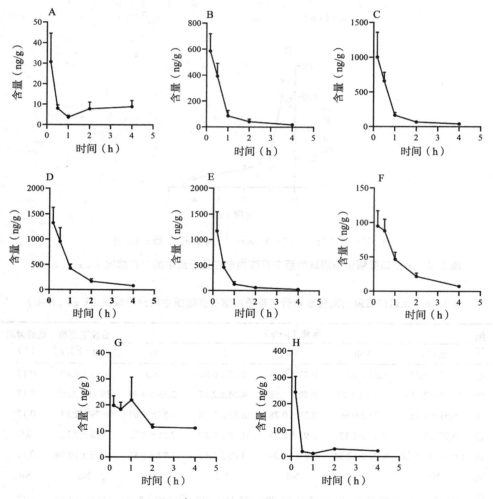

A. 心；B. 肝；C. 脾；D. 肺；E. 肾；F 脑；G. 小肠；H. 胃。

图 3-5　大鼠口服隔山消提取物后白首乌二苯酮在各组织中的分布情况

（$\bar{x} \pm s$，n=6）

表3-11　大鼠口服隔山消提取物后白首乌二苯酮在各组织中的分布情况（$\bar{x} \pm s$，$n=6$）

组织	含量（ng/g）					曲线下面积 [（ng·h）/g]	达峰时间 （h）
	0.17h	0.5h	1h	2h	4h		
心	30.72±13.87	8.03±1.65	3.67±0.99	7.82±3.24	8.91±2.99	34.71±5.38	0.17
肝	585.93±132.91	393.21±98.36	85.69±42.31	41.50±20.35	18.17±7.33	465.67±92.40	0.17
脾	1002.66±357.93	660.79±125.12	166.93±38.45	69.97±20.81	41.98±6.01	828.40±86.46	0.17
肺	1326.39±301.04	953.99±272.00	429.88±78.72	167.86±50.71	82.16±13.82	1364.54±139.67	0.17
肾	1167.07±377.80	462.29±97.73	127.65±48.34	62.59±21.18	29.22±8.59	702.46±68.24	0.17
脑	94.95±22.53	87.94±17.25	46.73±10.17	21.75±4.92	7.16±1.87	137.98±17.37	0.17
小肠	19.82±3.68	18.27±2.77	21.95±8.76	11.62±1.13	11.28±0.49	58.03±7.06	1.00
胃	244.19±59.71	18.82±3.66	11.60±0.95	29.24±3.17	22.01±4.10	141.19±15.90	0.17

（三）青阳参苷元在大鼠体内的组织分布情况

大鼠在口服隔山消提取物后青阳参苷元在各组织中的分布情况见图3-6、表3-12和图3-8。结果显示，灌胃隔山消提取物后，在10～30min时青阳参苷元在各组织中含量即达到峰值，提示给药后青阳参苷元能迅速分布到各组织中；给药4h后，青阳参苷元在各组织中基本清除完毕；青阳参苷元在小肠、胃、肝组织中的含量最高，在脑组织中含量最低，提示其和小肠、胃及肝组织的亲和力较高，小肠、胃组织可能是其主要的靶器官。

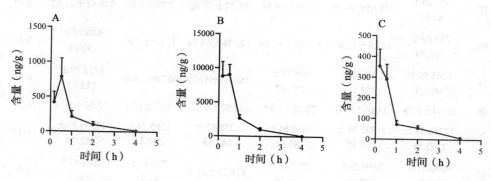

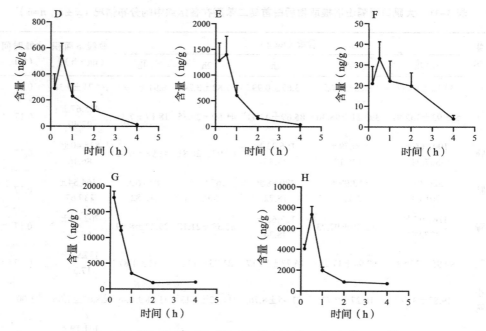

A.心；B.肝；C.脾；D.肺；E.肾；F.脑；G.小肠；H.胃。

图 3-6　大鼠口服隔山消提取物后青阳参苷元在各组织中的分布情况（$\bar{x} \pm s$，$n=6$）

表 3-12　大鼠口服隔山消提取物后青阳参苷元在各组织中的分布情况（$\bar{x} \pm s$，$n=6$）

组织	含量（ng/g）					曲线下面积	达峰时间
	0.17h	0.5h	1h	2h	4h	[（ng·h）/g]	（h）
心	459.22± 131.48	871.38± 184.01	213.87±84.69	101.15±40.44	12.45±4.76	798.64±91.97	0.5
肝	8809.34± 2104.09	9027.81± 1464.48	2656.78± 482.31	971.32± 290.36	72.55±7.76	9607.42± 1437.30	0.5
脾	353.85± 81.91	291.65±70.50	72.29±19.78	55.37±12.02	7.78±2.23	349.61±41.67	0.17
肺	289.66± 110.70	537.4±97.92	231.07±94.54	121.38±64.84	15.01±5.92	640.70± 182.08	0.5
肾	1285.89± 340.03	1398.97± 359.11	605.78± 197.37	162.80±47.79	40.20±16.99	1718.79± 143.42	0.5
脑	21.04±8.28	33.16±8.10	22.25±9.74	19.87±6.42	3.97±1.72	77.04±5.73	0.5
小肠	17768.51± 1273.95	11392.91± 893.89	3054.61± 189.61	1258.53± 142.18	1385.74± 267.13	14899.23± 952.70	0.17
胃	4062.31± 418.56	7340.29± 770.15	1983.27± 310.14	878.23±51.7	725.46± 47.53	7581.47± 358.61	0.5

（四）去酰基萝藦苷元在大鼠体内的组织分布情况

大鼠在口服隔山消提取物后去酰基萝藦苷元在各组织中的分布情况见图3-7、表3-13和图3-8。结果显示，灌胃隔山消提取物后，10～30min时去酰基萝藦苷元在各组织中含量即达到峰值，提示去酰基萝藦苷元在给药后能迅速分布到各组织中；给药4h后，去酰基萝藦苷元在各组织中基本清除完毕。去酰基萝藦苷元在胃及小肠组织中的含量最高，提示其和胃、小肠组织的亲和力较高，胃及小肠组织可能是其主要的靶器官；其次是肝和肾组织，提示其可能主要通过尿液的方式排出体外；脑组织中含量最低。

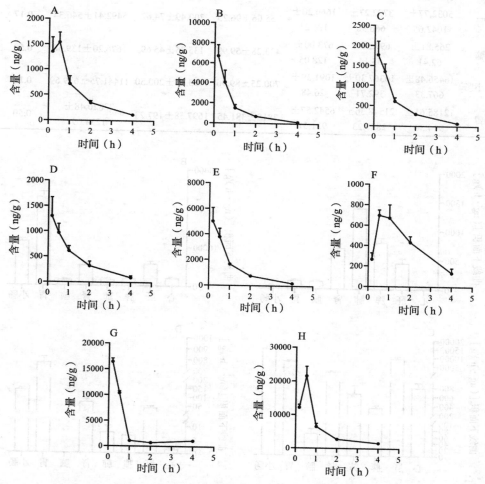

A. 心；B. 肝；C. 脾；D. 肺；E. 肾；F. 脑；G. 小肠；H. 胃。

图3-7　大鼠口服隔山消提取物后去酰基萝藦苷元在各组织中的分布情况（$\bar{x} \pm s$，$n=6$）

表 3–13　大鼠口服隔山消提取物后去酰基萝藦苷元在各组织中的分布情况（$\bar{x} \pm s$, $n=6$）

组织	含量（ng/g）					曲线下面积	达峰时间
	0.17h	0.5h	1h	2h	4h	[（ng·h）/g]	（h）
心	1356.91± 281.02	1541.97± 191.69	713.48± 153.92	352.55±39.33	123.31±26.45	2174.13±233.63	0.50
肝	6710.27± 1084.38	4042.69± 1211.12	1537.92± 314.42	717.68±131.62	150.96±12.1	5982.48±560.69	0.17
脾	1772.74± 336.26	1351.79± 195.97	607.81± 87.39	300.02±34.05	75.57±7.34	2011.74±97.09	0.17
肺	1304.93± 368.30	969.60± 180.42	613.83± 95.01	322.09±89.61	95.58±36.63	1808.03±268.91	0.17
肾	5032.77± 1042.65	3792.27± 668.90	1660.20± 106.21	755.06±96.23	200.49±74.62	5492.41±546.34	0.17
脑	265.81± 62.41	697.56± 53.14	673.00± 128.05	433.28±59.99	135.35±45.69	1676.20±139.60	0.50
小肠	16456.48± 667.33	10367.30± 392.71	1091.39± 26.48	700.25±89.96	1123.40±200.50	11441.75±639.69	0.17
胃	12185.61± 914.30	21548.36± 2837.23	6542.57± 921.51	2818±381.45	1697.58±197.23	22820.48± 1234.69	0.50

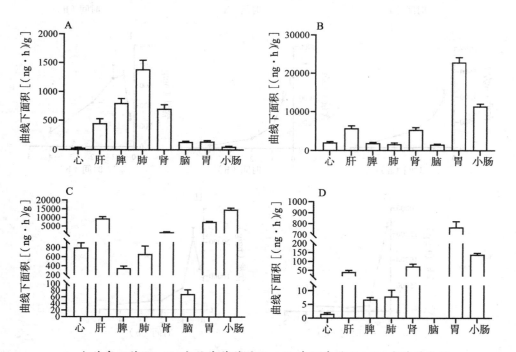

A. 白首乌二苯酮；B. 去酰基萝藦苷元；C. 青阳参苷元；D. 东莨菪内酯。

图 3–8　大鼠口服隔山消后 4 种成分在各组织中的 $AUC_{0 \to t}$ 参数（$\bar{x} \pm s$, $n=6$）

七、讨论

药物吸收入血后，需随血液循环系统分布到相应的靶细胞、靶器官、靶组织以发挥药效，可见药物分布是药效产生的一个关键过程，考察药物有效成分在体内的组织分布至关重要。组织分布的规律有助于揭示药物在体内的分布规律和药物作用的靶向性，是指导临床应用的重要环节，也是阐明中药归经的必要途径。此外，组织分布对药物的毒理学研究、评价药物的长期毒性、新药的安全性评价等均具有重要的意义。

大鼠的组织分布情况结果显示，东莨菪内酯在各组织中 4h 的 $AUC_{0 \to t}$ 从高到低依次为：胃＞小肠＞肾＞肝＞肺≈脾＞心。白花蛇舌草中东莨菪内酯的组织分布结果与本研究相似。白首乌二苯酮在各组织中 4h 的 $AUC_{0 \to t}$ 从高到低依次为：肺＞脾＞肾＞肝＞胃≈脑＞小肠＞心。青阳参苷元在各组织中 4h 的 $AUC_{0 \to t}$ 从高到低依次为：小肠＞肝＞胃＞肾＞心＞肺＞脾＞脑。去酰基萝藦苷元在各组织中 4h 的 $AUC_{0 \to t}$ 从高到低依次为：胃＞小肠＞肝＞肾＞心≈脾＞肺＞脑。可见，除白首乌二苯酮外，其余 3 种成分主要分布于胃、小肠组织，提示胃肠组织是隔山消的主要靶器官。

FD 的重要发病因素之一是胃肠运动障碍。胃肠内分泌细胞分泌的激素紊乱和中枢肠神经系统释放的神经递质调节异常，均可严重影响胃肠道的运动功能。GAS 和 MTL 均属于胃肠激素，GAS 主要由 G 细胞分泌，大多存在于胃窦、胃底及十二指肠近端黏膜，受迷走神经兴奋性调节，能促进盐酸、胃蛋白酶原分泌，保护胃肠黏膜，增强胃肠道的运动能力；MTL 由 Mo 细胞分泌，可直接作用于胃平滑肌的特异性受体，释放乙酰胆碱，促进胃强力收缩和小肠分节运动，促进胃排空。有研究发现 FD 患者的这两项胃肠动力激素均较低。青阳参苷元等成分在大鼠的胃及小肠组织中的含量较高，提示胃肠组织可能是隔山消抗 FD 的主要靶器官，其通过降低胃肠激素 GAS 和 MTL 含量发挥抗 FD 作用。

第四节　排泄研究

排泄作为药物体内消除过程的最后一个环节，是指药物经机体吸收、分布及代谢等一系列过程后以原型或代谢物的形式随尿液、粪便等排出体外的过程。排泄作为药物代谢动力学的一个重要过程，与药物的药效、药效维持时间和药物毒副作用都有着密切的联系，当药物的排泄率较高时，生物体内药物浓度迅速降低，可能导致药效降低；而当药物的排泄率过低时，生物体内药物浓度较高，则可能产生毒副作用。因此，研究药物的排泄更有助于了解药物在体内的代谢特点，而且可以根据不同排泄途径的差异，结合主要代谢器官的功能情况调整药物的临床用量。本研究主要考察隔山消中 4 种主要活性成分（青阳参苷元、去酰基萝藦苷元、白首乌二苯酮和东莨菪内酯）在大鼠体内的排泄动力学过程及其差异，旨在更好地为隔山消的深入开发及临床应用提供参考。

一、色谱条件

同 "第三节" "一、色谱条件" 项。

二、质谱条件

同 "第三节" "二、质谱条件" 项。

三、排泄样品的收集

（一）尿液和粪便样品收集

取代谢笼，放入 SD 大鼠，自由饮水，于给药前禁食 12h，对空白尿液及粪便进行收集。按 0.1g/100g 的剂量灌胃隔山消提取物，给药后收集各时间段（0～4h、4～8h、8～12h、12～24h、24～36h、36～48h、48～60h、60～72h、72～84h）尿液及粪便样品，然后对收集的尿液体积进行计量，并称量 50℃烘干后粪便的重量，记录。保存到 –80℃冰箱中，备用。

（二）胆汁样品收集

取禁食（12h）但不禁水的大鼠，共 6 只，以剂量为 1.0～1.2g/kg 乌拉坦腹腔注射麻醉大鼠，于手术板上仰卧固定，开腹，小心分离出胆管，在胆管上切口，之后插入内径为 1.5mm 的硅胶管，固定胆管插管并用手术线缝合。按 0.1g/100g 的剂量灌胃隔山消提取物，给药后分段（各时间段分别为 0～2h、2～4h、4～6h、6～8h、8～12h、12～24h、24～36h）收集并记录胆汁样品体积，置于 –80℃冰箱中储存，备用。

四、样品处理方法

（一）尿液样品处理方法

取 200μL 大鼠尿液，分别加入 20μL 1% 甲酸水、20μL 浓度为 201.10ng/mL 的葛根素内标，涡混后加入 800μL 乙腈，涡混 5min，超声 10min（40Hz），15000rpm 离心 10min，转移上清液。残渣再用 800μL 乙腈涡混 5min，超声 10min（40Hz），15000rpm 离心 10min。合并两次上清液并于 37℃下在氮吹仪中吹干，吹干样品用 200μL 50% 甲醇水超声复溶，15000rpm 离心 10min，转移上清液进 UPLC–MS/MS 分析。

（二）粪便样品处理方法

称取 0.25g 烘干研磨后的大鼠粪便样品，加入 4 倍量生理盐水，制成 25% 的粪便匀浆液，涡混 3min，超声 10min，12000rpm 离心 10min 后分离上清液。取上述粪便上清液 200μL，分别加入 20μL 1% 甲酸水、20μL 浓度为 201.10ng/mL 的葛根素溶液，涡混后加入 800μL 乙酸乙酯萃取，涡混 5min，超声 10min（40Hz），15000rpm 离心 10min，转移上清液，下层液体再用 800μL 乙酸乙酯涡混 5min，超声 10min，15000rpm 离心 10min。合并两次上清液，用氮吹仪在 37℃下吹干，吹干样品用 200μL 50% 甲醇水超声复溶，15000rpm 离心 10min，转移上清液进 UPLC–MS/MS 分析。

（三）胆汁样品处理方法

取 200μL 大鼠胆汁样品，置于 1.5mL 离心管中，其余同"粪便处理方法"。

五、数据处理

运用 Excel 软件处理数据，大鼠尿液、粪便、胆汁中青阳参苷元、去酰基萝摩苷元、白首乌二苯酮和东莨菪内酯的累积排泄率 = 累积排泄量 /（给药量 × 提取物中对应成分的含量）×100%。数据结果用 $\bar{x} \pm s$ 表示，用独立样本 t 检验进行组间比较，$P < 0.05$ 计为有统计学意义。

六、隔山消提取物的尿液排泄结果

给大鼠灌胃隔山消提取物后，青阳参苷元等 4 种成分均可在大鼠尿液中检测到。结果显示，东莨菪内酯等4种成分在给药后84h内经尿液的排泄量均较低，其中青阳参苷元的累积尿液排泄量在4种成分中最小，不足给药量的0.1%；去酰基萝藦苷元在尿液中的累积排泄量在4种成分中最高，约占给药量的6.7%；白首乌二苯酮不足给药量的1.0%；东莨菪内酯不足给药量的1.0%。（图3-9，表3-14）

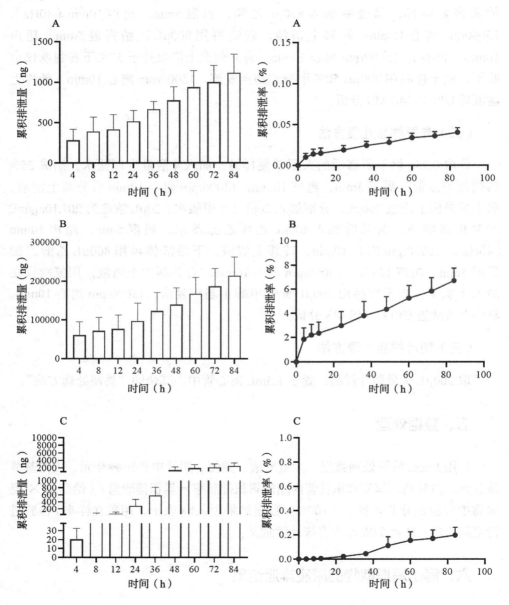

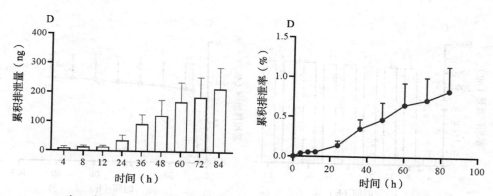

A. 青阳参苷元；B. 去酰基萝藦苷元；C. 白首乌二苯酮；D. 东莨菪内酯。

图3-9　大鼠尿液中4种成分的排泄情况（$\bar{x} \pm s$，$n=6$）

七、隔山消提取物的粪便排泄结果

东莨菪内酯等4种成分均可在大鼠粪便中检测到。结果显示，东莨菪内酯等4种成分在给药后84h内经粪便排泄的量均较低，其中东莨菪内酯、青阳参苷元不足给药量的1.0%；去酰基萝藦苷元不足给药量的2.0%；白首乌二苯酮不足给药量的0.6%。（图3-10，表3-14）

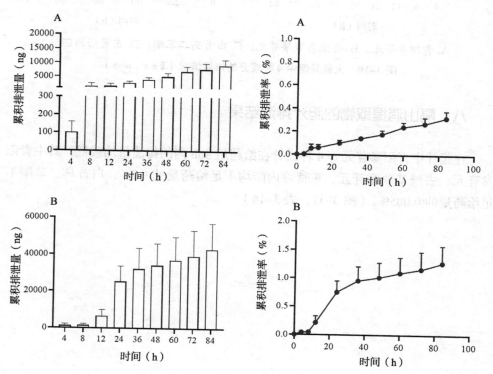

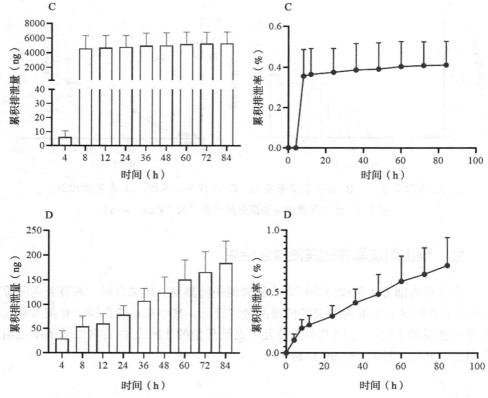

A. 青阳参苷元；B. 去酰基萝摩苷元；C. 白首乌二苯酮；D. 东莨菪内酯。

图 3-10　大鼠粪便中 4 种成分的排泄情况（$\bar{x} \pm s$，$n=6$）

八、隔山消提取物的胆汁排泄结果

在胆汁中青阳参苷元等 4 种成分在给药后 36h 内的排泄量均较低，其中青阳参苷元、去酰基萝摩苷元、东莨菪内酯均不足给药量的 0.3%；白首乌二苯酮不足给药量的 0.005%。（图 3-11，表 3-14）

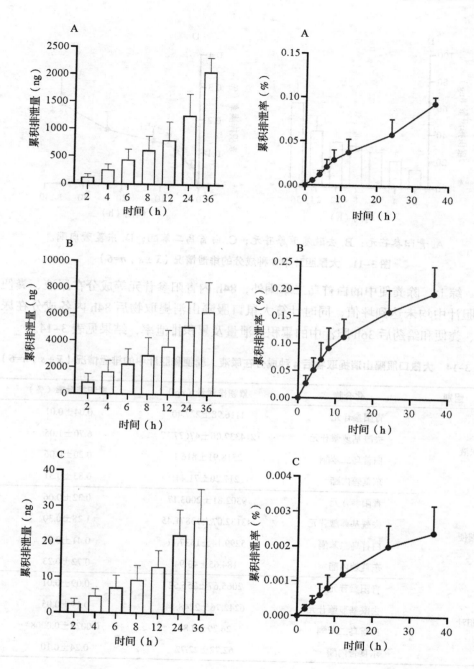

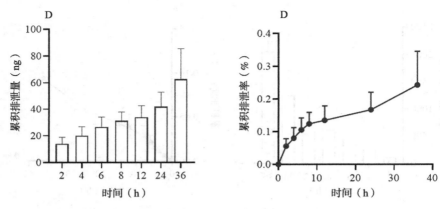

A.青阳参苷元；B.去酰基萝摩苷元；C.白首乌二苯酮；D.东莨菪内酯。

图3-11　大鼠胆汁中4种成分的排泄情况（$\bar{x} \pm s$，$n=6$）

综上，除粪便中的白首乌二苯酮外，84h内青阳参苷元等成分在尿液、粪便和胆汁中均未达到坪值；同时计算大鼠口服隔山消提取物后84h内各成分在尿液、粪便和给药后36h胆汁中的累积排泄量及累积排泄率，结果见表3-14。

表3-14　大鼠口服隔山消提取物后4种成分在尿液、粪便和胆汁中的排泄情况（$\bar{x} \pm s$，$n=6$）

组别	化合物	累积排泄量（ng）	累积排泄率（%）
尿液	青阳参苷元	1116.98±227.40	0.04±0.01
	去酰基萝摩苷元	214337.06±47677.17	6.70±1.05
	白首乌二苯酮	2518.91±816.1	0.20±0.06
	东莨菪内酯	217.20±71.44	0.83±0.31
粪便	青阳参苷元	9302.81±2003.17	0.32±0.06
	去酰基萝摩苷元	43132.07±13871.45	1.28±0.30
	白首乌二苯酮	5299.14±1537.11	0.41±0.11
	东莨菪内酯	184.65±43.94	0.72±0.23
胆汁	青阳参苷元	2065.67±256.52	0.09±0.01
	去酰基萝摩苷元	6242.76±2248.14	0.19±0.05
	白首乌二苯酮	26.29±8.88	0.0024±0.0008
	东莨菪内酯	62.72±22.72	0.24±0.10

九、讨论

中药化学成分复杂且含量一般较低，进入体内的量较少，超高液相色谱-质谱联用技术因其强大的分离分析能力、快捷的分析速度、较高的灵敏度而成为目前中药药物代谢动力学研究中首选的分析方法。样品前处理方法是中药生物样品化学分析必不可少的环节，而优良的样品前处理方法可保护色谱柱，使测定成分的可行性更高、分析结果更准确、精密度更好。液–液萃取法和蛋白沉淀法是高效液相色谱–质谱联用法中常用的样品处理方法，而且比较简便、快捷。在选择样品处理方法时，首先对尿液、粪便（生理盐水溶解后取上清液）和胆汁用乙腈、甲醇蛋白沉淀法和乙酸乙酯、水饱和正丁醇萃取法，以及处理次数、流动相梯度进行考察，综合考虑各成分的提取回收率和基质效应，最终选择尿液用乙腈、粪便和胆汁用乙酸乙酯进行 2 次样品处理。同时，发现尿液基质对去酰基萝摩苷元和东莨菪内酯的 MS 强度有一定抑制作用（基质效应 55.49% ~ 64.54%，RSD 不大于 8%）。根据 2007 年"定量生物分析方法研讨会"报道的基质效应变异系数不得大于 15%，说明本方法稳定。

通过比较尿液、粪便和胆汁的排泄结果发现，灌胃给予隔山消提取物后，青阳参苷元经粪便的累积排泄率最高（达到 0.32%），尿液中最低（不足给药量的 0.1%），提示青阳参苷元在体内有较为广泛的代谢途径，未经代谢的青阳参苷元主要经粪便排泄。去酰基萝摩苷元在大鼠尿液、粪便及胆汁中的累积排泄率均大于其他成分，其原因可能为：①去酰基萝摩苷元在隔山消提取物中的含量最高（隔山消提取物中各成分的含量由高到低依次为：去酰基萝摩苷元＞青阳参苷元＞白首乌二苯酮＞东莨菪内酯）。②去酰基萝摩苷元和青阳参苷元都为 C_{21} 甾体化合物。青阳参苷元的 C–12 位酯键可能会断裂形成去酰基萝摩苷元代谢产物。去酰基萝摩苷元经尿液的累积排泄率最高（达到 6.70%），胆汁中最低（不足给药量的 0.2%），提示去酰基萝摩苷元经口服给药后主要经尿液排泄，这与其在肾组织中含量较高相对应。白首乌二苯酮的累积排泄率在尿液（0.20%）、粪便（0.41%）中最高，胆汁（不足给药量的 0.005%）中最低，提示白首乌二苯酮在体内经广泛代谢后，未经代谢的部分主要经粪便排泄。东莨菪内酯在尿液、粪便和胆汁中的累积排泄率不足 3%。有研究显示，东莨菪内酯在大鼠体内胃肠道的吸收能力和代谢功能很强；静脉注射东莨菪内酯可发生还原、异构、葡萄糖醛酸化和磺酸化反应生成代谢产物；大鼠肝微粒体孵育体系中可发生脱甲基化和葡萄糖醛酸化反应。提示东莨菪内酯经口服给药后大部分以代谢物形式排泄，少部分原型成分主要随尿液（占给药量 0.83%）排泄，较少部分直接经粪便（占给药量的 0.72%）排泄。

第五节　药代动力学研究

在前期研究的基础上，本实验选择白首乌二苯酮、去酰基萝藦苷元、青阳参苷元3种主要成分作为 PK makers（东莨菪内酯无法绘制完整药时曲线），开展其在大鼠体内的药代动力学研究，并通过分析获得其药动学参数，以揭示3种成分在大鼠体内的经时变化规律。同时，通过比较白首乌二苯酮等3种成分的药动学差异，为隔山消的深入开发和利用提供参考依据。

一、色谱条件

Acquity UPLC BEH C_{18} 色谱柱（2.1mm×50mm，1.7μm）；Waters Van Guard BEH C_{18} 保护柱（2.1mm×5mm，1.7μm）；流动相为 0.1% 甲酸水溶液（A）- 0.1% 甲酸乙腈（B），流速 0.35mL/min；柱温 40℃；进样量 2μL。液相梯度洗脱条件见表 3–15。

表 3–15　色谱条件

时间（min）	流速（mL/min）	水相 –A（%）	有机相 –B（%）
–	0.35	90.0	10.0
0.5	0.35	85.0	15.0
3.0	0.35	75.0	25.0
3.2	0.35	70.0	30.0
4.0	0.35	68.0	32.0
4.5	0.35	10.0	90.0
5.0	0.35	10.0	90.0
6.0	0.35	90.0	10.0

二、质谱条件

采用电喷雾离子源（ESI）；毛细管电压 1kV；离子源温度 120℃；去溶剂气（氮气）流速 1000L/h，去溶剂气温度 400℃；碰撞气（氩气）150L/h；扫描方式为多反应离子监测模式（MRM）。白首乌二苯酮等3种成分及内标的监测离子见表 3–16。

表3-16 白首乌二苯酮等3个指标成分及内标的质谱条件

化学成分	母离子质荷比（m/z）	子离子质荷比（m/z）	碰撞电压（V）	锥孔电压（V）	电喷雾离子源
白首乌二苯酮	301.00	283.00	15	30	−
去酰基萝藦苷元	379.15	361.20	15	30	−
青阳参苷元	499.20	137.00	35	30	−
葛根素	415.10	267.05	35	30	−

三、给药方式

取6只SPF级雄性SD大鼠，体质量为230～250g。单次灌胃给予隔山消提取物溶液10mL/kg，于给药后0.033、0.083、0.16、0.25、0.33、0.5、0.75、1、2、4、8、12、24、48h经尾静脉取血约0.3mL，置于涂有肝素的离心管中，4500rpm离心15min，分离血浆，置于−20℃冰箱保存，备用。

四、血浆样品前处理

取大鼠血浆100μL置于1.5mL离心管中，加入1%甲酸水10μL，涡混，加入201.1ng/mL葛根素10μL，加入400μL乙腈沉淀蛋白，涡混5min，超声10min，14000rpm离心10min，转移上清液用氮吹仪在37℃下吹干。吹干样品加入150μL初始流动相溶解，超声10min，14000rpm离心10min，取上清液UPLC-MS/MS进样分析。

五、药代动力学数据处理

采用Phoenix WinNonLin 8.2数据处理软件中的非房室模型（NCA）分析方法拟合各药动学参数。采用SPSS 22.0统计软件进行数据分析，实验结果用$\bar{x}\pm SD$表示，用独立样本t检验进行组间比较，$P < 0.05$为有统计学差异。

六、隔山消提取物在大鼠体内的药动学结果

应用建立的UPLC-MS/MS分析方法测定大鼠口服隔山消提取物后各时间点的血药浓度，得到的数据见表3-17和表3-18，平均血药浓度–时间曲线见图3-12。采用Phoenix WinNonLin 8.2软件计算药学参数，并对药物在大鼠体内

的动力学过程进行非房室模型拟合，其相关药动参数见表 3-17 和表 3-18。

　　灌胃给予隔山消提取物后，大鼠血浆中白首乌二苯酮在 15min 左右达到最大血药浓度，去酰基萝藦苷元在 30min 左右达到最大血药浓度，青阳参苷元在 15min 左右达到最大血药浓度。

表 3-17　白首乌二苯酮等 3 个成分的血药浓度测定结果（$\bar{x} \pm s$，n=6）

时间（h）	白首乌二苯酮（ng/mL）	去酰基萝藦苷元（ng/mL）	青阳参苷元（ng/mL）
0.033	1274.14±248.29	509.05±104.13	90.19±16.77
0.083	2954.33±564.6	1628.21±244.69	283.94±30.51
0.166	4807.14±374.88	3133.67±413.42	491.3±70.39
0.25	5949.2±542.16	4255.78±363.15	611.37±53.33
0.33	5629.61±476.62	4434.62±348.26	528.57±51.35
0.5	4568.03±642.79	4588.91±581.25	363.96±48.69
0.75	3486.85±528.8	4150.61±389.59	333.83±30.7
1	2724.44±384.29	3655.12±498.36	222±34.9
2	1266.74±279.53	2333.86±220.12	117.12±13.18
4	530.47±108.4	426.6±38.44	25.31±3.28
8	204.49±76.15	106.81±16.87	2.55±0.43
12	94.02±28.68	40.73±5.14	0.70±0.23
24	120.75±28.99	58.55±8.87	9.88±2.33
48	73.82±23.89	5.77±4.17	8.07±1.17

表 3-18　大鼠口服隔山消提取物后体内的主要药动学参数（$\bar{x} \pm s$，n=6）

药动学参数	单位	白首乌二苯酮	去酰基萝藦苷元	青阳参苷元
t_{max}	h	0.26±0.03	0.42±0.11	0.25±0.08
C_{max}	μg/L	6004.45±592.01	4679.95±499.39	611.37±53.33
$t_{1/2}$	h	9.14±2.41	10.03±3.16	9.23±2.25
$AUC_{0 \to t}$	（μg·h）/L	12797.64±911.28	11599.44±1305.5	986.02±149.76
$AUC_{0 \to \infty}$	（μg·h）/L	13798.83±1267.1	12255.16±2468.74	1205.2±453.77
CL	L/（h·kg）	0.36±0.03	1.15±0.2	8.73±2.11
V	L/kg	4.67±0.88	16.02±3.79	110.81±13.91
$MRT_{0 \to t}$	h	9.71±1.14	5.18±2.57	11.05±3.33
$MRT_{0 \to \infty}$	h	13.38±2.18	7.42±7.24	18.18±9.66

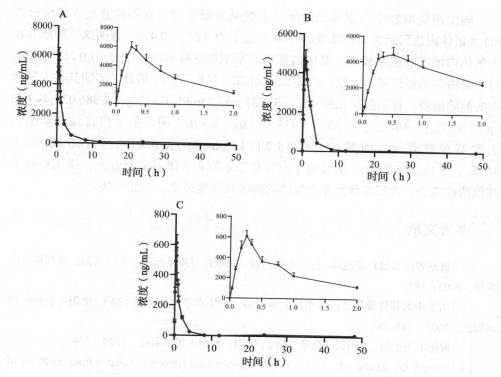

A. 白首乌二苯酮；B. 去酰基萝藦苷元；C. 青阳参苷元。

图3–12　大鼠口服隔山消提取物后的 C–t 药时曲线（$\bar{x} \pm s$，$n=6$）

七、讨论

由于血浆样品中内源性杂质多、样品浓度低、样品量受限等因素，因此血浆样品的处理方法在药动学的研究中至关重要。在样品制备方面，实验考察了液 – 液萃取（乙酸乙酯、正丁醇）和有机溶剂（甲醇、乙腈）蛋白质沉淀等方法对含药血浆进行前处理，然后进样检测，结果显示，经乙腈沉淀法处理的血浆样品能检测到的成分最多，峰形较好且响应高，故采用乙腈沉淀法作为本实验样品的处理方法。此外，由于待测成分为苯乙酮、C_{21} 甾体和酚酸类化合物，因其主要为极性较大的弱酸性化合物，在酸性条件下处于非解离状态，有利于被测成分的提取，因此本实验对在血浆样品处理中是否加甲酸及加入甲酸的比例进行考察。结果显示，加入甲酸后明显有利于被测成分的提取，且加入 1% 的甲酸水后各成分响应较好，因而最终确定血浆样品的处理方法为先用 1% 的甲酸酸化，再加入乙腈进行蛋白沉淀处理，并及时涡混，防止形成的蛋白包裹待测成分。

隔山消提取物中白首乌二苯酮、去酰基萝藦苷元、青阳参苷元 3 种成分在 SD 大鼠体内达到最大血药浓度的时间（t_{max}）为 0.25 ～ 0.42h，表明这三种成分在大鼠体内的吸收速率较快。其中白首乌二苯酮的达峰时间（t_{max}）为 0.26±0.03h，与牛景梅等的报道基本一致，CL [0.36±0.03 L/（h·kg）] 最低，表明其在大鼠体内的消除最慢。青阳参苷元的 C_{max}（611.37±53.33μg/L）、$AUC_{0\rightarrow t}$ [986.02±149.76（μg·h）/L]、$AUC_{0\rightarrow\infty}$ [1205.2±453.77（μg·h）/L] 明显低于白首乌二苯酮和去酰基萝藦苷元，而其 CL [8.73±2.11 L/（h·kg）]、$MRT_{0\rightarrow t}$（11.05±3.33h）、$MRT_{0\rightarrow\infty}$（18.18±9.66h）明显高于白首乌二苯酮和去酰基萝藦苷元，说明相较于其他两种成分，青阳参苷元在大鼠体内的吸收程度最低，消除较快。

参考文献

［1］贵州省药品监督管理局.贵州省中药材、民族药材质量标准［S］.贵阳：贵州科技出版社，2003：187.

［2］国家中医药管理局《中华本草》编委会，中华本草·苗药卷［M］.贵阳：贵州科技出版社，2005：283-284.

［3］贵阳市卫生局.贵阳民间药草［M］.贵阳：贵州人民出版社，1959：139.

［4］Wang Y Q, Zhang S J, Lu H, et al.A C_{21}-Steroidal Glycoside Isolated from the Roots of Cynanchum auriculatum Induces Cell Cycle Arrest and Apoptosis in Human Gastric Cancer SGC-7901 Cells［J］.Evidence-Based Complementary and Alternative Medicine, 2013：1-7.

［5］邓余，何江波，管开云，等.牛皮消化学成分研究［J］.天然产物研究与开发，2013，25（9）：729-732.

［6］Gu X J, Hao D C.Recent advances in phytochemistry and pharmacology of C_{21} steroid constituents from Cynanchumplants［J］.Chinese Journal of Natural Medicines, 2016, 14（5）：321-334.

［7］Wang L, Cai F J, Zhao W, et al.Cynanchum auriculatum Royle ex Wight., Cynanchum bungei Decne. and Cynanchum wilfordii（Maxim.）Hemsl.: Current Research and Prospects［J］.Molecules, 2021, 26（23）：7065-7104.

［8］Huang L J, Wang B, Zhang J X, et al.Synthesis and evaluation of antifungal activity of C_{21}-steroidal derivatives［J］.Bioorganic & Medicinal Chemistry Letters, 2016, 26（8）：2040-2043.

［9］Dan W J, Tuong T M L, Wang D C, et al.Natural products as sources of new fungicides（Ⅴ）: Design and synthesis of acetophenone derivatives against phytopathogenic fungi in vitro and in vivo［J］.Bioorganic & Medicinal Chemistry Letters, 2018, 28（17）：2861-2864.

［10］Shan L, Liu R H, Shen Y H, et al.Gastroprotective effect of a traditional Chinese herbal drug "Baishouwu" on experimental gastric lesions in rats［J］.Journal of Ethnopharmacology,

2006, 107（3）: 389-394.

［11］李艳, 黎开燕.隔山消的药理作用研究进展［J］.现代中西医结合杂志,2015,24（2）: 213-215.

［12］赵义雄, 唐春娥, 田振华.苗药隔山消治疗胃肠疾病的研究进展-附隔山消积颗粒的开发与应用［J］.中国民族医药杂志, 2012, 18（7）: 70-71.

［13］Chen W H, Zhang Z Z, Ban Y F, et al.Cynanchum bungei Decne and its two related species for "Baishouwu": A review on traditional uses, phytochemistry, and pharmacological activities［J］.Journal of Ethnopharmacology, 2019, 243（28）: 112110.

［14］Qian X, Li B, Li P, et al.C_{21} steroidal glycosides from Cynanchum auriculatum and their neuroprotective effects against H_2O_2-induced damage in PC12cells［J］.Phytochemistry, 2017, 140: 1-15.

［15］Fu X Y, Zhang S, Wang K, et al.Caudatin Inhibits Human Glioma Cells Growth Through Triggering DNA Damage-Mediated Cell Cycle Arrest［J］.Cellular and molecular neurobiology, 2015, 35（7）: 953-959.

［16］Yang Q X, Ge Y C, Huang X Y, et al.Cynanauriculoside C-E, three new antidepressant pregnane glycosides from Cynanchum auriculatum［J］.Phytochemistry Letters, 2011, 4（2）: 170-175.

［17］刘亭, 杨淑婷, 黎娜, 等.隔山消水溶性部位对阿托品抑制小鼠胃肠功能的影响［J］.贵州医科大学学报, 2018, 43（11）: 1252-1255.

［18］秦兰, 孙佳, 刘春花, 等.UPLC-ESI-MS/MS法测定苗药隔山消中8个成分含量［J］.贵州医科大学学报, 2021, 46（08）: 886-892.

［19］秦兰, 游景瑞, 潘洁, 等.隔山消提取物对功能性消化不良模型大鼠脑肠肽及胃肠道功能的作用机制研究［J］.中国药业, 2021, 30（13）: 23-26.

［20］詹鑫, 陈李璟, 廖广凤, 等.萝藦科药用植物中新C_{21}甾体的研究进展（Ⅰ）［J］.广西师范大学学报（自然科学版）, 2021, 39（5）: 1-29.

［21］王新婕, 李振麟, 钱士辉, 等.耳叶牛皮消中C_{21}甾体类成分研究进展［J］.中国野生植物资源, 2018, 37（3）: 51-55.

［22］Huang L J, Wang B, Zhang J X, et al.Studies on cytotoxic pregnane sapogenins from Cynanchum wilfordii［J］.Fitoterapia, 2015, 101: 107-116.

［23］Luo L, Sun T, Yang L, et al.Scopoletin ameliorates anxiety-like behaviors in complete Freund's adjuvant-induced mouse model［J］.Molecular brain, 2020, 13（1）: 15.

［24］褚子璇, 卢敏, 熊山.东莨菪内酯的药理活性及药代动力学研究进展［J］.化学研究, 2019, 30（4）: 434-440.

［25］Sun Y, Liu Z, Wang J, et al.Aqueous ionic liquid based ultrasonic assisted extraction of four acetophenones from the Chinese medicinal plant Cynanchum bungei Decne［J］.Ultrasonics sonochemistry, 2013, 20（1）: 180-186.

［26］牛景梅，吕宝兴，赵进红，等.泰山白首乌中白首乌二苯酮在大鼠体内药代动力学研究［J］.泰山医学院学报，2020，41（5）：349-352.

［27］巩仔鹏，林朝展，韩立炜.从国家自然科学基金资助项目浅析中药药代动力学研究现状［J］.中国中药杂志，2021，46（4）：1010-1016.

［28］陈艳君，刘梅，靳倩，等.食物影响口服药物吸收的研究进展［J］.中国新药杂志，2018，27（10）：1137-1143.

［29］刘建平.生物药剂学与药物动力学［M］.北京：人民卫生出版社，2016：89.

［30］霍慧灵.麻黄类药对组成规律的基础研究——麻黄石膏药对血药动力学、组织分布及排泄特征的研究［D］.广州：南方医科大学，2015.

［31］罗轶凡，任利翔，李晓红，等.药物肠道吸收研究方法概述［J］.药物评价研究，2017，40（5）：706-710.

［32］Zhang Y，Zhang M，Hu G，et al.Elevated system exposures of baicalin after combinatory oral administration of rhein and baicalin：Mainly related to breast cancer resistance protein（ABCG2），not UDP-glucuronosyltransferases［J］.Journal of Ethnopharmacology，2020，250：112528.

［33］刘春花，王明金，杨淑婷，等.基于外翻肠囊模型研究茁草提取物在正常和心肌缺血模型大鼠中的肠吸收特征［J］.中国中药杂志，2021，46（1）：196-205.

［34］Wang D D，Liu R，Zeng J X，et al.Preliminary screening of the potential active ingredientsin traditional Chinese medicines using the Ussing chamber model combined with HPLC-PDA-MS［J］.Journal of Chromatography B，2021，1189：123090.

［35］Yao Y B，Mi W J，Cao G Z，et al.The Absorption Characteristics of Nonvolatile Components in a Water Extraction From Amomi fructus as Determined by In Situ Single-Pass Intestinal Perfusion and High-Performance Liquid Chromatography［J］.Frontiers in pharmacology，2020，11：711-720.

［36］Huang W，Chen S，Sun L，et al.Study on the intestinal permeability of lamivudine using Caco-2 cells monolayer and Single-pass intestinal perfusion［J］.Saudi J Biol Sci，2022，29（4）：2247-2252.

［37］胡小红.石斛酚、丁香酸的跨膜转运初步研究［D］.广州：广州中医药大学，2015.

［38］尹国兴，尹海鹏，郭宝芳.东莨菪内酯的药理活性和药动学研究进展［J］.中国医药指南，2014，12（5）：46-47.

［39］刘利琴，张静雅，陆苑，等.外翻肠囊法研究隔山消提取物在正常和功能性消化不良模型大鼠中的肠吸收差异［J］.中国中药杂志，2022，47（14）：3915-3922.

［40］Zeng Y，Li S，Wang X，et al.ValidatedLC-MS/MS Method for the Determination of Scopoletinin Rat Plasmaand Its Application to Pharmacokinetic Studies［J］.Molecules，2015，20（10）：18988-19001.

［41］王力彬.儿茶-黄芩配伍体内效应物质基础研究［D］.西安：西北农林科技大学，2018.

［42］徐铭玥.逍遥散多组分药代动力学及组织分布研究［D］.哈尔滨：哈尔滨师范大学，2019.

［43］陈笑情.UHPLC-MS/MS 法研究中药材火炭母和白花蛇舌草中多种活性成分在 SD 大鼠体内的药代动力学和生物分布的特征［D］.南宁：广西大学，2019.

［44］赵艳，张海涛.四磨汤口服液联合布拉氏酵母菌治疗功能性消化不良患儿的效果及对胃肠激素水平的影响［J］.世界中西医结合杂志，2021，16（9）：1679-1683.

［45］李莉，贾庆玲，王煜姣，等.柴胡疏肝散对功能性消化不良大鼠胃组织线粒体功能及线粒体自噬的影响［J］.中国实验方剂学杂志，2021，27（23）：26-34.

［46］独思静，从禹，国嵩，等.康复新液对慢性萎缩性胃炎模型大鼠胃组织病理的影响［J］.中医杂志，2020，61（22）：1990-1995.

［47］梁君蓉，周永强，胡康，等.胃苏颗粒联合多潘立酮治疗肝胃不和型功能性消化不良及对胃肠激素影响的临床研究［J］.中国中西医结合消化杂志，2021，29（4）：272-275.

［48］刘林林，李辉，何丹，等.利用 RRLC-QqQ-MS" 方法分析比较青皮、陈皮提取物在大鼠尿液及粪便中代谢及排泄过程［J］.中国中药杂志，2018，43（22）：4519-4527.

［49］樊雪艳，王鑫，刘晓晨，等.HPLC-MS/MS 同时测定广金钱草中 8 种成分在大鼠胆汁中的浓度及其排泄动力学研究［J］.中国中药杂志，2017，42（19）：3795-3801.

［50］Lu Y，Li N，Zhu X Q，et al.Comparative analysis of excretion of six major compounds of Polygonum orientale L.extract in urine，feces and bile under physiological and myocardial ischemia conditions in rats using UPLC-MS/MS［J］.Biomedi cal Chromato Graphy，2021，35（10）：e5174.

［51］刘松青，刘芳.药物色谱分析中生物样品的前处理方法［J］.中国医院用药评价与分析，2012，12（10）：871-873.

［52］晋齐中，汪宁，刘亚芳.中药生物样品分析前处理方法研究［J］.亚太传统医药，2014，10（4）：67-69.

［53］杜闻杉，刘沛，刘翠哲.超高效液相色谱 - 质谱联用技术在药代动力学研究中的应用［J］.承德医学院学报，2015，32（5）：425-427.

［54］贾彦波，王清清，宋海峰.高效液相色谱 - 串联质谱法（HPLC-MS"）分析生物样品时的基质效应研究［J］.军事医学，2011，35（2）：149-152.

［55］张晶，温泉，徐旭，等.基于 UHPLC-QTOF-MS/MS 技术的铁筷子中 3 个香豆素在大鼠体内代谢研究［J］.中国中药杂志，2018，43（21）：4330-4338.

［56］孙从永.助眠天然活性成分丁香酸脂质体的制备及体内外评价研究［D］.南京：江苏大学，2017.

［57］Mihanfar A，Darband S G，Sadighparvar S，et al. In vitro and in vivo anticancer effects of syringic acid on colorectal cancer：Possible mechanistic view［J］.Chem Biol Interac，2021，337（58）：109337.

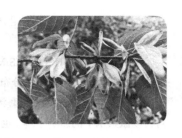

第四章 杜　仲

第一节　背景概述

　　杜仲为杜仲科植物杜仲 *Eucommia ulmoides* Oliv. 的干燥树皮，又名思仙、丝棉皮、思仲、扯丝皮，主产于四川、贵州、浙江、湖北、湖南等省，属我国名贵滋补药材。杜仲在我国已有 2000 多年的临床用药史，药用价值极高，《神农本草经》将其列为上品。青娥丸（《太平惠民和剂局方》）、右归丸（《景岳全书》）、杜仲汤（《圣济总录》）、独活寄生汤（《备急千金要方》）、温胞饮（《傅青主女科》）等都是含有杜仲的经典方剂。杜仲具有补肝肾、降血压、强筋骨、抗肿瘤、安胎等诸多功效，现已广泛应用于临床。目前，以杜仲为主药的中药制剂包括杜仲颗粒、复方杜仲胶囊、复方杜仲丸、杜仲壮骨胶囊、杜仲平压片等。

　　随着对杜仲的深入研究，其化学成分和现代药理作用日趋明确。为了更精确地衡量杜仲中各类活性成分的量及类型，许多学者开展了极为丰富的研究与实践。目前已从杜仲的皮、叶、种子、花等部位中分离得到了 205 种化合物，按其结构类型可分为木脂素类、环烯醚萜类、酚酸类、萜类、甾体类、黄酮类等。杜仲中含有多种活性成分。现代药理学研究表明，杜仲具有降血压、降血糖、降血脂、预防骨质疏松、免疫调节等作用。

　　虽然已有相当数量的关于杜仲药理作用、化学成分和临床应用的报道，但对于其在体内发挥疗效的物质基础尚不明确，其体内过程、吸收机理及影响因素仍有待进一步研究。药物吸收、分布、代谢和排泄的研究是新药评价和开发的重要环节，其中吸收是重要环节，也是解决中药药用物质基础的首要任务。药物口服后透过胃肠上皮细胞进入血液，经人体循环系统分布到各组织器官、靶点，并在到达一定血药浓度时才能发挥作用。研究中药的吸收机制，获得药物在肠道的吸收机制、吸收影响因素、有效吸收部位等信息，对于其在临床上更好地发挥药效具有重要意义。

　　Caco-2 细胞来源于人结肠癌细胞，同源性好，其功能和形态与小肠上皮细胞相似，具有与小肠刷状缘上皮相对应的酶系。Caco-2 细胞模型能够较好地重现药物吸收的人体内环境，进而能获得药物在细胞的摄取、转运、代谢等信息，现已经广泛运用于实验领域。大鼠在体肠灌流模型是以灌流液中药物的消失率来评价药物的吸收量和吸收速率的方法。其不切断神经及血管，既能保证肠道神经及内分泌系统的完好，又能保证淋巴液及血液的供应，现已广泛用于药物吸收的研究。中药药动学是以中药理论为指导，借助药动学原理研究中药中活性成分或组分，以及单复方中药在体内的吸收、分布、代谢和排泄的经时动态变化规律的学科。中药药动学的研究既可以获取中药药动学参数，又可以为优化给药方案、设计药物新剂型提供依据；同时也可以通过药物体内过程研究来阐述药物的作用机制，从而为新药筛选提供思路。本章将初步从多个角度阐述杜仲提取物中主要成分的肠道吸收机制、吸收影响因素，为制定个性化临床给药方案和设计新剂型提供依据，也为杜仲提取物的口服剂型研究提供理论依据与基础，并为杜仲的新药开发提供一定参考。

第二节 血清药物化学研究

本研究采用血清药物化学研究方法，通过 UHPLC-Q-TOF-MS 指纹图谱技术观察杜仲经口服后的体内动态过程，以确定杜仲在血中的移行成分，为最终确定杜仲药效物质成分奠定基础。

一、杜仲提取物的制备

杜仲加 10 倍量水煎 2h，共煎 3 次，浓缩，加乙醇醇沉，静置 12h，抽滤，回收乙醇，用水饱和的正丁醇（1/2 倍量）提取 4 次，回收正丁醇，上 D101 大孔树脂，40% 乙醇洗脱，收集洗脱液，回收乙醇，浓缩并真空干燥，得杜仲提取物。

二、含药血清的采集

取清洁级 SD 大鼠，雌雄各半，随机分为 2 组，即空白组和给药组，禁食 12h，自由饮水。按每次 96g/kg 剂量分 2 次给予杜仲提取物，并连续给药 3d，空白组给予等体积的蒸馏水。于末次给药 1h 后股动脉采血，取全血置于 37℃水浴保温至上层有淡黄色液体析出，取出后 15000rpm 离心 10min，取上层血清。将同一组大鼠的血清混合，以消除个体差异，置于 −20℃冰箱保存，备用。

三、血清样品的制备

取含药血清和空白血清各 1mL，依次加入 0.2mL 1% 甲酸水溶液、4mL 甲醇，涡混 2min，超声 10min，15000rpm 低温离心 10min。随后取上清液置氮吹仪中在 37℃下吹干。再加入 1mL 甲醇于吹干样品中，按上述处理方法 2 次沉淀蛋白，上清液于 37℃氮气吹干后，残留物加入 200μL 甲醇复溶，涡旋 2min，超声 10min，于冷冻高速离心机 15000rpm 低温离心 10min，得含药血清样品、空白血清样品，备用。

四、色谱条件

Agilent Eclipse Plus C_{18} RRHD 色谱柱（100mm×2.1mm，1.8μm）；流动相为 0.1% 甲酸水（A）–0.1% 甲酸乙腈（B）。梯度洗脱：0 ～ 10min，5% ～ 25%（A）；10 ～ 14min，25% ～ 45%（A）；14 ～ 17min，45% ～ 100%（A）；17 ～ 18min，100% ～ 5%（A）。体积流量 0.3mL/min，柱温 40℃，进样体积 2μL。

五、质谱条件

电喷雾离子源，扫描方式为正、负离子扫描（ESI⁻、ESI⁺，m/z100 ～ 1000）；毛细管电压 4.5kV；锥孔电压 150V；离子源温度 110℃；雾化气（N_2）压力 0.12MPa，温度 200℃，体积流量 8.0mL/min。准确质量测定采用甲酸钠校正标准液；校正模式选用 Enhanced Quadratic。数据分析采用 Data Analysis 软件、Metabolite Detect 软件。

六、杜仲提取物化学成分分析

分别取杜仲提取物样品液和混合对照品溶液进 UHPLC–Q–TOF–MS 系统分析，得到杜仲提取物样品液（图 4–1–A）和混合对照品溶液（图 4–1–B）的质谱总离子流色谱图。通过比较杜仲提取物样品液和混合对照品溶液的保留时间（t_R），以及分析二级碎片离子信息，在杜仲提取物样品液中归属了 10 个色谱峰，确定 1 号为京尼平苷酸、2 号为原儿茶酸、3 号为新绿原酸、4 号为绿原酸、5 号为隐绿原酸、6 号为京尼平苷、7 号为松脂醇二葡萄糖苷、9 号为松脂醇单葡萄糖苷；并通过参阅文献和分析质谱二级碎片离子信息，推断 8 号可能为 1– 羟基松脂醇单葡萄糖苷、10 号可能为杜仲醇（表 4-1）。

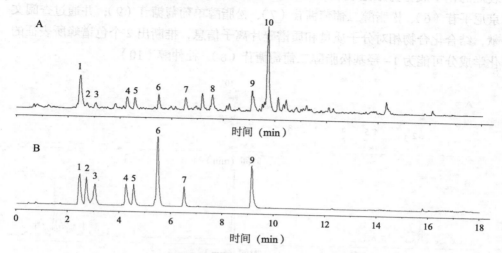

A. 杜仲提取物样品液；B. 混合对照品溶液。

图 4-1　杜仲提取物样品液和混合对照品溶液的总离子流色谱图

表 4-1　杜仲提取物总离子流色谱峰保留时间及归属

峰号	保留时间（min）	[M−H]⁻	[M+HCOO]⁻	质谱碎片信息	化合物
1	2.5	373.1147	—	$211[M-H-C_6H_{10}O_5]^-$	京尼平苷酸
2	2.7	153.0199	—	$109[M-H-CO_2]^-$	原儿茶酸
3	3.1	353.0877	—	$191[M-H-C_6H_{10}O_5]^-$	新绿原酸
4	4.3	353.0894	—	$191[M-H-C_6H_{10}O_5]^-$	绿原酸
5	4.6	353.0884	—	$191[M-H-C_6H_{10}O_5]^-$	隐绿原酸
6	5.4	387.1294	433.1368	$225[M-H-C_6H_{10}O_5]^-$	京尼平苷
7	6.6	681.2391	727.2435	$519[M-H-C_6H_{10}O_5]^-$	松脂醇二葡萄糖苷
8	7.5	535.1836		$373[M-H-C_6H_{10}O_5]^-$	1−羟基松脂醇单葡萄糖苷
9	9.1	519.1878		$357[M-H-C_6H_{10}O_5]^-$	松脂醇单葡萄糖苷
10	9.7	187.0969	—	$125[M-H-H_2O-CO_2]^-$	杜仲醇

七、口服杜仲提取物吸收后的入血成分分析

运用 Metabolite Detect 软件将空白血清色谱图（图 4-2-C）从给药血清色谱图（图 4-2-B）中扣除，得到差异图谱（图 4-2-D）。通过比较杜仲提取物样品液、杜仲提取物含药血清和空白血清差异色谱图发现，除去血清中的固有成分，杜仲含药血清中出现了 7 种移行成分。采用对照品对照，确定其中 5 个色谱峰所

表征的化学成分为原型吸收入血成分，依次为京尼平苷酸（1）、原儿茶酸（2）、京尼平苷（6）、松脂醇二葡萄糖苷（7）、松脂醇单葡萄糖苷（9）；并通过查阅文献，结合化合物相对分子质量和质谱碎片离子信息，推断出2个色谱峰所表征的化学成分可能为1-羟基松脂醇二葡萄糖苷（8）、杜仲醇（10）。

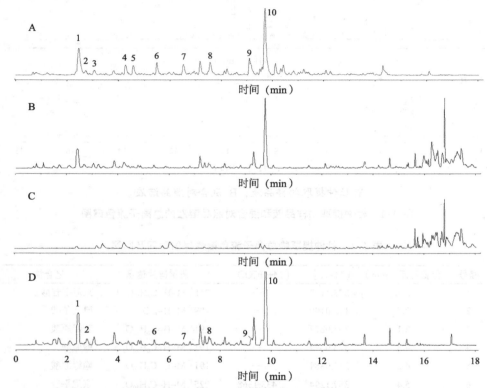

A.杜仲提取物；B.末次给杜仲提取物60min后含药血清；C.空白血清；D.含药血清与空白血清差异图。

图4-2　杜仲含药血清总离子流色谱图

八、讨论

UHPLC-Q-TOF-MS 具有液相色谱强大的分离能力和质谱的高分辨能力等特点，目前已成为体内药物分析的首选方法。本实验采用 UHPLC-Q-TOF-MS 系统建立了生物样品中可靠的定性分析方法。该方法能够较全面地反映杜仲口服后吸收入血的药物成分，为快速确定杜仲药效物质基础及代谢研究奠定基础。为了获得分离度好、灵敏性高，以及信息量丰富的色谱图，本实验对色谱条件进行了优化，包括流动相的组成、进样体积、运行时间的选择。并且实验中分别采用正、负离子扫描方式对混合对照品溶液及杜仲提取物样品液进行全扫描，结果发现在负离子模式下杜仲提取物样品液中的化合物响应相对较高，各色谱峰之间实现了较好的分离，因此实验选择了负离子模式为测试模式。

根据文献报道和前期预实验结果得出了给药剂量为每次 96g/kg，并分 2 次给药。含药血清包括许多内源性杂质和蛋白类成分，直接进样检测可能会干扰实验结果，并且会对仪器造成污染，因此本实验对血清样品的处理方法亦进行了考察，如分别考察了有机溶剂沉淀蛋白法、醋酸乙酯萃取法、热水浴法、HLB 固相小柱萃取 4 种方法对血清样品的影响，最终选择信息量最大的甲醇沉淀法对样品进行处理。但由于甲醇沉淀法不能有效去除所有的内源性物质，因此运用 Metabolite Detect 软件将空白血清色谱图从含药血清色谱图中扣除，得到差异图谱，进一步提高了定性分析的准确性及工作效率。在考察确定了给药方案后，开始制备含药血清，但只找到少量吸收入血的木脂素类和环烯醚萜类原型成分，未找到绿原酸及其同分异构体，可能是因为这些成分在大鼠体内发生了生物转化，因此有待进一步研究各个成分在大鼠体内的代谢过程。

第三节 吸收研究

一、杜仲提取物在 Caco-2 细胞的吸收特性研究

（一）杜仲提取物的制备

取杜仲药材（1 ~ 3cm），加 10 倍量水煎煮 3 次，每次 2h，滤过，合并滤液，浓缩至相对密度 1.05 ~ 1.07（50℃），加乙醇至溶液含醇量 65%，搅拌均匀，静置 12h，抽滤，滤液减压回收乙醇并浓缩至相对密度 1.04 ~ 1.06（50℃），用 1/2 倍量水饱和的正丁醇萃取 4 次，减压回收正丁醇至相对密度 1.04 ~ 1.06（50℃），上 D101 大孔树脂（15kg，8cm，径高比 1：6），用 40% 乙醇洗脱（洗脱流速 1.5BV/h），收集流穿液和洗脱液，回收乙醇，残留物真空干燥，得杜仲提取物，得膏率为 2.1%。

（二）实验方法

运用 Caco-2 细胞模型考察杜仲提取物中京尼平苷酸、原儿茶酸、松脂醇单葡萄糖苷、松脂醇二葡萄糖苷的摄取特点，并以此为基础考察不同温度、浓度、pH 及时间对可被吸收成分吸收的影响，以期为杜仲提取物的制剂研发提供一定的科学依据。

1. 色谱条件 Waters BEH C$_{18}$ 色谱柱（2.1mm×50mm，1.7μm）；Waters Van Guard BEH C$_{18}$ 保护柱（2.1mm×5mm,1.7μm）。洗脱梯度：0～0.5min，5%～10%（A）；0.5～3.5min，10%～20%（A）；3.5～4min，20%～90%（A）；4～5min，90%～5%（A）。流速0.35mL/min，柱温45℃，进样器温度15℃，进样体积2μL。

2. 质谱条件 Waters Acquity TQD 质谱仪，MassLynx V4.1 工作站，电喷雾电离源；毛细管电压3kV；离子源温度120℃；去溶剂气温度350℃；去溶剂气（氮气）流速650L/h；碰撞气（氩气）流速0.16mL/min；扫描方式为选择离子监测模式（SIR）。京尼平苷酸等四种成分及内标用于定量分析的监测离子见表4-2。

表4-2 质谱条件

化合物	母离子质荷比（m/z）	驻留时间（s）	锥孔电压（V）
京尼平苷酸	373.2	0.05	35
原儿茶酸	152.9	0.05	35
松脂醇二葡萄糖苷	681.3	0.05	35
松脂醇单葡萄糖苷	519.3	0.05	35
葛根素	417.0	0.05	35

（三）杜仲提取物在Caco-2细胞的摄取特性

1.Caco-2细胞的培养 Caco-2细胞株，传代数在50代以内。将细胞接种于含10%胎牛血清的培养液（含3.7g/L NaHCO$_3$，1%L-谷氨酰胺及105U/L青霉素-链霉素双抗液）中，置于5% CO$_2$、37℃培养箱中。待细胞生长融合约80%贴壁时，采用0.25%胰蛋白酶消化，细胞按10×10^4/cm^{2}接种于6孔培养板，接种24h后更换培养液，以后隔天更换1次培养液，1周后每天换液1次，细胞培养14d后，测定细胞跨膜电阻值为300Ω/cm^2，细胞单层膜形成后给药。

2. 细胞摄取影响因素考察 将培养14d的细胞用37℃、pH值为7.4的HBSS缓冲溶液在培养箱中培养20min后，吸去缓冲溶液。用HBSS缓冲溶液轻轻冲洗两遍，洗去细胞单分子层表面的杂质。加入含药的HBSS溶液1mL，置37℃的培养箱中，分别考察不同培养时间（15、30、60、90、120、180min）、不同浓度（0.2、0.5、1、2、5mg/mL）、培养介质不同pH值（4.0、5.0、6.0、7.0、8.0）、不同温度（4、25、37℃），以及不同P-gp抑制剂（环孢菌素A、维拉帕米）对杜仲提取物细胞摄取的影响。

3. 样品处理 取300μL细胞悬液，加入300μL甲醇沉淀蛋白，涡混2min，

15000rpm 离心 10min，取 2μL 上清液进样分析，测定京尼平苷酸、原儿茶酸、松脂醇二葡萄糖苷和松脂醇单葡萄糖苷的浓度。另取 10μL 细胞悬液，以考马斯亮蓝法测定蛋白含量，摄取量以 mg（药物）/g（蛋白）表示。

4. 统计分析 统计分析所得数据以 $\bar{x} \pm s$ 表示，组间差异比较用 t 检验，$P < 0.05$ 有统计学意义。

（四）不同浓度杜仲提取物对 Caco-2 细胞的毒性

选取对数生长期的 Caco-2 细胞，以每孔 100μL，$(10 \sim 20) \times 10^4/cm^2$ 接种于 96 孔培养板中，将培养板置于 37℃、5% CO_2 培养箱中孵育 48h。实验分为正常对照组、药物组。正常对照组每孔加入 100μL DMEM 培养液；药物组将杜仲提取物稀释至不同浓度（0.5、5、10、20、40mg/mL），每孔加入 100μL，4h 后用 MTT 法检测。抑制率（%）=（对照组 OD− 实验组 OD）/ 对照组 OD×100%。每个浓度平行 5 孔，实验重复 3 次。结果（图 4-3）显示，在所设置的浓度范围内，随着浓度的增加，杜仲提取物对 Caco-2 细胞的生长具有抑制作用，表明提取物浓度在 5mg/mL 以上时有细胞毒性（$P < 0.05$），因此选择 5mg/mL 以下浓度进行下一步的摄取实验。

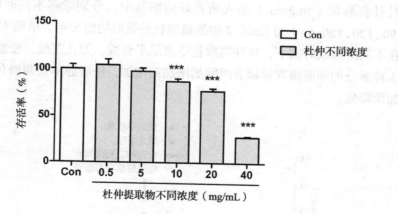

注：与对照组存活率相比，$^*P < 0.05$。

图 4-3 不同浓度杜仲提取物对 Caco-2 细胞的毒性

（五）不同浓度对 Caco-2 细胞摄取的影响

分别加入杜仲提取物的 Hank's 溶液（0.2、0.5、1、2.5、5mg/mL）2mL，按"样品处理方法"项下分析，计算摄取量。在浓度为 0.2 ~ 5mg/mL 的杜仲提取物中，京尼平苷酸、原儿茶酸、松脂醇二葡萄糖苷和松脂醇单葡萄糖苷 4 种成分的细胞摄取量与浓度呈线性关系，回归方程分别为 $y=0.051x-0.016$，$r^2=0.9941$；

$y=0.040x+0.018$，$r^2=0.9916$；$y=0.082x-0.055$，$r^2=0.9989$；$y=0.029x+0.033$，$r^2=0.998$。结果（图 4-4）表明，京尼平苷酸等 4 种成分的摄取主要表现为被动扩散。

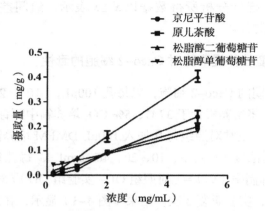

图 4-4　杜仲提取物不同浓度对 Caco-2 细胞摄取的影响

（六）不同时间对 Caco-2 细胞摄取的影响

将杜仲提取物（5mg/mL）加入培养好的细胞中，分别考察不同时间（15、30、60、90、120、180min）对 Caco-2 细胞摄取杜仲提取物的影响。结果（图 4-5）显示，在不同的摄取时间下，杜仲提取物中京尼平苷酸、原儿茶酸、松脂醇二葡萄糖苷 3 种成分的细胞摄取量随着时间的增加而增加，松脂醇单葡萄糖苷随着时间的增加而降低。

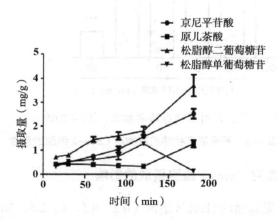

图 4-5　杜仲提取物不同时间对 Caco-2 细胞摄取的影响

（七）不同 pH 值对 Caco-2 细胞摄取的影响

将杜仲提取物（5mg/mL）分别溶于不同 pH 值（4、5、6、7、8）的 Hank's 溶液中，分别在加药 60min 后测定不同 pH 值对 Caco-2 细胞摄取杜仲提取物的影响。结果（图 4-6）显示，在 pH 值 4、5、6、7、8 条件下，杜仲提取物中京尼平苷酸、原儿茶酸、松脂醇二葡萄糖苷和松脂醇单葡萄糖苷 4 种成分的细胞摄取量随 pH 值的增加而逐渐降低，表明酸性环境相对有利于京尼平苷酸等 4 种成分的吸收。考虑到小肠的吸收环境，因此选择 pH 值 6 作为后续实验的 pH 环境。

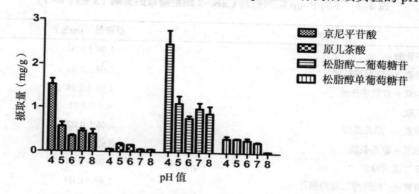

图 4-6 杜仲提取物不同 pH 值对 Caco-2 细胞摄取的影响

（八）不同温度对 Caco-2 细胞摄取的影响

将杜仲提取物（5mg/mL）加入培养好的细胞中，在 pH 值为 6、加药 60min 后测定不同温度（4、25、37℃）对 Caco-2 细胞摄取杜仲提取物的影响。结果（图 4-7）显示，在不同温度下，杜仲提取物中的京尼平苷酸等 4 个成分的细胞摄取量都随着温度的增加而增加。

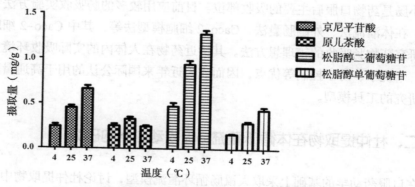

图 4-7 杜仲提取物不同温度对 Caco-2 细胞摄取的影响

（九）不同 P-gp 抑制剂对 Caco-2 细胞摄取的影响

按上述所确定的 pH 值 6、37℃作为摄取条件，分别加入含同浓度的杜仲提取物（5mg/mL）溶液、含维拉帕米（25μg/mL）的杜仲提取物溶液、含环孢菌素 A（10μg/mL）的杜仲提取物溶液，分别与给药 60min 后测定有无抑制剂存在时 Caco-2 细胞对杜仲提取物摄取的变化，数据用 $\bar{x} \pm s$ 表示，采用 SPSS 18.0 软件，统计采用单因素方差分析，结果见表 4-3。

表 4-3　不同 P-gp 抑制剂对 Caco-2 细胞摄取的影响（$\bar{x} \pm s$，n=3）

化合物	摄取量（mg/g）
京尼平苷酸	1.08±0.06
环孢菌素 A+ 京尼平苷酸	1.04±0.06
维拉帕米 + 京尼平苷酸	1.08±0.08
原儿茶酸	0.4±0.03
环孢菌素 A+ 原儿茶酸	0.46±0.02*
维拉帕米 + 原儿茶酸	0.52±0.04*
松脂醇二葡萄糖苷	1.98±0.14
环孢菌素 A+ 松脂醇二葡萄糖苷	1.89±0.09
维拉帕米 + 松脂醇二葡萄糖苷	2.04±0.12
松脂醇单葡萄糖苷	0.61±0.01
环孢菌素 A+ 松脂醇单葡萄糖苷	0.59±0.03
维拉帕米 + 松脂醇单葡萄糖苷	0.61±0.02

注：与杜仲提取物比较，*$P < 0.05$。

（十）讨论

小肠是药物口服后主要的吸收部位。目前应用较多的肠吸收实验方法有外翻环法、在体灌流法、外翻肠囊法、Caco-2 细胞模型法等，其中 Caco-2 细胞模型法是研究药物肠吸收的较理想方法。其接近药物在人体内的实际吸收环境，兼具快速、干扰小、易于控制等优点，因而成为近年来国际公认的用于高通量药物肠吸收研究的工具模型。

二、杜仲提取物在体循环灌流肠吸收动力学的研究

在口服药动学的基础上采取大鼠肠循环灌流模型，讨论杜仲提取物中可被吸收成分在大鼠小肠的吸收程度，考察杜仲提取物中原儿茶酸、京尼平苷酸、绿原

酸、新绿原酸、隐绿原酸、松脂醇二葡萄糖苷、松脂醇单葡萄糖苷 7 种成分在小肠中的吸收特性，以及不同药物浓度、胆汁、肠段、P-gp 抑制剂等条件对上述 7 种成分相关因素的影响等信息。

（一）Krebs-Ringer's（K-R）营养液的配制

称取氯化钙 0.37g，葡萄糖 1.4g，分别加少量蒸馏水使之溶解。再称取氯化钠 7.8g，氯化钾 0.35g，碳酸氢钠 1.37g，磷酸二氢钠 0.32g，氯化镁 0.02g，加蒸馏水溶解后与溶解的氯化钙及葡萄糖液混匀，用蒸馏水定容至 1L。

（二）杜仲提取物供试液的制备

取适量杜仲提取物，加入适量的 K-R 营养液，超声使其溶解，10000rpm 离心 5min，取上清液备用，获得 2.0、4.0、8.0mg/mL 的供试液。

（三）样品处理方法

取样品液 100μL，置于塑料离心管中，加入 0.1% 的甲酸水溶液 100μL，再加入 20μg/mL 的内标溶液 20μL，加入 400μL 甲醇，涡混 1min，15000rpm 离心 5min，取上清液进样 UPLC-MS/MS 分析。

（四）大鼠在体循环肠灌流实验

大鼠实验前禁食过夜，可以自由饮水。实验时给大鼠腹腔注射 25% 乌拉坦 1.4g/kg，麻醉后固定。沿腹中线打开腹腔（约 4cm），于实验肠段两端各切一小口，在上端小口处插入直径为 0.3cm 的硅胶软管，并用手术线扎紧。用注射器将 37℃ 的生理盐水缓慢注入肠管，清洗肠内容物至干净。然后在实验肠管下端小口处插入硅胶软管，并用手术线扎紧。肠管两端的硅胶软管与蠕动泵的胶管连接，形成回路，开启蠕动泵。取 50mL 肠循环液以 5mL/min 流速循环 10min 后，将流速调节为 2.5mL/min，立刻读出肠循环液的体积并自循环液量筒中取样 1mL，作为零时间测定药物浓度的样品，此时需向量筒中补加 K-R 缓冲溶液 1mL。其后每隔 30min 按照同法读数、取样、补加 K-R 缓冲溶液，循环 3h 后终止。根据量筒读数的变化来计算大鼠吸水量，进而计算各时间点药物的量，即剩余药量 P_{t_n}（μg）。在循环回路中用 50mL 量筒盛装含药肠循环液，每至取样时间点读取液体体积，待循环完毕后，用空气排净管路和肠道内液体，即为管路、肠道的死体积。死体积加上每一时间点的量筒读数体积即为该时间点的循环液体积。以此方法进行肠循环液的体积校正，以剩余药量的自然对数和取样时间 t 作图，求出吸收转化速率常数 K_a（h^{-1}）、3h 百分吸收转化率 A（%）等参数。

（五）数据分析

1.杜仲提取物在体肠吸收中量筒法标定循环液体积、肠剩余药量，分别用公式（4-1、4-2）计算。

$$V_{t_n} = \frac{(V_{t_{n-1}} - 1.5) \times C'_{t_{n-1}} + 1.5 \times C'_{t_0}}{C'_{t_n}} \tag{4-1}$$

$$P_{t_n} = C_{t_n} \times V_{t_n} + 1.5 \times \sum_{i=1}^{n-1} C_{t_1} \tag{4-2}$$

2.吸收动力学参数的计算　以小肠内剩余药量的对数（$\ln X$）对取样时间 t 作图，所得的直线斜率即为吸收速率常数 K_a（h^{-1}）。

$$3h累积吸收率 = \frac{0h剩余药量 - 3h剩余药量}{0h剩余药量} \times 100\% \tag{4-3}$$

（六）杜仲提取物溶液的 pH 值对吸收的影响

由于药物吸收可能受到循环液 pH 值的影响，故考察了杜仲提取物浓度为 4.0mg/mL 条件下不同 pH 值（5.0、6.0、6.86、7.4）对杜仲提取物中京尼平苷酸等 7 种成分的吸收影响，结果见表 4-4。

表 4-4　杜仲提取物溶液的 pH 值对吸收的影响（$\bar{x} \pm s$，$n=4$）

化合物	pH=7.4		pH=6.86		pH=6.0		pH=5.0	
	A（%）	K_a（h^{-1}）	A（%）	K_a（h^{-1}）	A（%）	K_a（h^{-1}）	A（%）	K_a（h^{-1}）
京尼平苷酸	19±8.8	0.11±0.02	30±6.9	0.05±0.02	32±6.8	0.09±0.05	29±8.2	0.09±0.04
新绿原酸	18±1.5	0.06±0.02	26±2.4**	0.08±0.03	22±6.4	0.06±0.02	17±4.9	0.05±0.04
原儿茶酸	31±2.2	0.10±0.01	38±14.1	0.15±0.06	44±3.8	0.18±0.07	40±4.9	0.16±0.04
绿原酸	25±0.9	0.09±0.04	25±3.4	0.09±0.00	27±1.3	0.10±0.01	28±5.2	0.10±0.05
隐绿原酸	14±3.1	0.06±0.03	19±4.0	0.07±0.01	23±8.4**	0.09±0.02	23±3.5**	0.08±0.04
松脂醇二葡萄糖苷	23±3.2	0.06±0.04	20±1.8	0.05±0.02	24±4.3	0.07±0.01	29±3.2**	0.10±0.05
松脂醇单葡萄糖苷	33±3.6	0.12±0.02	23±3.3**	0.09±0.04	28±7.2	0.09±0.03	31±4.4	0.12±0.04

注：与 pH 值 7.4 的提取物溶液相比，**$P < 0.05$。

通过方差分析得出，所有成分各 pH 值条件下的 K_a 没有显著性差异（$P > 0.05$），表明几种成分的吸收速率基本不受 pH 值的影响。通过比较 3h 累积吸收常数（A），结果显示新绿原酸在 pH 值 6.86 的吸收要明显高于 pH 值 7.4 时，隐绿原酸在 pH 值 6.0 或 5.0 时的吸收要明显高于 pH 值 7.4 时，松脂醇二葡萄糖苷在 pH 值 5.0 时的吸收要明显高于 pH 值 7.4 时，松脂醇单葡萄糖苷在 pH 值 6.86 的吸收要明显低于 pH 值 7.4 时，统计学有显著性差异。京尼平苷酸、原儿茶酸、绿原酸 3 种成分经方差分析在各 pH 值下各成分没有显著性差异，说明这 3 种成分对 pH 值不敏感。当 pH 值为 6.0 时，各成分的 3h 累积吸收量相对较高，因此用 pH 值 6.0 的杜仲提取物溶液进行浓度、肠段等条件的实验。

（七）杜仲提取物的浓度对吸收的影响

取禁食后的大鼠，随机分组，每组 4 只。分别考察了质量浓度为 2.0、4.0、8.0mg/L（pH 值为 6.0）的杜仲提取物中京尼平苷酸等 7 种成分的 K_a 和 3h 累积吸收率，结果见表 4-5。

表 4-5　杜仲提取物的浓度对吸收的影响（$\bar{x} \pm s$，$n=4$）

化合物	2.0mg/L		4.0mg/L		8.0mg/L	
	A（%）	K_a（h^{-1}）	A（%）	K_a（h^{-1}）	A（%）	K_a（h^{-1}）
京尼平苷酸	20.3±4.2	0.093±0.01	22.0±1.6	0.062±0.01	22.2±5.6	0.058±0.02
新绿原酸	38.8±2.9	0.133±0.02	52.3±2.0*	0.216±0.04*	40.7±3.4	0.146±0.01
原儿茶酸	52.6±6.9	0.212±0.05*	50.1±2.4	0.262±0.05	45.0±7.3	0.214±0.06
绿原酸	34.2±8.1*	0.011±0.03*	62.5±2.7*	0.313±0.03*	48.3±2.7	0.199±0.05
隐绿原酸	50.7±6.9	0.189±0.05	57.3±5.4	0.281±0.05*	50.3±3.5	0.176±0.03
松脂醇二葡萄糖苷	29.3±5.5	0.101±0.01*	32.3±4.1	0.127±0.02	32.1±1.0	0.130±0.03
松脂醇单葡萄糖苷	27.6±3.8	0.111±0.03	51.7±7.8*	0.230±0.06	49.7±5.1	0.199±0.04

注：与高浓度相比，*$p < 0.05$。

通过比较 3h 累积吸收常数（A），结果显示绿原酸在低浓度时 A（%）要明显低于高浓度时，统计学有显著性差异；新绿原酸、绿原酸、松脂醇单葡萄糖苷在中浓度时 A（%）要明显高于高浓度时，且新绿原酸、绿原酸在中浓度时的 K_a 也明显高于高浓度时，统计学有显著性差异。表明新绿原酸、绿原酸、松脂醇单葡萄糖苷在高浓度下可能存在饱和现象，提示其在体内的吸收机制不仅是单纯的被动吸收过程，可能存在主动转运和易化扩散；同时京尼平苷酸、原儿茶酸、隐绿原酸、松脂醇二葡萄糖苷在不同浓度时的 A（%）没有显著性差异（$P > 0.05$）。

（八）胆汁对杜仲提取物吸收的影响

取 4 只大鼠，结扎胆管，选择 pH 值为 6.0 的中浓度（4.0mg/L）杜仲提取物溶液 50mL 作为肠灌流液，进行整肠段循环实验，考察胆汁对杜仲提取物肠道吸收的影响。通过比较 3h 累积吸收常数，经方差分析结果显示胆汁对京尼平苷酸、新绿原酸、原儿茶酸、绿原酸、隐绿原酸、松脂醇单葡萄糖苷在小肠内的吸收均有抑制作用。（表 4-6）

（九）P-gp 抑制剂对杜仲提取物吸收的影响

取禁食后的大鼠，按照每组 4 只的数量随机分组。选择 pH 值为 6.0 的杜仲提取物中浓度（4.0mg/L）溶液 50mL 作为肠灌流液，考察维拉帕米对京尼平苷酸等 7 种成分的吸收情况，探讨其吸收是否受到 P-gp 外排泵作用的影响。

通过比较 3h 累积吸收常数，经方差分析结果显示加入 P-gp 抑制剂后京尼平苷酸、新绿原酸、绿原酸的吸收降低，具有显著性差异；隐绿原酸、松脂醇单葡萄糖苷的吸收有降低趋势、松脂醇二葡萄糖苷的吸收有上升趋势，但不具有显著性差异；原儿茶酸的吸收显著性增加（$P < 0.05$）。说明杜仲提取中原儿茶酸可能是药物转运蛋白 P-gp 的底物。（表 4-6）

表 4-6　胆汁及 P-gp 抑制剂对杜仲提取物吸收的影响（$\bar{x} \pm s$，$n=4$）

化合物	对照组		不结扎胆管组		P-gp 抑制剂组	
	A（%）	K_a（h^{-1}）	A（%）	K_a（h^{-1}）	A（%）	K_a（h^{-1}）
京尼平苷酸	22.0±1.6	0.06±0.01	13.7±2.5*	0.03±0.01*	15.8±4.4*	0.05±0.02
新绿原酸	52.3±2.0	0.21±0.03	38.5±1.7*	0.07±0.02*	37.6±2.6*	0.12±0.01*
原儿茶酸	25.1±2.8	0.06±0.03	50.1±2.4*	0.26±0.05*	51.9±2.8*	0.25±0.01*
绿原酸	62.5±2.7	0.31±0.03	46.9±0.8*	0.12±0.01*	34.5±2.0*	0.11±0.02*
隐绿原酸	57.3±5.4	0.28±0.05	49.2±4.9*	0.14±0.03*	53.1±3.5	0.20±0.01*
松脂醇二葡萄糖苷	29.1±4.6	0.05±0.01	32.3±4.1	0.12±0.02	31.1±1.8	0.08±0.01
松脂醇单葡萄糖苷	32.3±4.5	0.09±0.03	51.7±7.8*	0.23±0.06*	31.1±2.9	0.10±0.01

注：与对照组比较，*$P < 0.05$。

（十）杜仲提取物在不同肠段的吸收特点

取禁食后的大鼠，按照每组 4 只的数量随机分组。对大鼠各肠段分别进行结扎，十二指肠段（自幽门 1cm 处开始向下 10cm 处）、空肠段（自幽门 15cm

处开始向下 10cm 处）、回肠段（距盲肠上行 20cm 处开始向下 10cm 处）、结肠段（从盲肠后端开始向下取 10cm 处）。选择 pH 值为 6.0 的杜仲提取物中浓度（4.0mg/L）溶液 50mL 作为肠灌流液，分别用供试液对不同肠段进行回流，以考察大鼠肠道各段的吸收情况，结果见表 4-7。

表 4-7 杜仲提取物在不同肠段的吸收特点（$\bar{x} \pm s$，n=4）

化合物	十二指肠		空肠		回肠		结肠	
	A（%）	K_a（h^{-1}）	A（%）	K_a（h^{-1}）	A（%）	K_a（h^{-1}）	A（%）	K_a（h^{-1}）
京尼平苷酸	16.9±0.6	0.06±0.01	15.4±2.5	0.04±0.01	12.8±7.5	0.03±0.02	7.0±2.3	0.02±0.01
新绿原酸	62.2±5.0	0.29±0.01	31.1±3.8	0.11±0.01	28.7±3.6	0.11±0.002	8.6±4.5	0.03±0.01
原儿茶酸	37.6±10.7	0.17±0.06	55.6±3.6	0.23±0.06	43.4±5.6	0.17±0.01	33.1±4.0	0.12±0.03
绿原酸	61.4±6.9	0.28±0.05	46.9±7.6	0.23±0.06	44.7±7.1	0.20±0.01	20.3±6.4	0.06±0.01
隐绿原酸	87.2±2.6	0.61±0.04	49.0±4.6	0.21±0.04	45.6±1.0	0.20±0.02	26.3±7.6	0.10±0.04
松脂醇二葡萄糖苷	20.3±2.5	0.09±0.01	22.4±9.9	0.07±0.04	31.4±3.5	0.07±0.03	17.6±7.1	0.04±0.02
松脂醇单葡萄糖苷	24.0±2.5	0.09±0.01	17.7±8.5	0.05±0.02	23.4±0.5	0.07±0.01	12.5±6.3	0.02±0.02

比较不同肠段各成分的 3h 累积吸收常数，其中京尼平苷酸在十二指肠、空肠的吸收较结肠快；新绿原酸在十二指肠的吸收较回肠快；原儿茶酸在空肠的吸收较回肠快；绿原酸在十二指肠、空肠、回肠的吸收较结肠快；隐绿原酸在十二指肠、空肠、回肠的吸收较结肠快，同时在十二指肠的吸收较回肠快；松脂醇二葡萄糖苷、松脂醇单葡萄糖苷在各肠段的吸收没有显著性差异。

（十一）讨论

实验结果非常不稳定，容易出现负值。分析原因可能为：①杜仲提取物中的可被吸收成分在肠道的吸收量相对较小，导致误差出现。②单向灌流法为 15min 取样一次，而肠循环灌流法为 30min 取样一次，累计循环 3h，通过更多的循环药液使吸收量累积增加，可能更适用于在肠道的吸收量较小的化合物，从而获得更为稳定的数据，因此选择肠循环灌流法进行实验。

探讨药物在肠道的吸收情况，有利于剂型的选择和辅料的筛选，从而能提高药物的生物利用度，指导临床合理用药。杜仲提取物的 7 种主要成分在全部肠段均有吸收，而主要的吸收部位在小肠，因此可以进一步讨论将含有以上成分的中药根据其治疗疾病的高发时间制成缓释型或迟释型，以保证在特定时间、特定部位药物吸收的最大化。

第四节　药代动力学研究

本实验以松脂醇单葡萄糖苷、京尼平苷酸、松脂醇二葡萄糖苷、绿原酸、原儿茶酸为指标成分，研究大鼠口服杜仲提取物后其体内的药动学特征，以阐释杜仲提取物的体内药效物质基础，为杜仲的进一步研究开发奠定基础。

一、杜仲提取物的制备方法

取杜仲药材（1～3cm），加10倍量水煎煮3次，每次2h，过滤，合并滤液，浓缩至相对密度1.05～1.07（50℃），加乙醇至溶液含醇量为65%，搅拌均匀，静置12h，抽滤，滤液减压回收乙醇并浓缩至相对密度1.04～1.06（50℃），用1/2倍量水饱和的正丁醇萃取4次，减压回收正丁醇至相对密度1.04～1.06（50℃），上D101大孔树脂（15kg，8cm，径高比1：6），用40%乙醇洗脱（洗脱流速1.5BV/h），收集流穿液和洗脱液，回收乙醇，残留物真空干燥，得杜仲提取物，得膏率为2.1%。

二、色谱条件

Waters BEH C_{18} 色谱柱（2.1mm×50mm，1.7μm），Waters Van Guard BEH C_{18} 保护柱（2.1mm×5mm，1.7μm），流速0.35mL/min，柱温45℃，流动相为0.1%甲酸乙腈（A）–0.1%甲酸水（B），梯度洗脱，进样体积为2μL。液相梯度见表4–8。

表4–8　京尼平苷酸等5种成分的色谱条件

时间（min）	流速（mL/min）	A（%）	B（%）	梯度曲线
Initial	0.35	5	95	–
0.5	0.35	10	90	6
3.5	0.35	20	80	6
4	0.35	90	10	6

三、质谱条件

采用电喷雾电离源，毛细管电离电压3kV，离子源温度120℃；喷雾气与反吹气为氮气，去溶剂气流速650L/h，去溶剂气温度350℃；扫描方式为选择性离子监测（SIR）。京尼平苷酸等5种成分及内标用于定量分析的监测离子见表4-9。

表4-9 京尼平苷酸等5种成分的质谱条件

化合物	质谱条件		
	母离子质荷比（m/z）	锥孔电压（V）	扫描模式
京尼平苷酸	373.2	35	-
原儿茶酸	152.9	35	-
绿原酸	353.1	35	-
松脂醇二葡萄糖苷	681.3	35	-
松脂醇单葡萄糖苷	519.3	35	-
葛根素	417.0	35	+

四、血浆样品处理方法

取大鼠血浆100μL，置于1.5mL塑料离心管中，补加20μL甲醇，依次加入0.2μg/mL内标溶液10μL，1%甲酸50μL，甲醇400μL，涡混1min，超声5min，4℃、15000rpm离心10min，取上清液置于离心管中，40℃下氮气吹干，残留物加入200μL甲醇溶解，超声10min，涡混1min，4℃、15000rpm离心10min，取上清液进样UPLC-MS/MS分析。

五、实验方案与样品检测

健康SD大鼠6只，雄雌兼用，体重为220±20g，口服给药剂量为4.8g/kg，给药前12h禁食，自由饮水。给大鼠腹腔灌胃杜仲提取物溶液，并于给药后0.083、0.25、0.5、0.75、1、2、3.5、5、7、9、11、13、24、30h经尾静脉取血约0.4mL，然后分别置于均匀涂有肝素的塑料离心管中，4500rpm离心8min，分离血浆于-20℃冰箱中保存，备用。

样品测定方法按血浆样品处理方法进行处理，每批次生物样品测定随行标准曲线。在每批测定时随行测定低、中、高三个浓度的质控样品（QC），每个浓度的QC样品进行双样本分析，质控样品的测定数不少于样品总量的5%。根据每一批分析的标准曲线计算QC样品和未知样品的浓度。上述QC样品中最多允许两个不同浓度的样品超出理论值的15%，否则此批数据不被接受。

六、药物代谢动力学数据处理

采用 DAS 2.0 数据处理软件进行药物代谢动力学参数计算和数据拟合，选取最小 AIC 值拟合房室模型，$AUC_{0\rightarrow t}$、MRT 等参数选用统计矩方法计算。

七、UPLC-MS/MS 分析方法的确证

（一）专属性

在选定的色谱条件和质谱条件下，京尼平苷酸、原儿茶酸、绿原酸、松脂醇二葡萄糖苷、松脂醇单葡萄糖苷 5 种成分及内标葛根素监测离子反应分别为 m/z 373.2、m/z 152.9、m/z 353.1、m/z 681.3、m/z 519.3、m/z 417.0。空白血浆、空白血浆加京尼平苷酸等 5 种成分和大鼠给药后血浆样品色谱图见图 4-8。京尼平苷酸等 5 种成分及内标的保留时间分别为 0.98、1.07、1.46、2.38、3.71 和 1.81min，各成分间分离良好，未见杂质干扰。

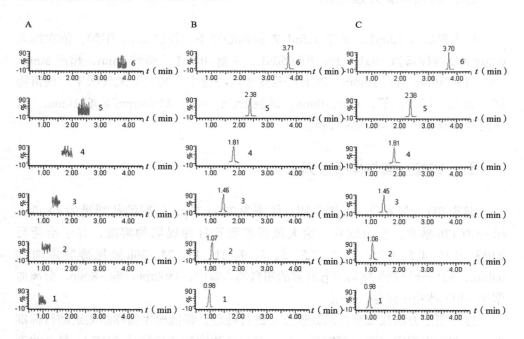

A. 大鼠空白血浆图谱；B. 大鼠空白血浆加标准溶液图谱；C. 大鼠实际给药图谱。
1. 京尼平苷酸；2. 原儿茶酸；3. 绿原酸；4. 葛根素；5. 松脂醇二葡萄糖苷；6. 松脂醇单葡萄糖苷。

图 4-8　大鼠空白血浆专属性色谱图

（二）线性范围和灵敏度

大鼠血浆中京尼平苷酸等5种成分在其线性范围内线性关系良好，各成分标准曲线相关系数（r）均大于0.99。典型大鼠标准曲线和最低检测限（LLOD）见表4-10。

表4-10 大鼠典型回归曲线方程

化合物	方程	相关系数	线性范围（ng/mL）	LLOD（ng/mL）
京尼平苷酸	$y=0.0089x+0.1823$	0.9998	37～9000	2.15
原儿茶酸	$y=0.0306x+0.0119$	0.9999	4.45～1082	1.00
绿原酸	$y=0.0068x+0.0492$	0.9998	13.7～3333	2.75
松脂醇二葡萄糖苷	$y=0.0017x+0.0292$	0.9999	54.9～13333	8.80
松脂醇单葡萄糖苷	$y=0.0087x+0.0371$	0.9999	9.23～2244	1.46

（三）准确度和精密度

通过对低、中、高三个浓度大鼠血浆的日内、日间精密度进行考察，结果显示京尼平苷酸等5种成分日内和日间精密度RSD（%）均小于20%，准确度范围为90.4%～111%，提示该方法可靠、准确、重现性好。测定结果见表4-11、4-12、4-13。

表4-11 大鼠血浆样品准确度（n=6）

化合物	加入浓度（ng/mL）	检测浓度（ng/mL）						准确度（%）（$\bar{x}\pm s$）
		1	2	3	4	5	6	
京尼平苷酸	111	128.3	122.6	116.9	122.6	122.7	126.2	111±3.5
	1000	1094.1	1157.1	1156.0	1125.0	1121.2	1008.1	111±5.5
	9000	8923.1	8789.3	8382.0	8652.5	9062.9	9059.6	97.9±2.9
原儿茶酸	13.4	16.0	14.9	14.9	15.5	13.6	14.2	110.8±6.4
	120	124.2	118.8	110.8	120.0	116.5	117.4	98.3±3.7
	1082	1017.8	1045.3	1078.8	1048.3	1039.3	1081.8	97.2±2.3
绿原酸	13.8	13.0	13.7	12.5	12.7	13.6	13.8	95.8±4
	124	113.0	107.7	111.3	112.1	118.7	114.2	91±2.9
	1116	1191.3	1145.4	1144.0	1167.6	1101.0	1156.2	103.1±2.7

（续表）

化合物	加入浓度（ng/mL）	检测浓度（ng/mL）						准确度（%）（$\bar{x}\pm s$）
		1	2	3	4	5	6	
松脂醇二葡萄糖苷	54.9	58.0	58.4	65.3	61.7	51.8	49.3	104.6±10.9
	494	501.2	497.1	459.9	480.6	530.1	541.6	101.6±6.1
	4444	4696.3	4485.5	4463.5	4579.9	4296.8	4359.9	100.8±3.3
松脂醇单葡萄糖苷	27.7	26.6	30.1	27.3	30.9	28.5	30.4	104.6±6.5
	249	206.0	222.4	222.1	214.0	239.2	247.6	90.4±6.2
	2244	2189.1	2232.8	2251.9	2220.5	2257.4	2252.2	99.6±1.2

表 4–12　大鼠血浆样品日内精密度（inter–day，n=3 series per day，3days）

化合物	加入浓度（ng/mL）	检测浓度（ng/mL）			RSD（%）
		1	2	3	
京尼平苷酸	111	123.2	124.0	118.5	5.0
	1000	1110.3	1063.0	1104.3	4.8
	9000	8811.6	8830.9	9073.7	1.4
原儿茶酸	13.4	14.9	12.2	12.7	8.7
	120	118.0	107.4	117.3	4.9
	1082	1051.9	1110.0	1228.7	6.9
绿原酸	13.8	13.2	13.2	12.5	4.1
	124	112.8	118.1	120.1	3.9
	1116	1150.9	1145.7	1212.6	3.5
松脂醇二葡萄糖苷	54.9	57.4	51.2	52.9	4.9
	494	501.8	463.4	487.7	3.4
	4444	4480.3	4442.5	4538.8	1.0
松脂醇单葡萄糖苷	27.7	29.0	25.4	26.6	5.7
	249	225.2	203.4	233.7	8.3
	2244	2234.0	2241.0	2305.3	1.5

表 4-13 大鼠血浆样品日间精密度（inter-day，n=6 series per day，3days）

日内精密度	化合物	加入浓度（ng/mL）	检测浓度（ng/mL）						RSD（%）
			1	2	3	4	5	6	
第一天	京尼平苷酸	111	128.3	122.6	116.9	122.6	122.7	126.2	3.1
		1000	1094.1	1157.1	1156.0	1125.0	1121.2	1008.1	5.0
		9000	8923.1	8789.3	8382.0	8652.5	9062.9	9059.6	3.0
	原儿茶酸	13.4	16.0	14.9	14.9	15.5	13.6	14.2	5.7
		120	124.2	118.8	110.8	120.0	116.5	117.4	3.7
		1082	1017.8	1045.3	1078.8	1048.3	1039.3	1081.8	2.3
	绿原酸	13.8	13.0	13.7	12.5	12.7	13.6	13.8	4.2
		124	113.0	107.7	111.3	112.1	118.7	114.2	3.2
		1116	1191.3	1145.4	1144.0	1167.6	1101.0	1156.2	2.6
	松脂醇二葡萄糖苷	54.9	58.0	58.4	65.3	61.7	51.8	49.3	10.4
		494	501.2	497.1	459.9	480.6	530.1	541.6	6.1
		4444	4696.3	4485.5	4463.5	4579.9	4296.8	4359.9	3.2
	松脂醇单葡萄糖苷	27.7	26.6	30.1	27.3	30.9	28.5	30.4	6.2
		249	206.0	222.4	222.1	214.0	239.2	247.6	6.9
		2244	2189.1	2232.8	2251.9	2220.5	2257.4	2252.2	1.2
第二天	京尼平苷酸	111	123.1	126.0	119.8	118.5	125.2	131.5	3.8
		1000	1022.2	1062.3	1071.6	1082.3	1093.0	1046.9	2.4
		9000	8343.1	8834.7	8790.0	9080.4	9370.9	8566.5	4.1
	原儿茶酸	13.4	12.8	12.9	10.8	11.9	13.2	11.8	7.5
		120	103.4	106.0	112.8	107.3	111.8	103.1	3.9
		1082	1061.8	1112.1	1087.5	1137.2	1187.0	1074.6	4.2
	绿原酸	13.8	12.4	13.1	12.6	13.5	15.7	11.9	10.1
		124	114.9	118.2	116.0	119.9	123.8	115.4	2.9
		1116	1083.3	1147.9	1121.7	1180.2	1238.7	1102.5	5.0
	松脂醇二葡萄糖苷	54.9	52.0	44.8	51.7	46.2	54.7	57.9	9.7
		494	432.8	461.9	460.0	486.4	492.9	446.4	5.0
		4444	4363.7	4481.8	4209.8	4490.9	4771.9	4336.8	4.3
	松脂醇单葡萄糖苷	27.7	24.5	25.7	21.8	26.3	30.7	23.2	12.2
		249	202.8	203.1	207.0	203.3	199.6	204.9	1.2
		2244	2163.0	2244.6	2201.6	2285.4	2369.2	2182.3	3.4

（续表）

日内精密度	化合物	加入浓度（ng/mL）	检测浓度（ng/mL）						RSD（%）
			1	2	3	4	5	6	
第三天	京尼平苷酸	111	115.3	121.8	112.7	125.0	117.2	119.0	3.7
		1000	1133.6	1102.3	1126.0	1086.6	1047.3	1129.8	3.0
		9000	9177.8	9106.0	9018.7	9070.1	8821.5	9248.2	1.6
	原儿茶酸	13.4	11.6	13.3	12.1	13.2	11.4	14.3	9.2
		120	117.0	123.8	116.3	122.2	108.0	116.7	4.7
		1082	1184.3	1228.3	1233.3	1250.3	1267.3	1208.8	2.4
	绿原酸	13.8	12.3	13.3	11.6	12.3	14.0	11.4	8.0
		124	123.9	125.4	112.4	116.1	119.8	123.2	4.2
		1116	1192.2	1212.5	1213.6	1222.6	1231.6	1202.9	1.2
	松脂醇二葡萄糖苷	54.9	49.9	51.7	51.8	54.6	53.4	55.9	4.1
		494	491.2	477.0	485.2	480.0	494.7	498.2	1.7
		4444	4658.9	4538.6	4540.8	4428.5	4616.2	4449.9	2.0
	松脂醇单葡萄糖苷	27.7	23.5	26.4	29.1	27.8	26.5	26.3	7.1
		249	247.9	246.8	225.6	216.2	236.9	228.8	5.3
		2244	2228.7	2318.9	2355.3	2364.0	2272.8	2292.0	2.2

（四）提取回收率

通过对京尼平苷酸等5种成分线性范围内低、中、高三个浓度的血浆样品提取回收率进行考察，结果显示5种成分的回收率分别为93.82%～102.31%，84.35%～97.60%、93.35%～102.20%、90.89%～95.37%、85.26%～98.22%。具体结果见表4-14。

表4-14　大鼠血浆样品提取回收率（$n=6$）

化合物	加入量（ng/mL）	实测 A/A_i（$\bar{x}\pm s$）	提取 A/A_i（$\bar{x}\pm s$）	提取率（%）
京尼平苷酸	111	1.33±0.09	1.3±0.05	102.31
	1000	10.06±0.62	10.03±0.68	100.30
	9000	78.61±3.54	83.79±1.62	93.82
原儿茶酸	13.4	0.43±0.06	0.44±0.04	97.60
	120	3.45±0.25	4.04±0.23	85.49
	1082	33.69±1.71	39.94±0.97	84.35
绿原酸	13.8	0.13±0.01	0.14±0.01	93.64
	124	0.82±0.06	0.73±0.05	102.20
	1116	7.85±0.40	8.4±0.37	93.35

（续表）

化合物	加入量（ng/mL）	实测 A/A_i（$\bar{x}\pm s$）	提取 A/A_i（$\bar{x}\pm s$）	提取率（%）
松脂醇二葡萄糖苷	54.9	0.12±0.02	0.13±0.01	90.89
	494	0.83±0.07	0.87±0.02	95.37
	4444	7.65±0.37	8.3±0.47	92.19
松脂醇单葡萄糖苷	27.7	0.28±0.04	0.28±0.02	98.22
	249	1.89±0.13	2.21±0.18	85.26
	2244	19.51±0.64	20.84±1.65	93.63

（五）样品稳定性

通过对京尼平苷酸等 5 种成分低、中、高三个浓度处理后的血浆样品在自动进样器 0h、6h 的稳定性（$n=3$）进行考察，结果表明京尼平苷酸等 5 种成分的处理后血浆样品在自动进样器中 0h、6h 均很稳定，具体结果见表 4–15。

通过对京尼平苷酸等 5 种成分低、中、高三个浓度血浆样品分别在室温（约 20℃）下放置 6h、4℃下冷藏 8h，以及冻融 3 次的稳定性（$n=3$）进行考察，结果表明 5 种成分血浆样品在室温下放置 6h、4℃下冷藏 8h，以及经 3 次冻融循环均很稳定，具体结果见表 4–16。

表 4–15　大鼠血浆样品稳定性（$\bar{x}\pm s$，$n=3$）

化合物	加入浓度（ng/mL）	检测浓度（ng/mL）		RSD（%）	
		0h	6h	0h	6h
京尼平苷酸	111	116.8±4.8	109.5±5.8	4.1	5.3
	1000	1112.2±110	1111.3±95.7	9.9	8.6
	9000	9038±228.8	8924.2±164.5	2.5	1.8
原儿茶酸	13.4	13.2±0.6	14.6±1.0	4.8	6.9
	120	115.1±7.0	109.9±14.2	6.1	13.0
	1082	1097.3±36.2	1050.5±53.0	3.3	5.0
绿原酸	13.8	12.8±0.8	13.9±1.5	6.5	10.5
	124	119.0±8.8	116.6±4.6	7.4	3.9
	1116	1177.0±9.9	1114.2±8.7	0.8	0.8
松脂醇二葡萄糖苷	54.9	48.3±4.7	50.2±4.2	9.7	8.5
	494	475.2±19.5	471.9±18.1	4.1	3.8
	4444	4342.7±170.3	4316.0±175.5	3.9	4.1
松脂醇单葡萄糖苷	27.7	26.0±1.3	25.8±2.8	4.8	10.9
	249	243.6±11.2	210.8±19.7	4.6	9.3
	2244	2183.5±76.4	2246.1±74.4	3.5	3.3

表 4-16　大鼠血浆样品稳定性（$\bar{x}\pm s$，$n=3$）

化合物	加入浓度（ng/mL）	检测浓度（μg/mL）			RSD（%）		
		室温	冷藏	冻融	室温	冷藏	冻融
京尼平苷酸	111	118.1±6.5	117.6±5.9	117.6±11.5	5.5	5.0	9.8
	1000	1035.3±64.1	1109.9±6.4	1144.9±104.5	6.2	0.6	9.1
	9000	9190.8±223.8	8970.6±219.0	9156.8±137.7	2.4	2.4	1.5
原儿茶酸	13.4	13.3±0.1	14.2±0.9	13.0±1.0	1.0	6.0	7.7
	120	115.3±12.0	110.4±5.8	119.2±2.2	10.4	5.2	1.9
	1082	1106.7±59.4	1071.8±13.4	1096.6±40.6	5.4	1.3	3.7
绿原酸	13.8	14.0±1.2	12.8±1.0	13.1±0.5	8.6	8.1	3.8
	124	119.5±3.3	116.7±8.6	117.7±9.1	2.7	7.4	7.7
	1116	1187.1±29.3	1160.5±55.6	1190.5±40.8	2.5	4.8	3.4
松脂醇二葡萄糖苷	54.9	46.8±7.6	49.1±4.8	52.6±4.2	16.3	9.9	7.9
	494	460.5±32.4	499.1±28.4	477.0±18.5	7.0	5.7	3.9
	4444	4523.4±234.7	4351.6±116.4	4197.5±278.5	5.2	2.7	6.6
松脂醇单葡萄糖苷	27.7	26.4±1.0	26.5±1.7	24.6±1.8	3.9	6.4	7.2
	249	239.7±9.5	252.6±6.4	234.1±14.3	4.0	2.5	6.1
	2244	2309.3±166.2	2213.4±123.7	2247.9±86.8	7.2	5.6	3.9

八、大鼠给药后血浆浓度及药物代谢动力学参数

大鼠口服杜仲提取物后，京尼平苷酸等 5 种成分的血液浓度见表 4-17，平均血药浓度 – 时间曲线见图 4-9。采用 DAS 2.0 软件计算药物代谢动力学参数并对药物在大鼠体内的代谢动力学过程进行房室模型拟合并，同时计算其相关药物代谢动力学参数（表 4-18、4-19）。

表 4-17　京尼平苷酸等 5 种物质的浓度测定结果（$\bar{x}\pm s$，$n=6$）

时间（h）	浓度（ng/mL）				
	京尼平苷酸	原儿茶酸	绿原酸	松脂醇二葡萄糖苷	松脂醇单葡萄糖苷
0.083	142.83±59.08	33.88±18.21	53.12±31.63	523.88±340.19	105.71±50.24
0.25	600.94±391.59	74.42±25.25	130.14±78.15	1080.36±539.69	196.80±44.91
0.5	1169.25±656.75	54.53±25.11	204.79±154.06	1229.12±683.56	255.20±52.94
0.75	1562.84±642.62	48.14±46.37	235.70±305.60	1423.83±1406.19	200.07±72.14
1	1993.25±892.85	40.57±27.76	159.80±129.53	942.83±820.47	144.90±47.36
2	2831.75±1076.72	28.94±16.49	105.49±66.49	473.20±579.39	54.63±22.04

（续表）

时间 （h）	浓度（ng/mL）				
	京尼平苷酸	原儿茶酸	绿原酸	松脂醇二葡萄糖苷	松脂醇单葡萄糖苷
3.5	3208.31±1621.75	24.10±13.11	70.07±50.91	366.93±463.6	43.31±16.88
5	4021.57±2063.37	21.38±5.73	42.90±24.52	262.18±244.31	35.77±18.74
9	6295.85±3595.94	11.27±5.01	28.81±8.55	110.70±76.20	11.35±2.97
11	4617.86±2998.51	10.08±3.54	29.06±7.49	—	—
13	2760.57±2149.03	8.37±4.39	—	—	—
24	441.17±324.82	6.36±1.70	—	—	—
30	195.05±150.72	—	—	—	—

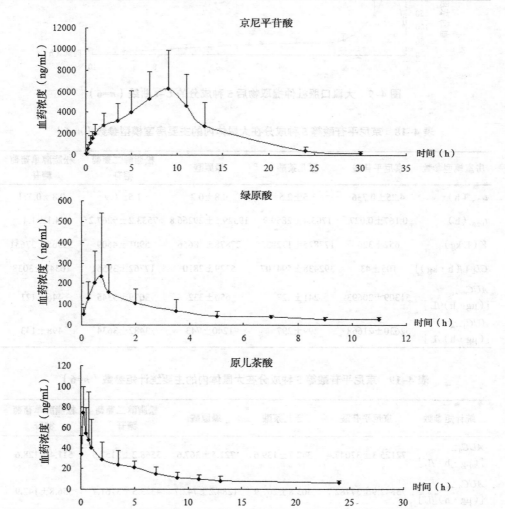

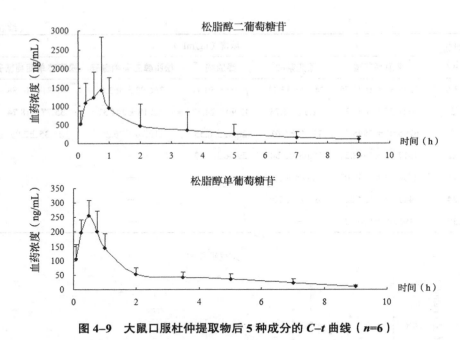

图 4-9　大鼠口服杜仲提取物后 5 种成分的 C-t 曲线（$n=6$）

表 4-18　京尼平苷酸等 5 种成分在大鼠体内的主要房室模型参数（$n=6$）

房室模型参数	京尼平苷酸	原儿茶酸	绿原酸	松脂醇二葡萄糖苷	松脂醇单葡萄糖苷
$t_{1/2\alpha}$（h）	4.25±0.736	3.5±2.5	0.8±0.2	1.5±0.9	0.8±0.571
$t_{1/2\beta}$（h）	0.167±0.027	1703.4±2859.9	19329.5±29266.8	7533.2±9267.2	4.1±1.4
V（L/kg）	652±326	177825±172835	27878±18656	5901±4609	35365±37631
CL[L/（h·kg）]	105±43	392438±594107	5229±2810	17762±39561	10343±3038
$AUC_{0 \to t}$ [（μg·h）/L]	51309±20693	241±228	650±332	3079±3345	446±121
$AUC_{0 \to \infty}$ [（μg·h）/L]	52630±21668	299±297	1240±743	3482±3634	498±143

表 4-19　京尼平苷酸等 5 种成分在大鼠体内的主要统计矩参数（$n=6$）

统计矩参数	京尼平苷酸	原儿茶酸	绿原酸	松脂醇二葡萄糖苷	松脂醇单葡萄糖苷
$AUC_{0 \to t}$ [（μg·h）/L]	72125.3±37047.4	342.7±139.6	721.5±367.6	3568.2±3157.5	511.4±128.6
$AUC_{0 \to \infty}$ [（μg·h）/L]	73342.9±37782.7	403.8±207.9	1284.2±742.7	4323.5±3161.7	556.8±142.9

（续表）

统计矩参数	京尼平苷酸	原儿茶酸	绿原酸	松脂醇二葡萄糖苷	松脂醇单葡萄糖苷
$MRT_{0 \to t}$（h）	9.3±1.3	7.7±0.4	3.8±0.6	2.6±0.5	2.4±0.3
$MRT_{0 \to \infty}$（h）	9.7±1.5	11.8±3.4	16.0±15.2	8.9±12.2	3.3±0.3
$t_{1/2}$（h）	4.1±0.7	9.2±4.6	12.3±11.8	7.0±9.7	2.7±0.7
t_{max}（h）	8±1.6	0.4±0.3	0.8±0.6	0.5±0.2	0.5±0.1
C_{max}（μg/L）	6839±3185	86.9±27.7	296±279	1615±1344	259±57
CL[L/（h·kg）]	80±37	14034±5403	4997±2680	1398±479	9221±2829
V（L/kg）	473±211	169821±85830	61671±30085	15023±21536	36336±12884
Zeta	0.1±0.03	0.09±0.05	0.1±0.1	0.2±0.1	0.2±0.09

九、讨论

HPLC–MS/MS 技术兼具液相和质谱分离度高、选择性好双重优点，已成为当前研究体内药物分析的首选方法。超高效液相色谱（UPLC）对复杂样品具有的超强分离能力、超快分析速度、超高分析灵敏度，能够极大地提高分析工作的质量和效率，尤其是与质谱联用后更能凸显其优越性能。

在选择样品前处理方法时，本实验根据被测化合物的溶解性及极性分别考察了甲醇、乙腈、乙醇等沉淀蛋白，结果发现用甲醇的沉淀效果更好且无内源物质干扰。本实验还对是否进行有机溶剂（如乙酸乙酯、正丁醇、乙醚等）的萃取进行考察，得出此方法虽然可以得到较干净的样品，但回收率不稳定。血浆的前处理是药动学研究的重要步骤之一，同时也是关系到样品的测定结果的准确性。由于实验样品量较大，因此更简单的前处理过程能够缩短实验周期、提高实验效率，所以前期实验选择甲醇沉淀蛋白然后直接进样的方法，但在后续实验中却发现处理后的样品在 –20℃冰箱冷冻保存时会变得浑浊。综合考虑色谱柱使用寿命等因素后本实验改为甲醇沉淀蛋白后用 N_2 吹干，再经甲醇复溶后放于 –20℃冰箱中保存，结果未发现沉淀。分析原因可能是首次甲醇沉淀蛋白不完全，吹干后用甲醇二次复溶相当于第二次沉淀蛋白，避免了未除净的蛋白在冷冻时发生胶状凝结的现象。

大鼠口服杜仲提取物后，5 种成分能够较为快速地进入体内，其中京尼平苷酸在体内符合单室药动学模型，其余四种成分在体内均符合多室药动学模型。松脂醇二葡萄糖苷、松脂醇单葡萄糖苷、原儿茶酸、绿原酸在 0.5h 左右即达到峰值，京尼平苷酸较长，需要 8h。结果说明，大鼠口服杜仲提取物后前四种成分能够较为快速地进入体内，吸收和分布迅速，京尼平苷酸在体内吸收分布稍慢。京尼平苷酸等 5 种成分的平均滞留时间分别为 9.356±1.314h、7.746±0.443h、3.82±0.647h、2.619±0.581h、2.453±0.344h。京尼平苷酸、原儿茶酸的滞留时间较长，说明其在体内消除较慢；而其他 3 种成分在体内滞留时间较短，说明其在体内消除较快。原儿茶酸与其他四种成分相比，AUC、C_{max} 值相对较小，说明其在体内吸收较差。药动学参数表明，同一提取物中不同类别成分药动学参数存在一定差异，可能原因是口服给药后药物需要经胃肠道吸收后才能入血，药物中不同成分在胃肠的吸收特征不同，影响了其在体内的暴露特征，从而对药物的动力学参数产生了影响。

参考文献

［1］国家药典委员会.中华人民共和国药典.一部［S］.北京：中国医药科技出版社，2020.

［2］Wang C Y, Tang L, He J W, et al.Ethnobotany, Phytochemistry and Pharmacological Properties of Eucommia ulmoides: A Review［J］.Am J Chin Med, 2019, 47（2）: 259–300.

［3］李芳东，杜红岩.杜仲［M］.北京：中国中医药出版社，2001.

［4］张康健，王蓝，马柏林，等.中国杜仲次生代谢物［M］.北京：科学出版社，2002.

［5］李锟，郝志友，张翠利，等.杜仲化学成分研究［J］.中药材，2016，39（9）: 2016.

［6］姚丽娜.杜仲的化学成分研究［D］.天津：天津大学，2010.

［7］Takamura C, Hirata T, Ueda T, et al.Iridoids from the green leaves of Eucommia ulmoides［J］.J Nat Prod, 2007, 70（8）: 1312–1316.

［8］王娟娟，秦雪梅，高晓霞，等.杜仲化学成分、药理活性和质量控制现状研究进展［J］.中草药，2017，48（15）: 3228.

［9］孙兰萍，马龙，张斌，等.杜仲黄酮类化合物的研究进展［J］.食品工业科技，2009，30（3）: 359.

［10］Luo L, Wu W, Zhou Y, et al.Antihypertensive effect of Eucommia ulmoides Oliv. extracts in spontaneously hypertensive rats［J］.J Ethnopharmacol, 2010, 129（2）: 238.

［11］Li L, Yan J, Hu K, et al.Protective effects of Eucommia lignans against hypertensive renal injury by inhibiting expression of aldose reductase［J］.J Ethnopharmacol, 2012, 139（2）: 454.

［12］Li Z, Gu J, Yan J, et al.Hypertensive cardiac remodeling effects of lignan extracts from Eucommia ulmoides Oliv.bark a famous traditional Chinese medicine［J］.Am J Chin Med, 2013, 41（4）: 801.

［13］Park S A, Choi M S, Kim M J, et al.Hypoglycemic and hypolipidemic action of

Du-zhong（Eucommia ulmoides Oliver）leaves water extract in C57BL/KsJ-db/db mice［J］.J Ethnopharmacol，2006，107（3）：412-417.

［14］Jin X，Amitani K，Zamami Y，et al.Ameliorative effect of Eucommia ulmoides Oliv. leaves extract（ELE）on insulin resistance and abnormal perivascular innervation in fructose-drinking rats［J］.J Ethnopharmacol，2010，128（3）：672-678.

［15］Do M H，Hur J，Choi J，et al.Eucommia ulmoides Ameliorates Glucotoxicity by Suppressing Advanced Glycation End-Products in Diabetic Mice Kidney［J］.Nutrients，2018，10（3）：265.

［16］Lee G H，Lee H Y，Park S A，et al.Eucommia ulmoides Leaf Extract Ameliorates Steatosis Induced by High-fat Diet in Rats by Increasing Lysosomal Function［J］.Nutrients，2019，11（2）：426.

［17］阳之韵，兰波，刘亭，等.杜仲提取组分对 MC3T3-E1 Subclone14 成骨细胞的影响［J］.贵州医科大学学报，2017，42（5）：553-556.

［18］曹旭，向文英，陆苑，等.杜仲含药血清对成骨细胞的影响［J］.中华中医药杂志，2016，31（8）：3016-3019.

［19］兰燕宇，刘跃，曹旭，等.杜仲提取物4种主要成分在 Caco-2 细胞的摄取特征性研究［J］.中国药理学通报，2014，30（9）：1306-1311.

［20］刘昌孝.中药药动学研究的难点和热点［J］.药学学报，2005，40（5）：395-401.

［21］何峰，王永林，郑林，等.UPLC-PDA-ESI-MS 分析杜仲中化学成分［J］.中国实验方剂学杂志，2014，20（3）：59-62.

［22］董莉，陈鹏程，唐丽，等.离体外翻肠囊法研究荭草花提取物中9个成分的肠吸收特征［J］.中国医药工业杂志，2014，45（9）：858-862.

［23］侯靖宇，潘洁，谢玉敏，等.大鼠在体肠吸收杜仲中几种成分的特性研究［J］.中国药理学通报，2015，31（6）：885-887.

［24］杨武，侯佳，陆苑，等.头花蓼提取物的大鼠在体肠吸收研究［J］.中国中药杂志，2015，40（21）：4281-4287.

［25］黄勇，唐丽，刘跃，等.野黄芩素在体肠吸收动力学研究［J］.中国新药杂志，2014，23（4）：457-461.

第五章 荭草花

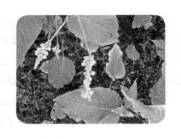

第一节 背景概述

荭草为蓼科植物荭草 *Polygonum orientale* L. 的干燥全草,具有祛风利湿、活血、消积、止痛功能,收载于《贵州省中药材质量标准(1988 年版)》和《贵州省中药材、民族药材质量标准(2003 年版)》。贵州民间常用荭草花治疗胸痹心痛等疾病。20 世纪 80 年代初,以荭草为原料研制的医院制剂"荭草注射剂"应用于临床治疗冠心病心绞痛,取得了满意的治疗效果。鉴于荭草潜在的应用开发价值,课题组前期通过产学研合作,研制开发了以荭草为主药的中药新品种"荭叶心通软胶囊"(目前处于 II 期临床试验阶段);并且通过进一步研究发现"荭草花"有比全株"荭草"更为明显的抗心肌缺血再灌注损伤作用,为荭草的药用有效部位。课题组从荭草花活性部位中分离鉴定了大量单体化合物,如 N– 反式 – 对羟基苯乙基阿魏酰胺、没食子酸、原儿茶酸、儿茶素、表儿茶素、槲皮素 –3–*O*–(2″–*O*–α–*L*– 鼠李糖基)–β–*D*– 葡萄糖醛酸苷、山奈酚 –3–*O*–(2″–*O*–α–*L*– 鼠李糖基)–β–*D*– 葡萄糖醛酸苷、山奈素 –3–*O*–β–*D*– 葡萄糖苷、槲皮苷、山奈素 –3–*O*–α–*L*– 鼠李糖苷、N–P– 香豆酰酪胺等;发现荭草花经水煮醇沉后的正丁醇萃取物可有效减轻 MIRI 模型大鼠心肌组织炎症反应和心肌细胞水肿,且能明显减少 MIRI 模型大鼠血浆中心肌酶(LDH、CK、CK–MB)和心肌肌钙蛋白(cTn–I)的释放。通过血清药物化学、靶细胞萃取技术初步明确了荭草花的药效物质,揭示了荭草花通过增强细胞清除自由基能力、抑制心肌细胞凋亡、提高 ATP 酶活性、保护线粒体、调节 RISK 信号通路相关蛋白和 HIF–1α 蛋白表达等发挥心肌细胞保护作用。

荭草花具有较强地贵州区域特色资源优势和发展潜力。在前期的研究中发现,荭草花以原型吸收入血的成分较少,提示荭草花可能在体内转化为活性代谢产物,因此有必要进一步探究其体内过程,明确其吸收机理、吸收影响因素、生物转化规律等。这将有助于阐明其体内直接作用物质,对其药效物质基础的阐明和进一步开发利用具有重要意义。

药物的吸收是指药物从给药部位进入体循环的过程。口服药物后小肠是主要的吸收部位，也是药物进入体内的第一道屏障。科学的肠吸收研究方法可以使我们了解细胞屏障作用对药物吸收的影响，获得药物在肠道的吸收动力学、有效吸收部位、吸收机制、影响吸收的因素等信息，有利于剂型的选择和辅料的筛选，从而提高药物的生物利用度，指导临床用药。药物在肠道的吸收作为口服药物生物利用度的重要因素之一，在中药口服制剂的开发及评价方面有着重要作用。药物的肠吸收研究主要采用体外 Caco-2 细胞法、离体外翻肠囊法和在体灌流法等手段进行评价。中药药动学是以中药理论作为指导，借助药动学原理，研究中药中活性成分或组分，单复方中药在体内的吸收、分布、代谢和排泄的经时动态变化规律的学科。中药药动学的研究既可以获取中药药动学参数，又可以为优化给药方案、药物剂型设计；同时也可以通过药物体内过程研究来阐述药物的作用机制，以期为新药筛选提供思路。

本章将从多个角度阐述莪草花提取物中主要成分的肠道吸收机制、吸收影响因素，以获得主要成分的血药浓度曲线、药动学参数和生物利用度及分析代谢产物结构类型，为莪草花提取物的口服剂型研究提供理论基础，并为其新药开发提供了一定的参考。

第二节　吸收研究

一、莪草花提取物在 Caco-2 细胞的吸收特性研究

（一）莪草花提取物的制备

取莪草花药材 6kg，水煮 3 次（10 倍量，每次 1h），过滤，合并滤液，浓缩至 1g（生药量）/mL。加入乙醇使溶液含醇量达 65%，混匀，静置 12h，抽滤，浓缩至 1g（生药量）/mL。水饱和正丁醇（1/2 倍）萃取 4 次，合并正丁醇液，回收正丁醇，残留物加 80% 乙醇溶解，上聚酰胺柱，用 80% 乙醇洗脱，收集流穿液和洗脱液，回收乙醇，残留物微波真空干燥，得莪草花有效组分，收膏率为 2.3%。

（二）实验方法

利用 Caco-2 细胞模型作为一种中药吸收研究的筛选工具，并采用 UPLC-MS/MS 建立莪草花提取物中 5 种成分的分析方法，测定莪草花提取物在时间、浓度、温度、pH 和 P-gp 抑制剂条件下对 Caco-2 细胞吸收摄取的影响，以阐明莪草花 5 种提取物的吸收机制，为初步评价莪草花提取物的体内吸收特性及其提取物的口服制剂研发及临床应用奠定科学依据。

1. 色谱条件 Acquity Waters BEH C_{18} 色谱柱（2.1mm×100mm，1.7μm）；0.1% 甲酸乙腈 –0.1% 甲酸水梯度洗脱。洗脱梯度为 0～1.0min，5%～15%；1.0～3.8min，15%～18%；3.8～4.0min，18%～90%；4.0～5.0min，90%～5%。进样体积 2μL；柱温 45℃。

2. 质谱条件 Waters Acquity TQD 质谱仪；毛细管电离电压 3kV；电喷雾离子源（ESI）；多反应离子监测；离子源温度 120℃；去溶剂 N_2 温度 350℃，流速 650L/h；反吹气 N_2 流速 50L/h；碰撞气（氩气）流速 0.16mL/min；数据分析采用 MassLynx V4.1 工作站。离子对如下：山柰酚 m/z（＋）287.1→213.2、槲皮素 m/z（＋）303.2→153.1、槲皮苷 m/z（＋）449.1→303.2、山奈素 –3–O–β–D– 葡萄糖苷 m/z（＋）449.05→287.2、山奈素 –3–O–α–L– 鼠李糖苷 m/z（＋）433.1→287.2、葛根素（内标）m/z（–）417.0→267.0；锥孔电压分别为 45V、45V、20V、25V、20V、40V；碰撞电压分别为 30V、40V、10V、10V、10V、30V。

3. 样品前处理 取 400μL 细胞裂解液和细胞混悬液，再加入 50μL 内标溶液和 2mL 乙酸乙酯，涡混 3min，6000rpm 离心，提取上清液 2μL 进 LC–MS 分析。

（三）荭草花提取物在 Caco–2 细胞的摄取特性

1. 不同浓度荭草花提取物对 Caco–2 细胞的毒性 实验分为空白对照组和药物组，空白对照组添加 100μL 的无血清 DMEM；药物组用无血清 DMEM 将受试化合物配制成浓度为 0.1、0.2、0.5、1.0、2.0、4.0、8.0、16.0、32.0mg/mL 的稀释液，每孔添加 100μL 药液，置于 95%CO_2 37℃ 培养箱中培养 4h，然后用 MTT 法进行检测。每个浓度平行 5 孔，实验重复 3 次。结果见图 5–1，各给药组间细胞生长随着浓度变化而显著变化，表明在所设计的浓度范围内，随着浓度的增加，荭草花提取物对 Caco–2 细胞生长无毒性作用，可以进行下一步摄取实验。

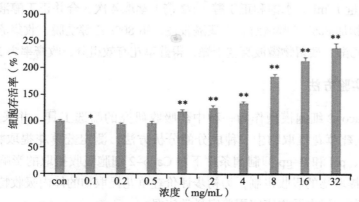

图 5–1　荭草花提取物对 Caco–2 细胞的毒性（$n=5$）

2.不同浓度对荭草花提取物摄取的影响 取不同浓度（0.2、0.5、1.0、2.0、5.0mg/mL）的荭草花提取物的 HBSS 溶液 2mL，置于 Caco-2 细胞中，在 37℃下培养 1h。

结果见图 5-2，槲皮素等 5 种成分的摄取量随浓度的增加而增加，表明荭草花中 5 种成分的摄取方式主要为被动扩散。

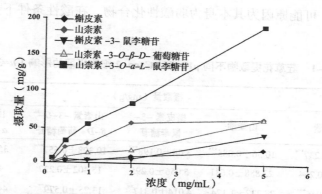

图 5-2 荭草花提取物在 Caco-2 细胞中吸收的浓度依赖性（$\bar{x} \pm s$，$n=6$）

3.不同时间对荭草花提取物摄取的影响 将 2mg/mL 荭草花提取物加入培养好的细胞中，考察在不同摄取时间（30、60、90、120、180min）条件下，荭草花提取物被 Caco-2 细胞摄取的变化。

结果表明，槲皮素等 5 种成分的摄取量随时间的增加而降低，可能原因为中药成分复杂，各成分之间相互影响，也可能是受酶的水解和转运体的影响。综合考虑，选择 90min 作为最佳摄取时间来进行后续实验。（图 5-3）

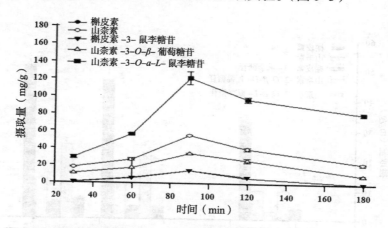

图 5-3 荭草花提取物在 Caco-2 细胞中吸收的时间依赖性（$\bar{x} \pm s$，$n=6$）

4.不同 pH 对荭草花提取物摄取的影响 将 2mg/mL 荭草花提取物分别溶于

不同 pH 值（5、6、7.4）的 HBSS 缓冲液中，测定在加药 90min 后不同 pH 条件下 Caco-2 细胞摄取的变化。

实验表明，槲皮素等 5 种成分在 pH 值 7.4 和 pH 值 5 时的吸收特性与 pH 值 6 时存在显著性差异。除槲皮素外，其余 4 种成分在 pH 值 6 时吸收大于 pH 值 7.4 和 pH 值 5 时，具有显著性差异；槲皮素在 pH 值 5 时，吸收显著大于 pH 值 6 时，可能原因为其本身为弱酸性化合物，在酸性条件下更易被吸收。（表 5-1）

表 5-1　荭草花提取物不同 pH 值对 Caco-2 细胞摄取的影响（$n=3$）

pH 值	摄取量（mg/g）				
	槲皮素	山奈酚	槲皮素 -3- 鼠李糖苷	山奈素 -3-O- β-D- 葡萄糖苷	山奈素 -3-O- α-L- 鼠李糖苷
7.4	3.593 ± 0.237***	10.56 ± 0.085***	3.08 ± 0.198***	10.308 ± 0.657***	35.274 ± 1.176***
6	5.315 ± 0.264	23.888 ± 0.631	5.056 ± 0.295	15.402 ± 0.227	48.952 ± 0.644
5	6.62 ± 0.045***	22.237 ± 1.124*	4.014 ± 0.317**	13.25 ± 0.579**	44.363 ± 1.011***

注：与 pH 值 6 相比，*$P < 0.05$；**$P < 0.01$；***$P < 0.001$。

5. 不同温度对荭草花提取物摄取的影响　将 2mg/mL 荭草花提取物溶于 HBSS 缓冲液中，于不同温度（4、25、37℃）条件下培养，分别在加药 90min 后测定在不同温度条件下 Caco-2 细胞摄取的变化。结果表明，槲皮素等 5 种成分在 37℃的条件下的摄取量大于 4℃和 25℃时，并且摄取量随温度的增加而增加。（图 5-4）

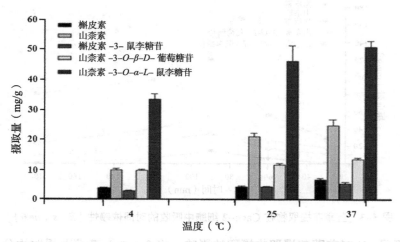

图 5-4　荭草花提取物在 Caco-2 细胞中吸收的温度依赖性（$\bar{x} \pm s$，$n=6$）

6.P-gp 抑制剂对茺草花提取物摄取的影响 分别加入含环孢素 A（10μg/mL）的茺草花提取物（2mg/mL）溶液、维拉帕米（50μg/mL）的茺草花提取物（2mg/mL）溶液，于给药 90min 后，分别测定有无抑制剂时 Caco-2 细胞对茺草花提取物摄取的影响。

在以上实验所确定的 pH 值为 6、温度为 37℃的摄取条件下进行实验，结果表明，在合并维拉帕米或环孢素 A 条件下，茺草花中槲皮素和山奈酚的摄取量显著增加，表明槲皮素和山奈酚可能是 P-gp 的底物。其余各成分的摄取不受抑制剂的影响。（表 5-2）

表 5-2　P-gp 抑制剂对 Caco-2 细胞摄取的影响（$n=3$）

化合物	摄取量（mg/g）
槲皮素	5.315±0.264
槲皮素 + 维拉帕米	5.496±0.033
槲皮素 + 环孢素 A	6.075±0.172[*]
山奈酚	23.888±0.631
山奈酚 + 维拉帕米	28.79±1.274[***]
山奈酚 + 环孢素 A	24.808±0.992
槲皮素 -3- 鼠李糖苷	5.056±0.295
槲皮素 -3- 鼠李糖苷 + 维拉帕米	5.188±0.397
槲皮素 -3- 鼠李糖苷 + 环孢素 A	4.852±0.069
山奈素 -3-O-β-D- 葡萄糖苷	15.402±0.227
山奈素 -3-O-β-D- 葡萄糖苷 + 维拉帕米	15.322±0.766
山奈素 -3-O-β-D- 葡萄糖苷 + 环孢素 A	15.193±0.984
山奈素 -3-O-α-L- 鼠李糖苷	48.952±0.644
山奈素 -3-O-α-L- 鼠李糖苷 + 维拉帕米	47.279±3.184
山奈素 -3-O-α-L- 鼠李糖苷 + 环孢素 A	48.847±1.603

注：与茺草花提取物对照组相比，[*] $P < 0.05$；[**] $P < 0.01$；[***] $P < 0.001$。

（四）讨论

Caco-2 细胞模型具有较高的重现性，兼具快速、易于控制、干扰小、可连续检测和接近药物在人体内吸收的实际环境等优点，现已成为预测药物体内吸收、阐明药物吸收机制的良好工具，被国内外专家广泛用于药物吸收特性的研究。

研究显示，在 0.2 ～ 5.0mg/mL 浓度范围内，细胞摄取表现为一级速率过程，表明其摄取方式主要为被动扩散。但细胞的摄取量随时间的增加而降低，提示药物在进入细胞后可能受到酶的水解和转运体的影响。在茺草花提取物中 5 种代表性成分，除槲皮素和山柰酚外其余均为苷类化合物，当药物进入细胞后由于水解作用，同时由于受到转运体的外排作用，因而导致摄取量随时间的增加而降低。在维拉帕米参与的条件下，槲皮素和山柰酚的摄取量显著增加，也进一步证实了槲皮素和山柰酚的吸收受到 P-gp 外排作用的影响。

胃肠道内的 pH 环境影响药物在体内的溶解性和吸收情况。实验结果表明，当 pH 值为 5 时，槲皮素的摄取显著增加，这可能与其化合物本身含有酚羟基酸性基团有关。当化合物呈现酸性时，在中性和偏碱性的环境中以电离形式存在，导致其提取物在细胞膜的渗透性降低。且由于温度对酶的影响，使其提取物的细胞摄取量呈温度依赖性。

本实验初步阐明了荭草花中 5 种提取物的细胞吸收机制及其影响因素，为其临床应用及口服制剂的研究开发提供细胞水平的实验基础和科学依据。但是目前运用 Caco-2 细胞模型研究中药大多是单一的关于化学成分的研究，而中药含多种成分，且成分复杂，因此仅仅应用单一成分的吸收机制来说明其中药的吸收机制具有片面性，容易忽视成分间的相互影响。所以，运用 Caco-2 细胞模型对中药多成分的吸收特征及筛选进行研究，对中药复杂成分的吸收机制阐明具有参考意义。

二、荭草花提取物离体外翻肠囊模型的吸收特性研究

本实验采用大鼠肠囊外翻模型，运用超高压液相色谱 - 高分辨电喷雾四级杆 - 飞行时间质谱仪（UHPLC-ESI-Q-TOF）对荭草花提取物透过肠壁的可被吸收成分进行分析，并通过与对照品进行比对确定透过肠壁的可被吸收成分。在此基础上考察浓度、不同肠段对可被吸收成分肠吸收的影响，获得各成分在肠道的吸收机制、有无特定吸收部位等信息，为荭草花提取物的口服剂型研究提供理论依据与基础。

（一）荭草花提取物供试液的制备

取适量荭草花提取物，加入适量的 Tyrode 营养液，超声 10min，5000rpm 离心 5min，取上清液备用，获得 2.5、5.0、10.0mg/mL 的供试液。

（二）样品处理方法

1.UHPLC-Q-TOF 样品处理方法　取肠吸收样品溶液 1mL，45℃下氮气吹干，加入 200μL 甲醇溶解，15000rpm 离心 5min，取上清液进样分析。

2.UPLC-MS/MS 样品处理方法　取肠吸收样品溶液 100μL，置于 1.5mL

塑料离心管中，加入 10μg/mL 内标溶液 20μL，加入 400μL 初始流动相，涡混 1min，15000rpm 离心 5min，取上清液进样分析。

（三）大鼠离体肠吸收实验

将实验前禁食 12h 的大鼠称重后，断颈椎处死，沿腹中线和腹白线分别剪开皮肤与肌肉。将剪下的肠管放入 0℃ Tyrode 液中冲洗，至无肠内容物为止。将自制硅胶套管软端插入肠管，用丝线结扎，小心将肠管外翻。用 37℃ Tyrode 液冲洗内表面，将另一端用丝线结扎成囊状。将肠管放入盛有 10mL 37℃恒温 Tyrode 液的麦氏浴管中，开始供混合气体（95% O_2、5% CO_2）。在肠管中注入 2mL Tyrode 液平衡 5min，然后将 Tyrode 液换成不同浓度（高、中、低 3 个给药剂量）的含药 Tyrode 液，分别在 15、20、45、60、90、120min 取样 200μL，同时补充等体积的 37℃ Tyrode 液。样品放入干净的塑料离心管中，-20℃保存，备用。实验结束后将肠管纵向剖开，自然摊于滤纸上测量长度和宽度，记录吸收面积 A。十二指肠段自幽门 1cm 处开始往下 10cm 止；空肠段自幽门 15cm 开始往下 10cm 止；回肠段自盲肠上行 20cm 开始往上 10cm 止；结肠段自盲肠下端开始往下 10cm 处。高分辨样品采用高剂量下空肠和回肠 1h 肠吸收液样品。

（四）数据处理

1. 药物累积吸收量（Q）的计算

$$Q = 0.2C_n \times \frac{V_{平衡}}{V_{取样}} + 0.2\sum_{i=1}^{n-1} C_i \qquad （5-1）$$

Q 为药物各时间的累积吸收量，C_n 为各时间点取样的实际检测浓度，$V_{平衡}$ 为平衡前肠管中加入的台氏液体积，$V_{取样}$ 为每次取样的体积。

2. 吸收速率常数（K_a）的计算　药物的累积吸收量对时间做相关回归分析，得出的斜率（L）除以吸收表面积（S）求得。

$$K_a = \frac{L}{S} \qquad （5-2）$$

3. 统计分析　采用 IBM SPSS Statistics 22.0 软件进行处理，结果以 $\bar{x} \pm s$ 表示，组间差异采用单因素方差分析（One-Way ANOVA），检验水准 $P < 0.05$ 为有统计学意义。

（五）肠吸收液中透过成分的 UHPLC–Q–TOF 分析

通过比较空白样品、肠吸收液样品和荭草花提取物样品图谱（图 5–5），得出荭草花提取物中的主要成分能够透过肠壁进入肠腔而被吸收。通过对高分辨质谱数据的分析，与已知荭草花化学成分数据库进行比对，以准确质量数及同位素峰比例为依据对化学成分进行元素匹配，对肠吸收液样品中的化学成分进行初步鉴别与归属，最后通过与相应对照品进行比较，指认了肠吸收液中的 10 个色谱峰。10 个色谱峰的准确分子量等信息见表 5–3。

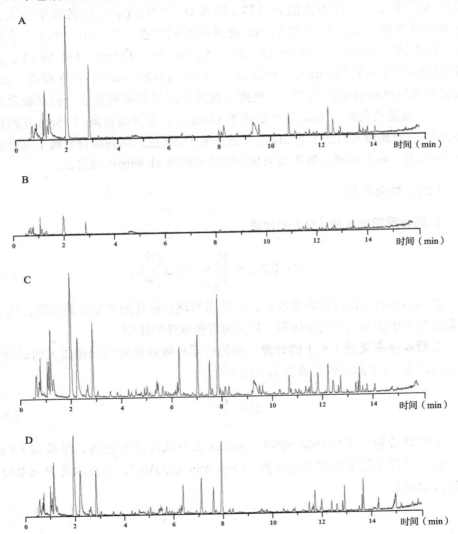

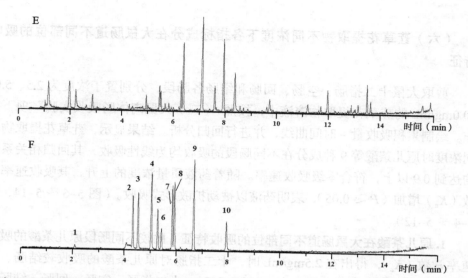

A. 空白肠吸收液 – 空肠；B. 空白肠吸收液 – 回肠；C. 肠吸收液 – 空肠；D. 肠吸收液 – 回肠；E. 荭草花提取物（0.5mg/mL）；F. 混合标准溶液。

1. 原儿茶酸；2. 异荭草素；3. 荭草素；4. 牡荆素；5. 木犀草苷；6. 花旗松素；7. 山奈素 – 葡萄糖苷；8. 槲皮苷；9. 山奈素 – 鼠李糖苷；10. 槲皮素。

图 5–5　UHPLC–Q–TOF/MS 总离子流图

表 5–3　荭草花提取物中化学成分的 Q–TOF/MS 质谱分析结果

峰号	保留时间（min）	测定值 [M+H]⁺	测定分子式 [M+H]⁺	计算值 [M+H]⁺	测定误差（ppm）	匹配度	成分
1	2.4	155.0331	$C_7H_7O_4$	155.0339	4.9	20.8	原儿茶酸
2	4.5	449.1072	$C_{21}H_{21}O_{11}$	449.1078	1.4	2.8	异荭草素
3	4.7	449.1077	$C_{21}H_{21}O_{11}$	449.1078	1.4	2.8	荭草素
4	5.2	433.1130	$C_{21}H_{21}O_{10}$	433.1129	−0.3	0.8	牡荆素
5	5.4	449.1077	$C_{21}H_{21}O_{11}$	449.1078	0.1	8.7	木犀草苷
6	5.9	305.0652	$C_{15}H_{13}O_7$	305.0656	1.1	10.4	花旗松素
7	6.0	449.1063	$C_{21}H_{21}O_{11}$	449.1078	3.4	13.1	山奈素 – 葡萄糖苷
8	6.6	449.1074	$C_{21}H_{21}O_{11}$	449.1078	1.0	9.0	槲皮苷
9	6.7	433.1121	$C_{21}H_{21}O_{10}$	433.1129	4.4	16.8	山奈素 – 鼠李糖苷
10	7.9	303.0496	$C_{15}H_{11}O_7$	303.0499	3.1	15.8	槲皮素

（六）荭草花提取物不同浓度下各指标成分在大鼠肠道不同部位的吸收特征

剪取大鼠十二指肠、空肠、回肠和结肠各肠段，分别置于浓度为2.5、5.0、10.0mg/mL的荭草花提取物溶液中，按照"（三）大鼠离体肠吸收实验"项下操作。绘制累积吸收量－时间曲线，并进行回归分析。结果显示，荭草花提取物不同浓度时原儿茶酸等9种成分在不同肠段的吸收均为线性吸收，其回归相关系数均达到0.9以上，符合零级吸收速率。随着药液质量浓度的上升，其吸收速率常数（K_a）增加（$P < 0.05$），表明药液以被动扩散形式吸收。（图5-6～5-14，表5-4～5-12）

1. 原儿茶酸在大鼠肠道不同部位的吸收特征　比较不同肠段原儿茶酸的吸收速率常数（K_a），得出在2.5mg/mL时，十二指肠对原儿茶酸的吸收较结肠、回肠快，有显著性统计学差异；在5.0mg/mL时，十二指肠、空肠、回肠、结肠对原儿茶酸的吸收没有明显差异；在10.0mg/mL时，十二指肠对原儿茶酸的吸收较结肠快，有显著性统计学差异。原儿茶酸在肠道不同部位的吸收趋势为十二指肠＞空肠＞回肠＞结肠。

比较不同肠段原儿茶酸的累积吸收量（Q），得出在2.5mg/mL时，结肠对原儿茶酸的吸收较十二指肠、空肠、回肠慢，十二指肠对原儿茶酸的吸收较空肠慢，有显著性统计学差异；在5.0mg/mL时，十二指肠、空肠、回肠、结肠吸收原儿茶酸没有明显差异；在10.0mg/mL时，结肠对原儿茶酸的吸收较十二指肠、空肠、回肠慢，回肠对原儿茶酸的吸收较空肠快，有显著性统计学差异。原儿茶酸在肠道不同部位的吸收趋势为十二指肠、空肠、回肠＞结肠。

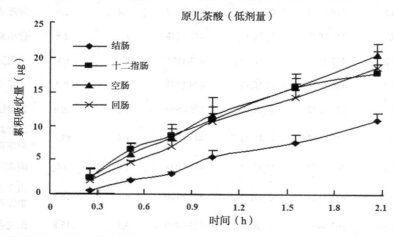

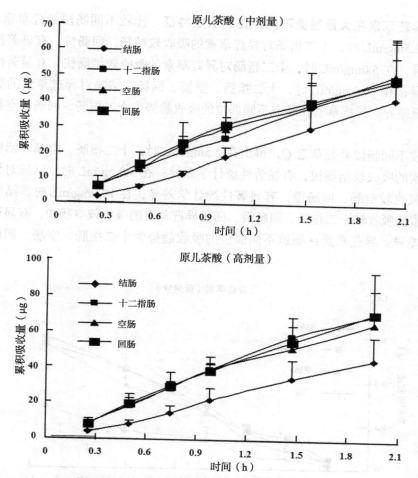

图5-6　荭草花提取物中原儿茶酸由黏膜侧向浆膜侧的转运情况（$\bar{x}\pm s$，$n=4$）

表5-4　荭草花提取物不同浓度中原儿茶酸的吸收速率常数（K_a）和累积吸收量（Q）

（$\bar{x}\pm s$，$n=4$）

原儿茶酸	2.5mg/mL		5.0mg/mL		10.0mg/mL	
	K_a（h^{-1}）	Q（μg）	K_a（h^{-1}）	Q（μg）	K_a（h^{-1}）	Q（μg）
十二指肠	0.781±0.121	18.05±1.39[**##]	1.630±0.634	47.64±15.97	2.916±0.032	79.96±0.24[**]
空肠	0.653±0.058	20.87±1.57[**]	1.246±0.486	50.35±14.77	2.446±0.175	68.81±4.94[**]
回肠	0.549±0.099[*]	18.82±2.54[**]	1.186±0.370	48.89±15.20	2.336±0.011	88.99±5.42[**##]
结肠	0.523±0.073[*]	10.93±1.03	1.567±0.719	40.99±16.41	2.373±0.174[*]	54.07±4.99

注：K_a：与十二指肠比较，[*]$P < 0.05$。Q：与结肠比较，[**]$P < 0.05$；与空肠比较，[##]$P < 0.05$。

2. 异荭草素在大鼠肠道不同部位的吸收特征　比较不同肠段异荭草素 K_a，得出在 2.5mg/mL 时，十二指肠对异荭草素的吸收较结肠、回肠快，有显著性统计学差异；在 5.0mg/mL 时，十二指肠对异荭草素的吸收较结肠快，有显著性统计学差异；在 10.0mg/mL 时，十二指肠、空肠、回肠、结肠对异荭草素的吸收没有明显差异。异荭草素在肠道不同部位的吸收趋势为十二指肠＞回肠、空肠＞结肠。

比较不同肠段异荭草素 Q，得出在 2.5mg/mL 时，十二指肠、空肠、回肠对异荭草素的吸收较结肠快，有显著性统计学差异；在 5.0mg/mL 时，结肠对异荭草素的吸收较空肠、回肠慢，有显著性统计学差异；在 10.0mg/mL 时，结肠对异荭草素的吸收较十二指肠、回肠慢，回肠异荭草素的吸收较空肠快，有显著性统计学差异。异荭草素在肠道不同部位的吸收趋势为十二指肠、空肠、回肠＞结肠。

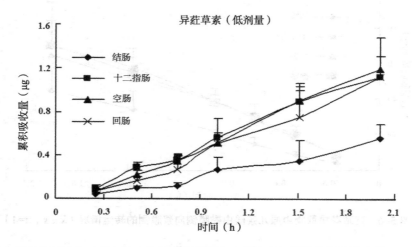

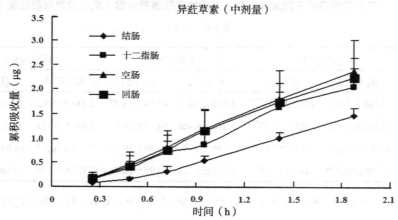

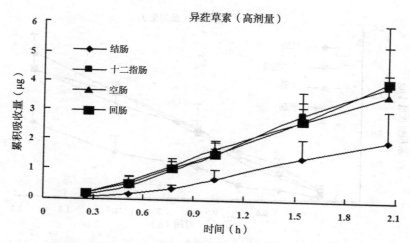

图 5-7　荭草花提取物中异荭草素由黏膜侧向浆膜侧的转运情况（$\bar{x} \pm s$，$n=4$）

表 5-5　荭草花提取物不同浓度中异荭草素的吸收速率常数（K_a）和累积吸收量（Q）
（$\bar{x} \pm s$，$n=4$）

异荭草素	2.5mg/mL		5.0mg/mL		10.0mg/mL	
	K_a（h^{-1}）	Q（μg）	K_a（h^{-1}）	Q（μg）	K_a（h^{-1}）	Q（μg）
十二指肠	0.054 ± 0.015	$1.15 \pm 0.20^{**}$	0.076 ± 0.014	2.02 ± 0.39	0.199 ± 0.019	$5.04 \pm 0.49^{**}$
空肠	0.043 ± 0.006	$1.22 \pm 0.12^{**}$	0.063 ± 0.013	$2.34 \pm 0.64^{**}$	0.158 ± 0.028	4.13 ± 0.60
回肠	$0.036 \pm 0.013^{*}$	$1.14 \pm 0.38^{**}$	0.061 ± 0.013	$2.21 \pm 0.40^{**}$	0.162 ± 0.007	$5.67 \pm 0.66^{**\#\#\#}$
结肠	$0.026 \pm 0.009^{*}$	0.56 ± 0.14	$0.055 \pm 0.010^{*}$	1.44 ± 0.15	0.135 ± 0.008	2.91 ± 0.21

注：K_a：与十二指肠比较，$^{*}P < 0.05$。Q：与结肠比较，$^{**}P < 0.05$，与空肠比较，$^{\#\#\#}P < 0.05$。

3. 荭草素在大鼠肠道不同部位的吸收特征　比较不同肠段荭草素 K_a，得出在 2.5mg/mL 时，十二指肠对荭草素的吸收较结肠、回肠快，有显著性统计学差异；在 5.0mg/mL 时，十二指肠、空肠、回肠、结肠对荭草素的吸收没有明显差异；在 10.0mg/mL 时，十二指肠对荭草素的吸收较结肠快，有显著性统计学差异。荭草素在肠道不同部位的吸收趋势为十二指肠＞空肠＞回肠＞结肠。

比较不同肠段荭草素 Q，得出在 2.5、5.0mg/mL 时，十二指肠、空肠、回肠对荭草素的吸收较结肠快，有显著性统计学差异；在 10.0mg/mL 时，结肠对荭草素的吸收较空肠、回肠慢，有显著性统计学差异。荭草素在肠道不同部位的吸收趋势为十二指肠、空肠、回肠＞结肠。

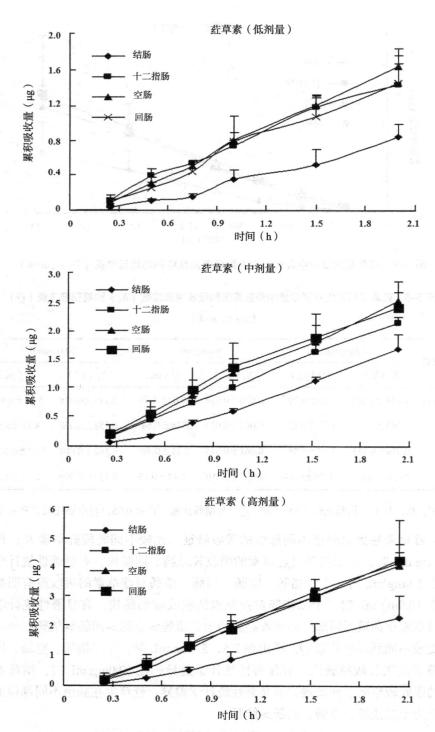

图 5-8   荭草花提取物中荭草素由黏膜侧向浆膜侧的转运情况（$\bar{x} \pm s$，$n=4$）

表 5-6　荭草花提取物不同浓度中荭草素的吸收速率常数（K_a）和累积吸收量（Q）

（$\bar{x} \pm s$，$n=4$）

荭草素	2.5mg/mL		5.0mg/mL		10.0mg/mL	
	K_a（h^{-1}）	Q（μg）	K_a（h^{-1}）	Q（μg）	K_a（h^{-1}）	Q（μg）
十二指肠	0.067±0.018	1.41±0.24**	0.077±0.004	2.11±0.09**	0.184±0.008	4.68±0.19**
空肠	0.055±0.007	1.62±0.12**	0.065±0.004	2.48±0.14**	0.154±0.034	4.12±0.80
回肠	0.044±0.011*	1.43±0.38**	0.062±0.013	2.36±0.44**	0.149±0.009	5.34±0.75**
结肠	0.040±0.010*	0.81±0.15	0.064±0.016	1.65±0.26	0.133±0.013*	2.92±0.34

注：K_a：与十二指肠比较，*$P < 0.05$；Q：与结肠比较，**$P < 0.05$。

4. 牡荆素在大鼠肠道不同部位的吸收特征　比较不同肠段牡荆素 K_a，得出在 2.5、10.0mg/mL 时，十二指肠对牡荆素的吸收较结肠快，有显著性统计学差异；在 5.0mg/mL 时，十二指肠对牡荆素的吸收较结肠、回肠快，有显著性统计学差异。牡荆素在肠道不同部位的吸收趋势为十二指肠＞空肠＞回肠＞结肠。

比较不同肠段牡荆素 Q，得出在 2.5、5.0mg/mL 时，十二指肠、空肠、回肠对牡荆素的吸收较结肠快，有显著性统计学差异；在 10.0mg/mL 时，结肠对牡荆素的吸收较十二指肠、回肠慢，统计学有显著性差异。牡荆素在肠道不同部位的吸收趋势为十二指肠、空肠、回肠＞结肠。

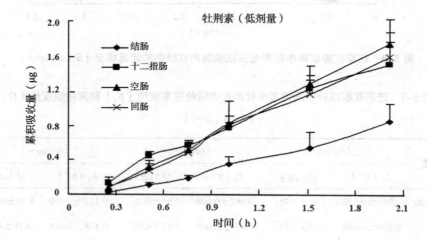

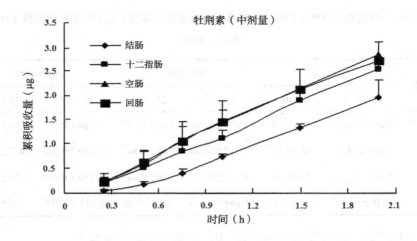

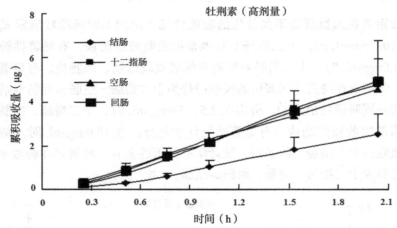

图 5-9　荭草花提取物中牡荆素由黏膜侧向浆膜侧的转运情况（$\bar{x} \pm s$，$n=4$）

表 5-7　荭草花提取物不同浓度中牡荆素的吸收速率常数（K_a）和累积吸收量（Q）（$\bar{x} \pm s$，$n=4$）

牡荆素	2.5mg/mL		5.0mg/mL		10.0mg/mL	
	K_a（h^{-1}）	Q（μg）	K_a（h^{-1}）	Q（μg）	K_a（h^{-1}）	Q（μg）
十二指肠	0.069±0.020	1.51±0.26**	0.092±0.006	2.53±0.10**	0.225±0.010	5.70±0.19**
空肠	0.060±0.008	1.74±0.13**	0.074±0.004	2.83±0.26**	0.178±0.031	4.78±0.71
回肠	0.049±0.014	1.59±0.44**	0.071±0.012*	2.68±0.41**	0.181±0.017	6.37±0.98**
结肠	0.041±0.013*	0.85±0.21	0.077±0.021*	1.94±0.36	0.150±0.004*	3.25±0.15

注：K_a：与十二指肠比较，*$P < 0.05$；Q：与结肠比较，**$P < 0.05$。

5. 木犀草苷在大鼠肠道不同部位的吸收特征 比较不同肠段木犀草苷 K_a，得出在 2.5mg/mL 时，十二指肠对木犀草苷的吸收较结肠慢，十二指肠、回肠、结肠对木犀草苷的吸收较空肠快，有显著性统计学差异；在 5.0mg/mL 时，十二指肠、空肠、回肠、结肠对木犀草苷的吸收没有明显差异；在 10.0mg/mL 时，十二指肠、回肠对木犀草苷的吸收较结肠、空肠快，有显著性统计学差异。木犀草苷在肠道不同部位的吸收趋势为回肠＞十二指肠、结肠＞空肠。

比较不同肠段木犀草苷的 Q，得出在 2.5mg/mL 时，回肠、结肠对木犀草苷的吸收较十二指肠、空肠快，有显著性统计学差异；在 5.0mg/mL 时，十二指肠、空肠、回肠、结肠对木犀草苷的吸收没有明显差异；在 10.0mg/mL 时，结肠对木犀草苷的吸收较十二指肠、回肠慢，回肠对木犀草苷的吸收较空肠、十二指肠快，有显著性统计学差异。木犀草苷在肠道不同部位的吸收趋势为回肠＞十二指肠、结肠＞空肠。

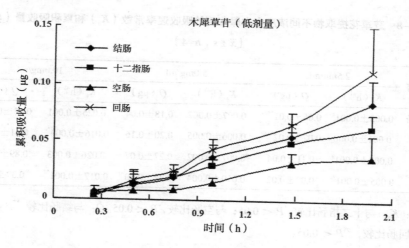

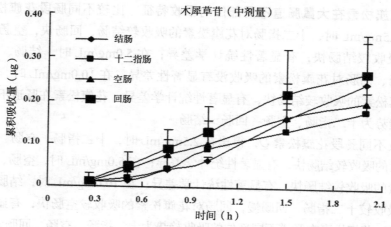

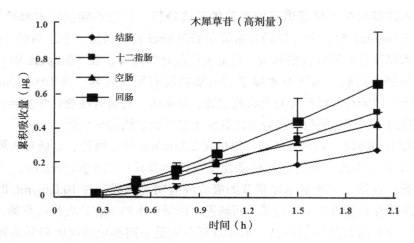

图 5-10　荭草花提取物中木犀草苷由黏膜侧向浆膜侧的转运情况（$\bar{x} \pm s$，$n=4$）

表 5-8　荭草花提取物不同浓度中木犀草苷的吸收速率常数（K_a）和累积吸收量（Q）
（$\bar{x} \pm s$，$n=4$）

木犀草苷	2.5mg/mL		5.0mg/mL		10.0mg/mL	
	K_a（h^{-1}）	Q（μg）	K_a（h^{-1}）	Q（μg）	K_a（h^{-1}）	Q（μg）
十二指肠	0.003±0.001[#]	0.05±0.01[**##]	0.007±0.002	0.18±0.04	0.025±0.001	0.63±0.01[**##]
空肠	0.001±0.000	0.02±0.02[**##]	0.006±0.005	0.20±0.16	0.016±0.004[*#]	0.41±0.10[##]
回肠	0.003±0.001[#]	0.11±0.04	0.007±0.002	0.27±0.07	0.026±0.003	0.89±0.13[**]
结肠	0.005±0.001[*#]	0.09±0.02	0.010±0.004	0.24±0.10	0.017±0.001[*#]	0.37±0.02

注：K_a：与十二指肠比较，[*]$P < 0.05$；与空肠比较，[#]$P < 0.05$。Q：与结肠比较，[**]$P < 0.05$；与回肠比较，[##]$P < 0.05$。

6. 花旗松素在大鼠肠道不同部位的吸收特征　比较不同肠段花旗松素 K_a，得出在 2.5mg/mL 时，十二指肠对花旗松素的吸收较结肠、回肠快，空肠对花旗松素的吸收较结肠快，有显著性统计学差异；在 5.0mg/mL 时，结肠、十二指肠、空肠、回肠对花旗松素的吸收没有显著性差异；在 10.0mg/mL 时，十二指肠对花旗松素的吸收较结肠快，有显著性统计学差异。花旗松素在肠道不同部位的吸收趋势为十二指肠、空肠、回肠>结肠。

比较不同肠段花旗松素 Q，得出在 2.5mg/mL 时，十二指肠、空肠、回肠对花旗松素的吸收较结肠快，有显著性统计学差异；在 5.0mg/mL 时，空肠、回肠对花旗松素的吸收较结肠快，有显著性统计学差异；在 10.0mg/mL 时，结肠对花旗松素的吸收较十二指肠、回肠慢，回肠对花旗松素的吸收较空肠快，有显著性统计学差异。花旗松素在肠道不同部位的吸收趋势为十二指肠、空肠、回肠>结肠。

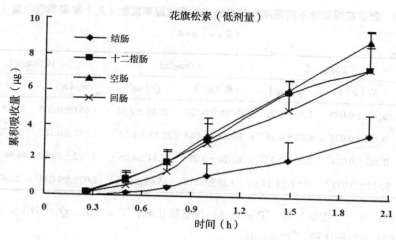

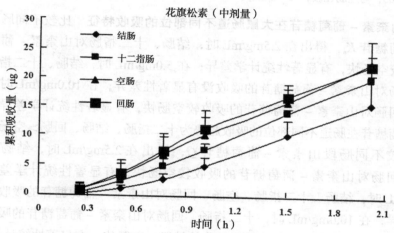

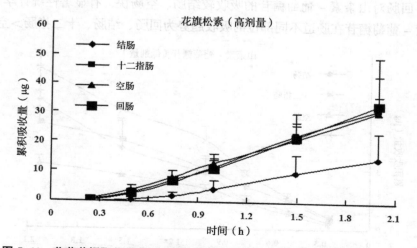

图 5-11 荭草花提取物中花旗松素由黏膜侧向浆膜侧的转运情况 （$\bar{x} \pm s$，$n=4$）

表 5-9　荭草花提取物不同浓度中花旗松素的吸收速率常数（K_a）和累积吸收量（Q）

（$\bar{x} \pm s$，$n=4$）

花旗松素	2.5mg/mL		5.0mg/mL		10.0mg/mL	
	K_a（h^{-1}）	Q（μg）	K_a（h^{-1}）	Q（μg）	K_a（h^{-1}）	Q（μg）
十二指肠	0.383±0.092	7.32±1.25**	0.785±0.123	20.05±2.53	1.681±0.005	41.38±0.01**
空肠	0.320±0.035	8.86±0.59**	0.623±0.083	22.81±1.24**	1.341±0.305	33.79±6.58
回肠	0.241±0.078*	7.30±2.23**	0.620±0.099	22.44±4.06**	1.382±0.088	46.56±5.81**##
结肠	0.182±0.073*#	3.57±1.14	0.625±0.218	15.69±4.95	1.079±0.034*	22.43±1.07

注：K_a：与十二指肠比较，*$P < 0.05$；与空肠比较，#$P < 0.05$。Q：与结肠比较，**$P < 0.05$；与空肠比较，##$P < 0.05$。

7. 山奈素 – 葡萄糖苷在大鼠肠道不同部位的吸收特征　比较不同肠段山奈素 – 葡萄糖苷 K_a，得出在 2.5mg/mL 时，结肠、十二指肠对山奈素 – 葡萄糖苷的吸收较空肠快，有显著性统计学差异；在 5.0mg/mL 时，结肠、十二指肠、空肠、回肠对山奈素 – 葡萄糖苷的吸收没有显著性差异；在 10.0mg/mL 时，十二指肠、回肠对山奈素 – 葡萄糖苷的吸收较空肠快，有显著性统计学差异。山奈素 – 葡萄糖苷在肠道不同部位的吸收趋势为十二指肠、结肠、回肠＞空肠。

比较不同肠段山奈素 – 葡萄糖苷 Q，得出在 2.5mg/mL 时，结肠、十二指肠、回肠对山奈素 – 葡萄糖苷的吸收较空肠快，有显著性统计学差异；在 5.0mg/mL 时，结肠、十二指肠、空肠、回肠对山奈素 – 葡萄糖苷的吸收没有显著性差异；在 10.0mg/mL 时，十二指肠、回肠对山奈素 – 葡萄糖苷的吸收较空肠快，回肠对山奈素 – 葡萄糖苷的吸收较结肠、空肠快，有显著性统计学差异。山奈素 – 葡萄糖苷在肠道不同部位的吸收趋势为回肠、结肠、十二指肠＞空肠。

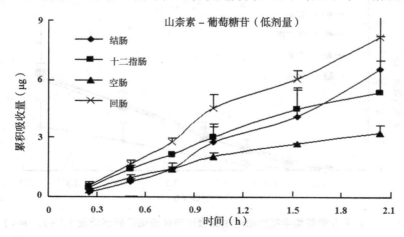

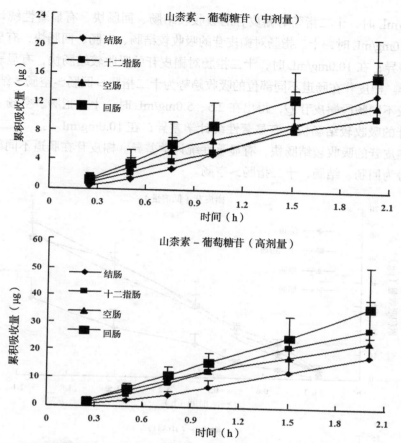

图 5-12　莐草花提取物中山奈素 – 葡萄糖苷由黏膜侧向浆膜侧的转运情况（$\bar{x} \pm s$, $n=4$）

表 5-10　莐草花提取物不同浓度中山奈素 – 葡萄糖苷的吸收速率常数（K_a）和累积吸收量（Q）（$\bar{x} \pm s$, $n=4$）

山奈素 – 葡萄糖苷	2.5mg/mL		5.0mg/mL		10.0mg/mL	
	K_a（h^{-1}）	Q（μg）	K_a（h^{-1}）	Q（μg）	K_a（h^{-1}）	Q（μg）
十二指肠	0.250±0.108*	5.31±1.64**##	0.378±0.199	10.25±5.52	1.469±0.012*	37.39±0.44**
空肠	0.104±0.021	3.21±0.40	0.301±0.248	11.80±9.40	0.896±0.312	23.90±7.77##
回肠	0.247±0.035	8.14±1.29**	0.420±0.063	16.00±2.23	1.375±0.058*	48.57±4.55**
结肠	0.319±0.101*	6.53±1.67**	0.529±0.164	13.48±3.16	1.119±0.054	24.34±1.48##

注：K_a：与空肠比较，*$P < 0.05$。Q：与空肠比较，**$P < 0.05$；与回肠比较，##$P < 0.05$。

8. 槲皮苷在大鼠肠道不同部位的吸收特征　比较不同肠段槲皮苷 K_a，得出在 2.5mg/mL 时，十二指肠对槲皮苷的吸收较结肠、回肠快，有显著性统计学差异；在 5.0mg/mL 时，十二指肠对槲皮苷的吸收较结肠、空肠、回肠快，有显著性统计学差异；在 10.0mg/mL 时，十二指肠对槲皮苷的吸收较结肠快，有显著性统计学差异。槲皮苷在肠道不同部位的吸收趋势为十二指肠＞回肠＞空肠＞结肠。

比较不同肠段槲皮苷 Q，得出在 2.5、5.0mg/mL 时，十二指肠、空肠、回肠对槲皮苷的吸收较结肠快，有显著性统计学差异；在 10.0mg/mL 时，十二指肠、回肠对槲皮苷的吸收较结肠快，有显著性统计学差异。槲皮苷在肠道不同部位的吸收趋势为回肠、结肠、十二指肠＞空肠。

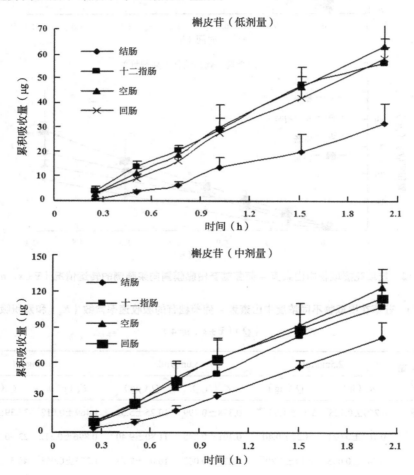

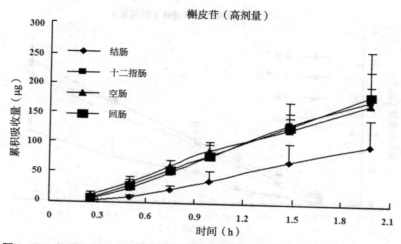

图 5-13　茺草花提取物中槲皮苷由黏膜侧向浆膜侧的转运情况（$\bar{x} \pm s$，$n=4$）

表 5-11　茺草花提取物不同浓度中槲皮苷的吸收速率常数（K_a）和累积吸收量（Q）
（$\bar{x} \pm s$，$n=4$）

槲皮苷	2.5mg/mL		5.0mg/mL		10.0mg/mL	
	K_a（h^{-1}）	Q（μg）	K_a（h^{-1}）	Q（μg）	K_a（h^{-1}）	Q（μg）
十二指肠	2.679±0.576	55.77±6.72**	3.826±0.386	103.37±8.32**	8.622±0.063	218.64±1.73**
空肠	2.184±0.214	62.74±2.93**	3.134±0.183*	119.24±15.31**	7.060±1.408	189.39±35.16
回肠	1.825±0.562*	57.73±16.73**	2.943±0.350*	110.80±12.90**	7.028±0.474	246.18±29.36**
结肠	1.562±0.492*	31.32±8.07	3.041±0.682*	77.98±12.58	6.379±0.245*	137.42±8.33

注：K_a：与十二指肠比较，*$P < 0.05$。Q：与结肠比较，**$P < 0.05$。

9. 山柰素－鼠李糖苷在大鼠肠道不同部位的吸收特征　比较不同肠段山柰素－鼠李糖苷 K_a，得出在 2.5、5.0mg/mL 时，十二指肠对山柰素－鼠李糖苷的吸收较结肠、回肠快，有显著性统计学差异；在 10.0mg/mL 时，十二指肠对山柰素－鼠李糖苷的吸收较结肠快，有显著性统计学差异。山柰素－鼠李糖苷在肠道不同部位的吸收趋势为十二指肠、回肠、空肠＞结肠。

比较不同肠段山柰素－鼠李糖苷 Q，得出在 2.5mg/mL 时，十二指肠、空肠、回肠对山柰素－鼠李糖苷的吸收较结肠快，有显著性统计学差异；在 5.0mg/mL 时，空肠、回肠对山柰素－鼠李糖苷的吸收较结肠快，有显著性统计学差异；在 10.0mg/mL 时，十二指肠、回肠对山柰素－鼠李糖苷的吸收较结肠快，有显著性统计学差异。山柰素－鼠李糖苷在肠道不同部位的吸收趋势为回肠、结肠、十二指肠＞空肠。

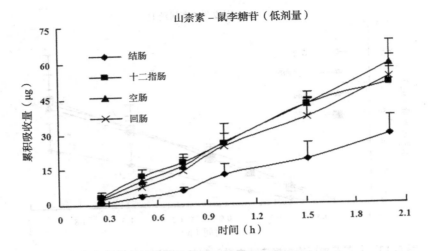

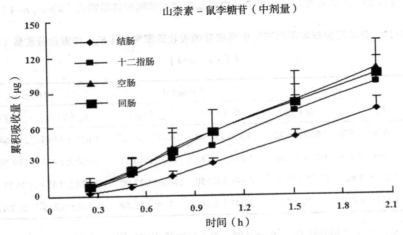

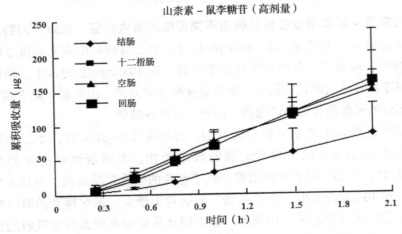

图 5-14　荭草花提取物中山奈素 – 鼠李糖苷由黏膜侧向浆膜侧的转运情况（$\bar{x} \pm s$，$n=4$）

表 5–12　苈草花提取物不同浓度中山奈素 – 鼠李糖苷的吸收速率常数（K_a）和累积吸收量（Q）（$\bar{x} \pm s$，$n=4$）

山奈素 – 鼠李糖苷	2.5mg/mL		5.0mg/mL		10.0mg/mL	
	K_a（h^{-1}）	Q（μg）	K_a（h^{-1}）	Q（μg）	K_a（h^{-1}）	Q（μg）
十二指肠	2.444±0.518	50.73±6.06**	3.497±0.403	94.62±10.52	7.713±0.120	194.94±3.16**
空肠	2.045±0.207	58.88±3.18**	2.824±0.422	107.21±23.36**	6.122±1.369	163.09±33.40
回肠	1.671±0.496*	53.18±15.23**	2.736±0.417*	102.11±14.44**	6.382±0.541	222.03±30.94**
结肠	1.454±0.463*	29.16±7.60	2.790±0.550*	71.93±9.33	5.642±0.142*	121.61±5.86

注：K_a：与十二指肠比较，*$P < 0.05$。Q：与结肠比较，**$P < 0.05$。

（七）讨论

肠吸收液透过成分的指认。长期以来，如何科学地选择中药复方质量控制指标一直是困扰质量工作者的一个难题。近年来，基于"复方成分群＞吸收成分群＞药效成分群"的假说，使得许多学者将注意力集中到中药血清药物化学研究领域，试图从血清中分离、鉴定中药口服后的移行成分来研究其与传统疗效的相关性，进而揭示中药物质基础和作用形式，选择质控指标。但这种方法存在检测成分浓度低、内源性干扰多、对照品难以获得等问题。近年来有文献报道，采用外翻肠囊法考察药物透过肠壁的可被吸收成分，可为中药复方质量控制选取指标提供参考。因此，本实验采用 UHPLC–Q–TOF 对肠吸收液中的成分进行分析，并通过与对照品进行比对，确认肠吸收液中的可被吸收成分，为肠吸收动力学的研究提供了指标成分依据。本实验建立了 UPLC–MS/MS 同时测定苈草花提取物肠吸收液中 9 种成分的分析方法，并对所建立的分析方法进行了全面的方法学考察，结果表明该方法简便快速、专属性强、灵敏度高、分析效率高，适用于大批量生物样品的高通量分析。

二、苈草花提取物在体循环灌流肠吸收动力学研究

本实验部分采用大鼠循环灌流模型，从在体的角度探讨苈草花提取物中能透过肠壁的可被吸收成分在大鼠小肠的吸收特点，考察了苈草花提取物中原儿茶酸、异苈草素、苈草素、牡荆素、木犀草苷、花旗松素、山奈素 – 葡萄糖苷、槲皮苷和山奈素 – 鼠李糖苷 9 种成分在小肠中的吸收特性，以及不同因素（不同药物浓度、pH 值、P–gp 抑制剂、胆汁、肠段）对苈草花提取物中 9 种成分小肠吸

收的影响，获得荭草花提取物中主要成分在肠道的吸收机制、影响因素及有无特定吸收部位等信息。

（一）样品处理方法

取样品荭草花溶液适量，初始流动相稀释 3 倍后冷藏备用。取样品稀释液 100μL，置于 1.5mL 塑料离心管中，加入 10μg/mL 内标溶液 20μL，加入 400μL 初始流动相，涡混 1min，15000rpm 离心 5min，取上清液 UPLC–MS/MS 进样分析。

（二）大鼠在体循环灌流实验

选实验前禁食过夜（自由饮水）大鼠腹腔注射 25% 乌拉坦 1.4g/kg，麻醉后固定，沿腹中线打开腹腔（3 ～ 4cm），于实验肠段两端各切一小口，在上端小口处插入直径为 0.3cm 的硅胶管，并用线扎紧。用注射器将 37℃ 的生理盐水缓缓注入肠管，洗去肠管内容物至净。然后在实验肠管下端小口处插入硅胶管，并用线扎紧。肠管两端的硅胶管与蠕动泵的胶管连接，形成回路，开动蠕动泵。取 5mL 肠循环液以 5mL/min 流速循环 10min 后，将流速调节为 2.5mL/min，立即自循环液瓶中取样 1mL 作为测定零时间药物浓度的样品。另向量筒中补加 K–R 缓冲液 1mL，其后每隔 30min 按同法取样并补加 K–R 缓冲液，循环 3h 后中止。在循环回路中用 50mL 量筒盛装含药肠循环液，每到取样时间点读取液体体积，待循环完毕，用空气排净肠内和管路内液体，即为肠道和管路的死体积。死体积加上每一时间点的量筒读数即为该时间点的循环液体积，以此方法进行肠循环液的体积校正。以剩余药量的自然对数 $\ln(X)$ 对取样时间 t 作图，求出吸收转化速率常数 K_a，3h 百分吸收转化率 A 等参数。十二指肠段是指自幽门 1cm 处开始往下 10cm 止；空肠段是指自幽门 15cm 开始往下 10cm 止；回肠段是指自盲肠上行 20cm 处开始往上 10cm 止；结肠段是指从盲肠下端开始往下 10cm 止。全肠段考察自十二指肠上端起至回肠下端止。

（三）数据分析

1. 荭草花提取物在体肠吸收肠剩余药量的计算

$$P_{t_n} = C_{t_n} \times V_{t_n} + 1.0 \times \sum_{i=1}^{n-1} C_{t_i} \qquad (5-3)$$

式中 C_{t_1} 表示循环液药物初始浓度；V_{t_1} 表示循环液初始体积；C_{t_n} 表示 t_n 时刻循环液药物浓度；V_{t_n} 表示 t_n 时刻循环液体积；t_n 表示循环液灌注时间；P_{t_1} 表

示循环液初始药物量；P_{t_n} 表示 t_n 时刻循环液药物量。

2. 吸收动力学参数的计算 以小肠内剩余药量的对数 $\ln(X)$ 对取样时间 t 作图，由直线斜率计算吸收转化速率常数 K_a（h^{-1}）。

$$3h累积吸收转化率 = \frac{0h剩余药量 - 3h剩余药量}{0h剩余药量} \times 100\% \qquad (5-4)$$

（四）荭草花提取物的肠道吸收特性研究

1. 荭草花提取物溶液的 pH 值对吸收的影响 由于药物吸收可能受到循环液 pH 的影响，故本实验考察荭草花提取物浓度为 5.0mg/mL 条件下不同 pH 值（7.4、6.86、6、5）对荭草花提取物中原儿茶酸等 9 种成分的吸收影响，结果见表 5-13。

表 5-13 荭草花提取物溶液的 pH 值对吸收的影响（$\bar{x} \pm s$，$n=4$）

检测成分	pH 值 7.4		pH 值 6.86		pH 值 6		pH 值 5	
	A（%）	K_a（h^{-1}）	A（%）	K_a（h^{-1}）	A（%）	K_a（h^{-1}）	A（%）	K_a（h^{-1}）
原儿茶酸	23.9±9.3	0.103±0.041	26.7±3.9	0.097±0.054	26.8±7.6	0.112±0.018	22.3±7.9	0.104±0.032
异荭草素	19.0±7.7	0.062±0.035	19.1±6.2	0.060±0.035	21.9±6.4	0.074±0.031	22.9±7.4	0.077±0.013
荭草素	15.2±4.7	0.048±0.011	17.1±4.4	0.059±0.014	22.2±7.6	0.076±0.024*	13.9±5.2	0.056±0.018
牡荆素	15.8±3.2	0.044±0.025	16.1±2.6	0.046±0.027	19.1±7.8	0.061±0.028	16.6±6.3	0.064±0.014
木犀草苷	70.0±3.6	0.377±0.031	68.7±7.8	0.309±0.10	70.3±7.3	0.381±0.078	54.5±21.2	0.278±0.143
花旗松素	58.3±5.4	0.303±0.047	69.2±4.0**	0.385±0.05*	65.8±8.2	0.360±0.069	65.3±2.2	0.359±0.018
山柰素－葡萄糖苷	66.8±9.8	0.369±0.085	64.3±11.0	0.295±0.097	68.9±11.7	0.394±0.107	49.1±23.2	0.259±0.175
槲皮苷	19.0±4.3	0.065±0.020	17.7±4.6	0.053±0.033	21.4±6.8	0.074±0.023	17.6±7.5	0.072±0.016
山柰素－鼠李糖苷	19.1±4.8	0.068±0.016	18.8±2.4	0.062±0.023	22.7±5.3	0.079±0.019	20.3±7.3	0.080±0.016

注：K_a：与 pH 值 7.4 的溶液比较，*$P < 0.05$；A：与 pH 值 7.4 的溶液比较，**$P < 0.05$。

通过比较 3h 的累积吸收转化率，结果显示花旗松素在 pH 值为 6.86 时的吸收要明显高于 pH 值为 7.4 时，有显著性统计学差异；异荭草素等成分经方差分析在各 pH 值下各成分没有显著性差异，说明异荭草素等成分对 pH 值不敏感。当 pH 值为 6 时，各成分的 3h 累积吸收量相对较高，因此以 pH 值为 6 的荭草花提取物溶液进行浓度、肠段等实验。

2. 荭草花提取物的浓度对吸收的影响　取禁食后的大鼠，随机分组，每组 4 只，分别考察质量浓度为 2.5、5.0、10.0mg/L（pH 值为 6）的荭草花提取物中原儿茶酸等 9 种成分的 K_a 和 3h 累积吸收转化率，结果见表 5-14。

表 5-14　荭草花提取物的浓度对吸收的影响（$\bar{x} \pm s$，n=4）

检测成分	2.5mg/L		5.0mg/L		10.0mg/L	
	A（%）	K_a（h^{-1}）	A（%）	K_a（h^{-1}）	A（%）	K_a（h^{-1}）
原儿茶酸	53.0±21.0	0.311±0.224*	26.8±7.6##	0.112±0.018	20.3±2.4##	0.077±0.015
异荭草素	22.9±7.8**	0.096±0.028*	21.9±6.4	0.074±0.031	12.9±2.4	0.038±0.011
荭草素	20.4±4.9	0.076±0.027	22.2±7.6	0.076±0.024	14.7±1.7	0.047±0.008
牡荆素	17.9±4.9	0.076±0.020*	19.1±7.8	0.061±0.028	13.5±4.4	0.039±0.017
木犀草苷	58.7±16.4**	0.283±0.116	70.3±7.3**	0.381±0.078*	34.8±12.1	0.140±0.082
花旗松素	64.4±4.7	0.351±0.057	65.8±8.2	0.360±0.069	62.8±1.8	0.322±0.025
山柰素 - 葡萄糖苷	54.8±17.9	0.284±0.143	68.9±11.7**	0.394±0.107*	32.6±12.4	0.130±0.085
槲皮苷	22.2±1.5**	0.088±0.023	21.4±6.8**	0.074±0.023*	11.0±1.5	0.039±0.015
山柰素 - 鼠李糖苷	21.8±1.8**	0.094±0.024*	22.7±5.3**	0.079±0.019	14.2±3.7	0.050±0.015

注：K_a：与高浓度比较，*$P < 0.05$。A：与高浓度比较，**$P < 0.05$；与低浓度比较，##$P < 0.05$。

通过比较 3h 的累积吸收转化率，结果显示原儿茶酸在低浓度时 A 要明显高于中、高浓度，有显著性统计学差异；异荭草素在低浓度时 A 要明显高于高浓度时，有显著性统计学差异；山柰素 - 葡萄糖苷在中浓度时 A 要明显高于高浓度时，有显著性统计学差异；木犀草苷、槲皮苷、山柰素 - 鼠李糖苷在低、中浓度时 A 要明显高于高浓度时，有显著性统计学差异。表明原儿茶酸、异荭草素、木犀草苷、山柰素 - 葡萄糖苷、槲皮苷和山柰素 - 鼠李糖苷在高浓度下可能存在饱和现象，提示其在体内的吸收机制不仅是单纯的被动吸收过程，可能存在主动转运和易化扩散；同时牡荆素、荭草素在高浓度时的吸收也有减小趋势，但不具有显著性差异。花旗松素在浓度范围内 3h 累积吸收转化率（A）与吸收转化速率常数（K_a）均无显著性差异，提示其在体内的吸收机制可能为被动吸收过程。

低、中、高三个浓度下以肠内剩余药量的对数 $\ln (X)$ 对取样时间 t 作线性回归，所得直线的 r 均大于 0.9，符合一级动力学过程，结果见图 5-15。

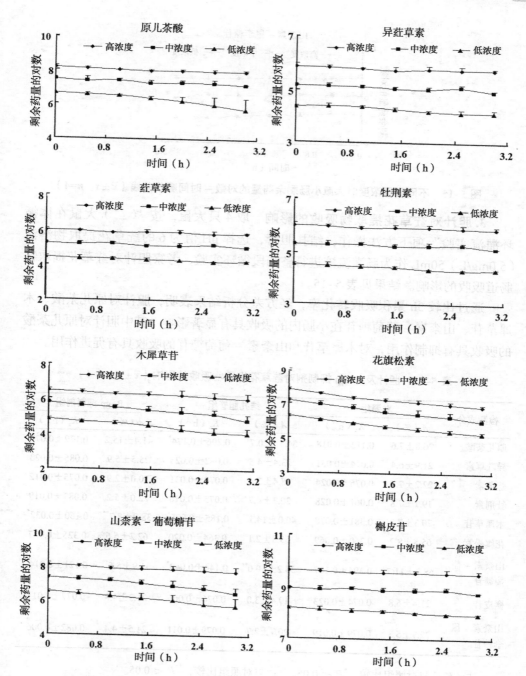

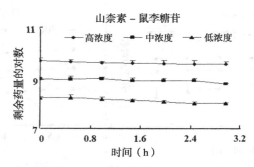

图5-15　不同质量浓度时大鼠小肠剩余药量的对数 – 时间吸收曲线（$\bar{x}\pm s$，$n=4$）

3.胆汁对荭草花提取物吸收的影响　取4只大鼠，按"（二）大鼠在体循环灌流实验"项下方法操作，结扎胆管，选择pH值为6的荭草花提取物溶液（5.0mg/L）50mL作为肠灌流液进行整肠段循环实验，考察胆汁对荭草花提取物肠道吸收的影响。结果见表5-15。

通过比较3h累积吸收转化率，经方差分析结果表明，胆汁对原儿茶酸、木犀草苷、山奈素 – 葡萄糖苷在小肠内的吸收具有显著影响，其中胆汁对原儿茶酸的吸收具有抑制作用，对木犀草苷和山奈素 – 葡萄糖苷的吸收具有促进作用。

表5-15　胆汁及P-gp抑制剂对荭草花提取物吸收的影响（$\bar{x}\pm s$，$n=4$）

检测成分	对照组		结扎胆管组		P-gp抑制剂组	
	A（%）	K_a（h^{-1}）	A（%）	K_a（h^{-1}）	A（%）	K_a（h^{-1}）
原儿茶酸	26.8±7.6	0.112±0.018	54.3±20.7**	0.296±0.174*	41.4±15.2	0.179±0.077
异荭草素	21.9±6.4	0.074±0.031	23.4±4.5	0.082±0.023	25.5±5.9	0.085±0.023
荭草素	22.2±7.6	0.076±0.024	18.4±7.4	0.070±0.031	20.0±2.9	0.075±0.012
牡荆素	19.1±7.8	0.061±0.028	20.3±4.7	0.075±0.016	22.0±5.2	0.083±0.019
木犀草苷	70.3±7.3	0.381±0.078	40.0±14.1**	0.185±0.086*	38.9±8.7**	0.160±0.032*
花旗松素	65.8±8.2	0.360±0.069	65.8±2.1	0.364±0.020	62.2±5.6	0.325±0.037
山奈素 – 葡萄糖苷	68.9±11.7	0.394±0.107	34.2±10.0**	0.144±0.049*	31.9±5.5**	0.121±0.014*
槲皮苷	21.4±6.8	0.074±0.023	19.4±3.0	0.076±0.006	21.3±4.8	0.077±0.011
山奈素 – 鼠李糖苷	22.7±5.3	0.079±0.019	20.7±2.7	0.079±0.011	21.5±4.4	0.082±0.006

注：K_a：与对照组比较，*$P<0.05$。A：与对照组比较，**$P<0.05$。

4.P-gp抑制剂对荭草花提取物吸收的影响　取禁食后的大鼠，随机分组，每组4只。选择pH值为6的荭草花提取物溶液（5.0mg/L）50mL作为肠灌流液，考察维拉帕米抑制P-gp条件下的原儿茶酸等9种成分的吸收情况，验证其吸收是否受到 P-gp 外泵作用影响。结果见表 5-15。

通过比较 3h 累积吸收转化率，经方差分析结果表明，加入 P-gp 抑制剂后原儿茶酸的吸收增加，但不具有显著性差异；而木犀草苷、山奈素－葡萄糖苷在小肠内的吸收降低，具有显著性差异，这可能与其他相互作用有关，有待进一步考察；与对照组相比，荭草素等成分的吸收无明显差异，说明荭草花提取物中的成分可能并不是药物转运蛋白 P-gp 的底物。

（五）荭草花提取物在不同肠段的吸收特点

取禁食后的大鼠随机分组，每组 4 只，对大鼠各肠段进行结扎。十二指肠段是指自幽门 1cm 处开始往下 10cm 处；空肠段是指自幽门 15cm 开始往下 10cm 处；回肠段是指自盲肠上行 20cm 处开始往下 10cm 处；结肠段是指从盲肠后端开始往下取 10cm 处。选择 pH 值为 6 的荭草花提取物溶液（5.0mg/L）50mL 作为肠灌流液，不同肠段分别用供试液进行回流，考察大鼠肠道各区段的吸收情况。结果见表 5-16。

表 5-16　荭草花提取物在不同肠段的吸收特点（$\bar{x} \pm s$，$n=4$）

检测成分	十二指肠		空肠		回肠		结肠	
	A（%）	K_a（h^{-1}）	A（%）	K_a（h^{-1}）	A（%）	K_a（h^{-1}）	A（%）	K_a（h^{-1}）
原儿茶酸	7.6±5.5	0.018±0.015	11.4±9.6	0.027±0.025	8.5±2.3	0.021±0.010	5.8±2.7	0.014±0.008
异荭草素	8.3±2.6	0.020±0.004*	5.5±3.7	0.013±0.010*	7.8±4.1	0.022±0.019*	8.9±3.6	0.047±0.010
荭草素	11.2±6.7	0.028±0.024	9.9±1.4	0.025±0.012	6.6±2.9	0.016±0.008#	6.8±2.5	0.018±0.009
牡荆素	10.5±0.9	0.024±0.004	5.6±4.9	0.018±0.026	6.6±6.6	0.020±0.017	7.2±5.3	0.018±0.012
木犀草苷	18.6±4.9##	0.034±0.015	13.8±4.3	0.029±0.013	8.5±3.9	0.020±0.019	12.4±9.7	0.036±0.037
花旗松素	24.6±3.2**##	0.081±0.016*	21.9±6.9**	0.079±0.032*	15.5±2.1**	0.059±0.008*	8.9±2.8	0.030±0.006
山奈素－葡萄糖苷	10.7±1.3**##	0.024±0.005	9.4±6.0**##	0.028±0.022	4.0±1.9	0.010±0.004	3.8±1.9	0.013±0.004
槲皮苷	10.7±4.5**	0.028±0.016	6.6±3.9	0.020±0.017	5.6±4.4	0.017±0.013	4.0±1.3	0.013±0.003
山奈素－鼠李糖苷	10.4±3.3	0.024±0.011	8.1±6.1	0.023±0.022	5.6±2.2	0.021±0.005	5.5±3.1	0.018±0.005

注：K_a：与结肠比较，*$P < 0.05$；与十二指肠比较，#$P < 0.05$。A：与结肠比较，**$P < 0.05$；与回肠比较，##$P < 0.05$。

通过比较不同肠段各成分的 3h 累积吸收转化率，结果显示木犀草苷在十二指肠的吸收较回肠快，有显著性统计学差异；花旗松素在十二指肠、空肠、回肠的吸收较结肠快，十二指肠的吸收较回肠快，有显著性统计学差异；山奈素 – 葡萄糖苷在十二指肠、空肠的吸收较结肠、回肠快，有显著性统计学差异；槲皮苷在十二指肠的吸收较结肠快，有显著性统计学差异；原儿茶酸、异荭草素、荭草素、牡荆素、山奈素 – 鼠李糖苷在各肠段的吸收没有显著性差异。

各成分在不同肠段的吸收趋势：原儿茶酸，空肠＞回肠＞十二指肠＞结肠；异荭草素，结肠＞十二指肠＞回肠＞空肠；荭草素，十二指肠＞空肠＞结肠＞回肠；牡荆素，十二指肠＞结肠＞回肠＞空肠；木犀草苷，十二指肠＞空肠＞结肠＞回肠；花旗松素，十二指肠＞空肠＞回肠＞结肠；山奈素 – 葡萄糖苷，十二指肠＞空肠＞回肠＞结肠；槲皮苷，十二指肠＞空肠＞回肠＞结肠；山奈素 – 鼠李糖苷，十二指肠＞空肠＞回肠＞结肠。

（六）讨论

研究药物的肠道吸收能够了解药物在肠道的吸收行为，有利于剂型的选择和辅料的筛选，从而提高药物的生物利用度、指导临床用药。药物肠吸收研究主要采用在体灌流法等模型，其中在体灌流法不切断血管及神经，可保持胃肠道神经和内分泌输入的完好无损，以及胃肠道内容物中酶的活性，也保证了血液及淋巴液地供应，生物活性有所提高，因而测得的吸收速率等指标与体内法相近，且能消除胃肠内容物的排出和消化管固有运动性等生理因素的影响。

在进行大鼠在体肠灌流实验中，小肠在吸收药物的同时也吸收水分，致使循环液的体积减少，所以必须进行体积校正。一般多在灌流液中加入离子型化合物酚红来校正溶液体积，但近年来不断有文献报道酚红在小肠中也会被吸收，且吸收速率为十二指肠＞空肠＞回肠。同时酚红的测定多采用紫外分光光度计进行检测也会增加工作量，而中药提取物多含有色素，容易对检测造成干扰，故其不宜用来标示循环液的体积变化。也有文献报道，采用 HPLC-UV 对酚红与被测物同时测定，加大了样品的分离难度，不利于中药多成分分析。近年来多有文献报道，采用量筒直接对水分进行校正，即通过量筒盛装循环液，按时间点读取量筒的读数，计算循环液体积，同样可以获得稳定的数据，而且还可以减少测定的工作量。

外翻肠囊实验结果表明，原儿茶酸等 9 种成分在不同肠段随着药液质量浓度的上升，肠吸收转化速率常数增加（$P < 0.05$），表明各成分以被动扩散机制吸收。肠灌流实验结果表明，原儿茶酸、异荭草素、木犀草苷、山奈素 – 葡萄糖苷、槲皮苷和山奈素 – 鼠李糖苷在体内的吸收机制不仅是单纯的被动吸收过程，

可能存在主动转运和易化扩散因素；花旗松素在体内属被动吸收过程。两个模型的结果存在一定差异，这可能与肠道的活性存在差异（离体、在体），诱使肠道内酶的活性出现差异有关。

对于吸收趋势的研究，外翻肠囊及肠灌流实验结果相似，原儿茶酸等成分在各肠道的吸收趋势为十二指肠、空肠、回肠＞结肠。

第三节 代谢研究

一、荭草花提取物的大鼠体内代谢研究

本实验以荭草花有效组分为实验对象，通过收集健康 SD 大鼠给药后的血清、尿液、粪便及胆汁，利用 UHPLC-ESI-Q-TOF/MS 技术对各生物样品进行检测，得到 MS、MS^2 质谱数据，结合 Metabolite Tools^{TM}、Smart Formula 及质量亏损过滤（MDF）等代谢产物预测、筛查技术，对经大鼠灌胃荭草花有效组分后的代谢产物进行快速分析，研究荭草花有效组分在大鼠体内的生物转化规律，推测药物中活性或潜在的活性成分可能的代谢途径，为阐明荭草花体内直接作用物质提供实验依据。

（一）色谱条件

Agilent Eclipse Plus C$_{18}$ RRHD 色谱柱（2.1mm×100 mm，1.8μm），柱温 45℃。流动相为 0.1% 甲酸水（A）-0.1% 甲酸乙腈（B）梯度洗脱，洗脱梯度见表 5-17。进样体积为 1μL。

表 5-17 洗脱梯度

时间（min）	流速（mL·min^{-1}）	A相（%）	B相（%）
0	0.3	95	5
4	0.3	80	20
10	0.3	80	20
15	0.3	55	45
20	0.3	5	95
21	0.3	100	0
22	0.3	95	5

（二）质谱条件

电喷雾离子源，扫描方式为正、负离子扫描（ESI$^+$、ESI$^-$，m/z 50～1000），毛细管电压 ESI$^+$（4kV）、ESI$^-$（3.5kV），离子源温度 200℃，雾化气（N_2）压力 1.2bar，干燥气温度 200℃，雾化气体积流量 6L/min。准确质量测定采用甲酸钠校正标准液，校正模式选用 Enhanced Quadratic。数据分析采用 Data Analysis 软件、Metabolite Tools™（包括 Metabolite Predict 及 Metabolite Detect）软件、质量亏损过滤（MDF）。

（三）收集生物样品

1. 血清 取健康 SD 大鼠，雌雄各半，体重 250±10g，正常饲养 1 周。实验时分为两组，给药组和对照组，6 只 / 组，分别饲养于代谢笼中。给药组实验前禁食 12h（不禁水），口服给予荭草花提取物每次 86g/kg（生药量），连续灌胃给药 3 天，每天 2 次。空白组灌胃等体积 1% 的 CMC–Na 水溶液。分别于末次给药后 30min 股动脉采血，取全血置于 37℃恒温水浴至上层有黄色液体析出，取出后于台式离心机 5000rpm（2683g）离心 10min，取上层血清，置于 –20℃保存，备用。

2. 尿液及粪便 取健康 SD 大鼠，雌雄各半，体重 250±10g，正常饲养 1 周。实验时分为 2 组，给药组和对照组，6 只 / 组，分别饲养于代谢笼中。给药组实验前禁食 12 h（不禁水），口服给予荭草花提取物每次 86g/kg（生药量），连续灌胃给药 3 天，每天 2 次。空白组灌胃等体积的生理盐水。分别收集 0～12、12～24、24～36、36～48、48～60、60～72h 时间段的尿液及粪便，并记录各时间段的尿液体积及烘干后粪便的重量，然后置于 –20℃保存，备用。

3. 胆汁 取健康 SD 大鼠 4 只，实验前禁食 12h（不禁水）。实验时用 10% 水合氯醛麻醉大鼠，仰卧固定，实施胆管插管手术，开腹，找到胆管，于胆管切口，选用内径小的硅胶管（1.5mm）插入胆管，固定胆管插管并缝合。随机选取 1 只大鼠作为空白对照组，灌胃生理盐水，收集胆汁。另外 3 只为实验组，灌胃荭草花提取物，每次 86g/kg（生药量），收集 2、4、6、8、10、12、24h 时间点的胆汁样品。上述各样品置于 –20℃保存，备用。

（四）样品处理方法

1. 血清样品处理方法 取大鼠血清 1mL，置于 10mL 进口塑料离心管中，加入 4mL 甲醇，涡混震荡 2min，超声 5min，15000rpm（20627g）离心 5min，去上清液于 37℃氮气吹干，加入 1mL 甲醇于吹干的样品中。按上述处理方法 3 次沉淀蛋白，加入200μL 50% 甲醇水溶液溶解残留物，UHPLC–Q–TOF/MS 进样检测分析。

2. 尿液样品处理方法　取 SPE 固相萃取小柱，向其加4倍柱体积甲醇，再加4倍柱体积水进行活化备用。将大鼠尿液 1mL 上样，用4倍柱体积水淋洗，而后加4倍柱体积甲醇进行洗脱，收集流穿液和洗脱液。将其置于37℃氮气下吹干，残留物用200μL 50% 甲醇水溶液溶解，UHPLC–Q–TOF/MS 进样检测分析。

3. 粪便样品处理方法　取烘干后大鼠粪便 0.5g，加入4mL 生理盐水，做成25% 生理匀浆液，超声 10min，5000rpm（2683g）离心 5min，分离上层液取1mL 匀浆液，补加甲醇4mL，涡混 2min，超声 5min，15000rpm（20627g）离心 5min，上清液于37℃氮气下吹干，加入 1mL 甲醇于吹干的样品中，按上述处理方法3次沉淀蛋白，残留物用200μL 50% 甲醇水溶液溶解，UHPLC–Q–TOF/MS 进样检测分析。

4. 胆汁样品处理方法　取胆汁样品 1mL，加入同等体积的乙酸乙酯，进行样品萃取，重复上述过程三次，取上清液将置于37℃氮气下吹干，残留物用200μL 50% 甲醇水溶液，UHPLC–Q–TOF/MS 进样检测分析。

（五）莐草花提取物在大鼠血清、尿液、粪便、胆汁中的代谢产物鉴定分析

1. 莐草花有效组分在大鼠血清中的代谢产物鉴定分析

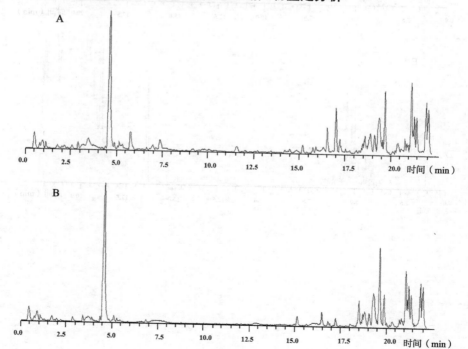

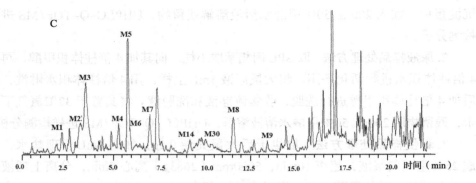

A.含药血清；B.空白血清；C.含药血清与空白血清差异图谱。

图 5-16　荭草花有效组分在大鼠血清中的代谢产物 ESI⁺基峰图

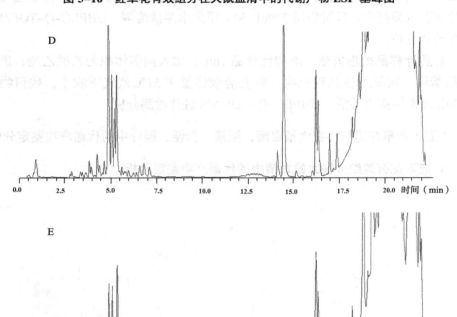

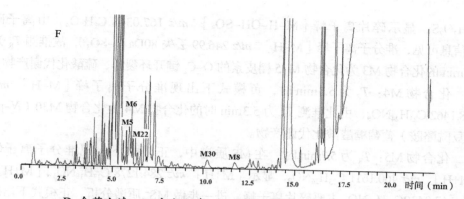

D. 含药血清；E. 空白血清；F. 含药血清与空白血清差异图谱。

图 5–17　茺草花有效组分在大鼠血清中的代谢产物 ESI⁻ 基峰图

（1）原型产物　化合物 M14：T_R 为 9.3min 时，负模式下出现准分子离子峰 [M–H]⁻ m/z 431.099 $C_{21}H_{19}O_{10}$，与山奈素 –3–O–α–L– 鼠李糖苷对照品一致，故推测 T_R 为 9.1min 的化合物 M14 为山奈素 –3–O–α–L– 鼠李糖苷。

化合物 M30：T_R 为 10.2min 时，正模式下出现准分子离子峰 [M+H]⁺ m/z 284.1279 $C_{17}H_{18}NO_3$，碎片离子峰 [M+H]⁺ m/z 147.0441 $C_9H_7O_2$。MS² 质谱显示分子离子峰 [M+H]⁺ m/z 284.1275 $C_{17}H_{18}NO_3$，碎片离子峰 [M+H–$C_8H_{11}NO$]⁺ m/z 147.044 $C_9H_7O_2$。可见碎片离子峰 [M+H–$C_8H_{11}NO$]⁺ m/z 147 是由准分子离子峰 [M+H]⁺ m/z 284 丢失 137Da（–$C_8H_{11}NO$），参照相关文献并结合质谱数据，推测 T_R 为 10.2min 的化合物 M30 为 N–p– 香豆酰酪胺。

化合物 M8：T_R 为 11.8min 时，负模式下出现准分子离子峰 [M–H]⁻ m/z 312.1228 $C_{18}H_{18}NO_4$，参照相关文献并结合质谱数据，推测 T_R 为 11.8min 时的化合物 M8 为 N– 反式 –对羟基苯乙基阿魏酰胺。

（2）代谢产物　化合物 M1：T_R 为 2.2min 时，负模式下出现准分子离子峰 [M–H]⁻ m/z 343.0659 $C_{14}H_{15}O_{10}$，故推测 T_R 为 2.2min 的化合物 M1 为槲皮素 O–C_2 键开环裂解、葡萄糖醛酸化代谢产物。

化合物 M2：T_R 为 3.2min 时，负模式下出现准分子离子峰 [M–H]⁻ m/z 304.0139 $C_{10}H_{10}NO_8S$，显示碎片离子峰 [M–H–O_2–SO]⁻ m/z 224.0554 $C_{10}H_{10}NO_5$、[M–H–O_2–$C_3H_5NO_2S$]⁻ m/z 153.0186 $C_7H_5O_4$。由离子碎片信息可见，准分子离子峰 [M–H]⁻ m/z 304 丢失 80Da（–O_2–SO）形成碎片离子峰 [M–H–SO_3]⁻ m/z 224，进而丢失 71Da（–O_2–$C_3H_5NO_2S$）形成碎片离子峰 [M–H–O_2–$C_3H_5NO_2S$]⁻ m/z 153（原儿茶酸），故推测 T_R 为 3.2min 的化合物 M2 为化合物 M12（原儿茶酸）半胱氨酸结合、双羟基化代谢产物。

化合物 M3：T_R 为 3.5min 时，负模式下出现准分子离子峰 [M–H]⁻ m/z 246.9913

$C_8H_7O_7S$，显示碎片离子峰［M–H–OH–SO$_3$］$^-$ m/z 167.0348 $C_8H_7O_4$。由离子碎片信息可见，准分子离子峰［M–H］$^-$ m/z 246.99 丢失 80Da（–SO$_3$），故推测 T_R 为 3.5min 的化合物 M3 为化合物 M15 槲皮素的 O–C$_2$ 键开环裂解、硫酸化代谢产物。

化合物 M4：T_R 为 5.3min 时，负模式下出现准分子离子峰［M–H］$^-$ m/z 458.1462 $C_{23}H_{24}NO_9$，由此推测 T_R 为 5.3min 时的化合物 M4 为化合物 M30（N–p–香豆酰酪胺）葡萄糖醛酸化代谢产物。

化合物 M5：T_R 为 5.7min 时，在 MS 质谱中，正模式下出现准分子离子峰［M+H］$^+$ m/z 460.1611 $C_{23}H_{26}NO_9$，显示［M+H］$^+$ m/z 284.1278 $C_{17}H_{18}NO_3$、［M+H］$^+$ m/z 147.0439$C_{17}H_{18}NO_3$ 主要碎片离子峰。进一步做 MS^2 质谱分析，正模式下出现准分子离子峰［M+H］$^+$ m/z 460.1603 $C_{23}H_{26}NO_9$，碎片离子峰［M+H–$C_6H_8O_6$］$^+$ m/z 284.1269 $C_{17}H_{18}NO_3$、［M+H–$C_6H_8O_6$–$C_8H_{11}ON$］$^+$ m/z 147.0441 $C_{17}H_{18}NO_3$。根据以上碎片离子峰信息，可推断准化合物 M5 失去 176Da（–$C_6H_8O_6$），形成［M+H–$C_6H_8O_6$］$^+$ m/z 284.1278 $C_{17}H_{18}NO_3$（化合物 M30），由此推测化合物 M5 为葡糖醛酸代谢产物；［M+H–$C_8H_{11}ON$］$^+$ m/z 147.0439 $C_9H_7O_2$ 为化合物 M30（N–p– 香豆酰酪胺）失去 137Da（–$C_8H_{11}ON$）形成的特征碎片离子峰。综上，可推测 T_R 为 5.7min 的化合物 M5 为化合物 M30（N–p– 香豆酰酪胺）葡萄糖醛酸化代谢产物。

化合物 M6：T_R 为 5.9min 时，MS 质谱显示准分子离子峰［M+H］$^+$ m/z 490.1714 $C_{24}H_{28}NO_{10}$，［M+H］$^+$ m/z 314.1384 $C_{18}H_{20}NO_4$ 的碎片离子峰。从 MS^2 质谱图中，可见准分子离子峰为［M+H］$^+$ m/z 490.173 $C_{24}H_{28}NO_{10}$，先失去 176Da（–$C_6H_8O_6$）形成［M+H–$C_6H_8O_6$］$^+$ m/z 314.1373 $C_{18}H_{20}NO_4$，提示化合物 M6 为葡萄糖醛酸代谢产物；进而丢失 137Da（–$C_8H_{11}ON$）形成碎片离子峰［M+H–$C_8H_{11}ON$］$^+$ m/z 177.0536 $C_{10}H_9O_3$，为化合物 M8（N– 反式 – 对羟基苯乙基阿魏酰胺）的特征片段。根据以上碎片离子峰信息，可推测 T_R 为 5.9min 的化合物 M6 为化合物 M8（N– 反式 – 对羟基苯乙基阿魏酰胺）葡萄糖醛酸化代谢产物。

化合物 M7：T_R 为 7.1min 时，MS 质谱出现准分子离子峰［M+H］$^+$ m/z 463.0871 $C_{21}H_{19}O_{12}$，显示［M+H］$^+$ m/z 287.0565 $C_{15}H_{11}O_6$ 离子碎片。从 MS^2 质谱图中，可见准分子离子峰为［M+H］$^+$ m/z 463.0853 $C_{21}H_{19}O_{12}$，失去 176Da（–$C_6H_8O_6$）形成［M+H–$C_6H_8O_6$］$^+$ m/z 287.0545 $C_{15}H_{11}O_6$（山奈酚），故推测 T_R 为 7.1 min 的化合物 M7 为山奈酚葡萄糖醛酸化代谢产物。

化合物 M9：T_R 为 13.1min 时，负模式下出现准分子离子峰［M–H］$^-$ m/z 329.0297$C_{16}H_9O_8$，故推测 T_R 为 13.1min 的化合物 M9 为化合物 M15（槲皮素）羰基化代谢产物。

化合物 M22：T_R 为 6.2min 时，正模式下出现准分子离子峰［M+H］$^+$ m/z 490.1693$C_{24}H_{28}NO_{10}$，故推测 T_R 为 6.2min 的化合物 M22 为化合物 M8（N– 反式 –

对羟基苯乙基阿魏酰胺）葡萄糖醛酸化代谢产物。

2. 茺草花提取物在大鼠尿液中的代谢产物鉴定分析

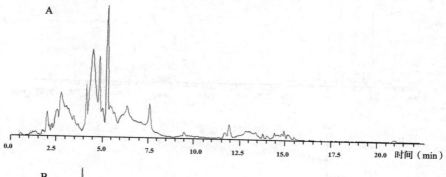

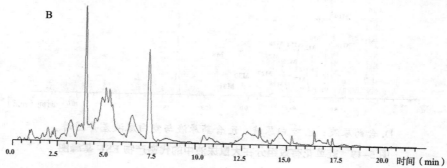

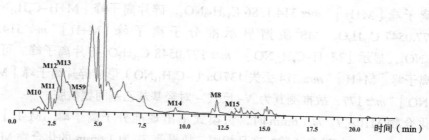

A.含药尿液；B.空白尿液；C.含药尿液与空白尿液差异图谱。

图 5-18 茺草花有效组分在大鼠尿液中的代谢产物 ESI⁺ 基峰图

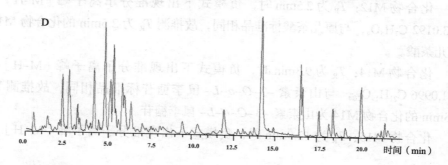

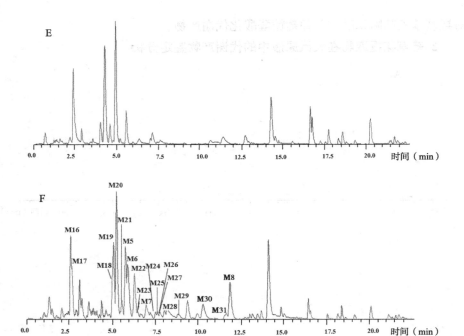

D. 含药尿液；E. 空白尿液；F. 含药尿液与空白尿液差异图谱。

图 5-19　荭草花有效组分在大鼠尿液中的代谢产物 ESI⁻ 基峰图

（1）原型产物　化合物 M8：T_R 为 11.8min 时，MS 质谱中，正模式下出现准分子离子峰 [M+H]⁺ m/z 314.1386 $C_{18}H_{20}NO_4$，碎片离子峰 [M+H−$C_8H_{11}NO$]⁺ m/z 177.0547 $C_{10}H_9O_3$。MS² 质谱显示准分子离子峰 [M+H]⁺ m/z 314.1387 $C_{18}H_{20}NO_4$，显示 [M+H−$C_8H_{11}NO$]⁺ m/z 177.0548 $C_{10}H_9O_3$ 碎片离子峰。可见准分子离子峰 [M+H]⁺ m/z 314 丢失 137Da（−$C_8H_{11}NO$）形成碎片离子峰 [M+H−$C_8H_{11}NO$]⁺ m/z 177，故推测其为 N− 反式 – 对羟基苯乙基阿魏酰胺。

化合物 M10：T_R 为 1.6min 时，负模式下出现准分子离子峰 [M−H]⁻ m/z 169.0142 $C_7H_5O_5$，与没食子酸标准品相同，故推测 T_R 为 1.6min 的化合物 M10 为没食子酸。

化合物 M12：T_R 为 2.5min 时，负模式下出现准分子离子峰 [M−H]⁻ m/z 153.0192 $C_7H_5O_4$，与原儿茶酸标准品相同，故推测 T_R 为 2.5min 的化合物 M12 为原儿茶酸。

化合物 M14：T_R 为 9.3min 时，负模式下出现准分子离子峰 [M−H]⁻ m/z 431.0996 $C_{21}H_{19}O_{10}$，与山奈素 −3−O−α−L− 鼠李糖苷标准品相同，故推测 T_R 为 9.3min 的化合物 M14 为山奈素 −3−O−α−L− 鼠李糖苷。

化合物 M15：T_R 为 12.9min 时，负模式下出现准分子离子峰 [M−H]⁻ m/z

301.0367 $C_{15}H_9O_7$，正模式下出现准分子离子峰［M+H］$^+$ m/z 303.0493 $C_{15}H_{11}O_7$，与槲皮素标准品相同，故推测 T_R 为 12.9min 的化合物 M15 为槲皮素。

化合物 M30：T_R 为 10.2min 时，正模式下 MS 质谱出现准分子离子峰［M+H］$^+$ m/z 284.1279 $C_{17}H_{18}NO_3$，碎片离子峰［M+H］$^+$ m/z $C_9H_7O_2$ 147.0441。MS^2 质谱显示分子离子峰［M+H］$^+$ m/z 284.1275 $C_{17}H_{18}NO_3$，碎片离子峰［M+H–$C_8H_{11}NO$］$^+$ m/z 147.044 $C_9H_7O_2$。可见碎片离子峰［M+H–$C_8H_{11}NO$］$^+$ m/z 147 是由准分子离子峰［M+H］$^+$ m/z 284 丢失 137Da（–$C_8H_{11}NO$）形成，参照相关文献并结合质谱数据，推测 T_R 为 10.2min 的化合物 M30 为 *N*–p– 香豆酰酪胺。

（2）代谢产物　化合物 M11：T_R 为 2.0min 时，负模式下 MS 质谱出现准分子离子峰［M–H］$^-$ m/z 301.0574 $C_{12}H_{13}O_9$，MS^2 质谱显示准分子离子峰［M–H］$^-$ m/z 301.0571 $C_{12}H_{13}O_9$ 丢失 176Da（–$C_6H_8O_6$）出现［M–H–$C_6H_8O_6$］$^-$ m/z 125.024 $C_6H_5O_3$ 碎片离子峰，可见其为葡萄糖醛酸代谢产物。［M–H–$C_6H_8O_6$］$^-$ m/z 125.024 为化合物 M10（没食子酸）的脱羧产物，故推测 T_R 为 2.0min 的化合物 M11 为化合物 M10（没食子酸）脱羧、葡萄糖醛酸化代谢产物。

化合物 M13：T_R 为 2.9min 时，负模式下 MS 质谱出现准分子离子峰［M–H］$^-$ m/z 246.9925 $C_8H_7O_7S$，MS^2 质谱显示准分子离子峰［M–H］$^-$ m/z 246.993 $C_8H_7O_7S$，出现碎片离子峰为［M–H–SO_3］$^-$ m/z 167.0356 $C_8H_7O_4$，由准分子离子峰［M–H］$^-$ m/z 246.993 丢失 80Da（–SO_3）形成。［M–H］$^-$ m/z 167.0356 为化合物 M34。故推测 T_R 为 2.9min 的化合物 M13 为化合物 M15（槲皮素）O–C_2 键裂解开环、甲基化、硫酸化代谢产物。

化合物 M16、M17：T_R 为 2.5min、2.7min 时，MS 质谱分别出现准分子离子峰［M+H］$^+$ m/z 356.1356 $C_{16}H_{22}NO_8$、［M+H］$^+$ m/z 356.1355 $C_{16}H_{22}NO_8$，出现碎片离子峰［M+H–$C_6H_8O_6$］$^+$ m/z 180.1025 $C_{10}H_{14}NO_2$、［M+H–$C_6H_8O_6$］$^+$ m/z 180.1023 $C_{10}H_{14}NO_2$。MS^2 质谱显示准分子离子峰［M+H］$^+$ m/z 356.1326 $C_{16}H_{22}NO_8$、［M+H］$^+$ m/z 356.1342 $C_{16}H_{22}NO_8$，出现碎片离子峰［M+H–$C_6H_8O_6$］$^+$ m/z 180.1027 $C_{10}H_{14}NO_2$、［M+H–$C_6H_8O_6$］$^+$ m/z 180.1026 $C_{10}H_{14}NO_2$。可见碎片离子峰［M+H–$C_6H_8O_6$］$^+$ m/z 180 是由准分子离子峰［M+H］$^+$ m/z 356 丢失 176Da（–$C_6H_8O_6$）形成，因此化合物 M16、M17 为葡萄糖醛酸化代谢产物形式。碎片离子峰［M+H–$C_6H_8O_6$］$^+$ m/z 180 与化合物 M25 离子碎片一致，为化合物 M30（*N*–p– 香豆酰酪胺）丢失 106Da（–C_7H_6O）、氢化的产物。故推测 T_R 为 2.5min、2.7min 的化合物 M16、M17 为化合物 M30（*N*–p– 香豆酰酪胺）丢失 106Da（–C_7H_6O）、氢化、葡萄糖醛酸化代谢产物。

化合物 M18、M19：T_R 为 5.0min、5.1min 时，MS 质谱中正模式下，分别出现准分子离子峰［M+H］$^+$ m/z 462.1753 $C_{23}H_{28}NO_9$、［M+H］$^+$ m/z 462.1758 $C_{23}H_{28}NO_9$，

显示碎片离子峰［M+H–$C_6H_8O_6$］$^+$ m/z 286.1431 $C_{17}H_{20}NO_3$、［M+H–$C_6H_8O_6$］$^+$ m/z 286.1433 $C_{17}H_{20}NO_3$。MS^2 质谱显示准分子离子峰［M+H］$^+$ m/z 462.1768 $C_{23}H_{28}NO_9$、m/z 462.1745 $C_{23}H_{28}NO_9$，碎片离子峰［M+H–$C_6H_8O_6$］$^+$ m/z 286.1445 $C_{17}H_{20}NO_3$、［M+H–$C_6H_8O_6$］$^+$ m/z 286.144 $C_{17}H_{20}NO_3$。可见碎片离子峰［M+H–$C_6H_8O_6$］$^+$ m/z 286 是由准分子离子峰［M+H］$^+$ m/z 462 丢失 176Da（–$C_6H_8O_6$）形成，可知化合物 M18、M19 为葡萄糖醛酸代谢产物，而碎片离子峰［M+H–$C_6H_8O_6$］$^+$ m/z 286 为化合物 M25，故可推测 T_R 为 5.0min、5.1min 的化合物 M18、M19 为化合物 M30（N–p– 香豆酰酪胺）氢化、葡萄糖醛酸化代谢产物。

化合物 M20：T_R 为 5.2min 时，正模式下 MS 质谱分别出现准分子离子峰［M+H］$^+$ m/z 492.1865 $C_{24}H_{30}NO_{10}$，碎片离子峰［M+H–$C_6H_8O_6$］$^+$ m/z 316.1535 $C_{18}H_{22}NO_4$。MS^2 质谱显示准分子离子峰［M+H］$^+$ m/z 492.1872 $C_{24}H_{30}NO_{10}$，碎片离子峰［M+H–$C_6H_8O_6$］$^+$ m/z 316.1551 $C_{18}H_{22}NO_4$。可见碎片离子峰［M+H–$C_6H_8O_6$］$^+$ m/z 316 是由准分子离子峰［M+H］$^+$ m/z 492 丢失 176Da（–$C_6H_8O_6$）形成。可见化合物 M20 为葡萄糖醛酸代谢产物，而碎片离子峰［M+H–$C_6H_8O_6$］$^+$ m/z 316 为化合物 M45，故可推测 T_R 为 5.2min 的化合物 M20 为化合物 M8（N–反式 – 对羟基苯乙基阿魏酰胺）氢化、葡萄糖醛酸化代谢产物。

化合物 M5、M21：T_R 分别为 5.8min、5.5min 时，MS 质谱分别出现准分子离子峰［M+H］$^+$ m/z 460.1606 $C_{23}H_{26}NO_9$、［M+H］$^+$ m/z 460.1606 $C_{23}H_{26}NO_9$，显示碎片离子峰［M+H–$C_6H_8O_6$］$^+$ m/z 284.1288 $C_{17}H_{18}NO_3$、［M+H–$C_6H_8O_6$］$^+$ m/z 284.1279 $C_{17}H_{18}NO_3$。MS^2 质谱显示准分子离子峰［M+H］$^+$ m/z 460.1603 $C_{23}H_{26}NO_9$、［M+H］$^+$ m/z 460.1603 $C_{23}H_{26}NO_9$，碎片离子峰［M+H–$C_6H_8O_6$］$^+$ m/z 284.1289 $C_{17}H_{18}NO_3$、［M+H–$C_6H_8O_6$］$^+$ m/z 284.1279 $C_{17}H_{18}NO_3$，碎片离子峰［M+H–$C_8H_{11}ON$］$^+$ m/z 147.0436 $C_9H_7O_2$、［M+H–$C_8H_{11}ON$］$^+$ m/z 147.0445 $C_9H_7O_2$。碎片离子峰［M+H–$C_6H_8O_6$］$^+$ m/z 284 为化合物 M30（N–p– 香豆酰酪胺），故可推测 T_R 分别为 5.8min、5.5min 的化合物 M5、M21 为化合物 M30（N–p– 香豆酰酪胺）葡萄糖醛酸化产物。

化合物 M6、M22：T_R 分别为 5.9min、6.2min 时，MS 质谱分别出现准分子离子峰［M+H］$^+$ m/z 490.171 $C_{24}H_{28}NO_{10}$、［M+H］$^+$ m/z 490.1712 $C_{24}H_{28}NO_{10}$，显示碎片离子峰［M+H］$^+$ m/z 314.1379 $C_{18}H_{20}NO_4$、［M+H］$^+$ m/z 314.1374 $C_{18}H_{20}NO_4$。MS^2 质谱显示［M+H］$^+$ m/z 490.1698 $C_{24}H_{28}NO_{10}$、［M+H］$^+$ m/z 490.169 $C_{24}H_{28}NO_{10}$，碎片离子峰［M+H–$C_6H_8O_6$］$^+$ m/z 314.1395 $C_{18}H_{20}NO_4$、［M+H–$C_6H_8O_6$］$^+$ m/z 314.138 $C_{18}H_{20}NO_4$，［M+H–$C_8H_{11}ON$］$^+$ m/z 177.0552 $C_{10}H_9O_3$、［M+H–$C_8H_{11}ON$］$^+$ m/z 177.055 $C_{10}H_9O_3$。碎片离子峰［M+H–$C_6H_8O_6$］$^+$ m/z 314 为化合物 M8（N– 反式 – 对羟基苯乙基阿魏酰胺），故推测 T_R 分别为 5.9min、6.2min 的化合物 M6、

M22 为化合物 M8（N– 反式 – 对羟基苯乙基阿魏酰胺）葡萄糖醛酸化产物。

化合物 M23：T_R 为 6.5min 时，正模式下出现准分子离子峰 [M+H]$^+$ m/z 520.1824 $C_{25}H_{30}NO_{11}$，显示碎片离子峰 [M+H–CH$_2$–O]$^+$ m/z 490.1723 $C_{24}H_{28}NO_{10}$、[M+H–C$_6$H$_8$O$_6$]$^+$ m/z 344.1481、[M+H–CH$_2$–O–C$_6$H$_8$O$_6$]$^+$ m/z 314.1372 $C_{18}H_{20}NO_4$。故可推测 T_R 为 6.5min 的化合物 M23 为化合物 M8（N– 反式 – 对羟基苯乙基阿魏酰胺）甲基化、羟基化、葡萄糖醛酸化代谢产物。

化合物 M7、M24、M26：T_R 分别为 7.0min、7.5min、7.6min 时，MS 质谱分别出现准分子离子峰 [M+H]$^+$ m/z 463.0875 $C_{21}H_{19}O_{12}$、[M+H]$^+$ m/z 463.0878 $C_{21}H_{19}O_{12}$、[M+H]$^+$ m/z 463.0878 $C_{21}H_{19}O_{12}$，碎片离子峰 [M+H–C$_6$H$_8$O$_6$]$^+$ m/z 287.0548 $C_{15}H_{11}O_6$、[M+H–C$_6$H$_8$O$_6$]$^+$ m/z 287.0558 $C_{15}H_{11}O_6$、[M+H–C$_6$H$_8$O$_6$]$^+$ m/z 287.0558 $C_{15}H_{11}O_6$。MS^2 质谱显示准分子离子峰 [M+H]$^+$ m/z 463.086 $C_{21}H_{19}O_{12}$、[M+H]$^+$ m/z 463.0853 $C_{21}H_{19}O_{12}$、[M+H]$^+$ m/z 463.0871 $C_{21}H_{19}O_{12}$，碎片离子峰 [M+H–C$_6$H$_8$O$_6$]$^+$ m/z 287.0564 $C_{15}H_{11}O_6$、[M+H–C$_6$H$_8$O$_6$]$^+$ m/z 287.056 $C_{15}H_{11}O_6$、[M+H–C$_6$H$_8$O$_6$]$^+$ m/z 287.0543 $C_{15}H_{11}O_6$。碎片离子峰 [M+H–C$_6$H$_8$O$_6$]$^+$ m/z 287 为山奈酚，故推测 T_R 分别为 7.0min、7.5min、7.6min 的化合物 M7、M24、M26 为山奈酚葡萄糖醛酸代谢产物。

化合物 M25：T_R 为 7.7min 时，正模式下出现准分子离子峰 [M+H]$^+$ m/z 286.1435 $C_{17}H_{20}NO_3$，故推测 T_R 为 7.7min 的化合物 M25 为化合物 M30（N–p– 香豆酰酪胺）氢化代谢产物。

化合物 M27、M28、M29：T_R 分别为 7.8min、8.2min、8.8min 时，MS 质谱分别出现准分子离子峰 [M+H]$^+$ m/z 493.0978 $C_{22}H_{21}O_{13}$、[M+H]$^+$ m/z 493.0975 $C_{22}H_{21}O_{13}$、[M+H]$^+$ m/z 493.0998，碎片离子峰 [M+H–C$_6$H$_8$O$_6$]$^+$ m/z 317.0652 $C_{16}H_{13}O_7$、[M+H–C$_6$H$_8$O$_6$]$^+$ m/z 317.0652 $C_{16}H_{13}O_7$、[M+H–C$_6$H$_8$O$_6$]$^+$ m/z 317.0659 $C_{16}H_{13}O_7$。MS^2 质谱显示 [M+H]$^+$ m/z 493.0975 $C_{22}H_{21}O_{13}$、[M+H]$^+$ m/z 493.0976 $C_{22}H_{21}O_{13}$、[M+H]$^+$ m/z 493.0974 $C_{22}H_{21}O_{13}$，碎片离子峰 [M+H–C$_6$H$_8$O$_6$]$^+$ m/z 317.0667 $C_{16}H_{13}O_7$、[M+H–C$_6$H$_8$O$_6$]$^+$ m/z 317.0662 $C_{16}H_{13}O_7$、[M+H–C$_6$H$_8$O$_6$]$^+$ m/z 317.0657 $C_{16}H_{13}O_7$。碎片离子峰 [M+H–C$_6$H$_8$O$_6$]$^+$ m/z 317 由准分子离子峰 [M+H]$^+$ m/z 493 丢失 176Da（–C$_6$H$_8$O$_6$）形成，可知化合物 M27、M28、M29 为葡萄糖醛酸代谢产物，碎片离子峰 [M+H–C$_6$H$_8$O$_6$]$^+$ m/z 317 为化合物 M15（槲皮素）甲基化产物，故推测 T_R 分别为 7.8min、8.2min、8.8min 的化合物 M27、M28、M29 为化合物 M15（槲皮素）甲基化、葡萄糖醛酸化代谢产物。

化合物 M31：T_R 为 11.6min 时，正模式下 MS 质谱出现准分子离子峰 [M+H]$^+$ m/z 432.1666 $C_{22}H_{26}NO_8$，显示碎片离子峰 [M+H–C$_6$H$_8$O$_6$]$^+$ m/z 256.1323 $C_{16}H_{18}NO_2$。MS^2 质谱显示准分子离子峰 [M+H]$^+$ m/z 432.1644 $C_{22}H_{26}NO_8$，碎

片离子峰［M+H–C$_6$H$_8$O$_6$］$^+$ m/z 256.1336 C$_{16}$H$_{18}$NO$_2$。可见碎片离子峰［M+H–C$_6$H$_8$O$_6$］$^+$ m/z 256 是由准分子离子峰［M+H］$^+$ m/z 432 丢失 176Da（–C$_6$H$_8$O$_6$）形成，可见化合物 M31 为葡萄糖醛酸代谢产物。碎片离子峰［M+H–C$_6$H$_8$O$_6$］$^+$ m/z 256 为化合物 M30（N–p– 香豆酰酪胺）丢失 28Da（–CO）后的产物，故推测 T_R 为 11.6min 的 M31 为化合物 M30（N–p– 香豆酰酪胺）去羧基化、葡萄糖醛酸化代谢产物。

　　化合物 M60：T_R 为 3.4min 时，负模式下出现准分子离子峰［M–H］$^-$ m/z 246.9926 C$_8$H$_7$O$_7$S，显示［M–H–CH$_2$］$^-$ m/z 232.976 C$_7$H$_5$O$_7$S、［M–H–CH$_2$–SO$_3$］$^-$ m/z 153.0189 C$_7$H$_5$O$_4$ 离子碎片信息，由此推测 T_R 3.4min 的化合物 M60 为化合物 M10（没食子酸）甲基化、硫酸化产物。

3. 荭草花提取物在大鼠粪便中的代谢产物鉴定分析

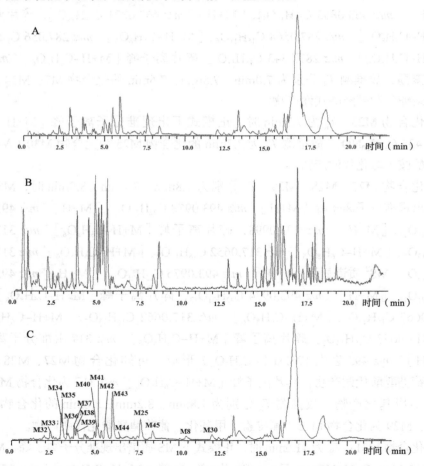

A. 含药粪便；B. 空白粪便；C. 含药粪便与空白粪便差异图谱。

图 5–20　荭草花有效组分在大鼠粪便中的代谢产物 ESI$^+$ 基峰图

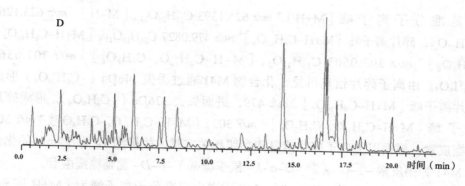

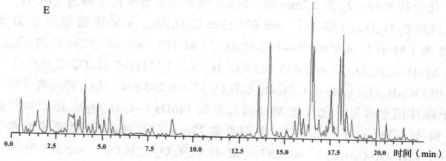

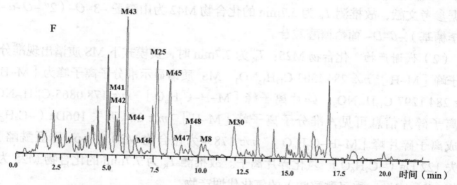

D. 含药粪便；E. 空白粪便；F. 含药粪便与空白粪便差异图谱。

图 5-21 莛草花有效组分在大鼠粪便中的代谢产物 ESI⁻ 基峰图

（1）原型产物 化合物 M8：T_R 为 11.8min 时，负模式下出现准分子离子峰 $[M-H]^-$ m/z 312.1249 $C_{18}H_{18}NO_4$，故推测 T_R 为 11.8min 时的化合物 M8 为 N- 反式 - 对羟基苯乙基阿魏酰胺。

化合物 M30：推测过程见"莛草花提取物在大鼠尿液中的代谢产物鉴定分析"中，"原型产物"项下。

化合物 M41：T_R 为 5.2min 时，MS 质谱出现准分子离子峰 $[M+H]^+$ m/z 625.1420 $C_{27}H_{29}O_{17}$、$[M-H]^-$ m/z 623.127 $C_{27}H_{27}O_{17}$。进一步做 MS^2 质谱分析，

可见准分子离子峰［M+H］$^+$ m/z 625.1393 $C_{27}H_{29}O_{17}$、［M–H］$^-$ m/z 623.1266 $C_{27}H_{27}O_{17}$，碎片离子峰［M+H–$C_6H_{10}O_4$］$^+$ m/z 479.0827 $C_{21}H_{19}O_{13}$、［M+H–$C_6H_{10}O_4$ – $C_6H_8O_6$］$^+$ m/z 303.0503 $C_{15}H_{11}O_7$、［M–H–$C_6H_{10}O_4$–$C_6H_8O_6$］$^-$ m/z 301.0366 $C_{15}H_9O_7$。由离子碎片信息可见，化合物 M41 通过丢失 146Da（–$C_6H_{10}O_4$）形成碎片离子峰［M+H–$C_6H_{10}O_4$］$^+$ m/z 479，进而失去 176Da（–$C_6H_8O_6$），形成碎片离子峰［M+H–$C_6H_{10}O_4$–$C_6H_8O_6$］$^+$ m/z 303，［M–H–$C_6H_{10}O_4$–$C_6H_8O_6$］$^-$ m/z 301 为槲皮素。根据以上离子碎片信息和参照相关文献，故推测 T_R 为 5.2min 的化合物 M41 为槲皮素 –3–O–（2″–O–α–L– 鼠李糖基）–β–D– 葡萄糖醛酸苷。

化合物 M42：T_R 为 5.7min 时，MS 质谱出现准分子离子峰为［M+H］$^+$ m/z 609.1450 $C_{27}H_{29}O_{16}$、［M–H］$^-$ m/z 607.1325 $C_{27}H_{27}O_{16}$。MS^2 质谱显示准分子离子峰为［M+H］$^+$ m/z 609.1441 $C_{27}H_{29}O_{16}$、［M–H］$^-$ m/z 607.1294 $C_{27}H_{27}O_{16}$，显示［M+H–$C_6H_{10}O_4$］$^+$ m/z 463.0858 $C_{21}H_{19}O_{12}$，［M+H–$C_6H_{10}O_4$–$C_6H_8O_6$］$^+$ m/z 287.0553 $C_{15}H_{11}O_6$、［M–H–$C_6H_{10}O_4$–$C_6H_8O_6$］$^-$ m/z 285.04 $C_{15}H_9O_6$ 碎片离子峰。由离子碎片信息可见，化合物 M42 通过丢失 146Da（–$C_6H_{10}O_4$），形成碎片离子峰［M+H –$C_6H_{10}O_4$］$^+$ m/z 463，进而丢失 176Da（–$C_6H_8O_6$），形成碎片离子峰［M+H–$C_6H_{10}O_4$–$C_6H_8O_6$］$^+$ m/z 287，［M–H–$C_6H_{10}O_4$–$C_6H_8O_6$］$^-$ m/z 285 为山柰酚。根据参考文献，故推测 T_R 为 5.7min 的化合物 M42 为山柰酚 –3–O–（2″–O–α–L– 鼠李糖基）–β–D– 葡萄糖醛酸苷。

（2）代谢产物　化合物 M25：T_R 为 7.7min 时，负模式下 MS 质谱出现准分子离子峰［M–H］$^-$ m/z 284.1303 $C_{17}H_{18}NO_3$。MS^2 质谱显示准分子离子峰为［M–H］$^-$ m/z 284.1297 $C_{17}H_{18}NO_3$，碎片离子峰［M–H–C_7H_6O］$^-$ m/z 178.0865 $C_{10}H_{12}NO_2$。由离子碎片信息可见，准分子离子峰［M–H］$^-$ m/z 284 丢失 106Da（–C_7H_6O）形成离子碎片峰［M–H–C_7H_6O］$^-$ m/z 178，为化合物 M30（N–p– 香豆酰酪胺）丢失 122 Da（–C_7H_6O）、氢化碎片离子。故推测 T_R 为 7.7min 的化合物 M25 为化合物 M30（N–p– 香豆酰酪胺）的氢化代谢产物。

化合物 M32：T_R 为 1.9min 时，负模式下出现准分子离子峰［M–H］$^-$ m/z 183.0299 $C_8H_7O_5$，较化合物 M12（原儿茶酸）保留时间延长，疏水性增加，推测 T_R 为 1.9min 的化合物 M32 为化合物 M12（原儿茶酸）甲基化代谢产物。

化合物 M33：T_R 为 2.3min 时，负模式下出现准分子离子峰［M–H］$^-$ m/z 197.0458 $C_9H_9O_5$，显示碎片离子峰［M–H–CH_2–O_2］$^-$ m/z 151.0397 $C_8H_7O_3$，为化合物 M34 脱氧化产物。推测 T_R 为 2.3min 的化合物 M33 为化合物 M15（槲皮素）O–C_2 键开环裂解、脱氧化、双羟基化、甲基化代谢产物。

化合物 M34：T_R 为 2.9min 时，负模式下出现准分子离子峰［M–H］$^-$ m/z 167.0352 $C_8H_7O_4$，显示碎片离子峰［M–H–COO］$^-$ m/z 123.0451 $C_7H_7O_2$。推测

T_R 为 2.9min 的化合物 M34 为化合物 M15（槲皮素）O–C$_2$ 键开环裂解代谢产物。

化合物 M35、M36：T_R 为 3.0min、3.3min 时，负模式下出现准分子离子峰 [M–H]$^-$ m/z 181.0506 C$_9$H$_9$O$_4$、[M–H]$^-$ m/z 181.0503 C$_9$H$_9$O$_4$，显示碎片离子峰 [M–H–CH$_2$]$^-$ m/z 167.0349 C$_8$H$_7$O$_4$、[M–H–CH$_2$–COO]$^-$ m/z 123.0449 C$_7$H$_7$O$_2$。推测 T_R 为 3.0min、3.3min 的化合物 M35、M36 为化合物 M15（槲皮素）O–C$_2$ 键开环裂解、甲基化代谢产物。

化合物 M37、M38、M39：T_R 为 3.8min、3.9min、3.9min 时，负模式下出现准分子离子峰 [M–H]$^-$ m/z 246.992 C$_8$H$_7$O$_7$S、[M–H]$^-$ m/z 246.992 C$_8$H$_7$O$_7$S、[M–H]$^-$ m/z 246.992 C$_8$H$_7$O$_7$S（err –0.7 ppm），推测 T_R 为 3.8min、3.9min、3.9min 的化合物 M37、M38、M39 为化合物 M15（槲皮素）O–C$_2$ 键开环裂解、硫酸化代谢产物。

化合物 M40：T_R 为 5.0min，负模式下出现准分子离子峰 [M–H]$^-$ m/z 316.1191 C$_{17}$H$_{18}$NO$_5$，较化合物 M25 增加 32 Da（+2OH），且其亲水性增加，故推测 T_R 为 5.0min 的化合物 M40 为化合物 M30（N–p– 香豆酰酪胺）的氢化、二羟基化代谢产物。

化合物 M43：T_R 为 6.0min 时，负模式下 MS 质谱出现准分子离子峰 [M–H]$^-$ m/z 300.1256 C$_{17}$H$_{18}$NO$_4$。MS^2 质谱显示准分子离子峰为 [M–H]$^-$ m/z 300.1253 C$_{17}$H$_{18}$NO$_4$，离子碎片峰 [M–H–C$_7$H$_6$O$_2$]$^-$ m/z 178.0866 C$_{10}$H$_{12}$NO$_2$。由离子碎片信息可见，准分子离子峰 [M–H]$^-$ m/z 300 丢失 122Da（–C$_7$H$_6$O$_2$）形成离子碎片峰成 [M–H–C$_7$H$_6$O$_2$]$^-$ m/z 178，与化合物 M25 离子碎片峰一致。准分子离子峰 [M–H]$^-$ m/z 300 较化合物 M25 增加 16 Da(+OH)，推测 T_R 为 6.0min 的化合物 M43 为化合物 M30（N–p– 香豆酰酪胺）的氢化、羟基化代谢产物。

化合物 M44：T_R 为 6.5min 时，负模式下出现准分子离子峰 [M–H]$^-$ m/z 330.1346 C$_{18}$H$_{20}$NO$_5$，较化合物 M45 增加 16Da（+OH），且其亲水性增加，保留时间变短，故推测 T_R 为 6.5min 的化合物 M44 为化合物 M8（N– 反式 – 对羟基苯乙基阿魏酰胺）的氢化、羟基化代谢产物。

化合物 M45：T_R 为 8.4min 时，负模式下 MS 质谱出现准分子离子峰 [M–H]$^-$ m/z 314.1406 C$_{18}$H$_{20}$NO$_4$。MS^2 质谱显示准分子离子峰为 [M–H]$^-$ m/z 314.1398 C$_{18}$H$_{20}$NO$_4$，碎片离子峰 [M–H–C$_9$H$_{10}$O]$^-$ m/z 180.0660 C$_9$H$_{10}$NO$_3$，为化合物 M8 丢失 134Da（–C$_8$H$_8$O–CH$_2$）、氢化碎片离子。推测 T_R 为 8.4min 的化合物 M45 为化合物 M8（N– 反式 – 对羟基苯乙基阿魏酰胺）的氢化代谢产物。

化合物 M46：T_R 为 6.8min 时，MS 质谱中，正模式下出现准分子离子峰 [M+H]$^+$ m/z 302.1384 C$_{17}$H$_{20}$NO$_4$。故推测 T_R 为 6.8min 的化合物 M45 为化合物 M30（N–p– 香豆酰酪胺）的氢化、羟基化代谢产物。

化合物 M47：T_R 为 9.0min 时，正模式下出现准分子离子峰 [M+H]$^+$ m/z 286.1441 C$_{17}$H$_{20}$NO$_3$，较化合物 M45 减少 30Da（−CH$_2$−OH），故推测化合物 M47 为化合物 M8（N− 反式 − 对羟基苯乙基阿魏酰胺）的氢化、脱甲基化、脱氧化代谢产物。

化合物 M48：T_R 为 9.4min 时，正模式下出现准分子离子峰 [M+H]$^+$ m/z 346.1645 C$_{19}$H$_{24}$NO$_5$，较化合物 M8 增加了 32Da（+CH$_2$+2H+OH），推测 T_R 为 9.4min 的化合物 M48 为化合物 M8（N− 反式 − 对羟基苯乙基阿魏酰胺）的氢化、甲基化、羟基化代谢产物。

4. 苃草花提取物在大鼠胆汁中的代谢产物鉴定分析

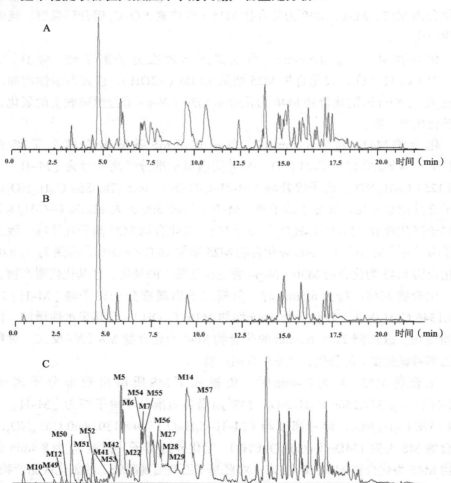

A. 含药胆汁；B. 空白胆汁；C. 含药胆汁与空白胆汁差异图谱。

图 5-22　苃草花有效组分在大鼠胆汁中的代谢产物 ESI$^+$ 总离子流图

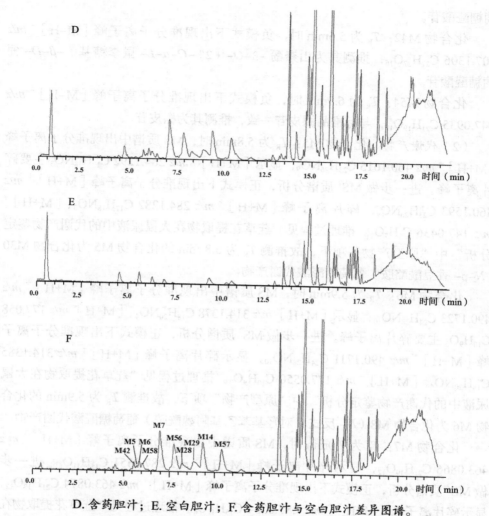

D. 含药胆汁；E. 空白胆汁；F. 含药胆汁与空白胆汁差异图谱。

图5-23　茺草花有效组分在大鼠胆汁中的代谢产物 ESI⁻ 基峰图

（1）原型产物　化合物 M10：T_R 为 1.6min 时，负模式下出现准分子离子峰 [M-H]⁻ m/z 169.015 $C_7H_5O_5$，推测其为没食子酸。

化合物 M12：T_R 为 2.5min 时，负模式下出现准分子离子峰 [M-H]⁻ m/z 153.0189 $C_7H_5O_4$，推测其为原儿茶酸。

化合物 M14：T_R 为 9.3min 时，负模式下出现准分子离子峰 [M-H]⁻ m/z 431.0991 $C_{21}H_{19}O_{10}$，推测其为山柰素 –3–O–α–L– 鼠李糖苷。

化合物 M41：T_R 为 5.1min 时，负模式下，出现准分子离子峰 [M-H]⁻ m/z 623.1255 $C_{27}H_{27}O_{17}$，推测其为槲皮素 –3–O–（2″–O–α–L– 鼠李糖基）–β–D– 葡

萄糖醛酸苷。

化合物 M42：T_R 为 5.6min 时，负模式下出现准分子离子峰［M–H］$^-$ m/z 607.1306 $C_{27}H_{27}O_{16}$，推测其为山柰酚 –3–O–（2″–O–α–L– 鼠李糖基）–β–D– 葡萄糖醛酸苷。

化合物 M54：T_R 为 6.9min 时，负模式下出现准分子离子峰［M–H］$^-$ m/z 447.0935 $C_{21}H_{19}O_{11}$，与标准品槲皮苷一致，推测其为槲皮苷。

（2）代谢产物　化合物 M5：T_R 为 5.8min 时，MS 质谱中出现准分子离子峰［M+H］$^+$ m/z 460.1615 $C_{23}H_{26}NO_9$，显示［M+H］$^+$ m/z 284.1292 $C_{17}H_{18}NO_3$ 主要碎片离子峰。进一步做 MS^2 质谱分析，正模式下出现准分子离子峰［M+H］$^+$ m/z 460.1593 $C_{23}H_{26}NO_9$，碎片离子峰［M+H］$^+$ m/z 284.1282 $C_{17}H_{18}NO_3$、［M+H］$^+$ m/z 147.0436 $C_9H_7O_2$。推理过程见"茺草花提取物在大鼠尿液中的代谢产物鉴定分析"中"原型产物"项下，故推测 T_R 为 5.8 min 的化合物 M5 为化合物 M30（N–p– 香豆酰酪胺）葡萄糖醛酸代谢产物。

化合物 M6：T_R 为 5.9min 时，MS 质谱中出现准分子离子峰［M+H］$^+$ m/z 490.1723 $C_{24}H_{28}NO_{10}$，显示［M+H］$^+$ m/z 314.1378 $C_{18}H_{20}NO_4$、［M+H］$^+$ m/z 177.058 $C_{10}H_9O_3$ 主要碎片离子峰。进一步做 MS^2 质谱分析，正模式下出现准分子离子峰［M+H］$^+$ m/z 490.1711 $C_{24}H_{28}NO_{10}$，显示碎片离子峰［M+H］$^+$ m/z 314.1385 $C_{18}H_{20}NO_4$、［M+H］$^+$ m/z 177.0550 $C_{10}H_9O_3$。推理过程见"茺草花提取物在大鼠尿液中的代谢产物鉴定分析"中"原型产物"项下，故推测 T_R 为 5.9min 的化合物 M6 为化合物 M8（N– 反式 – 对羟基苯乙基阿魏酰胺）葡萄糖醛酸代谢产物。

化合物 M7：T_R 为 7.0min 时，MS 质谱中出现准分子离子峰［M+H］$^+$ m/z 463.0866 $C_{21}H_{19}O_{12}$，显示碎片离子峰［M+H］$^+$ m/z 287.0551 $C_{15}H_{11}O_6$。进一步做 MS^2 质谱分析，正模式下出现准分子离子峰［M+H］$^+$ m/z 463.0874 $C_{21}H_{19}O_{12}$，显示碎片离子峰［M+H］$^+$ m/z 287.0554 $C_{15}H_{11}O_6$。推理过程见"茺草花提取物在大鼠尿液中的代谢产物鉴定分析"中"原型产物"项下，故推测 T_R 为 7.0 min 的化合物 M7 为山柰酚葡萄糖醛酸代谢产物。

化合物 M22：T_R 为 6.2min 时，负模式下出现准分子离子峰［M–H］$^-$ m/z 488.1569 $C_{24}H_{26}NO_{10}$，故推测 T_R 为 6.2min 的化合物 M22 为化合物 M8（N– 反式 – 对羟基苯乙基阿魏酰胺）葡萄糖醛酸化产物。

化合物 M27、M28、M29：T_R 分别为 7.8min、8.2min、8.8min 时，MS 质谱显示准分子离子峰［M+H］$^+$ m/z 493.0991 $C_{22}H_{21}O_{13}$、［M+H］$^+$ m/z 493.0982 $C_{22}H_{21}O_{13}$、［M+H］$^+$ m/z 493.0998 $C_{22}H_{21}O_{13}$；MS^2 质谱显示准分子离子峰［M+H］$^+$ m/z 493.0977 $C_{22}H_{21}O_{13}$、［M+H］$^+$ m/z 493.0958 $C_{22}H_{21}O_{13}$、［M+H］$^+$ m/z 493.0971 $C_{22}H_{21}O_{13}$，显示碎片离子峰分别为［M+H］$^+$ m/z 317.0666 $C_{16}H_{13}O_7$、［M+H］$^+$ m/z

317.0663 $C_{16}H_{13}O_7$、[M+H]$^+$ m/z 317.0663 $C_{16}H_{13}O_7$。推理过程见"荭草花提取物在大鼠尿液中的代谢产物鉴定分析"中"代谢产物"项下，故推测 T_R 分别为 7.8min、8.2min、8.8min 的化合物 M27、M28、M29 为山柰酚加甲基、羟基化、葡萄糖醛酸代谢产物。

化合物 M49、M50：T_R 分别为 2.2min、2.8min 时，出现准分子离子峰 [M-H]$^-$ m/z 343.0668 $C_{14}H_{15}O_{10}$、[M-H]$^-$ m/z 343.0676 $C_{14}H_{15}O_{10}$，显示碎片离子峰 [M-H]$^-$ m/z 167.0342 $C_8H_7O_4$ 为化合物 M34。由碎片离子信息可见，准分子离子峰 [M-H]$^-$ m/z 343 丢失 176Da（$-C_6H_8O_6$）形成碎片离子峰 [M-H]$^-$ m/z 167。推测 T_R 分别为 2.2min、2.8min 的化合物 M49、M50 为化合物 M15（槲皮素）O-C_2 键开环裂解、葡萄糖醛酸化代谢产物。

化合物 M51：T_R 为 4.0min 时，负模式下出现准分子离子峰 [M-H]$^-$ m/z 479.1199 $C_{22}H_{23}O_{12}$，较化合物 M15（槲皮素）增加 178 Da（$+C_6H_8O_6$+2H），且亲水性增加。故推测 T_R 为 4.0min 的化合物 M51 为化合物 M15（槲皮素）的 C_2-C_3 双键还原、葡萄糖醛酸化代谢产物。

化合物 M52、M53：T_R 分别为 4.2min、5.2min 时，负模式下出现准分子离子峰 [M-H]$^-$ m/z 493.0989 $C_{22}H_{21}O_{13}$、[M-H]$^-$ m/z 493.0988 $C_{22}H_{23}O_{12}$，显示碎片离子峰 [M-H-$C_6H_8O_6$]$^-$ m/z 317.067。推测 T_R 分别为 4.2min、5.2min 的化合物 M52、M53 为化合物 M15（槲皮素）的羟基化、葡萄糖醛酸化代谢产物。

化合物 M55：T_R 为 7.1min 时，负模式下出现准分子离子峰 [M-H]$^-$ m/z 477.1041 $C_{22}H_{21}O_{12}$，较化合物 M15（槲皮素）增加 176Da（$+C_6H_8O_6$），且亲水性增加。故推测 T_R 为 7.1min 的化合物 M55 为化合物 M15（槲皮素）的葡萄糖醛酸化代谢产物。

化合物 M56：T_R 为 7.7min 时，负模式下出现准分子离子峰 [M-H]$^-$ m/z 491.0836 $C_{22}H_{19}O_{13}$，较化合物 M55 增加 14 Da（$+CH_2$），且亲脂性增加。故推测 T_R 为 7.7min 的化合物 M56 为化合物 M15（槲皮素）的甲基化、葡萄糖醛酸化代谢产物。

化合物 M57：T_R 为 10.4min 时，负模式下出现准分子离子峰 [M-H]$^-$ m/z 461.1093 $C_{22}H_{21}O_{11}$，较山柰酚增加 176Da（$+C_6H_8O_6$），且亲水性增加。故推测 T_R 为 10.4min 的化合物 M57 为山柰酚葡萄糖醛酸化代谢产物。

化合物 M58：T_R 为 6.0min 时，负模式下出现准分子离子峰 [M-H]$^-$ m/z 637.1429 $C_{28}H_{29}O_{17}$，正模式下出现准分子离子峰 [M+H]$^+$ m/z 639.1545 $C_{28}H_{31}O_{17}$，较化合物 M54（槲皮苷）增加 190Da（$+C_6H_8O_6$+CH_2）。故推测 T_R 为 6.0min 的化合物 M58 为化合物 M54（槲皮苷）甲基化、葡萄糖醛酸化代谢产物。

表 5–18　UHPLC–ESI–Q–TOF/MS 检测大鼠口服荭草花有效组分后在血清、尿液、粪便、胆汁中的主要代谢产物

编号	保留时间（min）	扫描模式	质荷比（计算值）	分子式	误差（ppm）	碎片离子	代谢物名称	来源
M1	2.2	[M–H]$^-$	343.066	$C_{14}H_{15}O_{10}$	3.5	—	槲皮素 O–C$_2$ 键裂解开环、葡萄糖醛酸化代谢产物	S
M2	3.2	[M–H]$^-$	304.014	$C_{10}H_{10}NO_8S$	–2.2	153.0186	原儿茶酸半胱氨酸结合、双羟基化	S
M3	3.5	[M–H]$^-$	246.991	$C_8H_7O_7S$	1.8	167.0348	槲皮素 O–C$_2$ 键裂解开环、硫酸化	S
M4	5.3	[M–H]$^-$	458.15	$C_{23}H_{24}NO_9$	–1.1	—	N–p– 香豆酰酪胺葡萄糖醛酸化	S
M5	5.7	[M–H]$^-$	458.15	$C_{23}H_{24}NO_9$	–1.0	282.114	N–p– 香豆酰酪胺葡萄糖醛酸化	S、U、B
		[M+H]$^+$	460.16	$C_{23}H_{26}NO_9$	–0.2	284.128　147.044		
M6	5.9	[M–H]$^-$	488.15	$C_{24}H_{26}NO_{10}$	2.9	312.124	N– 反式 – 对羟基苯乙基阿魏酰胺葡萄糖醛酸化	S、U、B
		[M+H]$^+$	490.17	$C_{24}H_{28}NO_{10}$	–4.5	314.137　177.054		
M7	7.1	[M+H]$^+$	463.09	$C_{21}H_{19}O_{12}$	0	287.055	山柰酚葡萄糖醛酸化	S、U、B
M8	11.8	[M–H]$^-$	312.12	$C_{18}H_{18}NO_4$	4.1		N– 反式 – 对羟基苯乙基阿魏酰胺（原型成分）	S、U、F
M9	13.1	[M–H]$^-$	329.03	$C_{16}H_9O_8$	1.7	—	槲皮素羰基化	S
M10	1.6	[M–H]$^-$	169.01	$C_7H_5O_5$	0.1		没食子酸（原型成分）	U、B
M11	2.0	[M–H]$^-$	301.06	$C_{12}H_{13}O_9$	–2.0	125.024	没食子酸脱羧、葡萄糖醛酸化	U
M12	2.5	[M–H]$^-$	153.02	$C_7H_5O_4$	1.1	1.1	原儿茶酸（原型成分）	U、B
M13	2.9	[M–H]$^-$	246.99	$C_8H_7O_7S$	–4.7	167.036	槲皮素 O–C$_2$ 键裂解开环、硫酸化	U
M14	9.3	[M–H]$^-$	431.1	$C_{21}H_{19}O_{10}$	–2.9		山柰素 –3–O– α –L– 鼠李糖苷（原型成分）	S、U、B
M15	12.9	[M–H]$^-$	301.04	$C_{15}H_9O_7$	–4.3	—	槲皮素（原型成分）	U
		[M+H]$^+$	303.05	$C_{15}H_{11}O_7$	2.0			
M16	2.5	[M–H]$^-$	356.13	$C_{16}H_{22}NO_8$	–4.0	180.103	N–p– 香豆酰酪胺丢失 106(— C$_7$H$_6$O)、氢化、葡萄糖醛酸化	U
M17	2.7	[M–H]$^-$	356.13	$C_{16}H_{22}NO_8$	–0.5	180.103	N–p– 香豆酰酪胺丢失 106(— C$_7$H$_6$O)、氢化、葡萄糖醛酸化	U
M18	5.0	[M+H]$^+$	462.18	$C_{23}H_{28}NO_9$	–2.1	286.145	N–p– 香豆酰酪胺氢化、葡萄糖醛酸化	U
M19	5.1	[M+H]$^+$	462.17	$C_{23}H_{28}NO_9$	3.0	286.144	N–p– 香豆酰酪胺氢化、葡萄糖醛酸化	U

（续表）

编号	保留时间（min）	扫描模式	质荷比（计算值）	分子式	误差（ppm）	碎片离子	代谢物名称	来源
M20	5.2	[M+H]⁺	492.19	$C_{24}H_{30}NO_{10}$	-1.5	316.155	N- 反式 - 对羟基苯乙基阿魏酰胺氢化、葡萄糖醛酸化	U
M21	5.5	[M+H]⁺	460.16	$C_{23}H_{26}NO_9$	-0.1	284.129	N-p- 香豆酰酪胺葡萄糖醛酸化	U
M22	6.2	[M+H]⁺	490.17	$C_{24}H_{28}NO_{10}$	3.6	314.138	N- 反式 - 对羟基苯乙基阿魏酰胺葡萄糖醛酸化	S、U、B
M23	6.5	[M+H]⁺	520.18	$C_{25}H_{30}NO_{11}$	-2.1	344.1481 314.137 490.1723	N- 反式 - 对羟基苯乙基阿魏酰胺甲基化、羟基化、葡萄糖醛酸化	U
M24	7.5	[M+H]⁺	463.09	$C_{21}H_{19}O_{12}$	4.0	287.056	山柰酚葡萄糖醛酸化	U
M25	7.7	[M+H]⁺	286.14	$C_{17}H_{20}NO_3$	0.8	—	N-p- 香豆酰酪胺氢化	U、F
M26	7.6	[M+H]⁺	463.09	$C_{21}H_{19}O_{12}$	0.1	287.054	山柰酚葡萄糖醛酸化	U
M27	7.8	[M+H]⁺	493.1	$C_{22}H_{21}O_{13}$	0.3	317.067	槲皮素甲基化、葡萄糖醛酸化	U、B
M28	8.2	[M+H]⁺	493.1	$C_{22}H_{21}O_{13}$	0.1	317.066	槲皮素甲基化、葡萄糖醛酸化	U、B
M29	8.8	[M+H]⁺	493.1	$C_{22}H_{21}O_{13}$	0.6	317.066	槲皮素甲基化、葡萄糖醛酸化	U、B
M30	10.2	[M+H]⁺	284.13	$C_{17}H_{18}NO_3$	2.3	147.045	N-p- 香豆酰酪胺（原型成分）	S、U、F
M31	11.6	[M+H]⁺	432.16	$C_{22}H_{26}NO_8$	2.0	256.134	N-p- 香豆酰酪胺去羰基化、葡萄糖醛酸化	U
M59	3.4	[M-H]⁻	246.99	$C_8H_7O_7S$	-3.0	232.98 153.02	没食子酸甲基化、硫酸化	U
M32	1.9	[M-H]⁻	183.03	$C_8H_7O_5$	-3.1	—	原儿茶酸甲基化	F
M33	2.3	[M-H]⁻	197.05	$C_9H_9O_5$	-1.4	151.04	槲皮素 O-C_2 键裂解开环、脱氧化、双羟基化、甲基化	F
M34	2.9	[M-H]⁻	167.04	$C_8H_7O_4$	-1.2	123.045	槲皮素 O-C_2 键裂解开环	F
M35	3.0	[M-H]⁻	181.05	$C_9H_9O_4$	0.1	123.045 167.035	槲皮素 O-C_2 键裂解开环、甲基化	F
M36	3.3	[M-H]⁻	181.05	$C_9H_9O_4$	1.8	—	槲皮素 O-C_2 键裂解开环、甲基化	F
M37	3.8	[M-H]⁻	246.99	$C_8H_7O_7S$	-0.9		槲皮素 O-C_2 键裂解开环、硫酸化	F
M38	3.9	[M-H]⁻	246.99	$C_8H_7O_7S$	-0.7	151.04 181.051	槲皮素 O-C_2 键裂解开环、硫酸化	F
M39	3.9	[M-H]⁻	246.99	$C_8H_7O_7S$	-0.7	151.04 181.05	槲皮素 O-C_2 键裂解开环、硫酸化	F
M40	5.0	[M-H]⁻	316.12	$C_{17}H_{18}NO_5$	-0.2	—	N-p- 香豆酰酪胺氢化、二羟基化	F

（续表）

编号	保留时间（min）	扫描模式	质荷比（计算值）	分子式	误差（ppm）	碎片离子	代谢物名称	来源
M41	5.2	[M−H]$^-$	623.13	$C_{27}H_{27}O_{17}$	−1.9	301.037 479.083	槲皮素 −3−O−(2″−O−α−L−鼠李糖基)−β−D−葡萄糖醛酸苷	F、B
		[M+H]$^+$	625.14	$C_{27}H_{29}O_{17}$	1.0	303.05		
M42	5.7	[M−H]$^-$	607.13	$C_{27}H_{27}O_{16}$	1.8	285.04 463.087	山柰酚 −3−O−(2″−O−α−L−鼠李糖基)−β−D−葡萄糖醛酸苷	F、B
		[M+H]$^+$	609.14	$C_{27}H_{29}O_{16}$	0.5	287.056		
M43	6.0	[M−H]$^-$	300.13	$C_{17}H_{18}NO_4$	−3.8	178.087	N–p– 香豆酰酪胺氢化、羟基化	F
		[M+H]$^+$	302.14	$C_{17}H_{20}NO_4$	−0.6	—		
M44	6.5	[M−H]$^-$	330.13	$C_{18}H_{20}NO_5$	0.4	—	N− 反式 − 对羟基苯乙基阿魏酰胺氢化、羟基化	F
M45	8.4	[M−H]$^-$	314.14	$C_{18}H_{20}NO_4$	−0.1	180.066	N− 反式 − 对羟基苯乙基阿魏酰胺氢化	F
M46	6.8	[M+H]$^+$	302.14	$C_{17}H_{20}NO_4$	1.0	—	N–p– 香豆酰酪胺氢化、羟基化	F
M47	9.0	[M+H]$^+$	286.14	$C_{17}H_{20}NO_3$	−1.2	—	N− 反式 − 对羟基苯乙基阿魏酰胺氢化、脱甲基化、脱氧化	F
M48	9.4	[M+H]$^+$	346.16	$C_{19}H_{24}NO_5$	1.3	—	N− 反式 − 对羟基苯乙基阿魏酰胺氢化、甲基化、羟基化	F
M49	2.2	[M−H]$^-$	343.07	$C_{14}H_{15}O_{10}$	0.9	167.034	槲皮素 O–C$_2$ 键裂解开环、葡萄糖醛酸化	B
M50	2.8	[M−H]$^-$	343.07	$C_{14}H_{15}O_{10}$	−1.7	—	槲皮素 O–C$_2$ 键裂解开环、葡萄糖醛酸化	B
M51	4.0	[M−H]$^-$	479.12	$C_{22}H_{23}O_{12}$	−0.9	—	槲皮素 C$_2$–C$_3$ 双键还原、葡萄糖醛酸化	B
M52	4.2	[M−H]$^-$	493.1	$C_{22}H_{21}O_{13}$	−0.3	317.067	槲皮素羟基化、葡萄糖醛酸化	B
M53	5.2	[M−H]$^-$	493.1	$C_{22}H_{21}O_{13}$	−0.1	—	槲皮素羟基化、葡萄糖醛酸化	B
M54	6.9	[M−H]$^-$	447.09	$C_{21}H_{19}O_{11}$	−0.4	—	槲皮苷	B
M55	7.1	[M−H]$^-$	477.1	$C_{22}H_{21}O_{12}$	−0.5	461.074 447.093	槲皮素葡萄糖醛酸化	B
M56	7.7	[M−H]$^-$	491.08	$C_{22}H_{19}O_{13}$	−1.0	—	槲皮素甲基化、葡萄糖醛酸化	B
M57	10.4	[M−H]$^-$	461.11	$C_{22}H_{21}O_{11}$	−0.9	—	山柰酚葡萄糖醛酸化	B
M58	6.0	[M−H]$^-$	637.14	$C_{28}H_{29}O_{17}$	−3.0	—	槲皮苷甲基化、葡萄糖醛酸化	B
		[M+H]$^+$	639.15	$C_{28}H_{31}O_{17}$	1.7	—		

注：S. 血清；U. 尿液；F. 粪便；B. 胆汁。

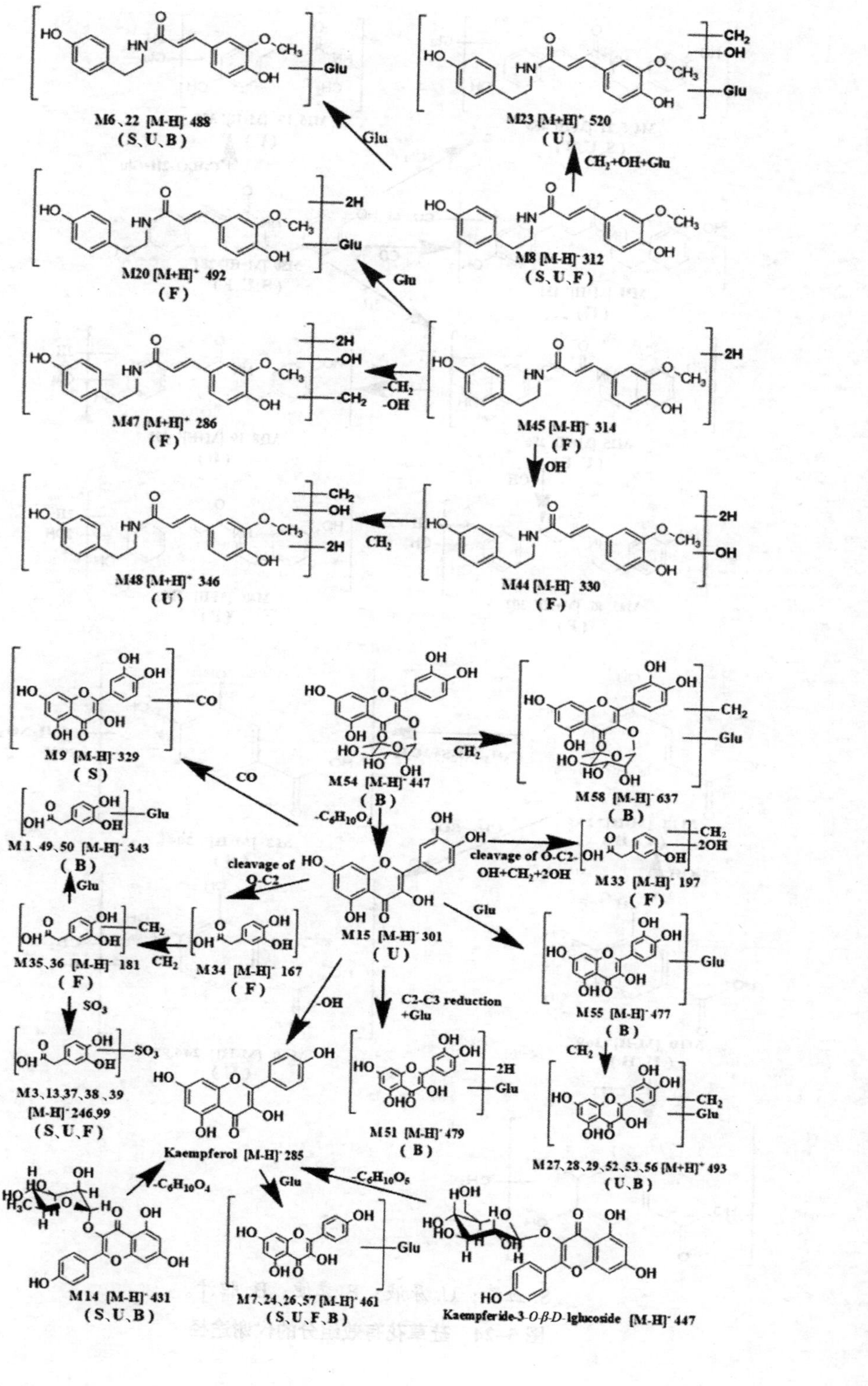
M6、22 [M-H]- 488
(S、U、B)
Glu
M23 [M+H]+ 520
(U)
CH_3+OH+Glu
M20 [M+H]+ 492
(F)
Glu
M8 [M-H]- 312
(S、U、F)
M47 [M+H]+ 286
(F)
-CH_2
-OH
M45 [M-H]- 314
(F)
OH
M48 [M+H]+ 346
(U)
CH_2
M44 [M-H]- 330
(F)
M9 [M-H]- 329
(S)
CO
M54 [M-H]- 447
(B)
CH_2
M58 [M-H]- 637
(B)
M 1、49、50 [M-H]- 343
(B)
-$C_6H_{10}O_4$
cleavage of O-C2
cleavage of O-C2-OH+CH_2+2OH
M33 [M-H]- 197
(F)
M15 [M-H]- 301
(U)
Glu
M35、36 [M-H]- 181
(F)
M34 [M-H]- 167
(F)
SO_3
M55 [M-H]- 477
(B)
-OH
C2-C3 reduction +Glu
M3、13、37、38、39 [M-H]- 246.99
(S、U、F)
M51 [M-H]- 479
(B)
M27、28、29、52、53、56 [M+H]+ 493
(U、B)
Kaempferol [M-H]- 285
-$C_6H_{10}O_4$
Glu
-$C_6H_{10}O_5$
M14 [M-H]- 431
(S、U、B)
M7、24、26、57 [M-H]- 461
(S、U、F、B)
Kaempferide-3-O-β-D-lglucoside [M-H]- 447

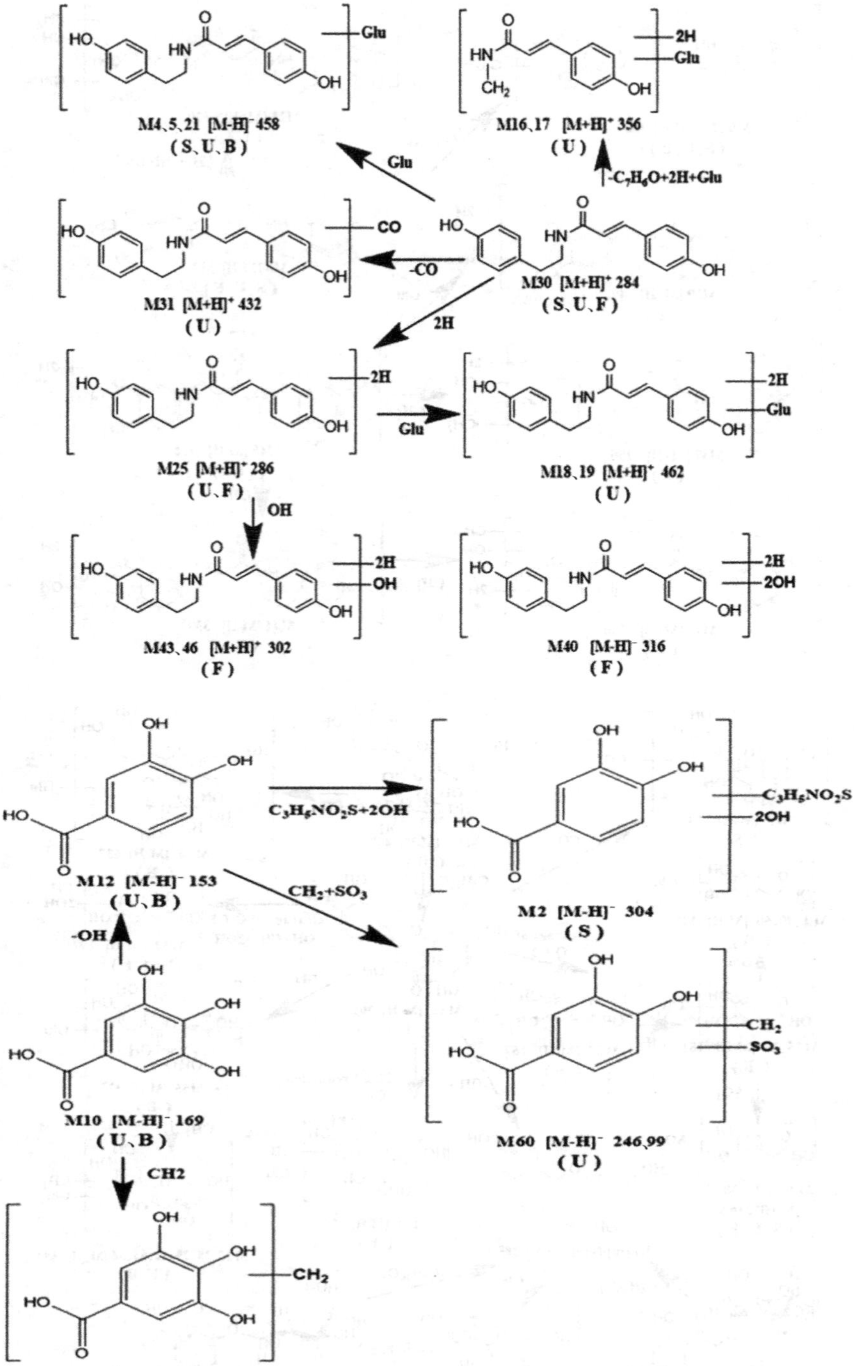

S.血清；U.尿液；F.粪便；B.胆汁。

图5-24 荭草花有效组分的代谢途径

（六）讨论

本部分实验在大鼠体内共检测分析了 59 个代谢产物峰，其中血清、尿液、粪便、胆汁分别为 12、26、20、22 个（含交叉成分）。

血清样品中检测到 N–p– 香豆酰酪胺、N– 反式 – 对羟基苯乙基阿魏酰胺、山柰素 –3–O–α–L– 鼠李糖苷原型成分，代谢形式为其葡萄糖醛酸化代谢产物。此外，还存在槲皮素 O–C_2 键开环裂解葡萄糖醛酸化、羰基化代谢产物；原儿茶酸半胱氨酸结合、双羟基化代谢产物；山柰酚葡萄糖醛酸化代谢产物。

尿液样品中检测到没食子酸、N– 反式 – 对羟基苯乙基阿魏酰胺、原儿茶酸、山柰素 –3–O–α–L– 鼠李糖苷、槲皮素、N–p– 香豆酰酪胺原型成分，以 N–p– 香豆酰酪胺、N– 反式 – 对羟基苯乙基阿魏酰胺的葡萄糖醛酸化、氢化、氢化葡萄糖醛酸化等代谢产物为主。此外，还存在槲皮素甲基葡萄糖醛酸化、O–C_2 键开环裂解甲基硫酸化、山柰酚葡萄糖醛酸代谢产物等。

粪便样品中检测到 N– 反式 – 对羟基苯乙基阿魏酰胺、N–p– 香豆酰酪胺原型成分，以其氢化、氢化羟基化等代谢产物为主。此外，还存在槲皮素 O–C_2 键开环裂解、甲基化代谢产物，O–C_2 键开环裂解、脱氧化、甲基化双羟基化代谢产物，O–C_2 键开环裂解、硫酸化代谢产物，原儿茶酸甲基化代谢产物等。可见，粪便样品中主要存在羟基化、氢化、O–C_2 键开环裂解等 I 相反应。

胆汁样品中检测到没食子酸、原儿茶酸、山柰素 –3–O–α–L– 鼠李糖苷、槲皮苷原型成分。此外，存在槲皮素 O–C_2 键开环裂解、葡萄糖醛酸化代谢产物，槲皮素羟基化、葡萄糖醛酸化代谢产物，山柰酚葡萄糖醛酸化代谢产物，槲皮苷甲基化、葡萄糖醛酸化代谢产物等。

本部分实验通过口服给予大鼠荭草花有效组分，并检测其在血清、尿液、粪便、胆汁样品中的代谢产物，其中原型成分入血较少，说明荭草花有效组分进入体内后发生了剧烈的生物转化，提示其在体内发挥药效的形式除了原型成分外，其代谢产物也可能是其活性成分。

二、荭草花提取物在大鼠及人肠道菌群中的代谢研究

肠道是一个庞大而富有活力的细菌菌群栖息地。人类肠道中约有 100 兆个细菌，其中 99% 以上为厌氧菌，这些细菌统称为肠道菌群（Intestinal flora），共同构成了肠道微生态环境。其中拟杆菌属、链状细菌、消化链球菌、螺菌属等专性厌氧菌和乳酸菌及双歧杆菌占优势。肠道细菌可以产生各种代谢酶，主要有水解酶、氧化还原酶、裂解酶和转移酶等。人体的肠道菌群分布特征为胃、十二指

肠、空肠、回肠细菌稀少，远端结肠细菌增多。大鼠的肠道菌群分布特征与人体大致相同。

本部分实验将在第一部分研究的基础上，进行莶草花有效组分在大鼠及人的肠道菌群中发生的生物转化过程的研究，以阐明各类成分在肠道中的代谢规律。

（一）厌氧培养液的配制

37.5mL A 液（0.78%K_2HPO_4），37.5mL B 液［0.47%KH_2PO_4、1.18%NaCl、1.2%（NH_4）$_2SO_4$、0.12%$CaCl_2$、0.25%$MgSO_4$］，50mL C 液（8%Na_2CO_3）。0.5g L- 半胱氨酸，2mL 25%L- 抗坏血酸，1g 牛肉膏，1g 蛋白胨，1g 营养琼脂，加蒸馏水至 1L，盐酸调 pH 值至 7.5 ～ 8.0。

（二）供试品制备

取莶草花提取物 1.2g，加入 50% 甲醇水 60mL，充分溶解，备用。

（三）大鼠离体培养肠道菌群对莶草花有效组分的代谢研究

选取健康大鼠，体重 250±10g，断颈处死，立即开腹，收集大鼠肠道内新鲜粪便。按照 1g 粪便用 4mL 0.9% 生理盐水的比例混合均匀，超声 10min，6000rpm 离心 5min，取上清液即为大鼠肠菌培养液。将 0.5mL 大鼠肠菌培养液加入 6mL 厌氧培养液中（已灭菌），混匀，迅速置于厌氧培养罐中，加入 1 个厌氧产气袋后盖上培养罐盖，置于 37℃恒温培养箱中培养 24h，使肠菌培养液中的肠道菌充分成长。实验分为 3 组，即实验组、空白对照 A 组、空白对照 B 组。实验组将离体肠道菌液与莶草花提取物溶液 60μL，混合均匀后立即置于于厌氧培养罐中，加入 1 个厌氧产气袋后迅速盖上培养罐盖，置于 37℃恒温培养箱中，分别培养 2、4、6、8、10、24、36、48、72h 后，放入 –20℃保存，备用。空白对照 A 组即空白离体肠道菌液（不加红草花提取物）；空白对照 B 组即厌氧培养液和莶草花提取物混合。将上述两组样品按照实验组方法进行厌氧培养。实验所用器具均需经 121℃高压蒸汽灭菌 20min。

（四）人离体培养肠道菌群对莶草花有效组分的代谢研究

取健康成人新鲜粪便，按照 1g 粪便用 4mL 0.9% 生理盐水的比例混合均匀，超声 10min，6000rpm 离心 5min，取上清液即为人肠菌培养液。以下实验步骤参照"（三）大鼠离体培养肠道菌群对莶草花有效组分的代谢研究"项下进行。

（五）样品处理方案

将上述步骤制得的生物样品，分别转入 50mL 离心管中，分别向其中加入 1 倍体积乙酸乙酯进行萃取，涡混震摇 3min，提取 3 次，合并 3 次萃取液，于 37℃下 N_2 吹干。残渣加 200μL 50% 甲醇水进行溶解，15000rpm（20627g）离心 5min，上清液 UHPLC–Q–TOF MS 进样分析。

（六）茋草花在人及大鼠离体肠道菌群中代谢产物的鉴定

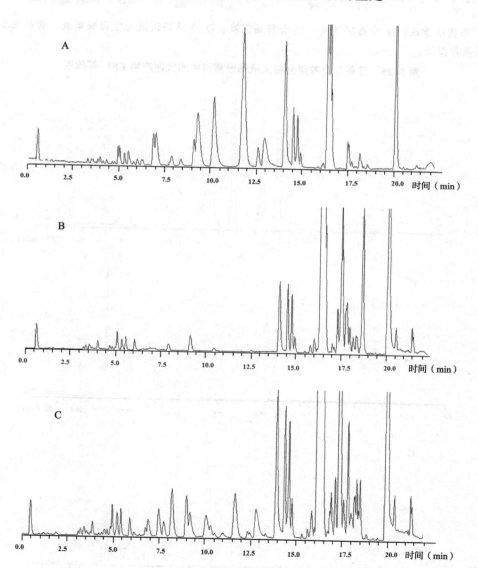

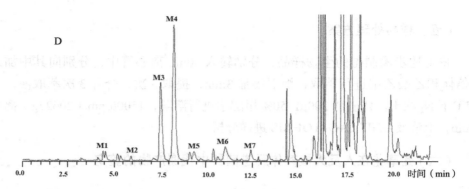

A.含药培养基；B.空白肠菌液；C.含药肠菌液；D.含药肠菌液与空白肠菌液、含药培养基差异图谱。

图5-25　荭草花有效组分在大鼠肠道菌群中的代谢产物 ESI⁻ 基峰图

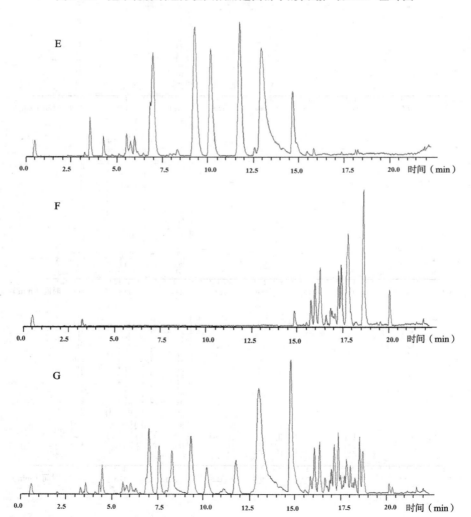

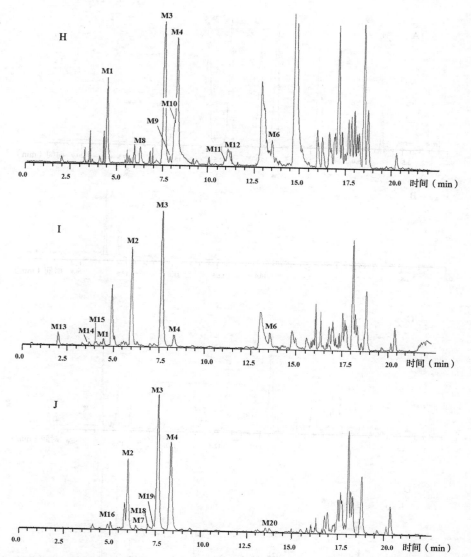

E.含药培养基；F.空白肠菌液；G.含药肠菌液；H、I、J.含药肠菌液与空白肠菌液、含药培养基差异图谱。

图 5-26 苁草花有效组分在大鼠肠道菌群中的代谢产物 ESI$^+$ 基峰图

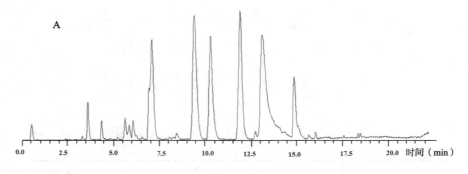

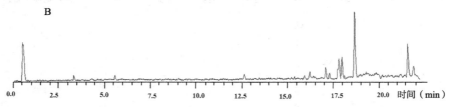

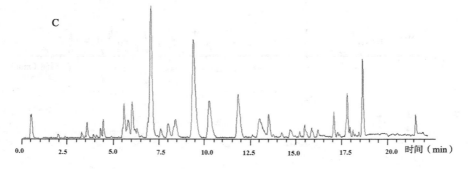

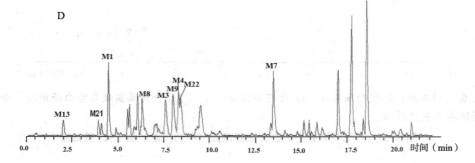

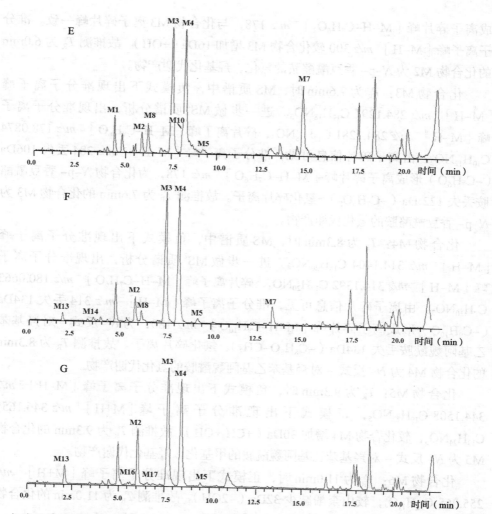

A. 含药培养基；B. 空白肠菌液；C. 含药肠菌液；D、E、F、G. 含药肠菌液与空白肠菌液、含药培养基差异图。

图 5-27　茺草花有效组分在人肠道菌群中的代谢产物 ESI⁻ 基峰图

化合物 M1：T_R 为 4.4min 时，负模式下出现准分子离子峰 [M-H]⁻ m/z 291.0875 $C_{15}H_{15}O_6$，正模式下出现准分子离子峰 [M+H]⁺ m/z 293.1014 $C_{15}H_{17}O_6$，显示碎片离子峰 [M+H]⁺ m/z 139.0385 $C_7H_7O_3$。推测 T_R 为 4.4 min 的化合物 M1 为儿茶素的氢化代谢产物。

化合物 M2：T_R 为 6.0min 时，MS 质谱中，负模式下出现准分子离子峰 [M-H]⁻ m/z 300.1238 $C_{17}H_{18}NO_4$。进一步做 MS² 质谱分析，出现准分子离子峰 [M-H]⁻ m/z 300.1253 $C_{17}H_{18}NO_4$，碎片离子峰 [M-H]⁻ m/z 178.0866 $C_{10}H_{12}NO_2$。由离子碎片信息可见，准分子离子峰 [M-H]⁻ m/z 300 丢失 122Da（-$C_7H_6O_2$）形

成离子碎片峰［M–H–$C_7H_6O_2$］$^-$ m/z 178，与化合物 M3 离子碎片峰一致。准分子离子峰［M–H］$^-$ m/z 300 较化合物 M3 增加 16Da（+OH）。故推测 T_R 为 6.0min 的化合物 M2 为 N–p– 香豆酰酪胺的氢化、羟基化代谢产物。

化合物 M3：T_R 为 7.6min 时，MS 质谱中，负模式下出现准分子离子峰［M–H］$^-$ m/z 284.1291 $C_{17}H_{18}NO_3$。进一步做 MS^2 质谱分析，出现准分子离子峰［M–H］$^-$ m/z 284.1281 $C_{17}H_{18}NO_3$，碎片离子峰［M–H–C_7H_6O］$^-$ m/z 178.0874 $C_{10}H_{12}NO_2$。由离子碎片信息可见，准分子离子峰［M–H］$^-$ m/z 284 丢失 106Da（–C_7H_6O）形成离子碎片峰［M–H–C_7H_6O］$^-$ m/z 178，为化合物 N–p– 香豆酰酪胺丢失 122 Da（–$C_7H_6O_2$）、氢化碎片离子。故推测 T_R 为 7.6min 的化合物 M3 为 N–p– 香豆酰酪胺的氢化代谢产物。

化合物 M4：T_R 为 8.3min 时，MS 质谱中，负模式下出现准分子离子峰［M–H］$^-$ m/z 314.1404 $C_{18}H_{20}NO_4$。进一步做 MS^2 质谱分析，出现准分子离子峰［M–H］$^-$ m/z 314.1392 $C_{18}H_{20}NO_4$，碎片离子峰［M–H–C_7H_6O］$^-$ m/z 180.0663 $C_9H_{10}NO_3$。由离子碎片信息可见，准分子离子峰［M–H］$^-$ m/z 314 丢失 134Da（–C_9H_{10}）形成离子碎片峰［M–H–$C_9H_{10}O$］$^-$ m/z 180，为 N– 反式 – 对羟基苯乙基阿魏酰胺丢失 134Da（–C_8H_8O–CH_2）、氢化碎片离子。故推测 T_R 为 8.3min 的化合物 M4 为 N– 反式 – 对羟基苯乙基阿魏酰胺的氢化代谢产物。

化合物 M5：T_R 为 9.3min 时，负模式下出现准分子离子峰［M–H］$^-$ m/z 344.1508 $C_{19}H_{22}NO_5$，正模式下出现准分子离子峰［M+H］$^+$ m/z 346.1651 $C_{19}H_{24}NO_5$，较化合物 M4 增加 30Da（+CH_2+OH）。故推测 T_R 为 9.3min 的化合物 M5 为 N– 反式 – 对羟基苯乙基阿魏酰胺的甲基化、羟基化代谢产物。

化合物 M6：T_R 为 11.0min 时，正模式下出现准分子离子峰［M+H］$^+$ m/z 255.065 $C_{15}H_{11}O_4$，较山奈酚减少 32Da（–2OH）。故推测 T_R 为 11.0min 的化合物 M6 为山奈酚的双脱氧代谢产物。

化合物 M7：T_R 为 13.3min 时，负模式下出现准分子离子峰［M–H］$^-$ m/z 329.0311 $C_{16}H_9O_8$，正模式下出现准分子离子峰［M+H］$^+$ m/z 331.045 $C_{16}H_{11}O_8$，较槲皮素增加 28Da（+CO），且亲水性增大。故推测 T_R 为 13.3min 的化合物 M7 为槲皮素的羧基化代谢产物。

化合物 M8：T_R 为 6.2min 时，负模式下出现准分子离子峰［M–H］$^-$ m/z 305.0668 $C_{15}H_{13}O_7$，较槲皮素增加 4Da（+4H）。故推测 T_R 为 6.2min 的化合物 M8 为槲皮素 C_2–C_3 双键还原、O–C_2 键开环裂解的代谢产物。

化合物 M9：T_R 为 7.8min 时，负模式下出现准分子离子峰［M–H］$^-$ m/z 287.056 $C_{15}H_{11}O_6$，较山奈酚增加 2Da（+2H）。故推测 T_R 为 7.8min 的化合物 M9 为山奈酚的 C_2–C_3 双键还原代谢产物。

化合物 M10：T_R 为 8.0min 时，负模式下出现准分子离子峰［M–H］⁻ m/z 317.0297 $C_{15}H_9O_8$，较槲皮素增加 16Da（+OH），且亲水性增加。故推测 T_R 为 8.0min 的化合物 M10 为槲皮素的羟基化代谢产物。

化合物 M11：T_R 为 10.7min 时，负模式下出现准分子离子峰［M–H］⁻ m/z 255.0664 $C_{15}H_{11}O_4$，较化合物 M6 增加 2Da（+2H）。故推测 T_R 为 10.7min 的化合物 M11 为山奈酚的脱氧、C_2–C_3 键还原代谢产物。

化合物 M12：T_R 为 10.9min 时，负模式下出现准分子离子峰［M–H］⁻ m/z 253.0494 $C_{15}H_9O_4$，较山奈酚减少 32Da（–2OH）。故推测 T_R 为 10.9min 的化合物 M12 为山奈酚的双脱氧代谢产物。

化合物 M13：T_R 为 1.9min 时，负模式下出现准分子离子峰［M–H］⁻ m/z 125.025 $C_6H_5O_3$，较没食子酸减少 44Da（–COOH），且亲水性增大。故推测 T_R 为 1.9min 的化合物 M13 为没食子酸的脱羧基代谢产物。

化合物 M14：T_R 为 3.6min 时，负模式下出现准分子离子峰［M–H］⁻ m/z 183.0298 $C_8H_7O_5$，较没食子酸增加 14Da（+CH₂），且亲脂性增大。故推测 T_R 为 3.6min 的化合物 M14 为没食子酸的甲基化代谢产物。

化合物 M15：T_R 为 3.9min 时，负模式下出现准分子离子峰［M–H］⁻ m/z 151.0398 $C_8H_7O_3$，较槲皮素减少 144Da（–$C_7H_2O_3$）和减少 16Da（–OH）。故推测 T_R 为 3.9min 的化合物 M15 为槲皮素的 O–C_2 键开环裂解、脱氧化代谢产物。

化合物 M16：T_R 为 5.0min 时，负模式下出现准分子离子峰［M–H］⁻ m/z 316.1188 $C_{17}H_{18}NO_5$，较化合物 M3 增加 32Da（+2OH），且亲水性增加，保留时间变短。故推测 T_R 为 5.0min 的化合物 M16 为 N–p– 香豆酰酪胺的氢化、二羟基化代谢产物。

化合物 M17：T_R 为 6.3min 时，负模式下出现准分子离子峰［M–H］⁻ m/z 330.1337 $C_{18}H_{20}NO_5$，较化合物 M4 增加 16Da（+OH），且亲水性增加，保留时间变短。故推测 T_R 为 6.3min 的化合物 M17 为 N– 反式 – 对羟基苯乙基阿魏酰胺的氢化、羟基化代谢产物。

化合物 M18、M19：T_R 分别为 7.0min、7.3min 时，负模式下分别出现准分子离子峰［M–H］⁻ m/z 358.1293 $C_{19}H_{20}NO_6$、［M–H］⁻ m/z 358.1286 $C_{19}H_{20}NO_6$，较 N– 反式 – 对羟基苯乙基阿魏酰胺增加 46 Da（+2OH +CH₂），且亲水性增加，保留时间变短。故推测 T_R 为 7.0min、7.3min 的化合物 M18、M19 为 N– 反式 – 对羟基苯乙基阿魏酰胺的甲基化、二羟基化代谢产物。

化合物 M20：T_R 为 13.5min 时，负模式下分别出现准分子离子峰［M–H］⁻ m/z 271.0603 $C_{15}H_{11}O_5$，较山奈酚减少 14Da（–OH+2H），且亲水性增加，保

留时间变短。故推测 T_R 为 13.5min 的化合物 M20 为山柰酚的脱氧、氢化代谢产物。

化合物 M21：T_R 为 3.9min 时，负模式下分别出现准分子离子峰［M–H］$^-$ m/z 303.0502 $C_{15}H_{11}O_7$，较山柰酚增加 18Da（+OH+2H），且亲水性增加，保留时间变短。故推测 T_R 为 3.9min 的化合物 M21 为山柰酚的羟基化、氢化代谢产物。

化合物 M22：T_R 为 8.3min 时，MS 质谱中，负模式下出现准分子离子峰［M–H］$^-$ m/z 314.14 $C_{18}H_{20}NO_4$。故推测 T_R 为 8.3min 的化合物 M22 为化合物 M8（N–反式–对羟基苯乙基阿魏酰胺）的氢化代谢产物。

表 5–19　荭草花有效组分在大鼠及人肠道菌群孵育液中的代谢产物

编号	保留时间（min）	扫描模式	质荷比（计算值）	分子式	误差（ppm）	碎片离子	代谢物名称	来源
M1	4.4	［M–H］$^-$	291.0875	$C_{15}H_{15}O_6$	–0.2	—	儿茶素氢化	R、H
		［M+H］$^+$	293.1014	$C_{15}H_{17}O_6$	1.8	139.0385 275.0922		
M2	6.0	［M–H］$^-$	300.1238	$C_{17}H_{18}NO_4$	1.2		N-p–香豆酰酪胺氢化、羟基化	R、H
		［M+H］$^+$	302.139	$C_{17}H_{20}NO_4$	–1.1	—		
M3	7.6	［M–H］$^-$	284.1291	$C_{17}H_{18}NO_3$	0.4	—	N-p–香豆酰酪胺氢化	R、H
		［M+H］$^+$	286.1437	$C_{17}H_{20}NO_3$	0.3	121.0642 138.0911		
M4	8.3	［M–H］$^-$	314.1404	$C_{18}H_{20}NO_4$	–2.1		N–反式–对羟基苯乙基阿魏酰胺氢化	R、H
		［M+H］$^+$	316.1552	$C_{18}H_{22}NO_4$	–2.7	138.0907		
M5	9.3	［M–H］$^-$	344.1508	$C_{19}H_{22}NO_5$	–1.4	312.124 151.0749 168.1013	N–反式–对羟基苯乙基阿魏酰胺甲基化、羟基化	R、H
		［M+H］$^+$	346.1651	$C_{19}H_{24}NO_5$	–0.7			
M6	11.0	［M+H］$^+$	255.065	$C_{15}H_{11}O_4$	0.6	—	山柰酚双脱氧	R
M7	13.3	［M–H］$^-$	329.0311	$C_{16}H_9O_8$	–2.3	301.035	槲皮素羧基化	R、H
		［M+H］$^+$	331.045	$C_{16}H_{11}O_8$	–0.5	303.0514		
M8	6.2	［M–H］$^-$	305.0668	$C_{15}H_{13}O_7$	–0.2	—	槲皮素 C_2-C_3 双键还原、O–C_2 键裂解开环	R、H

（续表）

编号	保留时间(min)	扫描模式	质荷比（计算值）	分子式	误差(ppm)	碎片离子	代谢物名称	来源
M9	7.8	[M–H]⁻	287.056	$C_{15}H_{11}O_6$	0.5	259.0609	山柰酚 C_2–C_3 双键还原	R、H
M10	8.0	[M–H]⁻	317.0297	$C_{15}H_9O_8$	1.8	—	槲皮素羟基化	R、H
M11	10.7	[M–H]⁻	255.0664	$C_{15}H_{11}O_4$	–0.4	—	山柰酚双脱氧后 C_2–C_3 键还原	R
M12	10.9	[M–H]⁻	253.0494	$C_{15}H_9O_4$	5	—	山柰酚双脱氧	R
M13	1.9	[M–H]⁻	125.025	$C_6H_5O_3$	–4.8	—	没食子酸脱羧基	R、H
M14	3.6	[M–H]⁻	183.0298	$C_8H_7O_5$	0.3	—	没食子酸甲基化	R、H
M15	3.9	[M–H]⁻	151.0398	$C_8H_7O_3$	1.7	—	槲皮素 O–C_2 键开环裂解、脱氧化	R
M16	5.0	[M–H]⁻	316.1188	$C_{17}H_{18}NO_5$	0.9	—	N-p-香豆酰酪胺氢化、二羟基化	R、H
M17	6.3	[M–H]⁻	330.1337	$C_{18}H_{20}NO_5$	3.1	—	N-反式-对羟基苯乙基阿魏酰胺的氢化、羟基化	R、H
M18	7.0	[M–H]⁻	358.1293	$C_{19}H_{20}NO_6$	0.8	—	N-反式-对羟基苯乙基阿魏酰胺的甲基化、二羟基化	R
M19	7.3	[M–H]⁻	358.1286	$C_{19}H_{20}NO_6$	3	—	N-反式-对羟基苯乙基阿魏酰胺的甲基化、二羟基化	R
M20	13.5	[M–H]⁻	271.0603	$C_{15}H_{11}O_5$	3.2	—	山柰酚脱氧、氢化	R
M21	3.9	[M–H]⁻	303.0502	$C_{15}H_{11}O_7$	2.6	—	山柰酚的羟基化、氢化	H
M22	8.3	[M–H]⁻	314.14	$C_{18}H_{20}NO_4$	–0.7	282.1139	N-反式-对羟基苯乙基阿魏酰胺的氢化	H

注：R. 大鼠肝微粒体；H. 人肝微粒体。

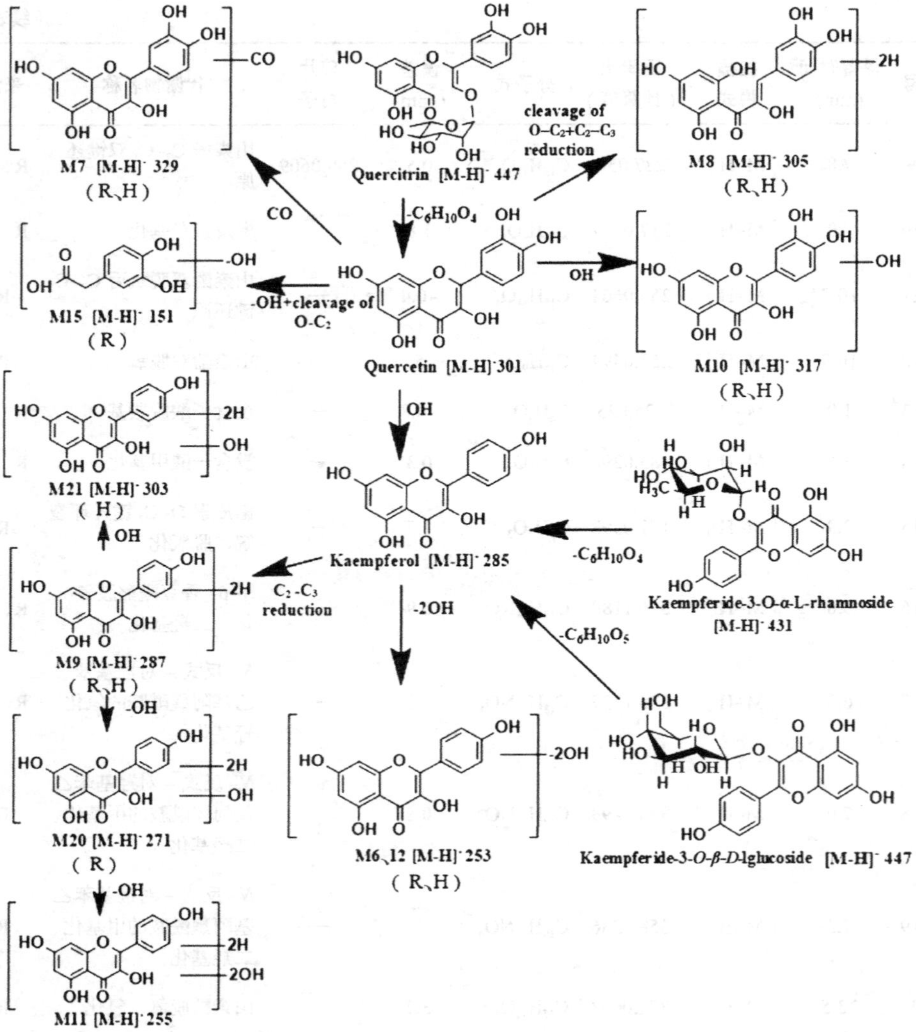

M7 [M-H]⁻ 329
（R、H）

Quercitrin [M-H]⁻ 447

cleavage of O–C₂+C₂–C₃ reduction

M8 [M-H]⁻ 305
（R、H）

CO

-C₆H₁₀O₄

M15 [M-H]⁻ 151
（R）

-OH+cleavage of O-C₂

Quercetin [M-H]⁻ 301

OH

M10 [M-H]⁻ 317
（R、H）

M21 [M-H]⁻ 303
（H）

OH

Kaempferol [M-H]⁻ 285

-C₆H₁₀O₄

Kaempferide-3-O-α-L-rhamnoside [M-H]⁻ 431

M9 [M-H]⁻ 287
（R、H）

C₂ -C₃ reduction

-2OH

-C₆H₁₀O₅

M20 [M-H]⁻ 271
（R）

M6、12 [M-H]⁻ 253
（R、H）

Kaempferide-3-O-β-D-lghcoside [M-H]⁻ 447

M11 [M-H]⁻ 255

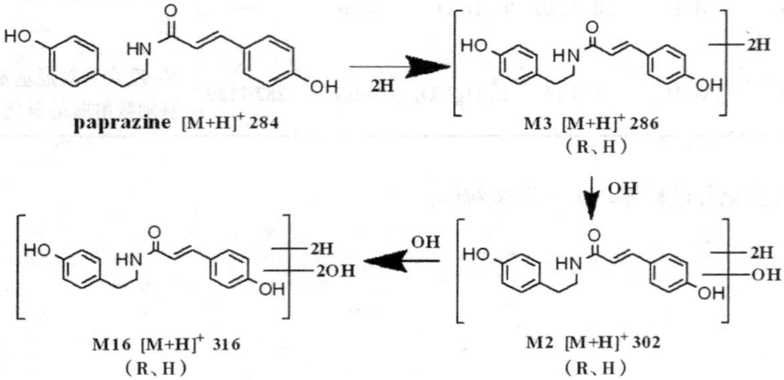

paprazine [M+H]⁺ 284

2H

M3 [M+H]⁺ 286
（R、H）

OH

M16 [M+H]⁺ 316
（R、H）

OH -2OH

M2 [M+H]⁺ 302
（R、H）

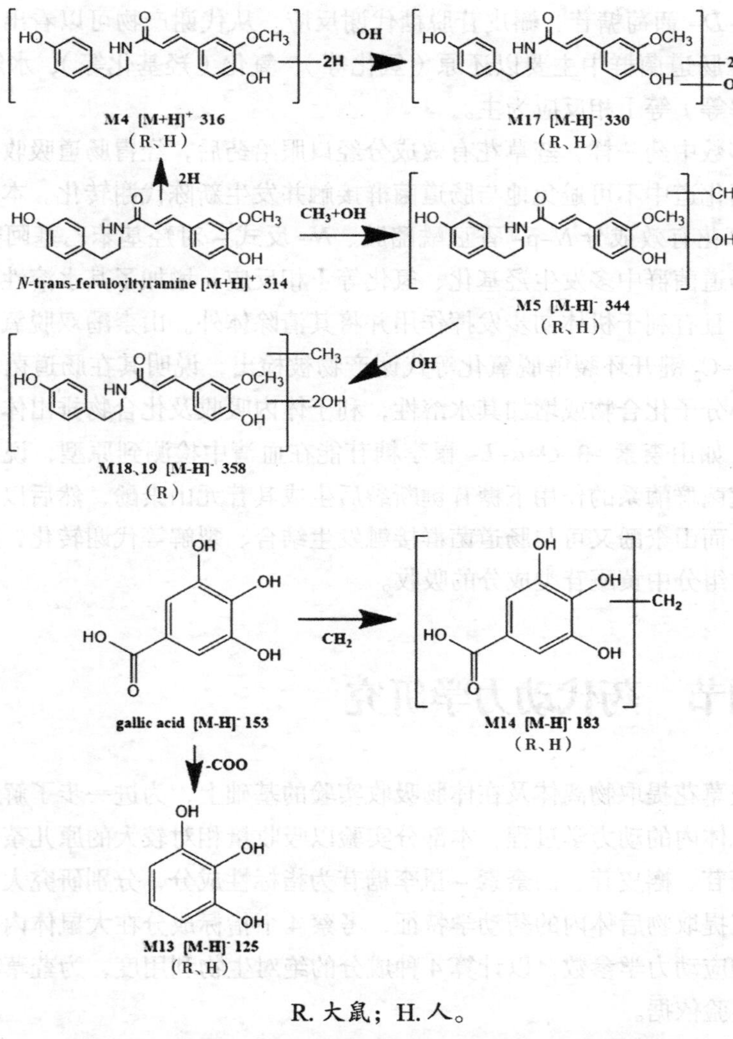

M4 [M+H]⁺ 316
（R、H）

M17 [M-H]⁻ 330
（R、H）

OH
2H →

2H
CH₃+OH

N-trans-feruloyltyramine [M+H]⁺ 314

M5 [M-H]⁻ 344
（R、H）

OH

M18、19 [M-H]⁻ 358
（R）

gallic acid [M-H]⁻ 153

CH₂ →

M14 [M-H]⁻ 183
（R、H）

-COO

M13 [M-H]⁻ 125
（R、H）

R. 大鼠；H. 人。

图 5-28　荭草花有效组分在大鼠及人肠道菌群中的代谢途径

（七）讨论

　　本部分实验以大鼠及人肠道菌群为体外代谢模型，研究荭草花有效组分在大鼠及人肠道菌群中的代谢特征。实验结果显示，荭草花有效组分能够在肠道中发生生物转化。在大鼠、人肠道菌群体外代谢实验中分别检测到 20 个和 15 个代谢产物峰。代谢产物主要以 N-p- 香豆酰酪胺、N- 反式 - 对羟基苯乙基阿魏酰胺氢化、氢化羟基化、甲基化羟基化等，山柰酚双脱氧、C_2-C_3 双键还原、脱氧氢化代谢产物为主。此外，还存在槲皮素羟基化、O-C_2 键开环裂解脱氧化、C_2-C_3 双键还原 O-C_2 键开环裂解等代谢产物；山柰素 -3-O-α-L- 鼠李糖苷、山柰

素 –3–O–β–D– 葡萄糖苷、槲皮苷脱糖代谢反应。从代谢产物可以看出，荭草花有效组分在肠道菌群中主要以还原（氢化等）、氧化（羟基化等）、水解（O-C_2 键开环裂解等）等Ⅰ相反应为主。

　　与大多数中药一样，荭草花有效成分经口服给药后，经胃肠道吸收进入血液之前，在消化道中不可避免地与肠道菌群接触并发生新陈代谢转化。本研究结果表明，荭草花有效成分 N–p– 香豆酰酪胺、N– 反式 – 对羟基苯乙基阿魏酰胺在大鼠、人肠道菌群中多发生羟基化、氢化等Ⅰ相反应，增加了其水溶性并改善生物利用度，且有利于机体初步发挥作用并将其清除体外。山柰酚双脱氧、槲皮素羟基化、O-C_2 键开环裂解脱氧化等代谢产物被检出，说明其在肠道菌群中发生生物转化小分子化合物或增加其水溶性，利于体内吸收及化合物排出体外。黄酮苷类成分，如山柰素 –3–O–α–L– 鼠李糖苷能在血清中检测到原型，说明其在大鼠及人肠道菌群酶系的作用下糖苷键断裂后生成其苷元山柰酚，然后以苷元形式吸收入血，而山柰酚又可与肠道菌群接触发生结合、裂解等代谢转化，从而提高荭草花有效组分中黄酮苷类成分的吸收。

第四节　药代动力学研究

　　在对荭草花提取物离体及在体肠吸收实验的基础上，为进一步了解荭草花提取物在大鼠体内的动力学过程，本部分实验以吸收量相对较大的原儿茶酸、山柰素 – 葡萄糖苷、槲皮苷、山柰素 – 鼠李糖苷为指标性成分，分别研究大鼠灌胃和注射荭草花提取物后体内的药动学特征，考察 4 个指标成分在大鼠体内的经时过程，获得相应动力学参数，以计算 4 种成分的绝对生物利用度，为荭草花的新药开发提供实验依据。

一、大鼠口服给予荭草花提取物药代动力学研究

（一）色谱条件

　　Waters BEH C_{18} 色谱柱（2.1mm×100mm，1.7μm）；Waters Van Guard BEH C_{18} 保护柱（2.1mm×5mm，1.7μm）；柱温 45℃；流动相为 0.1% 甲酸乙腈（A）–0.1% 甲酸水（B）；流速为 0.35mL/min；进样体积为 1μL。梯度洗脱条件：0 ～ 0.5min，12%（A）；0.5 ～ 0.8min，12% ～ 20%（A）；0.8 ～ 3.0min，20% ～ 25%（A）；3.0 ～ 4.0min，25% ～ 90%（A）；4.0 ～ 5.0min，90% ～ 12%（A）。

（二）质谱条件

电喷雾电离源（ESI），毛细管电离电压 3kV，离子源温度 120℃；去溶剂气 N_2，流速 650L/h；反吹气 N_2，流速 50L/h；扫描方式为选择性离子监测（SIR）。原儿茶酸等 4 种成分及内标用于定量分析的监测离子见表 5-20。

表 5-20 原儿茶酸等 4 种成分的质谱条件

检测成分	质谱条件		
	ESI	母离子质荷比（m/z）	锥孔电压（V）
原儿茶酸	−	153.0	30
山奈素 – 葡萄糖苷	+	449.3	40
槲皮苷	+	449.2	20
山奈素 – 鼠李糖苷	+	433.2	20
葛根素（内标）	+	417.2	40

（三）血浆样品处理方法

取大鼠血浆 100μL，置于 1.5mL 塑料离心管中，补加 50μL 甲醇，加入 2μg/mL 内标溶液 20μL，加入 50μL 1% 甲酸溶液，加入 400μL 甲醇，涡混 1min，超声 5min，15000rpm 离心 10min，取上清液置于离心管中，45℃下氮气吹干，残留物加 500μL 甲醇复溶，超声 10min，涡混 1min，15000rpm 离心 10min，取上清液 48℃下氮气吹干，残留物加 200μL 初始流动相溶解，取上清液进样 UPLC-MS 分析。

（四）实验方案与样品检测

选取健康 SD 大鼠 6 只，雌雄各半，给药剂量为 2.5g/kg（生药量），给药前 12h 禁食，自由饮水。灌胃茺草花提取物，于给药后 0.083、0.17、0.25、0.5、1、2、3、5、7、9、12、24、36h 经尾静脉取血约 0.4mL 置于涂有肝素的塑料离心管中，4500rpm 离心 8min，分离血浆于 −20℃冰箱中保存，备用。

（五）药代动力学数据处理

采用 DAS 2.0 数据处理软件进行药代动力学参数计算和数据拟合，$AUC_{0 \to t}$、MRT 等参数选用统计矩方法计算。

二、大鼠静脉给予荭草花提取物药代动力学研究

（一）色谱条件

Waters BEH C$_{18}$色谱柱（2.1mm×50mm, 1.7μm）；Waters Van Guard BEH C$_{18}$保护柱（2.1mm×5mm, 1.7μm）；柱温45℃；流动相为0.1%甲酸乙腈（A）–0.1%甲酸水（B）；流速为0.35mL/min；进样体积为1μL。梯度洗脱条件：0～0.5min，12%（A）；0.5～1.2min，12%～14%（A）；1.2～3.0min，14%～20%（A）；3.0～3.3min，20%～90%（A）；3.0～4.0min，90%～12%（A）。

（二）质谱条件

电喷雾电离源（ESI）；毛细管电离电压3kV；离子源温度120℃；喷雾气与反吹气为氮气，去溶剂气流速650L/h，去溶剂气温度350℃，反吹气流速为50L/h；碰撞气氩气，碰撞气流速0.16mL/min；扫描方式为多反应离子监测（MRM）。原儿茶酸等4种成分及内标用于定量分析的监测离子见表5–21。

表 5–21　原儿茶酸等 4 种成分的质谱条件

检测成分	质谱条件				
	ESI	母离子质荷比（m/z）	子离子质荷比（m/z）	锥孔电压（V）	碰撞电压（V）
原儿茶酸	–	153.0	109.0	30	15
山奈素 – 葡萄糖苷	+	449.3	287.1	20	15
槲皮苷	+	449.2	303.1	20	10
山奈素 – 鼠李糖苷	+	433.2	287.1	20	10
葛根素（内标）	+	417.2	267.1	40	30

（三）血浆样品处理方法

取大鼠血浆100μL，置于1.5mL塑料离心管中，补加50μL甲醇，加入2μg/mL内标溶液20μL，加入1%甲酸50μL，加入400μL甲醇，涡混1min，超声5min，15000rpm离心10min，取上清液置于离心管中，45℃下氮气吹干，残留物加500μL甲醇溶解，超声10min，涡混1min，15000rpm离心10min，取上清液45℃下氮气吹干，残留物加200μL初始流动相溶解，取上清液进样UPLC–MS/MS分析。

（四）实验方案与样品检测

选取健康 SD 大鼠 6 只，雌雄各半，给药剂量为 50mg/kg（生药量），给药前 12h 禁食，自由饮水。尾静脉注射荭草花提取物溶液。于给药前与给药后 5、10、20、30、60、90、120、180、240、300min 经尾静脉取血约 0.4mL，置于涂有肝素的塑料离心管中，4500rpm 离心 5min，分离血浆于 –20℃ 冰箱中保存，备用。

（五）药代动力学数据处理

采用 DAS 2.0 数据处理软件进行药代动力学参数计算和数据拟合，$AUC_{0\to t}$、MRT 等参数选用统计矩方法计算。

三、大鼠口服给药后血药浓度及药代动力学参数

大鼠口服荭草花提取物后，血药浓度数据见表 5-22，平均血药浓度 – 时间曲线见图 5-29。采用 DAS 2.0 软件计算药动学参数并对药物在大鼠体内的动力学过程进行房室模型拟合，其结果表明原儿茶酸等 4 种成分在大鼠体内符合二室模型，其相关药动学参数见表 5-23。

表 5-22 原儿茶酸等 4 种成分的浓度测定结果（$\bar{x}\pm s$，$n=6$）

时间（h）	浓度（ng/mL）			
	原儿茶酸	山柰素 – 葡萄糖苷	槲皮苷	山柰素 – 鼠李糖苷
0.083	154.12±50.20	6.30±1.69	45.23±7.35	27.02±4.62
0.17	257.70±79.30	8.61±3.05	48.19±9.03	29.44±4.33
0.25	361.04±89.50	13.15±2.10	90.64±17.29	56.69±6.47
0.5	386.29±56.70	13.73±2.40	98.02±13.75	60.66±10.61
1	263.71±45.90	10.31±2.10	75.27±10.14	47.10±7.74
2	193.35±47.23	6.44±2.28	51.63±7.29	33.41±3.97
3	126.57±43.20	5.78±1.09	46.60±5.25	27.02±1.75
5	39.04±20.73	4.24±2.14	42.38±1.86	28.70±3.25
7	16.97±9.49	3.18±2.13	33.03±6.55	21.41±5.98
9	8.26±5.61	2.91±1.91	29.07±6.08	21.66±8.05
12	4.23±1.03	2.31±1.60	26.80±4.84	18.08±4.96
24	2.07±1.06	1.72±1.35	19.73±4.13	12.83±3.45
36	1.42±1.91	1.11±1.18	15.66±5.45	5.10±2.44

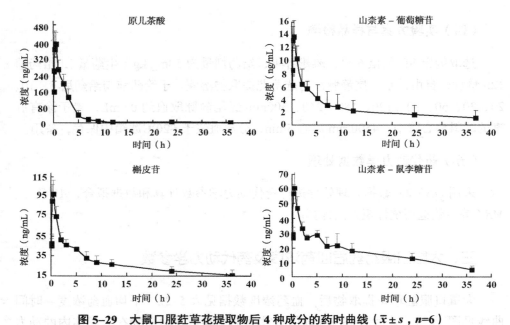

图 5-29　大鼠口服荭草花提取物后 4 种成分的药时曲线（$\bar{x} \pm s$，$n=6$）

表 5-23　原儿茶酸等 4 种成分在大鼠体内的主要药动学参数（$\bar{x} \pm s$，$n=6$）

统计矩参数	单位	原儿茶酸	山柰素 - 葡萄糖苷	槲皮苷	山柰素 - 鼠李糖苷
$AUC_{0 \to t}$	（μg·h）/L	1181.2±418.7	105.2±27.3	1327.3±677.2	877.1±517.6
$AUC_{0 \to \infty}$	（μg·h）/L	1373.3±624.6	128.2±54.3	1624.8±710.5	1098.2±565.1
$MRT_{0 \to t}$	h	3.3±0.7	10.9±2.6	11.7±2.3	13.5±2.6
$MRT_{0 \to \infty}$	h	4.7±2.2	15.9±4.5	14.8±3.7	19.5±8.0
$t_{1/2}$	h	8.3±2.9	13.7±3.4	12.0±2.8	15.9±6.9
t_{max}	h	0.5±0.1	0.7±0.3	0.7±0.3	0.7±0.3
CL	L/（h·kg）	27.6±6.9	208.7±95.9	284.3±121.8	106.5±23.5
V	L/kg	435.8±160.2	4801.8±952.4	4930.5±2302.6	2305.3±625.6
C_{max}	ng/mL	386.3±56.7	13.7±2.4	60.7±10.6	98.0±13.7

四、大鼠静脉注射给药后血药浓度及药代动力学参数

　　大鼠静脉注射荭草花提取物后，原儿茶酸等 4 种成分的血药浓度见表 5-24，平均血药浓度 - 时间曲线见图 5-30。采用 DAS 2.0 软件计算药动学参数并对药物在大鼠体内的动力学过程进行拟合，其结果表明原儿茶酸等 4 种成分在大鼠体内符合二室模型，其相关药动学参数见表 5-25。

表 5-24 中剂量组含药血浆中原儿茶酸等 4 种成分的浓度测定结果（$\bar{x} \pm s$，$n=6$）

时间（min）	浓度（μg/mL）			
	原儿茶酸	槲皮苷	山奈素-葡萄糖苷	山奈素-鼠李糖苷
5	1.578±0.705	8.739±3.654	1.927±0.857	9.463±4.205
10	0.664±0.368	3.846±2.162	0.848±0.598	4.496±3.271
20	0.407±0.265	2.463±1.644	0.535±0.485	3.090±2.495
30	0.312±0.264	2.021±1.759	0.431±0.482	2.644±2.484
60	0.206±0.223	1.447±1.453	0.330±0.413	2.013±2.154
90	0.153±0.159	0.972±1.025	0.312±0.276	1.681±1.679
120	0.145±0.175	0.941±1.235	0.308±0.334	1.666±1.327
180	0.122±0.147	0.749±1.079	0.213±0.252	1.177±1.313
240	0.041±0.035	0.254±0.303	0.061±0.059	0.391±0.307
300	0.036±0.037	0.249±0.340	0.049±0.067	0.351±0.398

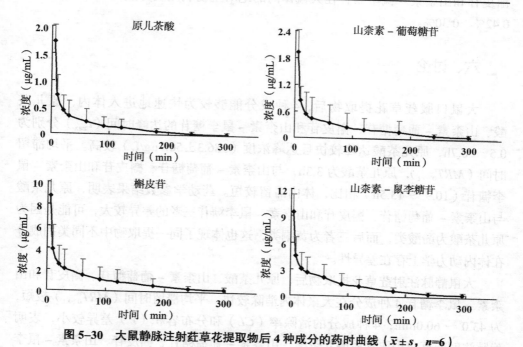

图 5-30 大鼠静脉注射荭草花提取物后 4 种成分的药时曲线（$\bar{x} \pm s$，$n=6$）

表 5-25　原儿茶酸等 4 种成分在大鼠体内的主要药动学参数（$\bar{x} \pm s$，$n=6$）

统计矩参数	单位	原儿茶酸	山柰素 - 葡萄糖苷	槲皮苷	山柰素 - 鼠李糖苷
$AUC_{0 \to t}$	（mg·min）/L	56.7±43.6	73.2±68.6	346.1±292.6	379.8±349.2
$AUC_{0 \to \infty}$	（mg·min）/L	60.3±46.4	93.8±90.7	395.0±321.6	430.8±376.1
$MRT_{0 \to t}$	min	43.0±21.4	50.3±34.5	60.0±32.5	58.7±33.1
$MRT_{0 \to \infty}$	min	47.0±22.9	58.9±23.1	64.8±34.1	73.6±46.3
$t_{1/2}$	min	41.9±12.3	71.3±56.8	90.3±74.8	108.2±96.5
CL	L/（min·kg）	0.015±0.012	0.012±0.011	0.011±0.008	0.014±0.012
V	L/kg	0.61±0.35	0.56±0.24	0.85±0.52	1.04±0.31
C_{max}	μg/mL	1.7±0.7	2.1±0.9	8.7±3.7	9.5±3.6

五、原儿茶酸等 4 种成分的绝对生物利用度

大鼠灌胃及静脉给予荭草花提取物后，其主要药代动力学参数分别见表 5-23、5-25。根据绝对生物利用度的计算公式：绝对生物利用度 = ［$AUC_{0 \to t}$（ig）D_{iv}］/［$AUC_{0 \to t}$（iv）D_{ig}］×100%。计算得到原儿茶酸、山柰素 - 葡萄糖苷、槲皮苷和山柰素 - 鼠李糖苷在大鼠体内的绝对生物利用度分别为 2.5%、0.17%、0.42%、0.30%。

六、讨论

大鼠口服荭草花提取物后，4 种成分能够较为快速地进入体内，原儿茶酸、山柰素 - 葡萄糖苷、槲皮苷和山柰素 - 鼠李糖苷的达峰时间（t_{max}）分别为 0.5 ~ 0.7h，原儿茶酸达峰较快且达峰浓度（386.3±56.7μg/L）较高。平均滞留时间（$MRT_{0 \to t}$），原儿茶酸为 3.3h，与山柰素 - 葡萄糖苷、槲皮苷和山柰素 - 鼠李糖苷（10.9 ~ 13.5h）相比，体内滞留较短。药动学参数结果表明，原儿茶酸与山柰素 - 葡萄糖苷、槲皮苷和山柰素 - 鼠李糖苷三者的差异较大，可能是因为原儿茶酸为酚酸类，而后三者为黄酮类，这也体现了同一提取物中不同类别成分在体内动力学上存在差异性。

大鼠静脉注射荭草花提取物后，原儿茶酸、山柰素 - 葡萄糖苷、槲皮苷和山柰素 - 鼠李糖苷 4 种成分在大鼠体内消除较快，平均滞留时间（$MRT_{0 \to t}$）较短，为 43.0 ~ 60.0min；4 种成分的清除率（CL）和分布容积（V）差异较小，表明静脉注射荭草花提取物后原儿茶酸、山柰素 - 葡萄糖苷、槲皮苷、山柰素 - 鼠李糖苷 4 种成分在大鼠体内的过程相近。4 种被测成分的口服和静注药动学参数存

在一定差异，可能与不同给药途径有关。口服给药后药物需要经胃肠道吸收后才能入血，药物中不同成分在胃肠道的吸收特征不同，影响了药物在体内的暴露特征，从而对药代动力学参数产生了影响。

原儿茶酸、异茺草素、茺草素、牡荆素、木犀草苷、花旗松素、山奈素－葡萄糖苷、槲皮苷、山奈素－鼠李糖苷 9 种成分的 3h 百分吸收转化率（A）分别为 26.8%、21.9%、22.2%、19.1%、70.3%、65.8%、68.9%、21.4%、22.7%，在提取物中的含量分别为 1.1%、0.11%、0.12%、0.13%、0.02%、0.84%、1%、5%、5.8%。通过在体肠吸收实验结果表明，原儿茶酸等成分在小肠均具有一定的吸收，其中花旗松素等 3 种成分的 A 约为 70%，原儿茶酸等其他各成分的 A 约为 20%。原儿茶酸等 9 种成分在血浆中的暴露量低。其原因可能为，茺草素、异茺草素、牡荆素、木犀草苷在提取物中的含量较低（< 0.15%），因此其绝对入血量少，血药浓度低；花旗松素在提取物中具有一定的量（0.84%），同时其吸收较好，但血药浓度低，可能原因是其为黄酮苷元，易发生 Ⅱ 相代谢（葡萄糖醛酸化等），不易检测到原型；槲皮苷等成分在小肠有一定的吸收，同时其在提取物中的含量也较高，但其生物利用度极低（< 2.5%），这可能与其在体内消除较快，以及肠道菌群和体内酶的代谢等有关。

参考文献

［1］国家中医药管理局中华本草编委会 . 中华本草［M］. 上海：上海科学技术出版社，1999：1325.

［2］贵州省卫生厅 . 贵州省中药材质量标准［S］. 贵阳：贵州人民卫生出版社，2003：267.

［3］郑兴中 . 茺草对心血管作用的研究［J］. 福建医药杂志，1984，6（6）：28.

［4］张淑贤，管庆霞 . 茺草的化学成分及药理学研究进展［J］. 黑龙江医药，2008，21（5）：97.

［5］李月婷，胡杰，谢玉敏，等 . 茺草花不同制备工艺样品对犬急性心肌缺血的保护作用［J］. 中药材，2015（1）：115-118.

［6］李勇军，何迅，刘志宝，等 . 茺草花水溶性化学成分的研究［J］. 时珍国医国药，2010，21（1）：14-15.

［7］李勇军，何迅，刘志宝，等 . 茺草花化学成分的研究［J］. 中国中药杂志，2009，34（20）：2613-2615.

［8］刘俊宏，王昌权，夏涛，等 . 茺草花提取物对心肌缺血再灌注损伤模型大鼠的保护作用研究［J］. 中国药房，2019，30（1）：5.

［9］郑林，陈慧，王爱民，等 . 超高效液相色谱测定大鼠口服茺草花后入血成分［J］. 中

国医院药学杂志，2012，32（2）：3.

［10］向文英，梅朝叶，孙慧园，等.基于 UHPLC-Q-TOF-MS 分析莶草花提取物在 H9c2 心肌细胞中效应物质［J］.中国实验方剂学杂志，2017，23（12）：6.

［11］李月婷，刘亭，吴琼，等.莶草花提取物对 H9c2 心肌细胞缺氧复氧损伤的改善作用［J］.中国药房，2021，32（11）：1304-1312.

［12］刘亭，吴琼，刘香香，等.莶草花提取物对 H9c2 心肌细胞缺氧复氧损伤的保护作用［J］.中药材，2018，41（1）：5.

［13］刘亭，吴琼，刘香香，等.莶草花醇提物对 H_2O_2 诱导的 H9c2 细胞氧化损伤的保护作用机制研究［J］.天然产物研究与开发，2018，30（2）：5.

［14］胡杰，侯佳，李月婷，等.灯盏细辛提取物中 3 种活性成分在 Caco-2 细胞模型吸收机制的研究［J］.中国药理学通报，2016，32（3）：377.

［15］侯佳，胡建春，李月婷，等.辛芍提取物中 5 种主要成分在 Caco-2 细胞的吸收特性［J］.中国中药杂志.2016，41，（11）：2137-2143.

［16］沈芸，徐蓓蕾，杨新宇，等.三种研究药物肠道吸收机制的方法［J］.哈尔滨商业大学学报：自然科学版，2016（1）：4.

［17］刘春花，王明金，杨淑婷，等.基于外翻肠囊模型研究莶草提取物在正常和心肌缺血模型大鼠中的肠吸收特征［J］.中国中药杂志，2021，46（1）：196-205.

［18］李莹，康宁芳，巩仔鹏，等.体循环肠灌流法研究红禾麻提取物在类风湿关节炎大鼠与正常大鼠体内的肠吸收差异［J］.天然产物研究与开发，2019，31（11）：11.

［19］Zhang J，Zhang J，Wang R. Gut microbiota modulates drug pharmacokinetics［J］. Drug Metab Rev，2018，50（1/4）：357-368.

［20］常瑞蕊，陈卫东，周婷婷. 肠道菌群调控对药动学特征的影响［J］.中国药学杂志，2019，54（15）：1211.

［21］Bjerrum J T，Nielsen O H. Metabonomics in Gastroenterology and Hepatology［J］.Int J Mol Sci，2019，20（15）：3638.

［22］巩仔鹏，林朝展，韩立炜.从国家自然科学基金资助项目浅析中药药代动力学研究现状［J］.中国中药杂志，2021，46（04）：1010-1016.

［23］陈浩，覃小丽，夏涛，等.莶草花中五种成分在 Caco-2 细胞中的吸收特性研究［J］.中国药理学通报，2018，34（6）：764-769.

［24］牟永平，吴刚，周立社，等.Caco-2 细胞模型在药物研究中的应用［J］.中国药理学通报，2005，21（5）：536-539.

［25］董莉，陈鹏程，唐丽，等.离体外翻肠囊法研究莶草花提取物中 9 个成分的肠吸收特征［J］.中国医药工业杂志，2014，45（9）：5.

［26］Li H L，Tang J，Liu R H，et al.Characterization and identification of steroidal alkaloids in the Chinese herbVeratrum nigrum L.by high-performance liquid chromatography /electrospray ionization with multi-stage mass spectrometry［J］.RCM，2007，21：869-879.

［27］章斌，董昕，娄子洋．UHPLC-Q-TOF /MS 对藜芦药材化学成分的快速分离与鉴别［J］.第二军医大学学报，2010，26（10）：536-539.

［28］龚慕辛，王雅，宋亚芳，等．外翻肠囊法快速发现吴茱萸汤吸收成分群的研究［J］.中国中药杂志，2010，35（11）：1399-1404.

［29］谭琴，朱晶晶，王维浩，等．肠外翻技术快速发现车前子吸收成分群的研究［J］.中国中药杂志，2011，36（2）：151-153.

［30］薛彩福，郭建明，钱大玮，等．黄葵醇提物中黄酮类成分在体肠吸收研究［J］.药学学报，2011，46（4）：454-459.

［31］马宁，王建芬，徐芳，等．白藜芦醇衍生物大鼠在体肠吸收特性研究［J］.药物分析杂志，2010，30（4）：586-591.

［32］李文兰，南莉莉，季宇彬，等．人参中人参皂苷 Rg1，Rb1 在体肠吸收影响因素的研究［J］.中国中药杂志，2009，34（20）：2627-2632.

［33］周伟，狄留庆，肖林，等．在体肠循环法研究连翘酯苷 A 的肠吸收机制［J］.药学学报，2010，45（11）：1373-1378.

［34］聂淑芳，潘卫三，杨星钢，等．对大鼠在体肠单向灌流技术中重量法的评价［J］.中国新药杂志，2005，14（10）：1776-1779.

［35］朱容慧，赵军宁，毕岳琦，等．中药肠吸收动力学的研究进展［J］.药物评价研究，2010，33（1）：25-29.

［36］刘太明，蒋学华．黄芩苷和黄芩素大鼠在体胃、肠的吸收动力学研究［J］.中国中药杂志，2006，31（12）：999-1001.

［37］杜青青，王战国，刘芳，等．黄芩苷与盐酸小檗碱在大鼠小肠吸收的相互作用研究［J］.中国药房，2010，21（11）：965-967.

［38］翟永松，杜守颖，徐冰，等．三七总皂苷油水分分配系数及大鼠在体肠吸收动力学研究［J］.中国中药杂志，2010，35（8）：984-988.

［39］Shia C S，Tsai S Y，Kuo S C，et al．Metabolism and pharmaco-kinetics of 3，3′，4′，7-tetrahydroxyflavone（fisetin），5-hydroxyflavone，and 7-hy-droxyflavone and antihemolysis effects of fisetin and its serum metabolites［J］．J Agric Food Chem，2009，57（1）：83-89.

［40］韦英杰，姜金生，谭晓斌，等．高效液相 - 电喷雾质谱分析 7- 羟基黄酮在大鼠体内的代谢产物［J］.中国医院药学杂志，2012，32（4）：241-243.

［41］Wu B，Basu S，Meng S，et al.Regioselective sulfation and glucuronidation of phenolics：insights into the structural basis［J］.Curr Drug Metab，2011，12（9）：900-916.

［42］Tang L，Zhou J，Yang C H，et al.Syste matic studies of sulfation and glucuronidation of 12 flavonoids in the mouse liver S9 fraction reveal both unique and shared positional preferences［J］.J A gric Food Chem，2012，60（12）：3223-3233.

［43］Zhang L，Lin G，Zuo Z.Position preference on glucuronidation of mono-hydroxy-flavones in human intestine［J］.Life Sci，2006，78（24）：2772-2780.

［44］韦英杰，贾晓斌，詹扬，等．丹参酮ⅡA、隐丹参酮和丹参酮Ⅰ组合物在斑马鱼体内的代谢研究［J］．中草药，2013，44（9）：1149-1156．

［45］Sun J H, Yang M, Han J, et al.Profiling the metabolic difference of seven tanshinones using high-performance liquid chromatography/multi-stage mass spectrometry with data-dependent acquisition［J］.Rapid Commun Mass Spectrom，2007，21（14）：2211-2226.

［46］Li P, Wang G J, Li J, et al.Identification of tanshinone ⅡA metabolites in rat liver microsomes by liquid chromatography-tandem mass spectrometry［J］.J Chromatogr A，2006，1104（1）：366-369.

［47］Li P, Wang G J, Li J, et al.Characterization of metabolites of tanshinone ⅡA in rats by liquid chromatography/tandem mass spectrometry［J］.J Mass Sp-ectrom，2006，41（5）：670-684.

［48］Park, E K, Shin J, Bae E A, et al. Intestinal bacteria activate estrogenic effect of main constituents puerarin and daidzin of Pueraria thunbergiana［J］.Biol Pharm Bull，2006，29（12）：2432-2435.

［49］Zhang S H, Wang Y Z, Meng F Y, et al. Studies of the microbial metabolism of flavonoids extracted from the leaves of Diospyros kaki by intestinal bacteria［J］.Arch Pharm Res，2015，38（5）：614-619.

［50］Kim B G, Lee Y, Hur H G, et al.Flavonoid 3'-O-methyltransferase from rice：cDNA cloning, charaeterization and functional expression［J］.Phytochemistry，2006；67（4）：387-394.

［51］Duweler K G, Rohdewald P.Urinary metabolites of French maritime pine bark extract in humans［J］.Pharmazie，2000，55（5）：364-368.

第六章 白及

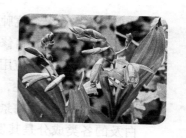

第一节 背景概述

白及为兰科植物白及 *Bletilla striata*（Thunb.）Reichb. F 的干燥块茎，其味苦、甘、涩，微寒，归肺、肝、胃经，具有收敛止血、清热利湿、消肿生肌之功效，收载于《中国药典》（2020 年版）和《中华本草》（苗药卷）。白及主产于贵州、四川、湖南、湖北等省，尤以贵州的产量为多，质量亦佳，为道地药材。白及在贵州少数民族地区广泛用于外伤出血、肺痨吐血、消化道出血、疮疡肿毒、皮肤皲裂等，疗效显著。目前上市的各类中药制剂中以白及为主药的包括伤科灵喷雾剂、千山活血膏、双金胃疡胶囊、貂胰防裂软膏、白百抗痨颗粒、胃得康片、伤益气雾剂、伤痛跌打丸、肿痛凝胶（搽剂、气雾剂）等。

据统计，因创伤出血后未有效止血而早期死亡患者的占创伤死亡患者数量的 50% 以上。由此可见，实现快速有效止血已成为降低早期创伤死亡率的关键手段。植物来源的许多天然止血药物在临床出血性疾病防治中体现出安全、多环节、多靶点的作用，具有化学药物难以企及的独特优势和发展潜力。如"云南白药"作为一种享誉中外的伤科中成药，在外伤止血和促进伤口愈合方面优于多数西药。因此，从我国传统医药中发现天然止血活性成分，对于研制开发高效止血药物具有重要的现实意义。

目前，已有学者对白及的化学成分进行了大量研究，并从不同部位分离出糖类、氨基酸类、联苄类及其衍生物、二氢菲类、联菲类、菲醌类、三萜及其皂苷类、类固醇及其皂苷类、大黄蒽醌类、有机酸类，以及 2-异丁基苹果酸葡萄糖氧基苄酯类合物等。现代药理研究表明，白及药用功能广泛，药用价值高，具有止血、免疫调节、抗菌、抗病毒、抗肿瘤、镇痛、抗氧化、促进胃肠道黏膜修复及伤口愈合等作用。

将植物来源的多糖应用于生物材料的开发已成为当前的主要趋势，因为这种聚合物具有生物相容性高、无毒、易于修饰、易被人体识别的优势，并且相对容易满足药理的多样化需求。有研究发现，白及正逐渐成为我国现代医药工业的重要原材料。白及多糖（BSP）作为一种中性多糖，具有促进凝血、抗炎、抗氧化、促进伤口愈合、抗肿瘤和调节机体免疫力等生物活性，且其生物相容性良好、能生物降解、结构可修饰。作为医药原料和药用辅料，BSP 可在靶向、缓控释及透皮等给药系统的应用中增效减毒，在伤口敷料和组织支架等生物材料的制备中优化性能并增强活性，发挥"药辅合一"的作用，在新型递药系统和创伤修复领域具有广阔的应用前景。

白及的各类成分是其发挥丰富药理作用的基础，但关于白及的文献报道还停留在化学成分的简单分离与鉴定，以及对各种粗提物疗效物质的简单推测上。为了阐明白及有效部位的体内过程，明确其在体内发挥疗效的物质基础，课题组前期将白及药材用 4 倍量 95% 乙醇回流提取，提取物通过 D101 大孔吸附树脂，用 80% 乙醇洗脱，浓缩后经微波真空干燥得到白及 80% 乙醇洗脱组分（BS-80EE）。通过对其进行药效学初步研究，结果表明，BS-80EE 具有良好的止血功效，可通过促进血小板聚集而发挥止血作用，故确定 BS-80EE 为白及的有效组分。此外，课题组还对白及的化学成分进行了含量测定，但其在体内发挥疗效的物质基础尚不明确，其体内过程、吸收、代谢特征尚不明确，需要进一步研究证实。

第二节　吸收研究

一、白及提取物在 Caco-2 细胞的吸收特性研究

（一）白及提取物的制备

称取白及药材适量，用 4 倍量 95% 乙醇溶液回流提取 3 次，每次 2h，过滤，合并滤液，浓缩至浸膏，浸膏上 D101 大孔吸附树脂柱，水洗脱后，用 80% 乙醇溶液洗脱，收集洗脱液，减压浓缩，残留物微波真空干燥，得白及提取物，提取率为 6.82%。通过含量测定，各指标成分的百分含量分别为 α- 异丁基苹果酸（α-Isobutylmalic acid，B6）2.36%、4-（葡糖糖氧基）- 肉桂酸葡萄糖氧基苄酯（blestroside，B12）2.64%、1,4- 二 [4-（葡萄糖氧）苄基]-2- 异丁基苹果酸酯（militarine，B14）26.37%、4-（葡萄糖氧）苄基 -2- 异丁基苹果酸酯（gymnosidesV，B17）1.07%、二氢菲 1（dihydrophenanthrenes1；B19）0.86%、1,4- 二 [4-（葡萄糖氧）苄基]-2- 异丁基苹果酸酯 -2-[4-O- 肉桂酰基 -6-O- 乙酰基] 葡萄糖苷（gymnosides IX，B23）2.09%。

（二）实验方法

采用 Caco-2 细胞单层细胞吸收模型，建立 UPLC-TQD 分析方法测定白及提取物中 B6、B12、B14、B17、B19、B23 等 6 种成分在 Caco-2 细胞中的含量，分别考察 Caco-2 细胞在不同时间、浓度、pH 和 P-gp 抑制剂下对 6 种成分吸收的影响。从而明确白及提取物的体内吸收特性，以期为白及提取物的口服吸收机制研究提供科学依据。

1. 色谱条件

（1）UPLC-Q-TOF 色谱条件　Waters Van Guard BEH C$_{18}$ 保护柱（2.1mm×5mm，1.7μm）；Waters BEH C$_{18}$ 色谱柱（2.1mm×50mm，1.7μm）；流动相为 0.1% 甲酸水溶液（A）–0.1% 甲酸乙腈（B）。梯度洗脱条件：0～2min，5%（B）；2～5min，5%～15%（B）；5～8min，15%～15%（B）；8～10min，15%～45%（B）；10～14min，45%～95%（B）；14～15min，95%～5%（B）。流速 0.5mL/min；柱温 35℃；进样体积 1μL。

（2）UPLC-TQD 色谱条件　Waters Van Guard BEH C$_{18}$ 保护柱（2.1mm×5mm，1.7μm）；Acquity Waters BEH C$_{18}$ 色谱柱（2.1mm×50mm，1.7μm）；流动相 0.1% 甲酸乙腈（A）– 0.1% 甲酸水溶液（B）；柱温 45℃；流速 0.35mL/min；进样体积 1μL。检测 6 种成分的梯度洗脱条件：0～0.5min，10%（A）；0.5～1min，10%～30%（A）；1～2min，30%～35%（A）；2～3min，35%～38%（A）；3～4min，38%～90%（A）；4～5min，90%～10%（A）。

2. 质谱条件

（1）UPLC-Q-TOF 质谱条件　电喷雾离子源；扫描方式为负离子扫描（ESI⁻，*m/z* 50～1200）；毛细管电压 1.5kV；离子源温度 100℃；锥孔电压 30V；脱溶剂气温度 300℃；锥孔气流量 50L/h；碰撞能量 20～30V；脱溶剂气流量 10L/min；数据采集模式为 MS^E Continuum；甲酸钠校正；校正模式为 sensitivity；质谱数据采集及处理软件为 Masslynx V4.1。

（2）UPLC-TQD 质谱条件　电喷雾电离源（ESI）；毛细管电压 3kV；离子源温度 120℃；去溶剂气温度 350℃；去溶剂气为 N$_2$，流速为 650L/h；反吹气为 N$_2$，流速为 50L/h；碰撞气为 Ar，流速为 0.16mL/min；质谱数据采集及处理软件为 MassLynx V4.1 工作站；扫描方式为多反应离子监测模式（MRM）。离子对条件如表 6-1 所示。

表 6–1   质谱条件

化合物	扫描模式	母离子质荷比（m/z）	子离子质荷比（m/z）	锥孔电压（V）	碰撞电压（V）
B6	–	189.0	129.0	30	15
B12	–	593.2	431.3	35	15
B14	–	725.3	457.2	40	20
B17	–	457.2	285.1	35	15
B19	–	347.1	332.1	50	25
B23	–	1059.3	791.3	45	25
葛根素	+	417.0	791.3	40	30

注：B6.α–异丁基苹果酸；B12.4–（葡萄糖氧基）–肉桂酸葡萄糖氧基苄酯；B14.1，4–二［4–（葡萄糖氧）苄基］–2–异丁基苹果酸酯；B17.4–（葡萄糖氧）苄基–2–异丁基苹果酸酯；B19.二氢菲1；B23.1，4–二［4–（葡萄糖氧）苄基］–2–异丁基苹果酸酯–2–［4–O–肉桂酰基–6–O–乙酰基］葡萄糖苷。

（三）细胞裂解液中摄取成分的 UPLC–Q–TOF 分析

通过比较空白裂解液样品、细胞摄取液样品和白及提取物样品图谱（图6–1），结果表明白及提取物中的主要成分能够透过细胞膜进入细胞内而被吸收。通过对高分辨质谱数据分析，并与已知白及提取物化学成分数据库进行比对，可对细胞摄取液样品中的化学成分进行初步鉴别，然后与相应对照品进行比较，指认了细胞摄取液样品中的 6 个色谱峰。6 个色谱峰的信息见表 6–2，结构式见图 6–2。

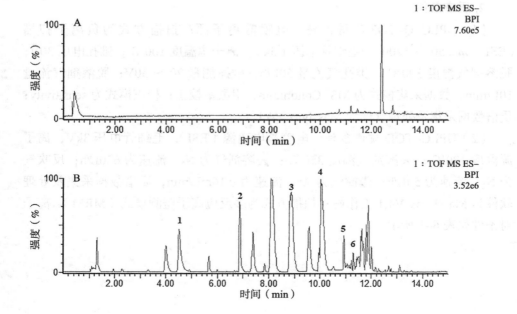

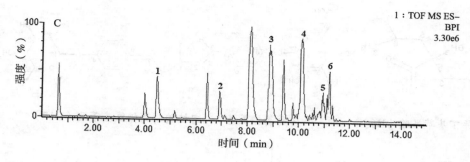

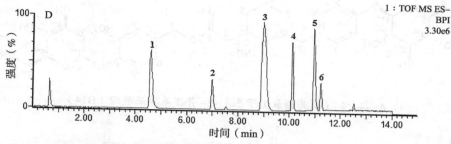

A. 空白裂解液样品；B. 细胞摄取液样品；C. 白及提取物样品；D. 混合标准溶液。
1.α–异丁基苹果酸；2.4–（葡糖糖氧基）–肉桂酸葡萄糖氧基苄酯；3.4–（葡萄糖氧）苄基–2-异丁基苹果酸酯；4.1，4–二［4–（葡萄糖氧）苄基］-2-异丁基苹果酸酯；5.二氢菲1；6.1，4–二–（葡萄糖氧）苄基］-2-异丁基苹果酸酯–2-［4-O–肉桂酰基–6-O–乙酰基］葡萄糖苷。

图 6-1 UPLC–Q–TOF 基峰图

表 6-2 白及提取物中化学成分的 Q–TOF 质谱分析结果

峰号	保留时间（min）	测定值［M–H］⁻	测定分子式［M–H］⁻	理论值［M–H］⁻	测定误差（ppm）	mDa 值	成分
1	4.58	189.0765	$C_8H_{14}O_5$	189.0763	1.1	0.2	B6
2	6.98	593.1899	$C_{28}H_{33}O_{14}$	593.1870	4.9	2.9	B12
3	8.96	457.1725	$C_{21}H_{29}O_{11}$	457.1710	3.3	1.5	B17
4	10.09	725.2691	$C_{34}H_{45}O_{17}$	725.2657	4.7	3.4	B14
5	10.94	347.1297	$C_{22}H_{19}O_4$	347.1283	4.0	1.4	B19
6	11.25	1059.3729	$C_{51}H_{63}O_{24}$	1059.3709	1.9	2.0	B23

注：B6.α–异丁基苹果酸；B12.4–（葡萄糖氧基）–肉桂酸葡萄糖氧基苄酯；B17.4–（葡萄糖氧）苄基–2-异丁基苹果酸酯；B14.1，4–二［4–（葡萄糖氧）苄基］–2-异丁基苹果酸酯；B19.二氢菲1；B23.1，4–二［4–（葡萄糖氧）苄基］-2-异丁基苹果酸酯–2-［4-O–肉桂酰基–6-O–乙酰基］葡萄糖苷。

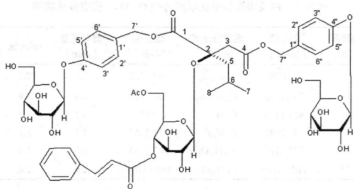

α- 异丁基苹果酸（B6）　　　4-（葡萄糖氧基）- 肉桂酸葡萄糖氧基苄酯（B12）

1，4- 二［4-（葡萄糖氧）苄基］-2- 异丁基苹果酸酯（B14）

4-（葡萄糖氧）苄基 -2- 异丁基苹果酸酯（B17）　　　二氢菲 1（B19）

1,4- 二［4-（葡萄糖氧）苄基］-2- 异丁基苹果酸酯 -2-［4-O- 肉桂酰基 -6-O- 乙酰基］
葡萄糖苷（B23）

图 6-2　细胞摄取液中成分的化学结构式

（四）不同时间对 Caco-2 细胞摄取的影响

将白及提取物（2.0mg/mL）于 Caco-2 细胞中分别培养 15、30、45、60、120、180min，然后测定细胞悬液中各成分含量并计算细胞摄入量。结果（表 6-3、图 6-3）表明，B12、B14 在 Caco-2 细胞中的吸收具有时间依赖性，B6、B17、B19 和 B23 在 60min 后吸收趋于饱和。综合考虑选择 60min 进行后续实验。

表 6-3　白及提取物不同时间对 Caco-2 细胞摄取的影响（$\bar{x} \pm s$, $n=6$）

时间 （h）	各检测成分摄取量（μg/mg）					
	B6	B12	B14	B17	B19	B23
0.25	3.481±0.706	0.017±0.003	0.057±0.019	0.033±0.003	0.792±0.092	0.114±0.011
0.5	6.105±1.549	0.030±0.007	0.114±0.015	0.055±0.019	1.296±0.056	0.201±0.018
0.75	7.954±0.598	0.040±0.006	0.175±0.018	0.093±0.005	1.616±0.133	0.262±0.012
1	9.057±2.044	0.051±0.010	0.249±0.020	0.139±0.013	1.811±0.118	0.310±0.020
2	9.789±0.883	0.086±0.010	0.514±0.079	0.242±0.031	2.180±0.207	0.375±0.044
3	9.940±1.311	0.126±0.024	0.593±0.074	0.276±0.026	2.557±0.412	0.395±0.095

注：B6.α- 异丁基苹果酸；B12.4-（葡萄糖氧基）- 肉桂酸葡萄糖氧基苄酯；B14.1,4- 二［4-（葡萄糖氧）苄基］-2- 异丁基苹果酸酯；B17.4-（葡萄糖氧）苄基 -2- 异丁基苹果酸酯；B19. 二氢菲 1；B23.1,4- 二［4-（葡萄糖氧）苄基］-2- 异丁基苹果酸酯 -2-［4-O- 肉桂酰基 -6-O- 乙酰基］葡萄糖苷。

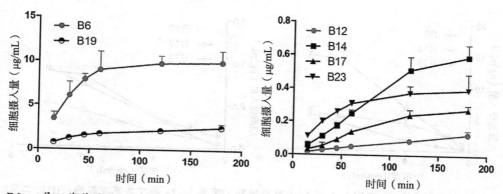

B6.α- 异丁基苹果酸；B19. 二氢菲 1；B12.4-（葡萄糖氧基）- 肉桂酸葡萄糖氧基苄酯；B14.1,4- 二［4-（葡萄糖氧）苄基］-2- 异丁基苹果酸酯；B17.4-（葡萄糖氧）苄基 -2- 异丁基苹果酸酯；B23.1,4- 二［4-（葡萄糖氧）苄基］-2- 异丁基苹果酸酯 -2-［4-O- 肉桂酰基 -6-O- 乙酰基］葡萄糖苷。

图 6-3　白及提取物在 Caco-2 细胞中吸收的时间依赖性（$\bar{x} \pm s$, $n=6$）

（五）不同浓度对 Caco-2 细胞摄取的影响

用 PBS 溶液将白及提取物稀释至不同浓度（0.1、0.5、1、2.0、2.5mg/mL），分别于 Caco-2 细胞中培养 60min。结果（表 6-4、图 6-4）表明，B6、B12、B14、B17、B19、B23 在 Caco-2 细胞中的摄入量随白及提取物浓度的增大而增加，提示该 6 种成分的吸收具浓度依赖性；在 2.5mg/mL 时 Caco-2 细胞摄入量的增加开始减缓，因此选择提取物浓度为 2.0mg/mL 进行后续考察。

表 6-4　白及提取物不同浓度对 Caco-2 细胞摄取的影响（$n=6$）

浓度（mg/mL）	各检测成分摄取量（μg/mg）					
	B6	B12	B14	B17	B19	B23
0.1	0.641±0.219	0.067±0.004	0.268±0.036	0.030±0.005	1.367±0.082	0.133±0.006
0.5	3.391±0.790	0.125±0.035	0.858±0.310	0.154±0.029	2.978±0.389	0.223±0.068
1	6.817±1.686	0.190±0.013	1.645±0.456	0.358±0.043	4.288±0.748	0.367±0.047
2	14.350±1.430	0.422±0.078	4.284±0.906	0.732±0.087	5.494±2.131	0.839±0.103
2.5	15.060±2.622	0.507±0.099	5.663±1.110	0.911±0.168	5.712±0.397	0.879±0.193

注：B6.α- 异丁基苹果酸；B12.4-（葡萄糖氧基）- 肉桂酸葡萄糖氧基苄酯；B14.1，4- 二［4-（葡萄糖氧）苄基］-2- 异丁基苹果酸酯；B17.4-（葡萄糖氧）苄基 -2- 异丁基苹果酸酯；B19. 二氢菲 1；B23.1，4- 二［4-（葡萄糖氧）苄基］-2- 异丁基苹果酸酯 -2-［4-O- 肉桂酰基 -6-O- 乙酰基］葡萄糖苷。

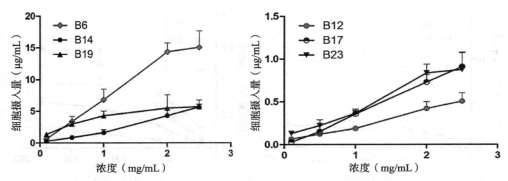

B6.α- 异丁基苹果酸；B14.1,4-［4-（葡萄糖氧）苄基］-2- 异丁基苹果酸酯；B19. 二氢菲 1；B12.4-（葡萄糖氧基）- 肉桂酸葡萄糖氧基苄酯；B17.4-（葡萄糖氧）苄基 -2- 异丁基苹果酸酯；B23.1,4- 二［4-（葡萄糖氧）苄基］-2- 异丁基苹果酸酯 -2-［4-O- 肉桂酰基 -6-O- 乙酰基］葡萄糖苷。

图 6-4　白及提取物在 Caco-2 细胞中吸收的浓度依赖性（$\bar{x}\pm s$，$n=6$）

（六）不同 pH 对 Caco-2 细胞摄取的影响

将白及提取物（2.0mg/mL）溶于不同 pH 值（4.0、6.0、7.4）的 PBS 缓冲溶液中，于 Caco-2 细胞中在 37℃下培养 60min。结果（表 6-5、图 6-5）表明，B6 在 pH 值为 6.0 的环境中吸收较好，其余成分在 pH 值为 4.0 的环境中吸收较好。综合考虑选择 pH 值 4.0 进行后续考察。

表 6-5　白及提取物不同 pH 对 Caco-2 细胞摄取的影响（$\bar{x} \pm s$，$n=6$）

pH 值	各检测成分摄取量（μg/mg）					
	B6	B12	B14	B17	B19	B23
4.0	0.302±0.08**	0.099±0.019**	0.668±0.151**	0.159±0.031**	0.238±0.047**	0.464±0.032**
6.0	0.673±0.16**	0.048±0.007**	0.352±0.061**	0.055±0.026**	0.103±0.019**	0.468±0.128**
7.4	0.174±0.03	0.029±0.003	0.191±0.024	0.050±0.004	0.057±0.009	0.215±0.057

注：与 pH 值 7.4 比较，$^*P < 0.05$，$^{**}P < 0.01$。

B6.α- 异丁基苹果酸；B12.4-（葡萄糖氧基）- 肉桂酸葡萄糖氧基苄酯；B14.1,4- 二［4-（葡萄糖氧）苄基］-2- 异丁基苹果酸酯；B17.4-（葡萄糖氧）苄基 -2- 异丁基苹果酸酯；B19. 二氢菲 1；B23.1,4- 二［4-（葡萄糖氧）苄基］-2- 异丁基苹果酸酯 -2-［4-O- 肉桂酰基 -6-O- 乙酰基］葡萄糖苷。

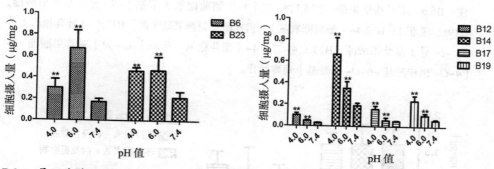

B6.α- 异丁基苹果酸；B23.1,4- 二［4-（葡萄糖氧）苄基］-2- 异丁基苹果酸酯 -2-［4-O-肉桂酰基 -6-O- 乙酰基］葡萄糖苷；B12.4-（葡萄糖氧基）- 肉桂酸葡萄糖氧基苄酯；B14.1,4- 二［4-（葡萄糖氧）苄基］-2- 异丁基苹果酸酯；B17.4-（葡萄糖氧）苄基 -2-异丁基苹果酸酯；B19. 二氢菲 1。

图 6-5　白及提取物不同 pH 对 Caco-2 细胞摄取的影响（$\bar{x} \pm s$，$n=6$）

（七）P-gp 抑制剂对 Caco-2 细胞摄取的影响

用 pH 值为 4.0 的 PBS 缓冲溶液分别配制空白白及提取物溶液（2.0mg/mL）、

含维拉帕米（50μg/mL）的同浓度白及提取物溶液，以及含环孢菌素 A（10μg/mL）的同浓度白及提取物溶液，于 37℃、5%CO_2 培养箱中共同培养 60min 后测定有无 P-gp 抑制剂对 Caco-2 细胞吸收的影响。结果（表 6-6、图 6-6）表明，与空白组相比，加入 P-gp 抑制剂维拉帕米后 B14、B17、B19、B23 的 Caco-2 细胞摄取量增加，但无显著性差异；B19、B23 加入 P-gp 抑制剂环孢菌素 A 后 Caco-2 细胞的摄取量增加，但无显著性差异；其余各成分加入 P-gp 抑制剂维拉帕米或环孢菌素 A 后 Caco-2 细胞的摄取量降低。

表 6-6　P-gp 抑制剂对 Caco-2 细胞摄取的影响（$\bar{x} \pm s$，$n=6$）

化合物	白及提取物（μg/mg）	维拉帕米 + 白及提取物（μg/mg）	环孢菌素 A+ 白及提取物（μg/mg）
B6	1.595±0.219	1.589±0.263	1.578±0.156
B12	0.118±0.024	0.127±0.022	0.096±0.039
B14	0.784±0.091	0.838±0.094	0.617±0.276
B17	0.244±0.019	0.301±0.041	0.236±0.020
B19	0.998±0.286	1.183±0.327	1.268±0.182
B23	0.157±0.025	0.172±0.034	0.175±0.054

注：B6.α- 异丁基苹果酸；B14.1,4- 二［4-（葡萄糖氧）苄基］-2- 异丁基苹果酸酯；B19. 二氢菲 1；B12.4-（葡萄糖氧基）- 肉桂酸葡萄糖氧基苄酯；B17.4-（葡萄糖氧）苄基 -2- 异丁基苹果酸酯；B23.1,4- 二［4-（葡萄糖氧）苄基］-2- 异丁基苹果酸酯 -2-［4-O- 肉桂酰基 -6-O- 乙酰基］葡萄糖苷。

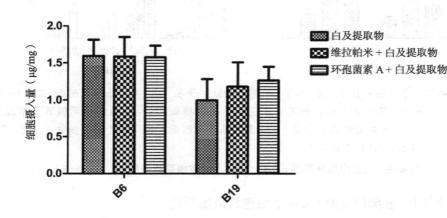

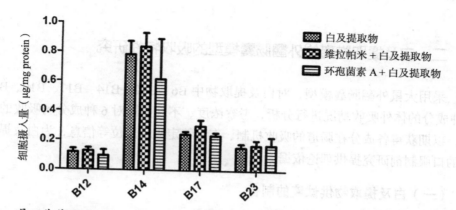

B6.α-异丁基苹果酸；B19.二氢菲 1；B12.4-（葡萄糖氧基）-肉桂酸葡萄糖氧基苄酯；
B14.1,4-二［4-（葡萄糖氧）苄基］-2-异丁基苹果酸酯；B17.4-（葡萄糖氧）苄基-2-
异丁基苹果酸酯；B23.1,4-二［4-（葡萄糖氧）苄基］-2-异丁基苹果酸酯-2-［4-O-
肉桂酰基-6-O-乙酰基］葡萄糖苷。

图 6-6　P-gp 抑制剂对 Caco-2 细胞摄取的影响（$\bar{x} \pm s$，$n=6$）

（八）讨论

白及提取物浓度在 0.1～2.5mg/mL 内，B6、B12、B14、B17、B19、B23
在 Caco-2 细胞中的摄取量与药物浓度呈良好的线性关系，表现出一级速率过程
的特征，表明其吸收以被动扩散为主。随着时间延长，B12、B14 在 Caco-2 细
胞中的吸收具有时间依赖性，其余成分在 60min 后吸收趋于平衡状态。在酸性环
境（pH 值 4.0～6.0）下各成分吸收较好，说明酸性条件有利于 B6 等 6 种成分
的摄取。这可能与化合物的结构有关，B6 属于有机酸类化合物，B19 属于二氢
菲类化合物，B12 属于肉桂酸葡萄糖氧基苄基酯类化合物，B14、B17 及 B23 属
于 2-异丁基苹果酸葡萄糖氧基苄酯类化合物，它们的结构中均有一定数目的酚
羟基或羧基。当介质呈弱酸性时，它们均以分子形式存在，使其脂溶性增大，有
利于吸收。当介质呈弱碱性或中性时，B6、B12、B14、B17、B19、B23 易解离，
使其不容易被吸收。

P-gp 是一种能量依赖型的药物外排泵，能够与许多亲脂性或两亲性化合物
结合，并依靠结合的 ATP 水解释放的能量，将其底物药逆向泵出细胞，降低药
物在细胞内的浓度。P-gp 抑制剂可抑制 P-gp 的外排功能，增加 P-gp 底物的细
胞内浓度。本实验发现，P-gp 抑制剂环孢菌素 A 和维拉帕米对 B6、B12 的摄取
量与对照组相比有所降低，环孢菌素 A 和维拉帕米对 B14、B17、B19 和 B23 的
摄取量与对照组相比没有显著增加作用（$P > 0.05$），说明 B6 等 6 种成分的摄取
过程没有 P-gp 的参与，即 B6 等 6 种成分不是 P-gp 底物。

二、白及提取物离体外翻肠囊模型的吸收特性研究

采用大鼠外翻肠囊模型，对白及提取物中 B6、B12、B14、B17、B19、B23 6 种成分的体外吸收情况进行分析，考察浓度、不同肠段对 6 种成分肠吸收的影响，以期获得各成分在肠道的吸收机制、有无特定吸收部位等信息，为白及提取物的口服制剂研究提供理论依据。

（一）白及提取物供试液的制备

取白及提取物 1g，用 15mL 无水乙醇溶解，取 1mL 逐滴加入 5mL 10% 吐温 80 水溶液中，混匀后用 Tyrode 液稀释定容至 100mL（终浓度中有机溶剂含量为 1%，吐温 80 含量为 0.5%），超声 10min，5000rpm 离心 10min，取上清液，得 666μg/mL 的供试液，逐级稀释后得 333、166μg/mL 的供试液。

（二）样品处理方法

取实验后样品 100μL，置于 1.5mL 塑料离心管中，加 20μg/mL 内标溶液 40μL，加入 1% 的甲酸水溶液 100μL，加入 200μL 正丁醇萃取 3 次，涡混 1min，超声 5min，5000rpm 离心 10min，取上清液在 37℃下 N_2 吹干，加入 50% 甲醇水溶液复溶，超声 5min，13000rpm 离心 10min，取上清液 200μL 进样分析。

（三）大鼠离体肠吸收实验

实验前将大鼠禁食 12h。处死后，迅速打开大鼠腹腔，剪下各部位肠管，用 0℃ Tyrode 液洗净肠管。肠管插入自制的硅胶套管中，结扎并小心外翻肠段。用 37℃ Tyrode 液冲洗，另一端结扎成囊，插入 10mL 37℃ Tyrode 液的麦氏浴管中，并引入混合气体（含 5% CO_2 和 95%O_2）。在肠管内注入 2mL 空白 Tyrode 液平衡 5min，然后将空白 Tyrode 液变为不同浓度（高、中、低 3 个给药剂量）的白及提取物 Tyrode 液，分别在不同时间点（15、30、45、60、75、90、105、120min）取样 300μL，取样后向肠囊中加入 300μL 37℃空白 Tyrode 液。样品储存于 –20℃ 冰箱备用。实验完成后，将各肠段从试管中取出，测量被考察肠段的长度（L）和内径（r）。十二指肠为幽门 1cm 开始往下 10cm 处；空肠为幽门 15cm 开始往下 10cm 处；回肠为盲肠上端 20cm 开始往下 10cm 处；结肠为盲肠下端开始往下 10cm 处。

（四）数据分析

1. 药物累积吸收量（Q）的计算

$$Q = 0.3 C_n \times \frac{V_{平衡}}{V_{取样}} + 0.3 \sum_{t=1}^{n-1} C_i \qquad (6-1)$$

Q 为药物各时间的累积吸收量，C_n 为各时间点取样的实际检测浓度，$V_{平衡}$ 为平衡前肠管中加入的台氏液体积，$V_{取样}$ 为每次取样的体积。

2. 吸收速率常数（K_a）

药物的累积吸收量对时间做相关回归分析，得出的斜率（L）除吸收表面积（S）求得吸收速率常数（K_a）。

$$K_a = \frac{L}{S} \qquad (6-2)$$

结果用 $\bar{x} \pm s$ 表示，数据采用 SPSS 18.0 统计学软件进行单因素方差分析比较，$P < 0.05$ 表示有显著性差异。

（五）白及提取物各指标成分在大鼠肠道不同部位的吸收特征

剪取大鼠十二指肠、空肠、回肠和结肠各肠段，分别置于浓度为 166、333、666μg/mL 的白及提取物溶液试管中，考察不同浓度白及提取物在各肠段的吸收情况。对不同浓度白及提取物在各肠段的经时累积吸收量（Q）对时间（t）作图，并进行回归分析。结果表明 B6 等 6 种成分在白及提取物浓度范围内未出现饱和现象，累积吸收量随药物浓度的增加而增加，且同一浓度不同肠段下累积吸收量随时间的增加而增加。除 B6 成分的低浓度外，其余 B6 等 6 种成分的吸收在不同浓度的各肠段下均表现为线性吸收，其回归相关系数（r）均达到 0.9 以上，符合一级吸收速率，提示各成分吸收机制为被动吸收。

1. B6 在大鼠肠道不同部位的吸收特征　　比较不同肠段 B6 的吸收速率常数（K_a），在浓度为 166μg/mL 时，十二指肠对 B6 的吸收较结肠快，具有显著性差异。在浓度为 333μg/mL 时，十二指肠对 B6 的吸收较回肠、结肠快，具有显著性差异；空肠对 B6 的吸收较结肠快，具有显著性差异。在浓度为 666μg/mL 时，十二指肠对 B6 的吸收较结肠快，具有显著性差异。

比较不同肠段 B6 的累积吸收量（Q），在浓度为 166μg/mL 时，十二指肠对 B6 的吸收较结肠快，具有显著性差异。在浓度 333μg/mL 时，十二指肠、空肠和回肠对 B6 的吸收较结肠快，具有显著性差异。在浓度为 666μg/mL 时，十二指肠对 B6 的吸收较结肠快，具有显著性差异。综合分析吸收速率常数（K_a）和累积吸收量（Q），得出 B6 在同一浓度下不同肠段的总体吸收趋势为十二指肠＞空肠、回肠＞结肠。（表 6-7，图 6-7）

表 6-7　不同浓度 B6 的吸收速率常数（K_a）和累积吸收量（Q）（$\bar{x} \pm s$，$n=6$）

B6	166.7μg/mL		333.3μg/mL		666.7μg/mL	
	K_a [μg/（h·cm²）]	Q（μg）	K_a [μg/（h·cm²）]	Q（μg）	K_a [μg/（h·cm²）]	Q（μg）
十二指肠	0.0033±0.0011#	6.7997±1.0199##	0.0093±0.0027#	13.8727±1.2434##	0.0176±0.0089#	31.8465±8.5357##
空肠	0.0023±0.0015	4.3279±0.4717	0.0090±0.0012#	14.2616±2.7878##	0.0158±0.0040	25.8465±4.8540
回肠	0.0025±0.0011	5.0913±1.0723	0.0040±0.0012*	12.3237±2.8172##	0.0129±0.0028	29.0340±2.8318
结肠	0.0009±0.0001*	2.1038±0.3053**	0.0031±0.0007*	6.3527±1.2963**	0.0081±0.0011*	18.6989±1.9156**

注：K_a：与十二指肠比较，*$P < 0.05$；与结肠比较，#$P < 0.05$。Q：与十二指肠比较，**$P < 0.05$；与结肠比较，##$P < 0.05$。

B6.α- 异丁基苹果酸。

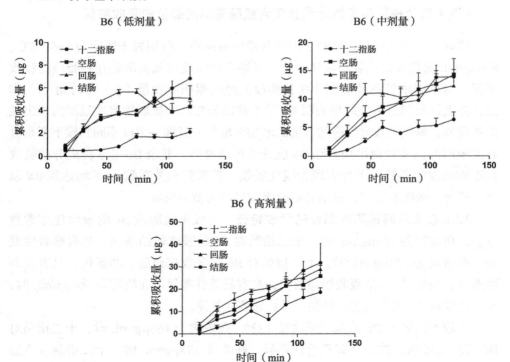

B6.α- 异丁基苹果酸。

图 6-7　不同浓度 B6 由黏膜侧向浆膜侧转运情况（$\bar{x} \pm s$，$n=6$）

2.B12 在大鼠肠道不同部位的吸收特征 比较不同肠段 B12 的吸收速率常数（K_a），在浓度为 166μg/mL 时，十二指肠、空肠、回肠、结肠对 B12 的吸收没有明显差异。在浓度为 333μg/mL、666μg/mL 时，空肠对 B12 的吸收较十二指肠、回肠慢，具有显著性差异。

比较不同肠段 B12 的累积吸收量（Q），在浓度为 166μg/mL 时，空肠对 B12 的吸收较十二指肠、回肠、结肠慢，具有显著性差异。在浓度 333μg/mL、666μg/mL 时，空肠对 B12 的吸收较回肠和结肠慢，具有显著性差异。综合分析吸收速率常数（K_a）和累积吸收量（Q），得出 B12 在同一浓度下不同肠段的总体吸收趋势为十二指肠、回肠、结肠＞空肠。（表 6-8，图 6-8）

表 6-8 不同浓度 B12 的吸收速率常数（K_a）和累积吸收量（Q）（$\bar{x} \pm s$，$n=6$）

B12	166.7μg/mL		333.3μg/mL		666.7μg/mL	
	$K_a\,[\mu g/(h \cdot cm^2)]$	$Q\,(\mu g)$	$K_a\,[\mu g/(h \cdot cm^2)]$	$Q\,(\mu g)$	$K_a\,[\mu g/(h \cdot cm^2)]$	$Q\,(\mu g)$
十二指肠	0.0008±0.0003	1.8914±0.5325**	0.0018±0.0007	2.9079±0.4832	0.0041±0.0015	7.4303±1.4026
空肠	0.0006±0.0002	1.0461±0.1208##	0.0008±0.0007*#	1.6025±0.4902##	0.0017±0.0002*#	3.7251±1.0091##
回肠	0.0008±0.0001	1.9630±0.3098**	0.0018±0.0005	3.4165±0.7475**	0.0046±0.0012	9.1120±1.4013**
结肠	0.0010±0.0003	2.2020±0.2744**	0.0016±0.0001	3.7987±0.4027**	0.0029±0.0012	7.4746±0.5373**

注：K_a：与十二指肠比较，*$P < 0.05$；与回肠比较，#$P < 0.05$。Q：与空肠比较，**$P < 0.05$；与回肠比较，##$P < 0.05$。

B12.4-（葡萄糖氧基）- 肉桂酸葡萄糖氧基苄酯。

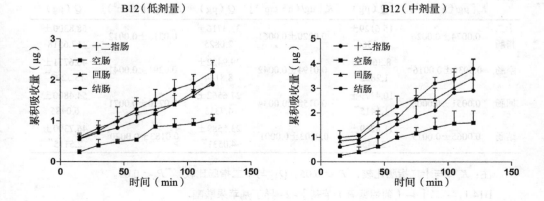

B12（高剂量）

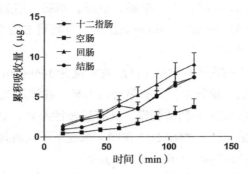

B12.4-（葡萄糖氧基）- 肉桂酸葡萄糖氧基苄酯。

图 6-8　不同浓度 B12 由黏膜侧向浆膜侧转运情况（$\bar{x}\pm s$, $n=6$）

3.B14 在大鼠肠道不同部位的吸收特征　比较不同肠段 B14 的吸收速率常数（K_a），在浓度为 166μg/mL 时，十二指肠对 B14 的吸收较空肠快，具有显著性差异。在浓度为 333μg/mL、666μg/mL 时，十二指肠对 B14 的吸收较结肠快，具有显著性差异。

比较不同肠段 B14 的累积吸收量（Q），在浓度为 166.7μg/mL 时，十二指肠对 B14 的吸收较空肠、回肠快，具有显著性差异。在浓度为 333.3μg/mL 时，十二指肠对 B14 的吸收较结肠快，具有显著性差异。在浓度为 666.7μg/mL 时，十二指肠对 B14 的吸收较空肠、结肠快，具有显著性差异。综合分析吸收速率常数（K_a）和累积吸收量（Q），得出 B14 在同一浓度下不同肠段的总体吸收趋势为十二指肠＞回肠＞空肠、结肠。（表 6-9，图 6-9）

表 6-9　不同浓度 B14 的吸收速率常数（K_a）和累积吸收量（Q）（$\bar{x}\pm s$, $n=6$）

B14	166.7μg/mL		333.3μg/mL		666.7μg/mL	
	K_a [μg/(h·cm²)]	Q（μg）	K_a [μg/(h·cm²)]	Q（μg）	K_a [μg/(h·cm²)]	Q（μg）
十二指肠	0.0074±0.0026	15.6129±3.3360	0.0220±0.0061	31.3716±2.0825	0.0315±0.0012	58.8300±17.6518
空肠	0.0038±0.0016*	8.3607±1.2822**	0.0194±0.0042	29.9422±8.8144	0.0291±0.0041	46.6771±15.3290**
回肠	0.0051±0.0006	10.4179±1.1415**	0.0158±0.0034	27.6562±4.7313	0.0270±0.0071	54.4800±6.0485
结肠	0.0065±0.0019	11.8269±2.0459	0.0103±0.0001*	23.5589±4.0531**	0.0183±0.0070*	46.7300±2.5115**

注：K_a：与十二指肠比较，*$P<0.05$。Q：与十二指肠比较，**$P<0.05$。

B14.1,4- 二［4-（葡萄糖氧）苄基］-2- 异丁基苹果酸酯。

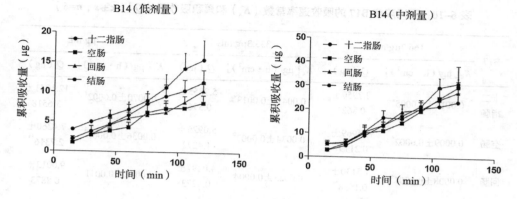

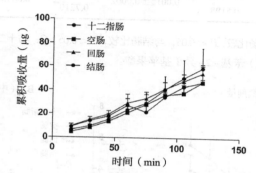

B14.1,4–二［4–（葡萄糖氧）苄基］–2–异丁基苹果酸酯。

图 6–9　不同浓度 B14 由黏膜侧向浆膜侧转运情况（$\bar{x} \pm s$，$n=6$）

4.B17 在大鼠肠道不同部位的吸收特征　比较不同肠段 B17 的吸收速率常数（K_a），在浓度为 166.7μg/mL 时，十二指肠对 B17 的吸收较空肠、回肠、结肠快，具有显著性差异。在浓度为 333.3μg/mL 时，结肠对 B17 的吸收较十二指肠、空肠慢，具有显著性差异。在浓度为 666.7μg/mL 时，十二指肠对 B17 的吸收较空肠、结肠快，具有显著性差异。

　　比较不同肠段 B17 的累积吸收量（Q），在浓度为 166.7μg/mL 时，十二指肠对 B17 的吸收较空肠、回肠快，具有显著性差异。在浓度为 333.3μg/mL 时，十二指肠对 B17 的吸收较结肠快，具有显著性差异。在浓度为 666.7μg/mL 时，十二指肠对 B17 的吸收较空肠快，具有显著性差异。综合分析吸收速率常数（K_a）和累积吸收量（Q），得出 B17 在同一浓度下不同肠段的总体吸收趋势为十二指肠＞空肠、回肠、结肠。（表 6–10，图 6–10）

表6-10　不同浓度 B17 的吸收速率常数（K_a）和累积吸收量（Q）（$\bar{x}\pm s$，$n=6$）

B17	166.7µg/mL		333.3µg/mL		666.7µg/mL	
	K_a[µg/(h·cm²)]	Q（µg）	K_a[µg/(h·cm²)]	Q（µg）	K_a[µg/(h·cm²)]	Q（µg）
十二指肠	0.0015±0.0005#	2.7950±0.8621	0.0041±0.0013#	5.7855±0.5964	0.0070±0.0002#	12.1041±3.6518
空肠	0.0009±0.0002*	1.4969±0.2179**	0.0034±0.0007#	5.0925±1.4272	0.0036±0.0006*	7.4260±2.7316**
回肠	0.0008±0.0001*	1.5130±0.1538**	0.0023±0.0004	4.0297±0.8273	0.0048±0.0011	9.0013±0.8873
结肠	0.0009±0.0002*	1.9872±0.5198	0.0015±0.0002*	3.4478±0.7210**	0.0035±0.0013*	8.8209±1.0760

注：K_a：与十二指肠比较，*$P<0.05$；与结肠比较，#$P<0.05$。Q：与十二指肠比较，**$P<0.05$。
B17.4-（葡萄糖氧）苄基-2-异丁基苹果酸。

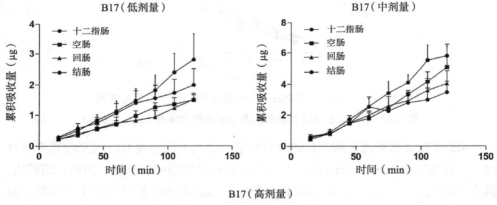

B17.4-（葡萄糖氧）苄基-2-异丁基苹果酸酯。

图6-10　不同浓度 B17 由黏膜侧向浆膜侧转运情况（$\bar{x}\pm s$，$n=6$）

5.B19 在大鼠肠道不同部位的吸收特征　比较不同肠段 B19 的吸收速率常数（K_a），在浓度为 166.7μg/mL 时，十二指肠对 B19 的吸收较空肠、回肠和结肠快，具有显著性差异。在浓度为 333.3μg/mL 时，十二指肠对 B19 的吸收较空肠、回肠和结肠快，具有显著性差异；结肠对 B19 的吸收较回肠快，具有显著性差异。在浓度为 666.7μg/mL 时，结肠对 B19 吸收的较十二指肠和空肠慢，较回肠快，具有显著性差异；十二指肠对 B19 的吸收较空肠、回肠和结肠快，具有显著性差异。

比较不同肠段 B19 的累积吸收量（Q），在浓度为 166.7μg/mL 时，十二指肠对 B19 的吸收较空肠、回肠和结肠快，具有显著性差异；空肠对 B19 的吸收较结肠快，具有显著性差异。在浓度为 333.3μg/mL 时，十二指肠对 B19 的吸收较回肠和结肠快，具有显著性差异；空肠对 B19 的吸收较结肠快，具有显著性差异。在浓度为 666.7μg/mL 时，结肠对 B19 的吸收较十二指肠、空肠和回肠慢，具有显著性差异。十二指肠对 B19 的吸收较空肠和回肠快，具有显著性差异。综合分析吸收速率常数（K_a）和累积吸收量（Q），得出 B19 在同一浓度下不同肠段的吸收趋势为十二指肠＞空肠、回肠＞结肠。（表 6-11，图 6-11）

表 6-11　不同浓度 B19 的吸收速率常数（K_a）和累积吸收量（Q）（$\bar{x}\pm s$，$n=6$）

B19	166.7μg/mL		333.3μg/mL		666.7μg/mL	
	$K_a[μg/(h\cdot cm^2)]$	$Q(μg)$	$K_a[μg/(h\cdot cm^2)]$	$Q(μg)$	$K_a[μg/(h\cdot cm^2)]$	$Q(μg)$
十二指肠	$0.0010\pm0.0002^{\#}$	$2.1621\pm0.4517^{\#\#}$	$0.0022\pm0.0001^{\#}$	$3.2547\pm0.8877^{\#\#}$	$0.0036\pm0.0003^{\#}$	$6.6594\pm1.7212^{\#\#}$
空肠	$0.0007\pm0.0001^{*}$	$1.5530\pm0.4162^{\#\#**}$	$0.0016\pm0.0001^{*}$	$2.9368\pm0.7019^{\#\#}$	$0.0032\pm0.0001^{\#*}$	$5.3017\pm1.2136^{\#\#**}$
回肠	$0.0005\pm0.0001^{*}$	$1.3466\pm0.4008^{**}$	$0.0007\pm0.0001^{\#}$	$2.2183\pm0.5658^{**}$	$0.0017\pm0.0001^{\#*}$	$4.5445\pm1.3549^{\#\#**}$
结肠	$0.0005\pm0.0000^{*}$	$1.1449\pm0.3322^{**}$	$0.0013\pm0.0002^{*}$	$2.4074\pm0.1329^{**}$	$0.0026\pm0.0001^{*}$	$4.1764\pm0.4323^{**}$

注：K_a：与十二指肠比较，$^{*}P<0.05$；与结肠比较，$^{\#}P<0.05$。Q：与十二指肠比较，$^{**}P<0.05$；与结肠比较，$^{\#\#}P<0.05$。

B19. 二氢菲 1。

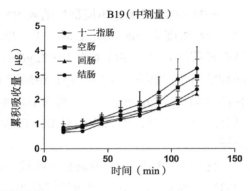

B19. 二氢菲 1。

图 6-11　不同浓度 B19 由黏膜侧向浆膜侧转运情况（$\bar{x} \pm s$，$n=6$）

6.B23 在大鼠肠道不同部位的吸收特征　比较不同肠段 B23 的吸收速率常数（K_a），在浓度为 166.7μg/mL 时，结肠对 B23 的吸收较十二指肠、空肠和回肠慢，具有显著性差异；回肠对 B23 的吸收较十二指肠慢，具有显著性差异。在浓度为 333.3μg/mL 时，十二指肠对 B23 的吸收较空肠、回肠和结肠快，具有显著性差异；空肠对 B23 的吸收较结肠快，具有显著性差异。在浓度为 666.7μg/mL 时，十二指肠对 B23 的吸收较空肠、回肠和结肠快，具有显著性差异；结肠对 B23 的吸收较回肠快，较空肠慢，具有显著性差异。

比较不同肠段 B23 的累积吸收量（Q），在浓度为 166.7μg/mL 时，十二指肠对 B23 的吸收较回肠和结肠快，具有显著性差异；空肠对 B23 的吸收较结肠快，具有显著性差异。在浓度为 333.3μg/mL 时，十二指肠对 B23 的吸收较空肠、回肠和结肠快，具有显著性差异；空肠对 B23 的吸收较结肠快，具有显著性差异。在浓度为 666.7μg/mL 时，十二指肠对 B23 的吸收较空肠、回肠和结肠快，具有显著性差异；结肠对 B23 的吸收较空肠和回肠慢，具有显著性差异。综合分析吸收速率常数（K_a）和累积吸收量（Q），得出 B23 在同一浓度下不同肠段的总体吸收趋势为十二指肠＞空肠＞回肠＞结肠。

表 6-12 不同浓度 B23 的吸收速率常数（K_a）和累积吸收量（Q）（$\bar{x} \pm s$，$n=6$）

B23	166.7μg/mL		333.3μg/mL		666.7μg/mL	
	$K_a[\mu g/(h \cdot cm^2)]$	Q（μg）	$K_a[\mu g/(h \cdot cm^2)]$	Q（μg）	$K_a[\mu g/(h \cdot cm^2)]$	Q（μg）
十二指肠	0.0008±0.0001#	1.8909±0.3783##	0.0031±0.0001#	4.3354±1.2114##	0.0048±0.0002#	8.5543±2.1785##
空肠	0.0008±0.0002#	1.5541±0.3528##	0.0021±0.0006**	3.4667±1.1379##**	0.0040±0.0001**	6.4297±1.2768##**
回肠	0.0007±0.0000#*	1.3068±0.3540**	0.0010±0.0000*	2.5332±0.9567**	0.0025±0.0001#*	5.3556±0.9181##**
结肠	0.0005±0.0001*	1.2795±0.2664**	0.0012±0.0003*	2.2724±0.8148**	0.0028±0.0001*	4.5811±0.2245**

注：K_a：与十二指肠比较，$^*P < 0.05$；与结肠比较，$^\#P < 0.05$。Q：与十二指肠比较，$^{**}P < 0.05$；与结肠比较，$^{\#\#}P < 0.05$。

B23.1,4- 二［4-（葡萄糖氧）苄基］-2- 异丁基苹果酸酯 -2-［4-O- 肉桂酰基 -6-O- 乙酰基］葡萄糖苷。

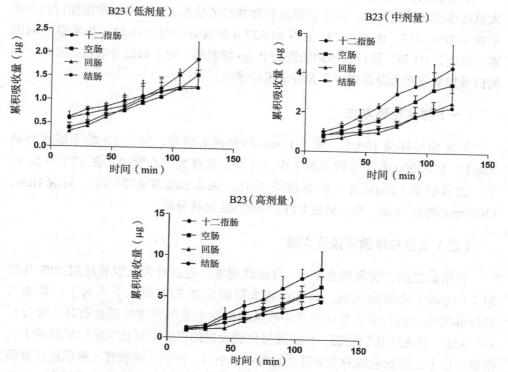

B23.1,4- 二［4-（葡萄糖氧）苄基］-2- 异丁基苹果酸酯 -2-［4-O- 肉桂酰基 -6-O- 乙酰基］葡萄糖苷。

图 6-12 不同浓度 B23 由黏膜侧向浆膜侧转运情况（$\bar{x} \pm s$，$n=6$）

（六）讨论

B6 在低浓度时，空肠、回肠和结肠段的累积吸收量随时间的增加而增加，但回归相关系数小于 0.9，推测其可能的原因是由于 B6 在低浓度时，与高、中浓度相比浓度偏低，造成实验结果误差较大。B6 等 6 种成分的吸收特征测定结果表明，除 B6 的低浓度外，其余 B6 等 6 种成分的吸收在不同浓度的各肠段下均表现为线性吸收，其回归相关系数均达到 0.9 以上，符合一级吸收速率，提示各成分吸收机制为被动吸收。B6、B12、B14、B17、B19 和 B23 6 种成分在不同肠段的吸收特点不同，在同一浓度下的总体吸收趋势为十二指肠＞空肠、回肠和结肠。

三、白及提取物在体肠吸收特性研究

本部分实验是在前期 Caco-2 细胞和离体外翻肠囊实验研究基础上，进行的大鼠在体循环灌流实验。在不切断血管和神经的状态下，从在体角度探讨白及提取物中 B6、B12、B14、B17、B19 和 B23 6 种成分的吸收机制，并考察不同因素（浓度、pH 值、胆汁、不同肠段和 P-gp 抑制剂）对 6 种成分吸收的影响，判断白及提取物在大鼠肠道中有无特定吸收部位。

（一）样品处理方法

取实验后样品 100μL，置于 1.5mL 塑料离心管中，加入 1% 的甲酸水溶液 100μL，加入 200μL 正丁醇萃取 3 次，合并上清液置离心管中，在 37℃下 N_2 吹干，加葛根素（20μg/mL）内标溶液 40μL，加入 50% 甲醇 260μL，涡混 1min，13000rpm 离心 5min，取上清液 UPLC-MS/MS 进样分析。

（二）大鼠在体循环灌流实验

在给药之前，大鼠禁食 12h，自由饮用水。通过对大鼠腹腔注射 30% 乌拉坦（1.4g/kg）来麻醉大鼠，麻醉后将大鼠固定在 37℃恒温手术台上，剃去大鼠腹部的毛，然后沿大鼠的腹部中线从腹腔往上至胸腔前的膈处剪开，开口长 3～4cm。首先结扎胆总管，然后通过找到大鼠的胃而顺延找到幽门底部的十二指肠，在十二指肠前端的毛细管之间剪一个小口，并插入硅胶管。然后通过盲肠找到回肠底端，在回肠底端同样剪一个小口并插入硅胶管。然后将其固定，使其与恒流泵形成一个回路。在灌流前，先将恒流泵调至流速 1.0mL/min 并用 37℃的生理盐水冲洗肠道，冲至肠道无内容物为止，然后排空肠道内的水分。最后取

37℃白及提取物灌流液 60mL，同时将恒流泵调至流速 5.0mL/min，平衡 15min，然后将恒流泵的流速调节为 2.5mL/min 并立刻读出循环液的体积，然后在装有循环液的量筒中取样 1mL 作为零时间点白及提取物浓度的样品，取完样品后向量筒中补加 1mL 的 K–R 缓冲液。之后在不同时间点（30、60、90、120、150、180min）按同样的方法来取样，恒流泵循环 3h 后结束实验。循环结束之后，用空气排净肠道内和管路内液体，该部分液体记为肠道和管路的死体积。实验根据量筒读数的变化来计算大鼠吸收白及提取物的量，进而计算出各时间点白及提取物的量。

（三）数据分析

1. 白及提取物肠剩余药量的计算

$$P_{t_n} = C_{t_n} \times V_{t_n} + 1.0 \times \sum_{i=1}^{n-1} C_{t_i} \qquad (6-3)$$

P_{t_n} 为 t_n 时刻循环液药物量；C_{t_1} 为循环液药物初始浓度；V_{t_1} 为循环液初始体积；C_{t_n} 为 t_n 时刻循环液药物浓度；V_{t_n} 为 t_n 时刻循环液体积；t_n 为循环液灌注时间；P_{t_1} 为循环液初始药物量。

2. 吸收动力学参数的计算

以小肠内剩余药量的对数（$\ln X$）对取样时间（t）作图，所得直线斜率即为吸收速率常数 K_a。

$$A = \frac{P_{t_0} - P_{t_n}}{P_{t_0}} \times 100\% \qquad (6-4)$$

A 为 3h 累积吸收转化率；P_{t_0} 为 0 时剩余药量；P_{t_n} 为 3h 剩余药量。

（四）白及提取物的 pH 对吸收的影响

取禁食后的 SD 大鼠，每组 4 只，随机分组。分别考察质量浓度为 333μg/mL 的不同 pH 值（5、6、6.86、7.4）白及提取物中 B6 等 6 种成分的 K_a 和 3h 累积吸收转化率（A）。

表 6–13　白及提取物不同 pH 对吸收的影响（$\bar{x} \pm s$，$n=4$）

化合物	pH 值 7.4		pH 值 6.86		pH 值 6		pH 值 5	
	A（%）	K_a（h^{-1}）	A（%）	K_a（h^{-1}）	A（%）	K_a（h^{-1}）	A（%）	K_a（h^{-1}）
B6	73.8± 6.9**	0.449± 0.093##	82.9± 2.9*	0.598± 0.038##	84.2± 3.2*	0.471± 0.160##	92.3± 1.8	0.900± 0.062

（续表）

化合物	pH 值 7.4		pH 值 6.86		pH 值 6		pH 值 5	
	A（%）	K_a（h^{-1}）	A（%）	K_a（h^{-1}）	A（%）	K_a（h^{-1}）	A（%）	K_a（h^{-1}）
B12	47.7±8.2*	0.275±0.089	52.0±9.0	0.232±0.066	55.7±3.0	0.302±0.064	63.7±3.9	0.332±0.035
B14	23.8±1.9	0.101±0.011	20.4±5.2*	0.072±0.024	27.9±0.9	0.138±0.032	29.2±2.4	0.116±0.033
B19	31.8±5.8*	0.141±0.055	45.2±6.7	0.204±0.036	43.2±9.1	0.202±0.072	47.3±4.2	0.203±0.036
B23	81.9±2.9	0.418±0.044#	85.1±10.6	0.765±0.159	86.1±3.4	0.661±0.071	87.9±6.2	0.773±0.243

注：A：与 pH 值 5 比较，*$P<0.05$，**$P<0.01$。K_a：与 pH 值 5 比较，#$P<0.05$，##$P<0.01$。B6.α- 异丁基苹果酸；B12.4-（葡萄糖氧基）- 肉桂酸葡萄糖氧基苄酯；B14.1,4- 二 [4-（葡萄糖氧）苄基] -2- 异丁基苹果酸酯；B19. 二氢菲 1；B23.1，4- 二 [4-（葡萄糖氧）苄基] -2- 异丁基苹果酸酯 -2- [4-O- 肉桂酰基 -6-O- 乙酰基] 葡萄糖苷。

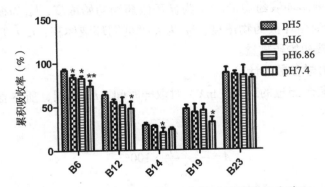

B6.α- 异丁基苹果酸；B12.4-（葡萄糖氧基）- 肉桂酸葡萄糖氧基苄酯；B14.1,4- 二 [4-（葡萄糖氧）苄基] -2- 异丁基苹果酸酯；B19. 二氢菲 1；B23.1,4- 二 [4-（葡萄糖氧）苄基] -2- 异丁基苹果酸酯 -2- [4-O- 肉桂酰基 -6-O- 乙酰基] 葡萄糖苷。

图 6-13　白及提取物溶液不同 pH 对吸收的影响（$\bar{x}\pm s$，$n=4$）

　　通过比较 3h 累积吸收转化率（A），结果表明 B6 在 pH 值为 6、6.86、7.4 时的吸收明显低于 pH 值为 5 时，有显著性统计学差异；B12 和 B19 在 pH 值为 7.4 时的吸收要明显低于 pH 值为 5 时，有显著性统计学差异；B14 在 pH 值为 6.86 时的吸收要明显低于 pH 值为 5 时，有显著性统计学差异；B23 在 pH 值为 7.4 时的吸收低于 pH 值为 5 时，无显著性差异。当 pH 值为 5 时各成分的 3h 累积吸收量相对较高，因此以 pH 值为 5 的条件进行浓度、肠段等实验。

（五）白及提取物的浓度对吸收的影响

取禁食后的 SD 大鼠，每组 4 只，随机分组。分别考察质量浓度为 166、333、666μg/mL（pH 值为 5）的白及提取物中 B6 等 6 种成分的 K_a 和 3h 累积吸收转化率（A）。

表 6–14　白及提取物不同浓度对吸收的影响（$\bar{x} \pm s$，$n=4$）

化合物	166μg/mL		333μg/mL		666μg/mL	
	A（%）	K_a（h^{-1}）	A（%）	K_a（h^{-1}）	A（%）	K_a（h^{-1}）
B6	90.2±3.6	0.764±0.102	92.3±1.8	0.900±0.062	88.2±8.9	0.798±0.217
B12	74.2±6.3**	0.361±0.053*	63.7±3.9**	0.332±0.035*	32.1±5.9	0.146±0.050
B14	42.3±7.7**	0.123±0.036	29.2±2.4	0.116±0.033	30.7±3.7	0.109±0.020
B19	47.8±7.9	0.181±0.0349	47.3±4.2	0.203±0.036	45.7±6.6	0.202±0.018
B23	78.8±9.4	0.486±0.187	87.9±6.2	0.773±0.243	86.4±9.9	0.744±0.264

注：A：与浓度 666μg/mL 比较，$^*P < 0.05$，$^{**}P < 0.01$。K_a：与浓度 666μg/mL 比较，$^{\#}P < 0.05$，$^{\#\#}P < 0.01$。

B6.α- 异丁基苹果酸；B12.4-（葡萄糖氧基）- 肉桂酸葡萄糖氧基苄酯；B14.1,4- 二［4-（葡萄糖氧）苄基］-2- 异丁基苹果酸酯；B19. 二氢菲 1；B23.1,4- 二［4-（葡萄糖氧）苄基］-2- 异丁基苹果酸酯 -2-［4-O- 肉桂酰基 -6-O- 乙酰基］葡萄糖苷。

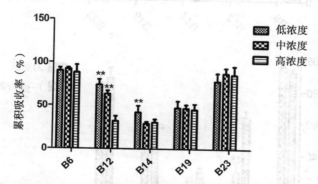

B6.α- 异丁基苹果酸；B12.4-（葡萄糖氧基）- 肉桂酸葡萄糖氧基苄酯；B14.1,4- 二［4-（葡萄糖氧）苄基］-2- 异丁基苹果酸酯；B19. 二氢菲 1；B23.1,4- 二［4-（葡萄糖氧）苄基］-2- 异丁基苹果酸酯 -2-［4-O- 肉桂酰基 -6-O- 乙酰基］葡萄糖苷。

图 6–14　白及提取物不同浓度对吸收的影响（$\bar{x} \pm s$，$n=4$）

通过比较 3h 累积吸收转化率（A），结果显示 B12 在低、中浓度时 A 要明显高于高浓度，有显著性统计学差异；B14 在低浓度时 A 要明显高于高浓度，有显著性统计学差异。表明 B12、B14 在高浓度下可能存在饱和现象，提示其在体内的吸收机制不仅是单纯的被动吸收过程，可能存在主动转运和易化扩散。B23 在

中浓度时的 A 要高于高浓度，不具有显著性差异；同时 B6、B19 在浓度范围内 3h 累积吸收转化率（A）与吸收转化速率常数（K_a）无显著性差异，提示其在体内的吸收机制可能属被动吸收过程。

（六）胆汁对白及提取物吸收的影响

通过比较 3h 累积吸收转化率（A），经方差分析结果表明，胆汁对 B12 和 B14 均具有明显抑制作用；对 B19 的吸收有显著的促进作用；对 B6 的吸收有抑制作用，但是无显著性差异；对 B23 的吸收有促进作用，无显著性差异。因此在实验前需要对大鼠体内的胆管进行结扎，排除胆汁对成分吸收的影响，以保证实验得出的结果不受胆汁排泄的影响。

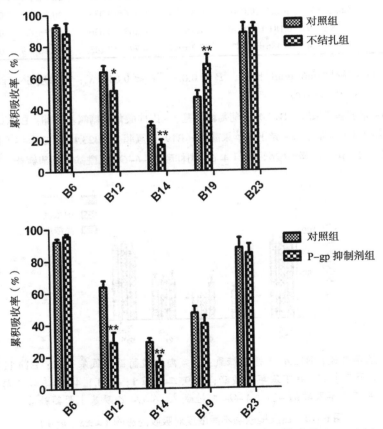

B6.α– 异丁基苹果酸；B12.4–（葡萄糖氧基）– 肉桂酸葡萄糖氧基苄酯；B14.1,4– 二［4–（葡萄糖氧）苄基］–2– 异丁基苹果酸酯；B19. 二氢菲 1；B23.1,4– 二［4–（葡萄糖氧）苄基］–2– 异丁基苹果酸酯 –2–［4–O– 肉桂酰基 –6–O– 乙酰基］葡萄糖苷

图 6–15　胆汁及 P–gp 抑制剂对白及提取物吸收的影响（$\bar{x} \pm s$，$n=4$）

（七）P-gp 抑制剂对白及提取物吸收的影响

通过比较 3h 累积吸收转化率（A），经方差分析结果显示，B12 和 B14 吸收降低，具有显著性差异；B19 和 B23 吸收降低，无显著性差异；在加入 P-gp 抑制剂后 B6 吸收增加，但不具有显著性差异。说明白及提取物各成分可能并不是药物转运蛋白 P-gp 的底物，因此在白及提取物各成分进入体内后 P-gp 不会将其逆向泵出细胞，不会降低其在细胞内的浓度，因而其在体内的吸收差和变异度不大。

表 6-15　胆汁及 P-gp 抑制剂对白及提取物吸收的影响（$\bar{x} \pm s$，$n=4$）

化合物	对照组		不结扎组		P-gp 抑制剂组	
	A（%）	K_a（h^{-1}）	A（%）	K_a（h^{-1}）	A（%）	K_a（h^{-1}）
B6	92.3±1.8	0.900±0.062	88.1±6.9	0.774±0.214	95.7±1.3	1.084±0.151
B12	63.7±3.9	0.330±0.035	51.9±7.8*	0.220±0.031	28.8±6.6**	0.089±0.023
B14	29.2±2.4	0.116±0.033	16.7±3.4**	0.052±0.028#	16.5±3.8**	0.057±0.006#
B19	47.3±4.2	0.203±0.036	67.9±6.4**	0.364±0.065##	40.7±4.9	0.185±0.051
B23	87.9±6.2	0.773±0.243	90.1±3.7	0.761±0.144	84.5±5.7	0.712±0.139

注：A：与对照组比较，*$P < 0.05$，**$P < 0.01$。K_a：与对照组比较，#$P < 0.05$，##$P < 0.01$。B6.α-丁基苹果酸；B12.4-（葡萄糖氧基）-肉桂酸葡萄糖氧基苄酯；B14.1,4-二[4-（葡萄糖氧）苄基]-2-异丁基苹果酸酯；B19.二氢菲1；B23.1, 4-二[4-（葡萄糖氧）苄基]-2-异丁基苹果酸酯-2-[4-O-肉桂酰基-6-O-乙酰基]葡萄糖苷。

（八）白及提取物在不同肠段的吸收特点

取禁食后的 SD 大鼠，每组 4 只，随机分组。对大鼠各肠段进行结扎（十二指肠段自幽门 1cm 处开始往下 10cm 处，空肠段自幽门 15cm 开始往下 10cm 处，回肠段从盲肠上行 20cm 处开始往下 10cm 处，结肠段从盲肠后端开始往下 10cm 处），选择 pH 值为 5.0 的白及提取物溶液（333μg/mL）60mL 作为肠循环灌流液，各肠段分别用白及提取物肠循环灌流液进行大鼠在体肠灌流，考察大鼠十二指肠段、空肠段、回肠段及结肠段的吸收情况。

表6-16　白及提取物在不同肠段的吸收特点（$\bar{x}\pm s$，$n=4$）

化合物	十二指肠		空肠		回肠		结肠	
	A（%）	K_a（h⁻¹）	A（%）	K_a（h⁻¹）	A（%）	K_a（h⁻¹）	A（%）	K_a（h⁻¹）
B6	26.6±5.3	0.089±0.023	21.0±6.7	0.091±0.029	25.4±7.8	0.116±0.038	13.1±1.5*	0.023±0.003#
B12	39.3±6.2	0.146±0.023	25.6±3.1*	0.114±0.026	28.1±8.3*	0.116±0.024	12.3±3.2**	0.016±0.006###
B14	11.4±1.6	0.018±0.009	15.7±3.2	0.036±0.005*	5.6±1.9*	0.042±0.009#	18.3±5.9	0.052±0.003##
B19	23.5±2.4	0.111±0.019	23.3±4.2	0.106±0.039	14.6±2.9**	0.072±0.015	6.3±2.4**	0.059±0.009#
B23	25.3±6.1	0.100±0.027	11.7±2.3**	0.046±0.011#	16.3±2.7	0.062±0.018	18.7±3.3	0.073±0.024

注：A：与十二指肠比较，*$P<0.05$，**$P<0.01$；K_a：与十二指肠比较，#$P<0.05$，##$P<0.01$。B6.α-异丁基苹果酸；B12.4-（葡萄糖氧基）-异丁基苹果氧基苄酯；B14.1, 4-二[4-（葡萄糖氧基）苯基]-2-异丁基苹果糖苷；B19.二氢菲1；B23.1, 4-二[4-（葡萄糖氧）苯基]-2-异丁基苹果酸苷。

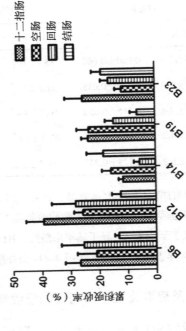

图6-16　白及提取物在不同肠段的吸收特点（$\bar{x}\pm s$，$n=4$）

B6.α-异丁基苹果酸；B12.4-（葡萄糖基）-肉桂酸葡萄糖苄酯；B14.1, 4-二[4-（葡萄糖氧基）苯基]-2-异丁基苹果酸酯；B19.二氢菲1；B23.1, 4-二[4-（葡萄糖氧）苯基]-2-[4-O-肉桂酰基-6-O-乙酰基]葡萄糖苷。

　　比较不同肠段各成分的 3h 累积吸收转化率（A），B6 在结肠的吸收小于十二指肠，具有显著性差异；B12 在空肠、回肠及结肠的吸收小于十二指肠，具有显著性差异；B14 在回肠的吸收小于十二指肠，具有显著性差异，结肠的吸收大于十二指肠，但不具有显著性差异；B19 在回肠、结肠的吸收小于十二指肠，具有显著性差异；B23 在空肠、回肠的吸收小于十二指肠，具有显著性差异。

　　各成分在不同肠段的吸收趋势为：B6，十二指肠、回肠、空肠＞结肠；B12，十二指肠＞回肠、空肠、结肠；B14，十二指肠、空肠、结肠＞回肠；B19，十二指肠、空肠＞回肠、结肠；B23，十二指肠＞结肠＞回肠、空肠。

（九）讨论

　　白及提取物中各成分在肠道的吸收实验结果表明，B6、B19、B23 可能为被动吸收过程，B12 和 B14 在肠道的吸收转运机制可能不是单纯的被动扩散过程，还存在复杂的动力学过程。各成分的吸收均受 pH、胆汁的影响。B6 等 6 种成分在各肠道的吸收趋势为十二指肠＞空肠、回肠和结肠。各成分可能并不是药物转运蛋白 P-gp 的底物，因此白及提取物各成分进入体内后 P-gp 不会将其逆向泵出细胞，不会降低其在细胞内的浓度，故其在体内的吸收差和变异度不大。B17 在白及提取物中的百分含量为 1.07%，但在在体肠吸收实验中 3h 累积吸收转化率（A）为负值，推测其可能的原因为在体循环灌流实验保存了大鼠完整的神经系统、内分泌系统及血液循环系统等，在体系中 B23 结构的 1 位键或 4 位键和 2 位的糖苷键，以及 B14 结构的 1 位键或 4 位键被肠道中的水解酶水解代谢成 B17，3h 后循环中 B17 的含量大于初始量，从而导致 3h 后的累积吸收转化率（A）出现负值。对生物样品中代谢产物的分析与对其体内代谢行为的探讨还有待进一步研究。

　　白及提取物外翻肠囊实验结果表明，B6 等 6 种成分在同一浓度不同肠段下累积吸收量随时间的增加而增加；B6 等 6 种成分的吸收在不同浓度的各肠段下均表现为线性吸收，其回归相关系数（r）均达到 0.9 以上，符合一级吸收速率，提示各成分吸收机制为被动吸收。

　　白及提取物肠灌流实验结果表明，B6、B19、B23 可能为被动吸收过程；B12 和 B14 在肠道的吸收转运机制可能不是单纯的被动扩散过程，可能存在复杂的动力学过程；B17 的肠灌流实验结果出现负值。两个模型的结果存在一定的差异，可能与肠道的离体活性和在体活性存在一定差异性，诱使肠道酶的活性差异或各成分因结构之间的关联性而在肠道水解酶作用下发生代谢有关。外翻肠囊实验及肠灌流实验的吸收趋势结果相似，B6 等 6 种成分在各肠段的总体吸收趋势都表现为十二指肠＞空肠、回肠和结肠。

第三节　代谢研究

一、白及提取物体内代谢研究

本实验以白及提取物为实验对象，利用高分辨四极杆－飞行时间串联质谱技术（UPLC–Q–TOFmS^E），对收集到的健康 SD 大鼠灌胃白及提取物后的尿液、血清、胆汁及粪便等生物样品进行检测，获得质谱信息，然后结合 MassLynx V4.1 质谱工作站、UNIFI 数据库，对大鼠灌胃白及提取物后的各生物样品中的代谢产物进行快速分析，推测白及提取物在尿液、血清、胆汁及粪便中的代谢产物，从而阐明白及提取物在生物体内的代谢特征及可能的代谢途径。

（一）色谱条件

Waters Van Guard BEH C$_{18}$ 保护柱（2.1mm×5mm，1.7μm）；Waters BEH C$_{18}$ 色谱柱（2.1mm×50mm，1.7μm）；流动相为 0.01% 甲酸水溶液（A）–0.01% 甲酸乙腈（B）。洗脱梯度：0～2min,5%（B）;2～5min,5%～15%（B）;5～8min,15%～15%（B）;8～10min, 15%～45%（B）;10～14min, 45%～95%（B）;14～15min, 95%～5%（B）；流速 0.5mL/min；柱温 40℃；进样体积为 1μL。

（二）质谱条件

电喷雾离子源；负离子扫描（ESI$^-$，m/z 50～1200）；毛细管电压 1.5kV；离子源温度 100℃；锥孔电压 30V；脱溶剂气温度 300℃；锥孔气流量 50L/h；低能量扫描时传输能量为 6V，高能量扫描时传输能量为 20～30V；脱溶剂气流量 10L/min；数据采集模式为 MS^E Continuum；外标使用亮氨酸脑啡肽（m/z 554.2620）进行质量实时校正；质谱数据采集及处理软件为 Masslynx V4.1 工作站；扫描时间 0.2s。

（三）生物样品的收集

1. 血清的收集　将 12 只健康 SD 大鼠随机分为给药组和空白组，每组 6 只，于代谢笼中饲养，给药前禁食 12h，自由饮水。连续灌胃白及提取物（生药量 44g/kg）3 天，每天 2 次，空白组灌胃等量的 1%CMC–Na 溶液。于末次给药 30min 后从大鼠腹主动脉取血，5000rpm 离心 10min，分离上层血清。将同组大鼠的血清混合，以消除个体差异，置于 –20℃冰箱保存，备用。

2. 尿液及粪便的收集　将 6 只 SD 大鼠饲养于代谢笼中，给药前禁食 12h，自由饮水。分别收集 24h 粪便及尿液，作为空白对照组。给药组大鼠连续灌胃白及提取物 44g/kg（生药量）3 天，每天 2 次。分别收集 0 ～ 12、12 ～ 24、24 ～ 48、48 ～ 72h 时间段的粪便及尿液，并记录各时间段烘干后粪便的重量及尿液的体积。收集的粪便及尿液置于 –20℃ 保存，备用。样品处理前，将各时间点的粪便及尿液等量混合。

3. 胆汁的收集　将 12 只健康 SD 大鼠随机分为给药组和空白组，禁食 12h 后，用乌拉坦麻醉，然后进行胆管插管手术。选用 1.5mm 内径的硅胶管插入胆管，固定后缝合，保证胆汁顺畅流出。给药组按 44g/kg（生药量）给大鼠灌胃白及提取物，空白组灌胃同等体积的 1%CMC–Na 溶液。分段收集 0 ～ 4、4 ～ 12、12 ～ 24、24 ～ 48h 时段的胆汁，置于 –20℃ 冰箱保存，备用。样品处理前，将各时间点胆汁等量混合。

（四）样品处理方法

1. 血清、尿液样品处理方法　取大鼠的血清或尿液 1mL 置于离心管中，补加 4mL 甲醇，涡混 2min，超声 5min，于 4℃ 条件下 15000rpm 离心 10min，分离取上清液于 37℃ 条件下氮气吹干，然后于吹干的样品中加入 1mL 甲醇，进行二次沉淀蛋白，按上述方法处理，吹干后加入 200μL 50% 甲醇水溶液溶解残留物，涡混 2min，超声 5min，于 4℃ 条件下 15000rpm 离心 10min，取上清液 UPLC–Q–TOFmS^E 进样分析。

2. 胆汁样品处理方法　取大鼠胆汁 1mL，加入 1mL 1% 甲酸水，然后分别加入 2mL 乙酸乙酯萃取 3 次，合并萃取液于 37℃ 条件下氮气吹干，加入 200μL 50% 甲醇水溶液溶解残留物，涡混 2min，超声 5min，于 4℃ 条件下 15000rpm 离心 10min，取上清液 UPLC–Q–TOFmS^E 进样分析。

3. 粪便样品处理方法　取干燥粪便 1g，加入 0.9% 氯化钠溶液制成 25% 匀浆液，5000rpm 离心 10min，取上层匀浆液 1mL，加入 4mL 甲醇，涡混 1min，超声 5min，于 4℃ 条件下 15000rpm 离心 10min，取上清液于 37℃ 条件下氮气吹干，然后在吹干的样品中加入 1mL 甲醇，按上述方法处理，吹干后用 200μL 50% 甲醇水溶液溶解残留物，涡混 2min，超声 5min，于 4℃ 条件下 15000rpm 离心 10min，取上清液 UPLC–Q–TOFmS^E 进样分析。

（五）白及提取物在大鼠血清、尿液、粪便、胆汁中的代谢产物鉴定分析

运用 Masslynx V4.1 软件处理得到含药血清、尿液、粪便、胆汁样品的图谱及其与各自空白样品的差异图谱，见图 6–17 ～ 6–20。在 ESI⁻ 模式下各成分均

有较好的响应信号。

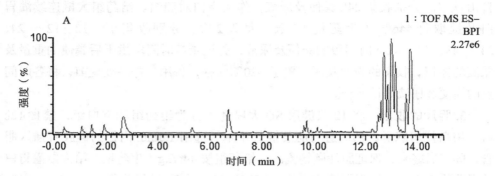

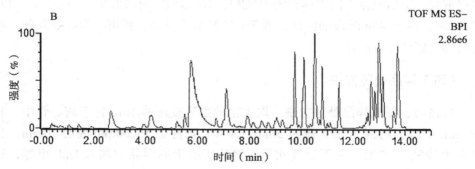

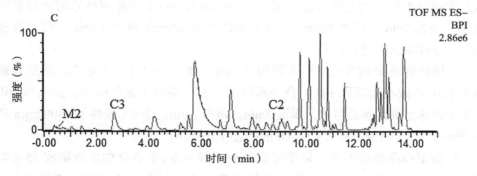

A. 空白血清；B. 给药血清；C. 给药血清与空白血清的差异图谱。

图 6-17　白及提取物在大鼠血清中的代谢产物 ESI⁻ 总离子流图

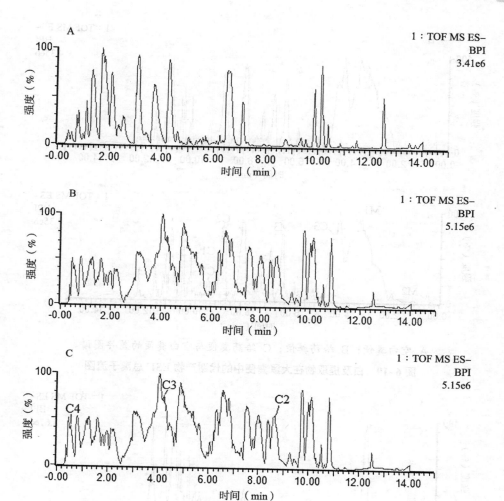

A. 空白尿液；B. 给药尿液；C. 给药尿液与空白尿液的差异图谱。

图 6-18 白及提取物在大鼠尿液中的代谢产物 ESI⁻ 总离子流图

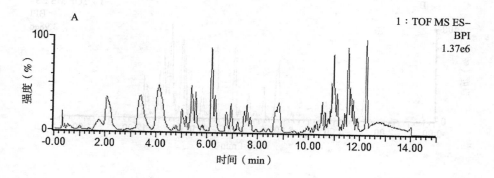

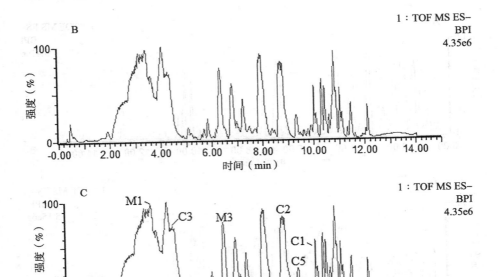

A.空白粪便；B.给药粪便；C.给药粪便与空白粪便的差异图谱。

图 6-19　白及提取物在大鼠粪便中的代谢产物 ESI⁻ 总离子流图

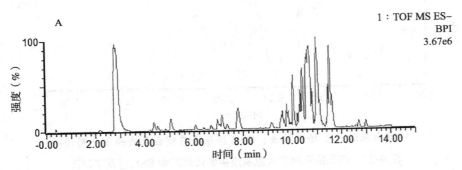

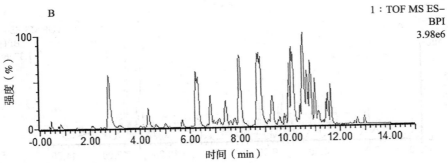

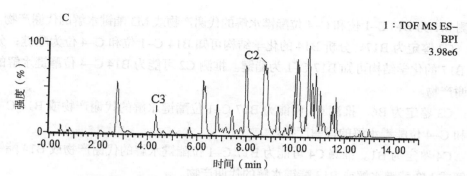

A. 空白胆汁；B. 给药胆汁；C. 给药胆汁与空白胆汁的差异图谱。

图6-20 白及提取物在大鼠胆汁中的代谢产物 ESI⁻ 总离子流图

1. 原型成分鉴定 由 Masslynx V4.1 软件得到的差异图谱可知，在 10.06min 处存在 m/z 725.2648［M–H］⁻ 峰的化合物，显示 m/z 457.1797 的主要碎片离子峰，由 Singlemass Analysis 预测的化学式分为 $C_{34}H_{45}O_{17}$，与 B14 对照品相同，由此确定 T_R 10.06min 的 C1 为 B14。

在 8.72min 处存在 m/z 457.1710［M–H］⁻ 峰的化合物，显示 m/z 285.1025 的主要碎片离子峰，由 Singlemass Analysis 预测的化学式为 $C_{21}H_{29}O_{11}$，与 B17 对照品相同，由此确定 T_R 8.72min 的 C2 为 B17。

在 4.23min 处存在 m/z 189.0756［M–H］⁻ 峰的化合物，显示 m/z 129.0556 的主要碎片离子峰，由 Singlemass Analysis 预测的化学式为 $C_8H_{13}O_5$，与 B6 对照品相同，由此确定 T_R 4.23min 的 C3 为 B6。

在 0.55min 处存在 m/z 331.1018［M+HCOO］⁻ 峰的化合物，显示 m/z 285.0990、123.0443 的主要碎片离子峰，由 Singlemass Analysis 预测的化学式为 $C_{14}H_{19}O_9$，与 B1 对照品相同，由此确定 T_R 0.55min 的 C4 为 B1。

在 9.32min 处存在 m/z 887.3223［M–H］⁻ 峰的化合物，显示 m/z 725.2758、457.1754、189.0765 的主要碎片离子峰，由 Singlemass Analysis 预测的化学式为 $C_{40}H_{55}O_{22}$，与 B13 对照品相同，由此确定 T_R 9.32min 的 C5 为 B13。

2. 酯键水解代谢产物鉴定 在 6.32min 处存在 m/z 619.2284［M–H］⁻ 峰的化合物，显示 m/z 439.1647、189.0793 的主要碎片离子峰，由 Singlemass Analysis 预测的化学式为 $C_{27}H_{39}O_{16}$。M6 丢失一分子葡萄糖显示 m/z 439.1647 的碎片离子峰。查阅文献可知，C–4 位酯化的该类化合物才会产生丢失一分子葡萄糖的离子，而 C–1 位酯化的该类化合物则基本不会产生该离子，故推测 M3 为 B13 C–1 位酯键水解的代谢产物。

在 3.31min 处存在 m/z 351.1286［M–H］⁻ 峰的化合物，显示 m/z 189.0765、129.0556 的主要碎片离子峰，由 Singlemass Analysis 预测的化学式为 $C_{14}H_{23}O_{10}$，

推测 M1 为 B13 C-1 位和 C-4 位酯键水解的代谢产物或 M3 酯键水解的代谢产物。

C2 鉴定为 B17。分析 B14 的化学结构可知 B14 C-1 位和 C-4 位为酯键；分析 B17 的化学结构可知 B17 C-1 为酯键。推测 C2 可能为 B14 C-4 位酯键水解的代谢产物。

C3 鉴定为 B6。推测 C3 可能为 B17 C-1 位酯键水解的代谢产物或 B14 C-1 位和 C-4 位酯键水解的代谢产物。

C4 鉴定为 B1。推测 C4 可能为 B17 C-1 位酯键水解的代谢产物或 B14 酯键水解或 M3 酯键水解或 B13 酯键水解的代谢产物。

3. 脱糖水解代谢产物鉴定　C1 鉴定为 B14。B14 与 B13 相比分子量少了 162Da，分析 B13 的化学结构可知 B13 C-2 位有葡萄糖基取代，故推测 C1 可能为 B13 C-2 位糖苷键断裂丢失一个脱水葡萄糖的代谢产物。

C3 鉴定为 B6。B6 与 M1 相比分子量少 162Da，故推测 C3 可能为 M1 C-2 位糖苷键断裂丢失一个脱水葡萄糖的代谢产物。

4. 脱糖硫酸酯化代谢产物鉴定　在 0.58min 处存在 m/z 203.0023 [M-H]⁻ 峰的化合物，显示 m/z 123.0443 的主要碎片离子峰，由 Singlemass Analysis 预测的化学式为 $C_7H_7O_5S$，推测 M2 为 B1 脱糖后硫酸酯化的代谢产物。

（六）白及提取物在大鼠血清、尿液、粪便及胆汁中的主要代谢产物信息汇总

经 Masslynx V4.1 软件处理后，检测到的白及提取物各成分在大鼠血清、尿液、粪便及胆汁中的主要代谢产物信息见表 6-17。

表 6-17　UPLC-ESI-Q-TOFmS^E 检测大鼠口服白及提取物后在血清、尿液、粪便、胆汁中的主要代谢产物

编号	保留时间（min）	离子模式	质荷比（实测值）	质荷比（计算值）	分子式	误差（ppm）	碎片离子	原型及代谢物名称	来源
C1	10.06	[M-H]⁻	725.2648	725.2657	$C_{34}H_{45}O_{17}$	-1.2	457.1797	B14	F
C2	8.72	[M-H]⁻	457.1710	457.1710	$C_{21}H_{29}O_{11}$	0.0	285.1025	B17	S、U、F、B
C3	4.23	[M-H]⁻	189.0765	189.0763	$C_8H_{13}O_5$	1.1	129.0556	B6	S、U、F、B
C4	0.55	[M+HCOOH]⁻	331.1018	331.1029	$C_{14}H_{19}O_9$	-3.3	285.0990/123.0443	B1	U
C5	9.32	[M-H]⁻	887.3223	887.3185	$C_{40}H_{55}O_{22}$	4.3	725.2758/457.1754/189.0765	B13	F

（续表）

编号	保留时间（min）	离子模式	质荷比（实测值）	质荷比（计算值）	分子式	误差（ppm）	碎片离子	原型及代谢物名称	来源
M1	3.31	[M−H]⁻	351.1286	351.1291	$C_{14}H_{23}O_{10}$	−1.4	189.0765/129.0556	B13 或 M3 酯键水解产物	F
M2	0.58	[M−H]⁻	203.0023	203.0014	$C_7H_7O_5S$	4.4	123.0443	B1 脱糖硫酸酯化产物	S、F
M3	6.32	[M−H]⁻	619.2284	619.2238	$C_{27}H_{39}O_{16}$	7.4	439.1647/189.0793	B13 酯键水解产物	F

注：S. 血清；U. 尿液；F. 粪便；B. 胆汁。

（七）白及提取物在大鼠血清、尿液、粪便及胆汁中的主要代谢产物结构及可能的代谢途径

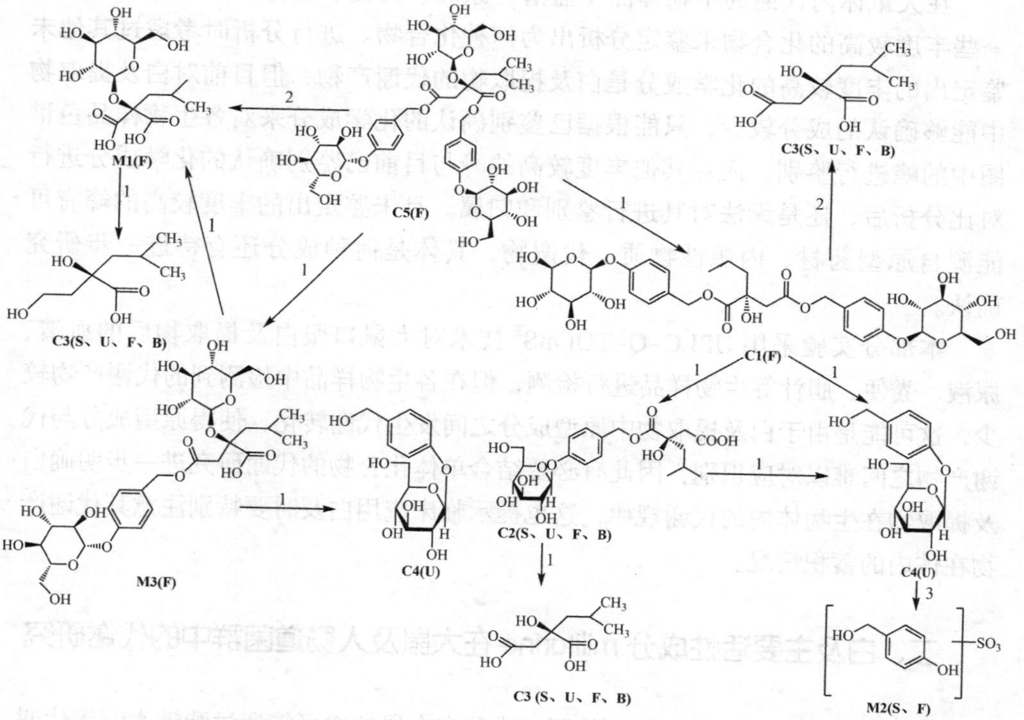

1. 水解；2. 两次水解；3. 脱糖硫酸酯化；S. 血清；U. 尿液；F. 粪便；B. 胆汁。

图 6-21　白及提取物的主要代谢产物及可能的代谢途径

（八）讨论

本部分实验在大鼠体内代谢的生物样品（血清、尿液、粪便、胆汁）中共鉴定分析出（B1、B6、B13、B14、B17）5个原型成分和3个代谢产物，其代谢反应主要包括Ⅰ相代谢反应（水解）和Ⅱ相代谢反应（硫酸酯化）。通过分析白及提取物中各成分的化学结构可知，2-异丁基苹果酸葡萄糖氧基苄酯类化合物为其主要成分。其化学成分中B13、B14、B17及B23等均属于2-异丁基苹果酸葡萄糖氧基苄酯类化合物。这类化合物是由4-葡萄糖基苄醇与2-异丁基苹果酸形成的单酯或双酯类衍生物，B1为4-葡萄糖基苄醇，B6为2-异丁基苹果酸。以B14为例，B14的C-1位和C-4位为酯键，其酯键全部断裂后可产生B1、B6、B17。所以2-异丁基苹果酸葡萄糖氧基苄酯类化合物之间可能通过酯键水解等代谢反应代谢转化，因此难以将原型成分与代谢物一一对应。

在大鼠体内代谢的生物样品（血清、尿液、粪便、胆汁）的差异图谱中有一些丰度较高的化合物未鉴定分析出为何种化合物。进行分析时考虑过其他未鉴定出的丰度较高的化学成分是白及提取物的代谢产物，但目前对白及提取物中能够确认的成分较少，只能根据已鉴别确认的化学成分来对各生物样品色谱图中的峰进行鉴别。而对其他丰度较高的峰与目前已鉴别确认的化学成分进行对比分析后，还是无法对其进行鉴别和归属。且未鉴定出的丰度较高的峰有可能源自原型药材、内源性物质、代谢物，具体是何种成分还有待进一步研究确认。

本部分实验采用UPLC-Q-TOFmS^{E}技术对大鼠口服白及提取物后的血清、尿液、粪便、胆汁等生物样品进行检测，但在各生物样品中检测到的代谢产物较少，这可能是由于白及提取物中原型成分之间发生代谢转化，使得原型成分与代谢产物之间难以对应识别，因此有必要结合单体化合物的代谢研究进一步明确白及提取物在生物体内的代谢规律，这也提示临床应用白及时要特别注意其代谢产物在体内的蓄积情况。

二、白及主要活性成分 militarine 在大鼠及人肠道菌群中的代谢研究

有研究发现，白及提取物中的原型成分在大鼠体内可能通过酯键水解等代谢反应代谢转化，即某个原型成分的代谢产物与其他原型成分结构一致或者同一代谢产物可能由不同的原型成分代谢转化形成。所以，为了清楚代谢产物与原型成分之间的代谢转化关系及代谢途径，需要对白及提取物中具有代表性的活性成分单体进行代谢研究。

化合物 militarine（B14）属于 2- 异丁基苹果酸葡萄糖氧基苄酯类化合物，是白及提取物中含量最大的活性成分，其在白及提取物中的含量高达 26%；且其具有止血活性，以及提高记忆力及舒张血管的作用。因此，本研究选择该化合物进行代谢研究以获得白及提取物中 2- 异丁基苹果酸葡萄糖氧基苄酯类化合物的代谢特征。

肠道细菌可以产生转移酶、裂解酶、氧化还原酶和水解酶等多种代谢酶，影响着许多药物在机体的吸收及代谢。药物经口服后不可避免地与肠道菌群发生关联。基于此，本实验采用离体大鼠及人肠道菌群研究 militarine（B14）的代谢情况，分析 militarine（B14）在大鼠及人肠道菌群中的代谢产物，归纳其代谢规律，以进一步阐明白及提取物的代谢特点。

（一）厌氧培养液的配制

培养基组成：磷酸氢二钾 0.293g，磷酸二氢钾 0.176g，氯化钠 0.443g，硫酸铵 0.45g，氯化钙 0.045g，硫酸镁 0.094g，刃天青 0.001g，L- 半胱氨酸 0.5g，L- 抗坏血酸 0.5g，碳酸钠 4.0g，牛肉浸粉 1.0g，蛋白胨 1.0g，琼脂 1.0g。pH 值（25℃）7.5 ～ 8.0。精密称取厌氧培养基粉末 9.5g，加热搅拌溶解于 1000mL 蒸馏水中，121℃高压灭菌 15min，备用。

（二）供试品溶液的制备

称取 militarine 10mg，加入 0.5mL 水溶解，备用。

（三）大鼠肠道菌液的配制

取健康大鼠的新鲜粪便与 0.9% 氯化钠注射液按 1g∶4mL 混合，制成混悬液，然后 5000rpm 离心 5min，分离上清液即为大鼠的肠道菌液。取新配的大鼠肠道菌液 2mL 于培养皿中，分别加入 18mL 已灭菌的厌氧培养液，混匀，即得到 20mL 肠菌培养液。将肠菌培养液置于厌氧培养罐中在厌氧条件下 37℃恒温培养 24h。然后取出培养皿，将恒温培养后的肠菌培养液平均分为 2 份。取 1 份加入 100μL militarine 溶液，另外一份不加药物作为空白肠菌培养液对照组。再取厌氧培养液 10mL 加入 100μL militarine 溶液作为不加肠菌的空白对照组。将上述 3 份样品迅速放入厌氧培养罐中在厌氧条件下 37℃恒温培养 12h。实验所用器具均需经高压蒸汽 121℃灭菌 20min。

（四）人肠道菌液的配制

取健康人新鲜粪便，其余操作同 "大鼠肠道菌液的配制"。

（五）样品处理方法

将培养得到的样品分别转入 50mL 离心管中，每管中加入 1% 甲酸水溶液 1.4mL，再加入乙酸乙酯萃取 3 次，每次 10mL，合并 3 次萃取液，然后 5000rpm 离心 5min，取上清液，于 37℃ 下氮气吹干，残渣加乙酸乙酯 1mL 溶解后 37℃ 下氮气吹干，残渣加 200μL 50% 甲醇水溶解，涡混 2min，超声 5min，15000rpm 离心 10min，取上清液 UPLC–Q–TOFmS^E 进样分析。

（六）militarine 在大鼠及人肠道菌群中的代谢产物鉴定分析

本实验将白及提取物中含量最大的 2- 异丁基苹果酸葡萄糖氧基苄酯类成分 militarine 分别与大鼠及人的离体肠道菌群孵育，考察其对 militarine 的代谢情况。利用高分辨四极杆 – 飞行时间串联质谱仪对生物样品进行检测，结合 MassLynx V4.1 质谱工作站、UNIFI 数据库，对大鼠及人肠道菌群样品中可能的代谢物进行快速分析，推测 militarine 可能的代谢途径和代谢机制，为阐明白及药理作用的物质基础和作用机制提供线索。

运用 Masslynx V4.1 软件处理得到的大鼠及人肠道菌群孵育样品与对应空白样品的差异图谱见图 6–22、6–23。在 ESI⁻ 模式下各成分均得到了较好的响应信号。

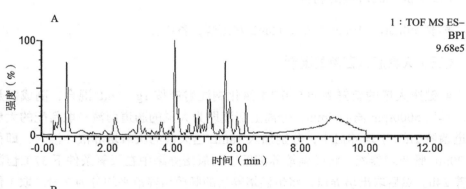

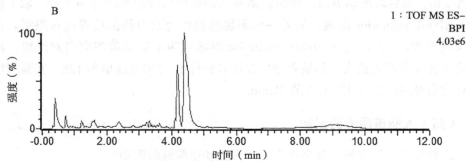

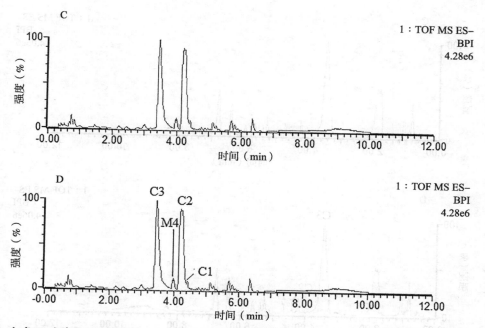

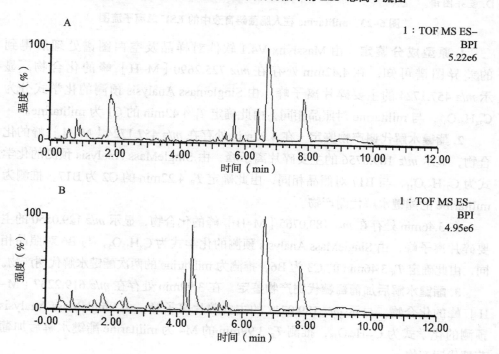

A. 大鼠肠道菌空白孵育样品；B.militarine 无肠菌孵育样品；C.militarine 肠道菌孵育样品；D. 差异图谱。

图 6-22 militarine 在大鼠肠菌孵育液中的 ESI⁻ 总离子流图

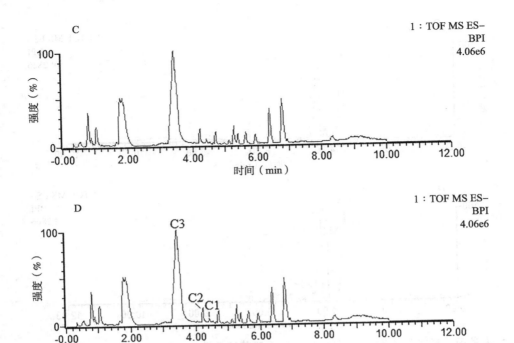

A. 人肠道菌空白孵育样品；B.militarine 无肠菌孵育样品；C.militarine 肠道菌孵育样品；D. 差异图谱。

图 6-23　militarine 在人肠菌孵育液中的 ESI⁻ 总离子流图

1. 原型成分鉴定　由 Masslynx V4.1 软件对样品及空白图谱处理后得到的差异图谱可知，在 4.42min 处存在 m/z 725.2690［M-H］⁻峰的化合物，显示 m/z 457.1724 的主要碎片离子峰，由 Singlemass Analysis 预测的化学式分为 $C_{34}H_{45}O_{17}$，与 militarine 对照品相同，由此确定 T_R 4.42min 的 C1 为 militarine。

2. 酯键水解代谢产物鉴定　在 4.22min 处存在 m/z 457.1724［M-H］⁻峰的化合物，显示 m/z 189.0756 的主要碎片离子峰，由 SingleMass Analysis 预测的化学式为 $C_{21}H_{29}O_{11}$，与 B17 对照品相同，由此确定 T_R 4.22min 的 C2 为 B17，推测为 militarine 的酯键水解代谢产物。

在 3.46min 处存在 m/z 189.0765［M-H］⁻峰的化合物，显示 m/z 129.0550 的主要碎片离子峰，由 SingleMass Analysis 预测的化学式为 $C_8H_{13}O_5$，与 B6 对照品相同，由此确定 T_R 3.46min 的 C3 为 B6，推测为 militarine 的两次酯键水解代谢产物。

3. 酯键水解后加葡萄糖代谢产物鉴定　在 3.99min 处存在 m/z 619.2237［M-H］⁻峰的化合物，显示 m/z 189.0711 的主要碎片离子峰，由 SingleMass Analysis 预测的化学式为 $C_{27}H_{39}O_{16}$，推测 T_R 3.99min 的 M4 为 militarine 酯键水解后加葡萄糖代谢产物。

（七）militarine 代谢物信息汇总表

经 Masslynx V4.1 软件处理后，检测到的大鼠及人肠道菌液孵育样品中 militarine 的代谢产物见表 6-18。

表 6-18　militarine 在大鼠及人肠道菌群孵育液中的代谢物

编号	保留时间（min）	离子模式	质荷比（实测值）	质荷比（计算值）	分子式	误差（ppm）	碎片离子	原型及代谢物名称	来源
C1	4.42	［M–H］⁻	725.2690	725.2657	$C_{34}H_{45}O_{17}$	4.6	457.1724	militarine	H、R
C2	4.22	［M–H］⁻	457.1724	457.1710	$C_{21}H_{29}O_{11}$	3.1	189.0756	militarine 酯键水解产物	H、R
C3	3.46	［M–H］⁻	189.0765	189.0763	$C_8H_{13}O_5$	1.1	129.0550	militarine 两次酯键水解产物	H、R
M4	3.99	［M–H］⁻	619.2237	619.2238	$C_{27}H_{39}O_{16}$	–0.2	189.0771	militarine 酯键水解后＋葡萄糖产物	R

注：H. 人；R. 大鼠。

（八）militarine 在大鼠及人肠道菌群中的主要代谢产物结构及可能的代谢途径

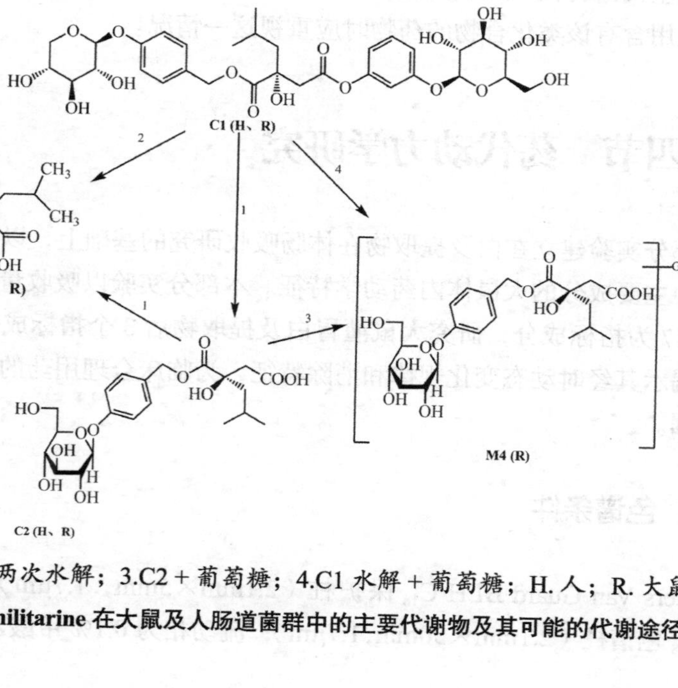

1. 水解；2. 两次水解；3.C2＋葡萄糖；4.C1 水解＋葡萄糖；H. 人；R. 大鼠。

图 6-24　militarine 在大鼠及人肠道菌群中的主要代谢物及其可能的代谢途径

（九）讨论

本实验以大鼠及人肠道菌群为体外代谢模型，研究 militarine（B14）在大鼠及人肠道中的代谢特征。实验结果显示，militarine 可以在肠道菌群作用下发生代谢转化。在大鼠及人肠道菌群孵育样品中分别检测到 3 个代谢产物峰，分别为 2 个酯键水解代谢产物（B6、B17）和 1 个酯键水解后加葡萄糖代谢产物，说明 militarine 在肠道菌群中主要发生 I 相代谢反应。

从 militarine 在大鼠及人肠菌孵育样品中的总离子流图中可以看出，检测到的 militarine 原型成分含量较少，其在肠菌孵育液中通过水解、酯键水解后加葡萄糖等反应产生代谢产物，表明 militarine 代谢剧烈，提示其代谢产物可能是 militarine 的潜在活性成分。各代谢产物的保留时间（T_R）均小于原型成分 militarine，说明各代谢产物的极性均大于 militarine，即各代谢产物的水溶性增加，有利于机体将其清除至体外。代谢产物 B6 及 B17 均是白及提取物的成分，进一步证明了白及提取物中原型成分间存在着代谢转化关系。

本研究采用 UPLC–Q–TOFmS^E 方法，对 militarine 在大鼠及人肠道菌群中的孵育样品进行检测，并对代谢产物进行系统分析。研究结果表明，这些代谢产物通过酯键水解和酯键水解后加葡萄糖产生。同时也归纳总结了 militarine 的代谢特征及代谢途径，证明了白及提取物中 2- 异丁基苹果酸葡萄糖氧基苄酯类成分之间会发生代谢转化，且该类化合物的代谢主要发生在其结构的酯键上。提示在研究或使用含有该类化合物的药物时应重视这一情况。

第四节　药代动力学研究

本部分实验建立在白及提取物在体肠吸收研究的基础上，以进一步了解白及提取物中主要成分的大鼠体内药动学特征。本部分实验以吸收量相对较大的 B6、B14、B17 为指标成分，研究大鼠灌胃白及提取物后 3 个指标成分的体内动力学特征，揭示其经时动态变化规律和消除特征，为临床合理用药的安全性和有效性提供依据。

一、色谱条件

Waters Van Guard BEH C$_{18}$ 保护柱（2.1mm×5mm，1.7μm）；Acquity Waters BEH C$_{18}$ 色谱柱（2.1mm×50mm, 1.7μm）；流动相为 0.1% 甲酸乙腈（A）– 0.1%

甲酸水溶液（B）；柱温为45℃；流速为0.35mL/min；进样体积为1μL。梯度洗脱条件：0～0.5min，10%（A）；0.5～1min，10%～30%（A）；1～2min，30%～35%（A）；2～3min，35%～38%（A）；3～4min，38%～90%（A）；4～5min，90%～10%（A）。

二、质谱条件

电喷雾电离源（ESI）；毛细管电压3kV；离子源温度120℃；去溶剂气温度350℃；去溶剂气N_2，流速为650L/h；反吹气N_2，流速为50L/h；碰撞气Ar，流速为0.16mL/min；质谱数据采集及处理软件为MassLynx V4.1工作站；扫描方式为多反应离子监测模式（MRM）。B6等3种成分及内标用于定量分析的监测离子见表6-19。

表6-19　B6等3种成分的质谱条件

化合物	质谱条件			
	母离子质荷比（m/z）	子离子质荷比（m/z）	锥孔电压（V）	碰撞电压（V）
B6	189.0	129.0	30	15
B17	457.2	285.1	35	15
B14	725.3	457.2	40	20
葛根素	417.0	267.0	40	30

注：B6.α-异丁基苹果酸；B17.4-（葡萄糖氧）苄基-2-异丁基苹果酸；B14.1,4-二［4-（葡萄糖氧）苄基］-2-异丁基苹果酸酯。

三、血浆样品处理方法

取大鼠血浆100μL，置于1.5mL塑料离心管中，补加50μL甲醇，加入10μg/mL内标溶液10μL，加入50μL 1%甲酸溶液，加入400μL甲醇，涡混1min，超声5min，4℃、15000rpm离心5min，取上清液置于离心管中，在37℃下N_2吹干，残留物用300μL初始流动相溶解，超声5min，4℃、13000rpm/min离心5min，取上清液UPLC-TQD进样分析。

四、实验方案与样品检测

取禁食后的SD大鼠6只，体重230±20g，雌雄各半，在禁食过程中可以自由饮水。口服灌胃给予白及提取物22.2g/kg，在给药后的不同时间点（0.033、

0.083、0.167、0.33、0.5、1、1.5、2、6、10、24、36、48h）对给药大鼠进行颈静脉插管取血，每次取血约 0.4mL，置于涂有肝素的塑料离心管中，离心机离心（4500rpm 离心 5min）后分离血浆，–20℃冰箱中保存，备用。

五、药代动力学数据处理

采用 DAS 2.0 数据处理软件进行药代动力学参数计算和数据拟合，选取最小 AIC 值拟合房室模型，$AUC_{0 \to t}$、MRT 等参数选用统计矩方法计算。并对 $AUC_{0 \to t}$、MRT 进行方差分析确定其动力学模型。

六、UPLC-TQD 分析方法的确证

（一）专属性考察

取大鼠空白血浆 100μL，除不加内标和补加 50μL 甲醇外，其余按"血浆样品处理方法"项下方法操作，获得空白样品色谱图 A；将一定浓度的标准溶液和内标加溶液入空白血浆，依同法操作，获得相应色谱图 B；取大鼠给药后血浆，依同法操作，获得相应色谱图 C。结果（图 6-25）显示，各成分的分离度良好，且峰与峰之间无干扰。B6 等 3 种成分及葛根素内标的保留时间分别为 1.30、1.54、1.81 和 1.70min。

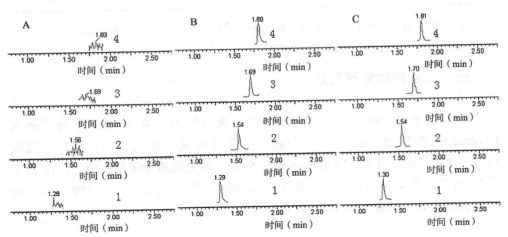

A. 空白血浆；B. 空白血浆加对照品溶液；C. 口服给予白及提取物 30min 后血浆。

1. 葛根素（内标）；2. α– 异丁基苹果酸；3.4–（葡萄糖氧）苄基 –2– 异丁基苹果酸酯；4.1，4– 二［4–（葡萄糖氧）–2– 异丁基苹果酸。

图 6-25　各成分的 UPLC-TQD 色谱图

（二）标准曲线的制备

取 100μL 大鼠空白血浆，依次加入混合标准溶液 50μL，配制成相应浓度的大鼠含药血浆（表 6–20），按"血浆样品处理方法"项下操作，建立标准曲线。以待测物的峰面积与内标峰面积之比（A/A_i）为纵坐标 y，各物质浓度（C）为横坐标 x 进行直线回归，权重系数为 $1/x$，所得的直线方程，即为标准曲线。实验结果表明，大鼠血浆中 B6 等 3 种成分标准曲线方程见表 6–21，各成分在 $0.015 \sim 36.250$μg/mL 范围，线性关系良好（$r \geqslant 0.999$）。

表 6–20　大鼠含药血浆中的药物浓度（μg/mL）

序号	化合物		
	B6	B17	B14
1	36.250	27.500	18.700
2	18.125	13.750	9.350
3	3.625	2.750	1.870
4	0.725	0.550	0.374
5	0.145	0.110	0.075
6	0.029	0.022	0.015

注：B6.α– 异丁基苹果酸；B17.4–（葡萄糖氧）苄基 –2– 异丁基苹果酸酯；B14.1,4– 二〔4–（葡萄糖氧）–2– 异丁基苹果酸。

表 6–21　大鼠典型回归曲线方程

检测成分	方程	相关系数	线性范围（μg/mL）
B6	$y = 0.3148x + 0.0072$	0.999	$0.029 \sim 36.300$
B14	$y = 0.3330x - 0.0002$	0.999	$0.022 \sim 27.500$
B17	$y = 0.2126x - 0.0001$	0.999	$0.015 \sim 18.700$

注：B6.α– 异丁基苹果酸；B14.1,4– 二〔4–（葡萄糖氧）–2– 异丁基苹果酸；B17. 4–（葡萄糖氧）苄基 –2– 异丁基苹果酸酯。

（三）方法的准确度和精密度

按"标准曲线的制备"项下分别配制 3 种成分大鼠血浆的高、中、低三个浓度的质量控制（QC）样品，每个浓度平行 5 个样品分析，连续测定 5 天，并与标准曲线同时进行。根据当日标准曲线计算 QC 样品的浓度，与配制浓度对照，将 QC 样品的结果进行方差分析，求得本方法的精密度（QC 样品测定值的标准偏差）与准确度（QC 样品测定均值与真实值的相对误差）。结果如表 6-22 所示，B6 等 3 种成分日内和日间精密度均小于 11.5%，准确度范围为 93.65% ～ 105.98%，表明本方法符合生物样品的测定要求。

（四）提取回收率和基质效应

取大鼠空白血浆 100μL，按"标准曲线的制备"项下分别配制低、中、高三个浓度的质控（QC）样品，每个浓度平行 5 个样品分析，按"血浆样品处理方法"项下操作（A 样品）。另取空白血浆 100μL，除不加混合标准溶液与内标外，其余按"血浆样品处理方法"项下操作，向获得的上清液中加入相应低、中、高浓度的混合标准溶液和内标，吹干，残留物以 200μL 初始流动相溶解（B 样品）；另取上述低、中、高浓度的混合标准溶液与内标，吹干，残留物以 200μL 初始流动相溶解（C 样品）。内标以同样方法进行考察。提取回收率计算方法为 B 样品与 A 样品色谱峰面积之比，基质效应计算方法为 B 样品与 C 样品的色谱峰面积之比。

低、中、高三个浓度下 3 个检测成分的提取回收率和基质效应结果见表 6-22。实验结果表明提取回收率良好且不存在明显的基质效应。

表 6-22   大鼠血浆样品准确度，精密度，提取物回收率，基质效应（$\bar{x} \pm s$，$n=5$）

检测成分	加入浓度（μg/mL）	准确度（%）	精密度（%）		提取率（%）	基质效应（%）
			日内	日间		
B6	0.029	101.25±4.87	6.49	5.34	99.68±4.50	93.21±3.54
	3.625	95.14±6.96	3.88	3.84	92.40±6.66	94.75±7.60
	18.125	94.81±3.65	4.91	3.03	97.12±2.00	102.46±5.74
B14	0.015	93.65±5.37	11.42	8.44	100.16±8.81	94.81±1.56
	1.870	94.99±2.66	3.93	3.07	104.74±3.33	101.78±2.94
	9.350	99.48±5.54	5.01	4.84	102.24±3.64	101.11±4.12
B17	0.022	105.98±6.57	4.58	5.45	93.99±6.47	98.73±7.59
	2.750	95.41±3.32	3.27	3.53	92.65±8.09	101.74±3.34
	13.750	95.90±3.31	1.51	2.82	94.71±4.03	99.08±0.67

注：B6.α- 异丁基苹果酸；B14.1,4- 二［4-（葡萄糖氧）-2- 异丁基苹果酸；B17.4-（葡萄糖氧）苄基 -2- 异丁基苹果酸酯。

（五）样品稳定性考察

按"标准曲线的制备"项下操作分别配制 B6 等 3 种成分的大鼠血浆低、中、高三个浓度的质量控制（QC）样品，样品处理后至自动进样器中，在 0h、6h 分别进样，以每一浓度 3 样本进行分析。结果表明，B6 等 3 种成分的处理后血浆样品在自动进样器中 0h、6h 均稳定，具体结果见表 6-23。

同法配制低、中、高三个浓度的血浆样品，测定样品在室温（约 20℃）下放置 6h、4℃下冷藏 8h、冻融 3 次的稳定性。结果表明，3 种成分在室温下放置6h、4℃下冷藏 8h 和经 3 次冻融均较稳定，具体结果见表 6-23。

表 6-23 大鼠血浆样品稳定性 ($\bar{x} \pm s$, $n=3$)

检测成分	加入浓度 (μg/mL)	检测浓度 (μg/mL)			
		进样器	室温	冷藏	冻融
B6	0.029	0.027±0.002	0.030±0.001	0.028±0.002	0.027±0.001
	3.625	3.410±0.180	3.660±0.100	3.630±0.290	3.530±0.110
	18.125	17.430±0.620	17.920±0.940	17.720±0.910	17.700±0.560
B14	0.015	0.015±0.001	0.016±0.001	0.015±0.001	0.015±0.001
	1.870	1.700±0.040	1.860±0.080	1.820±0.080	1.810±0.110
	9.350	9.160±0.220	8.740±0.250	9.200±0.440	8.810±0.500
B17	0.022	0.021±0.002	0.022±0.001	0.021±0.001	0.022±0.001
	2.750	2.720±0.140	2.770±0.080	2.680±0.150	2.740±0.100
	13.750	13.700±0.550	13.690±0.390	13.220±0.490	13.920±0.570

注：B.α- 异丁基苹果酸；B14.1,4- 二［4-（葡萄糖氧）-2- 异丁基苹果酸；B17. 4-（葡萄糖氧）苄基 -2- 异丁基苹果酸酯。

七、大鼠口服给予白及提取物的药代动力学研究

给 SD 大鼠灌胃白及提取物后，其血药浓度的数据如表 6-24 所示，平均血药浓度 - 时间曲线如图 6-26 所示。表明 B6 在大鼠体内符合二室模型，B14、B17 在大鼠体内符合单室药动学模型。B6、B14、B17 的药动学参数见表 6-25。

表 6-24　B6 等 3 种成分的浓度测定结果（$\bar{x} \pm s$，*n*=6）

时间（h）	浓度（μg/mL）		
	B6	B14	B17
0.033	2.92±1.78	0.97±0.8	0.39±0.37
0.083	7.28±5.47	2.02±2.45	1.02±1.22
0.167	12.42±7.46	2.41±3.6	1.88±2.52
0.33	15.31±5.42	1.13±1.69	2.57±4.24
0.5	15.62±5.18	0.56±0.87	2.77±4.95
1	14.18±6.55	0.11±0.15	1.98±3.54
1.5	16.09±7.78	0.1±0.06	1.9±3
2	17.19±8.5	0.18±0.09	1.55±2.28
6	11.24±4.58	0.22±0.09	0.7±0.28
10	16.76±6.94	0.11±0.05	0.63±0.23
24	11.09±9.94	0.03±0	0.26±0.12
36	3.85±2.95	—	0.12±0.02
48	1.34±1.82	—	0.05±0.02

注：B6.α- 异丁基苹果酸；B14.1,4- 二［4-（葡萄糖氧）-2- 异丁基苹果酸；B17.4-（葡萄糖氧）苄基 -2- 异丁基苹果酸酯。

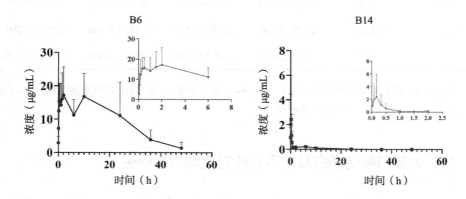

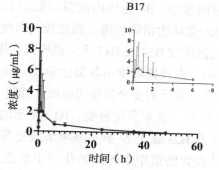

B6.α- 异丁基苹果酸；B14.1,4- 二［4-（葡萄糖氧）-2- 异丁基苹果酸；B17.4-（葡萄糖氧）苄基 -2- 异丁基苹果酸酯。

图 6-26 大鼠口服提取物后 3 种成分的药时曲线（$\bar{x} \pm s$，$n=6$）

表 6-25 B6 等 3 种成分在大鼠体内的主要药动学参数（$\bar{x} \pm s$，$n=6$）

参数	单位	B6	B14	B17
$t_{1/2}$	h	12.64±3.63	6.85±2.11	12.20±2.56
V	L/kg	893.03±376.76	65773.42±42512.92	21652.43±11351.96
CL	L/（h·kg）	49.53±18.43	6152.63±2647.35	1225.78±493.22
$AUC_{0 \to t}$	（mg·h）/L	458±150.74	3.10±1.16	20.56±12.05
$AUC_{0 \to \infty}$	（mg·h）/L	498.36±173.09	4.26±1.93	21.81±12.04
$MRT_{0 \to t}$	h	15.59±3.63	5.62±2.45	12.42±3.73
$MRT_{0 \to \infty}$	h	19.69±6.25	9.31±2.57	15.98±5.34
t_{max}	h	6.44±9.33	0.16±0.11	1.44±2.29
C_{max}	mg/L	23.18±5.42	3.30±3.60	3.06±4.82

注：B6.α- 异丁基苹果酸；B14.1,4- 二［4-（葡萄糖氧）-2- 异丁基苹果酸；B17.4-（葡萄糖氧）苄基 -2- 异丁基苹果酸酯。

八、讨论

本实验建立了 UPLC-TQD 测定大鼠口服白及提取物后的多指标成分的药代动力学实验方法。通过方法学验证，此方法可特异、快速、准确、灵敏地测定 B6、B14 和 B17 三种成分。B6 在体内符合二室模型，B14 和 B17 在体内符合单室模型。三种成分中 B14、B17 的达峰时间较短，分别为 0.16h、1.44h，均小于 1.5h，而 B6 较长，为 6.44h。B14、B17 在体内的吸收分布较 B6 快。3 种成分在体内滞留时间（$MRT_{0 \to t}$）分别为 15.59±3.63h、5.62±2.45h、12.42±3.73h，得出 B14 在体内的滞留时间较短，B6 在体内的滞留时间较 B14 和 B17 长，说明 B14 在体内消除较快，B6 在体内消除较慢。再比较其曲线下面积（$AUC_{0\rightarrow t}$）及达峰浓度（C_{max}），B6 的值均较 B14 及 B17 大，说明其在体内的吸收较好。各成分的药动学参数表明，由于白及提取物中各类化学成分的药动学参数存在差异，这可能是由于这些成分在口服后需要经胃肠道吸收才能进入血液，其中 B6 属于有机酸类化合物、B19 属于二氢菲类化合物、B12 属于肉桂酸葡萄糖氧基苄基酯类化合物，B14、B17 及 B23 属于 2- 异丁基苹果酸葡萄糖氧基苄酯类化合物，而由于 B14、B17、B23 在胃肠道中水解酶的作用下发生水解，最终代谢成 B6 产物而影响其在体内的暴露特征，对其药动学参数产生了一定影响。

由图 6-26 可以看出，给药 1.5h、10h 后，B6 的血药浓度 - 时间曲线出现"双峰"特征，推测其可能的原因是 B6 在肠道的吸收存在肠肝循环现象，即药物被胃肠道吸收后，可能以原型或代谢物分泌进入胆汁，而后经胆总管进入肠道，经肠道细菌水解，其中一部分被小肠重吸收，另一部分则被消除。重吸收的部分借进门静脉再次入肝，如此形成肝肠循环。还有一个可能的原因就是，B6 与 B14、B17 成分的结构之间存在一定关联性，B14 和 B17 进入体内后在肠道水解酶的作用下其结构中的 1 位或 4 位酯键断裂生成并释放出 B6，在 1.5h、10h 时，B6 成分在体内得到不断补充，导致 B6 的血药浓度增大，从而出现"双峰"现象。

B6、B12、B14、B19 和 B23 五种成分在提取物中的百分含量分别为 2.37%、2.64%、26.37%、0.86%、2.08%。在体肠吸收实验中 3h 百分吸收转化率（A）分别为 92.3%、63.7%、29.2%、47.3%、87.9%。结果表明，B6 等成分在小肠均具有一定的吸收，B6 相对于其他白及提取物成分的百分含量较低，但其细胞摄取量和吸收量都较高，且在血浆中暴露量也较高。B14 在白及提取物中的百分含量最大，但相对于 B6 而言其吸收量小且在血浆中暴露量低。推测出现此现象可能的原因是 B6、B14、B17 及 B23 成分的结构之间有一定的关联性，B6 为有机酸，自身易被吸收，而 B14、B17、B23 均是 2- 异丁基苹果酸葡萄糖氧基苄酯类成分，在肠道水解酶的作用下发生一系列代谢反应并最终释放出 B6，使 B6 在体内的含量不断得到补充。

参考文献

［1］国家药典委员会 . 中国药典（一部）［S］. 北京：中国医药科技出版社，2020：106-107.

［2］国家中医药管理局《中华本草》编委会 . 中华本草·苗药卷［M］. 贵阳：贵州科技出版社，2005.

[3]肖培根.新编中药志（第一卷）[M].北京：化学工业出版社，2002.

[4]张永红，寇元改，郑涛，等.白及止血作用机制及临床应用研究进展[J].中国药师，2022，25（2）：321-323.

[5]Beaman H T, Shepherd E, Satalin J, et al.Hemostatic shapememory polymer foams with improved survival in a lethal traumatic hemorrhagemodel[J].Acta Biomaterialia, 2022, 137: 112-123.

[6]Tamer F, Tullemans B M E, Kuijpers M J E, et al.Nutrition Phytochemicals Affecting Platelet Signaling and Responsiveness: Implications for Thrombosis and Hemostasis[J].Thromb Haemost, 2022, 122（6）: 879-894.

[7]吴德喜，赵明富，杨永红，等.白及药材中氨基酸和元素含量测定[J].中兽医医药杂志，2015，34（1）：51-53.

[8]Jiang S, Chen C F, Ma X P, et al.Antibacterial stilbenes from the tubers of Bletilla striata[J].Fitoterapia, 2019, 138: 104350.

[9]Jiang S, Wan K, Lou H Y, et al.Antibacterial bibenzyl derivatives from the tubers of Bletilla striata[J].Phytochemistry, 2019, 162: 216-223.

[10]Li J Y, Yang L, Hou B, et al.Poly p-hydroxybenzyl substituted bibenzyls and phenanthrenes from Bletilla ochracea Schltr with anti-inflammatory and cytotoxic activity[J].Fitoterapia, 2018, 129: 241-248.

[11]Jiang S, Wang M Y, Jiang L, et al.The medicinal uses of the genus Bletilla in traditional Chinese medicine: A phytochemical and pharmacological review[J].Journal of Ethnopharma cology, 2021, 280: 114263.

[12]Qian C D, Jiang F S, Yu H S, et al.Antibacterial Biphenanthrenes from the Fibrous Roots of Bletilla striata[J].Journal of Natural Products, 2015, 78（4）: 939-943.

[13]Yang L, Peng C, Meng C W, et al.A new macrolide and six cycloartane triterpenoids from the tubers of Bletilla striata[J].Biochemical Systematics & Ecology, 2014, 57: 238-241.

[14]Wang W, Meng H. Cytotoxic, anti-inflammatory and hemostatic spirostane-steroidal saponins from the ethanol extract of the roots of Bletilla striata[J].Fitoterapia, 2015, 101: 12-18.

[15]Sun A, Liu J, Pang S, et al.Two novel phenanthraquinones with anti-cancer activity isolated from Bletilla striata[J].Bioorganic &medicinal Chemistry Letters, 2016, 26（9）: 2375-2379.

[16]He X, Wang X, Fang J, et al.Bletilla striata: Medicinal uses, phytochemistry and pharmacological activities[J].Journal of Ethnopharmacology, 2017, 195: 20-38.

[17]Guan H Y, Yan Y, Wang Y L, et al.Isolation and characterization of two new 2-isobutylmalates from Bletilla striata[J].Chinese Journal of Naturalmedicines, 2016, 14（11）: 871-875.

［18］俞林花，史海霞，聂绪强，等 . 芦荟和白及创面愈合的药理作用比较［J］. 时珍国医国药，2010，21（6）：1450-1452.

［19］吴久健，孟岳良，邹俪华，等 . 白及不同提取部位对小鼠止血活性实验［J］. 药学实践杂志，2011，29（3）：206-207，234.

［20］Wang Y R, Han S W, Li R F, et al.Structural characterization and immunological activity of polysaccharides from the tuber of Bletilla striata［J］.International Journal of Biological Macromolecules, 2019, 122：628-635.

［21］Guo J J, Dai B L, Chen N P, et al.The anti-Staphylococcus aureus activity of the phenanthrene fraction from fibrous roots of Bletilla striata［J］.BMC Complementary and Alternative Medicine, 2016, 16（1）：491.

［22］李华，彭音，陈芳，等 . 白及二氢菲类化合物对临床常见病原菌作用的研究［J］. 安徽医药，2020，24（4）：800-804，852.

［23］张兵，史亚，周芳美，等 . 白及提取物体外抗流感病毒药效及其机理研究［J］. 中药材，2017，40（12）：2930-2935.

［24］陈江，张兵，冯燕，等 . 白及提取物对流感病毒感染 MDCK 细胞基因表达的干预研究［J］. 浙江中医药大学学报，2019，43（5）：481-892.

［25］曹俊敏 . 白及地上部分抗肿瘤作用实验研究［D］. 杭州：浙江中医药大学，2016.

［26］Zhao Y, Niu J J, Cheng X C, et al.Chemical constituents from Bletilla striata and their NO production suppression in RAW 264.7macrophage cells［J］.Journal of Asian Natural Products Research, 2018, 20（4）：385-390.

［27］Yue L, Wang W, Wang Y, et al.Bletilla striata polysaccharide inhibits angiotensin II-induced ROS and inflammation via NOX4 and TLR2 pathways［J］.International Journal of Biological Macromolecules, 2016, 89：376-388.

［28］Chen Z, Zhao Y, Zhang M, et al.Structural characterization and antioxidant activity of a new polysaccharide from Bletilla striata fibrous roots［J］.Carbohydrate Polymers, 2020, 227：115362.

［29］巩子汉，段永强，成映霞，等 . 白及多糖对胃溃疡模型大鼠胃组织 IL-17、IL-23、TLR-4 及 NF-κB p65 基因和蛋白表达水平影响的研究［J］. 中国免疫学杂志，2020，36（7）：821-825，836.

［30］Chen Z Y, Chen S H, Chen C H, et al.Polysaccharide Extracted from Bletilla striata Promotes Proliferation and migration of Human Tenocytes［J］.Polymers（Basel）, 2020, 12（11）：2576.

［31］Huang Y, Shi F, Wang L, et al.Preparation and evaluation of Bletilla striata polysaccharide/carboxymethyl chitosan/Carbomer 940 hydrogel for wound healing［J］.International Journal of Biological Macromolecules, 2019, 132：729-737.

［32］mogosanu G D, Am Grumezescu.Natural and synthetic polymers for wounds and burns dressing [J] .International Journal of Pharmaceutics, 2014, 463 (2): 127-136.

[33] Baveja S K, Rao K V R, Arora J. Examination of natural gums and mucilages as sustaining materials in tablet dosage forms [J] .Indian Journal of Pharmaceutical Sciences, 1989, 51 (4): 115-118.

[34] Suvakanta D, Narsimha M P, Pulak D, et al.Optimization and characterization of purified polysaccharide from musa sapientum L.as a pharmaceutical excipient [J] .Food Chemistry, 2014, 149: 76-83.

[35] 李伟平, 何良艳, 丁志山 . 白及的应用及资源现状 [J] . 中华中医药学刊, 2012, 30 (1): 158-160.

[36] 马先杰, 崔保松, 韩少伟, 等 . 中药白及的化学成分研究 [J] . 中国中药杂志, 2017, 42 (8): 1578-1584.

[37] 陆雪芬 . 白及提取物对小鼠黑色素瘤 B16 细胞诱导凋亡作用的研究 [J] . 中华中医药学刊, 2013, 31 (7): 1619-1621, 1737.

[38] 赵菲菲, 杨馨, 徐丹, 等 . 白及非多糖组分的止血作用及其机制的初步研究 [J] . 中国药理学通报, 2016, 32 (8): 1121-1126.

[39] 梅朝叶, 向文英, 杨武, 等 .UPLC-MS/MS 同时测定白及中 6 个指标成分的含量 [J] . 天然产物研究与开发, 2016, 28 (8): 1233-1237.

[40] 杨淑婷, 潘洁, 陆苑, 等 . 白及有效部位中主要成分在 Caco-2 细胞中的吸收特性研究 [J] . 中国中药杂志, 2018, 43 (22): 1-12.

[41] 赵菲菲 . 白及 BS-80EE 组分的止血作用及其药效物质基础与作用机制研究 [D] . 贵阳: 贵州医科大学, 2017.

[42] Diao H, Li X, Chen J, et al.Bletilla striata polysaccharide stimulates inducible nitric oxide synthase and proinflammatory cytokine expression inmacrophages [J] .Journal of Bioscience and Bioengineering, 2008, 105 (2): 85-89.

[43] 孙慧园, 王昌权, 夏涛, 等 . 离体外翻肠囊法研究白及提取物中 6 种成分的肠吸收特性 [J] . 天然产物研究与开发, 2019, 31 (8): 1452-1460.

[44] Zhai L, Shi J, Xu W, et al.Ex Vivo and In Situ Evaluation of 'Dispelling-Wind' Chinese medicine Herb-Drugs on Intestinal Absorption of Chlorogenic Acid [J] .Phytotherapy Research, 2015, 29 (12): 1974-1981.

[45] He R, Xu Y, Peng J, et al.The effects of 18β-glycyrrhetinic acid and glycyrrhizin on intestinal absorption of paeoniflorin using the everted rat gut sacmodel [J] .Journal of Naturalmedicines, 2017, 71 (1): 198-207.

[46] Joshi G, Kumar A, Sawant K.Bioavailability enhancement, Caco-2 cells uptake and intestinal transport of orally administered lopinavir-loaded PLGA nanoparticles [J] .Drug Delivery, 2016, 23 (9): 3492-3504.

[47] Bowles S L, Ntamo Y, Jmalherbe C, et al.Intestinal transport and absorption of

bioactive phenolic compounds from a chemically characterized aqueous extract of Athrixia phylicoides［J］.Journal of Ethnopharmacology，2017，200：45-50.

［48］孙慧园，陈浩，梅朝叶，等.白及醇提物中5种主要活性成分的在体肠吸收特征研究［J］.中国药房，2019，30（6）：757-764.

［49］陈浩，王昌权，夏涛，等.基于大鼠在体肠灌流模型研究白及有效部位在肠道的可吸收及代谢成分［J］.天然产物研究与开发，2019，31（5）：772-778.

［50］王昌权，夏涛，陈浩，等.白及有效部位中 militarine 在模式生物斑马鱼中的代谢研究［J］.中国新药杂志，2019，28（4）：467-472.

［51］Sun H Y，Zheng L，Gong Z P，et al.A Validated HPLC-MS/MS method for Simultaneous Determination of militarine and Its Three metabolites in Rat Plasma：Application to a Pharmacokinetic Study［J］.Evidence-Based Complementary and Alternative Medicine，2019，2019：2371784.

［52］Yang C，Xia T，Wang C Q，et al.Using the UPLC-ESI-Q-TOF-MS^E method and intestinal bacteria for metabolite identification in the nonpolysaccharide fraction from Bletilla striata［J］.Biomedical Chromatography，2019，33（11）：e4637.

［53］夏涛，王昌权，陈浩，等.白及有效成分 Militarine 在肝微粒体中的体外代谢途径及其酶促动力学特征［J］.中国药房，2019，30（10）：1316-1320.

［54］杨淑婷，陈思颖，孙慧园，等.大鼠肠道菌群对荭草花有效组分代谢转化的影响［J］.中国实验方剂学杂志，2019，25（14）：142-149.

［55］马祥雪，王凤云，符竣杰，等.基于肠道菌群的中医健脾方剂作用机制的研究现状与思考［J］.中国实验方剂学杂志，2017，23（5）：210-215.

［56］Chen H，Zheng L，Mei C Y，et al.Simultaneous Determination of Three Bioactive Constituents from Bletilla striata by UPLC-MS/MS and Application of the Technique to Pharmacokinetic Analyses［J］.Evidence Based Complementary and Alternative Medicine，2019：8942512.

第七章　羊耳菊

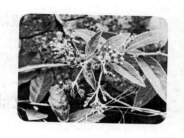

第一节　背景概述

羊耳菊，又名白牛胆，为菊科旋覆花属植物羊耳菊 *Inula cappa*（Buch.-Ham.）DC. 的全草或根，在我国分布较为广泛，云南、四川、广西、贵州、江西、广东、福建和浙江等地均有分布。其味辛、微苦，性平，具有消肿止痛、祛痰定喘、活血调经等功效，是贵州、云南等地少数民族的常用药材，在《中华本草》《贵州省中药材、民族药材质量标准》中均有收录。《中国民族药志》记载，羊耳菊在我国拉祜、傈僳、苗、壮、侗、景颇、彝、佤等少数民族地区均有丰富的药用经验，其味苦微辛，性平无毒，祛风利湿，行气化滞，用于感冒发热、风湿疼痛、痈疮疔毒、咽喉肿痛、乳痈等症，有独特疗效。以羊耳菊为主药研究开发的治疗急慢性鼻炎、鼻窦炎及咽炎的"鼻康片"和治疗咽喉肿痛的"双羊喉痹通颗粒"，均已上市销售，并创造了良好的社会和经济效益。

近年来，关于羊耳菊的研究颇多，到前为止，国内外已从其根、茎叶、皮中分离鉴定出多种化学成分，包括倍半萜类、肌醇类、三萜类、黄酮类、酚类、咖啡酸类、苯丙素类及挥发油类等。现代药理研究表明，羊耳菊的化学成分众多，具有广泛的药理活性，如抗菌、抗炎、镇痛、抗氧化、抗肿瘤、抗微生物、抗病毒、免疫调节等。

本课题组前期通过小鼠耳肿胀和脂多糖炎症细胞模型对羊耳菊的抗炎活性部位进行筛选，得到羊耳菊活性部位的提取路线（60%乙醇回流提取，过D101大孔树脂，浓缩干燥得到活性部位），并对各活性指标成分的含量进行测定，得到该活性部位的活性指标成分为咖啡酸类、苯丙素类和黄酮类化合物。尽管对于羊耳菊药材和相关制剂的化学成分和临床应用研究的报道很多，但是对于羊耳菊活性指标成分进入体内后的吸收、分布、代谢和排泄过程并不明确，其体内过程、吸收机理及影响因素仍有待进一步研究。药物的 ADME 研究是新药评价和开发的重要环节，而吸收是其中的重要环节，也是解决中药药用物质基础的首要任务。药物口服后通过胃肠上皮细胞进入血液，经人体循环系统分布到各组织、器官、靶点，并在到达一定血药浓度时才能发挥作用。研究中药的体内过程，获得药物的吸收特性、代谢规律等信息，对于其在临床上更好地发挥药效具有重要意义。

第二节　吸收研究

一、羊耳菊提取物在 Caco-2 细胞的吸收特性研究

（一）羊耳菊活性部位供试液的制备

用 60% 乙醇提取，D101 大孔树脂吸附，收集 60% 乙醇洗脱液，浓缩至浸膏后微波真空干燥，得活性部位提取物。取适量提取物，加入适量的 HBSS 缓冲液，超声 10min，5000rpm 离心 10min，滤过除菌，4℃储存，备用。

（二）实验方法

采用 Caco-2 细胞模型对羊耳菊活性部位的摄取、转运特征进行较为系统的研究，探索不同时间、浓度、温度、pH 及介质对羊耳菊活性部位中 9 种化合物摄取转运的影响，并对其转运是否存在方向性进行探究。本部分研究将有助于了解羊耳菊活性部位提取物口服吸收影响因素及相关信息，并为深入研究羊耳菊活性部位的药代动力学特征和深层次开发提供可靠的实验依据。

1. 色谱条件

（1）UHPLC 液相条件　Agilent Eclipse Plus C_{18} RRHD 色谱柱（2.1mm×100mm，1.8μm）；柱温 40℃；流动相为 0.1% 甲酸乙腈（A）–0.1% 甲酸水（B）；进样体积为 5μL。梯度洗脱条件：0 ～ 1min，5% ～ 10%（A）；1 ～ 13min，10% ～ 28%（A）；13 ～ 16min，28% ～ 100%（A），16 ～ 17min，100%（A），17 ～ 18min，100% ～ 5%（A）。

（2）UPLC 液相条件　Acquity Waters BEH C_{18} 色谱柱（2.1mm×100mm，1.7μm）柱；Waters Van Guard BEH C_{18} 保护柱（2.1m×5mm，1.7μm）；柱温 45℃；进样体积 2μL；流动相为 0.1% 甲酸乙腈（A）–0.1% 甲酸水（B）。梯度洗脱条件：0 ～ 1.0min，5% ～ 15%（A）；1.0 ～ 3.8min，15% ～ 18%（A）；3.8 ～ 4.0min，18% ～ 90%（A）；4.0 ～ 5.0min，90% ～ 5%（A）。

2. 质谱条件

（1）Q-TOF MS/MS 质谱条件　电喷雾离子源；扫描方式为负离子扫描（ESI⁻，m/z 50 ～ 1000）；毛细管电压 3.5kV；离子源温度 200℃；雾化气（N_2）压力 1.2bar；干燥气温度 200℃；气体体积流量 6L/min；准确质量测定采用甲酸

钠校正标准液；校正模式选用 Enhanced Quadratic；数据分析采用 Data Analysis 软件、Metabolite Tools、质量亏损过滤（MDF）等。

（2）ESI–MS/MS 质谱条件　电喷雾离子源；多反应离子监测；毛细管电离电压 3kV；离子源温度 120℃；去溶剂气（N$_2$）温度 350℃，流速 650L/h；反吹气（N$_2$）流速 50L/h；碰撞气（Ar）流速 0.16mL/min；数据分析采用 MassLynx V4.1 工作站。离子对：东莨菪苷 m/z（＋）355→193、1,3–二咖啡酰基奎宁酸 m/z（－）515.1→353.1、木犀草苷 m/z（＋）449.2→287.1、3,4–二咖啡酰基奎宁酸 m/z（－）515.1→353.1、3,5–二咖啡酰基奎宁酸 m/z（－）515.1→353.1、4,5–二咖啡酰基奎宁酸 m/z（－）515.1→353.1、新绿原酸 m/z（－）353.2→191.0、绿原酸 m/z（－）353.1→191.0、隐绿原酸 m/z（－）353.2→172.9、葛根素（内标）m/z（－）417.0→267.0。锥孔电压分别为 25V、45V、35V、45V、45V、45V、35V、35V、35V、30V；碰撞电压分别为 15V、20V、30V、20V、20V、20V、15V、15V、15V。

3. 细胞裂解液中摄取成分的 UHPLC–Q–TOF MS/MS 分析　通过对高分辨质谱数据分析，以及与已知羊耳菊化学成分数据库进行比对，可以对细胞摄取样品中的化学成分进行初步鉴别，再与相应对照品进行比较，能够指认出细胞摄取液中的 9 个色谱峰，结果见图 7–1。9 个色谱峰的准确分子量等信息见表 7–1。

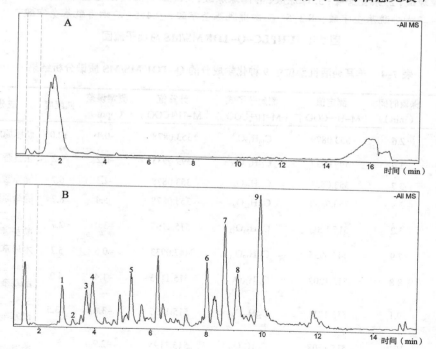

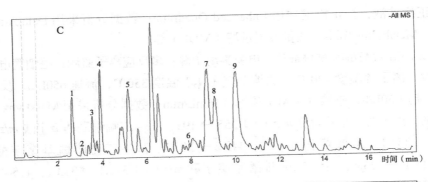

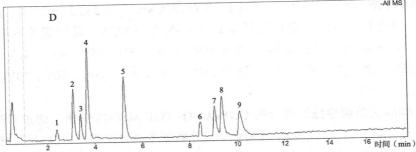

A. 空白细胞液；B. 细胞摄取样品；C. 羊耳菊活性部位样品；D. 混合标准溶液。
1. 新绿原酸；2. 东莨菪苷；3. 绿原酸；4. 隐绿原酸；5.1,3-二咖啡酰基奎宁酸；6. 木犀草苷；
7.3,4-二咖啡酰基奎宁酸；8.3,5-二咖啡酰基奎宁酸；9.4,5-二咖啡酰基奎宁酸。

图 7-1　UHPLC-Q-TOF MS/MS 总离子流图

表 7-1　羊耳菊活性部位中 9 种化学成分的 Q-TOF MS/MS 质谱分析结果

峰号	保留时间 （min）	测定值 [M-H/+COO]⁻	测定分子式 [M-H/+COO]⁻	计算值 [M-H/+COO]⁻	测定误差 （ppm）	匹配度	成分
1	2.6	353.0879	$C_{16}H_{17}O_9$	353.0878	-0.4	12.0	新绿原酸
2	3.6	399.0937	$C_{17}H_{17}O_{11}$	399.0933	-0.2	9.2	东莨菪苷
3	3.7	353.0886	$C_{16}H_{17}O_9$	353.0878	-2.3	6.7	绿原酸
4	3.9	353.0883	$C_{16}H_{17}O_9$	353.0878	-5.4	8.2	隐绿原酸
5	5.2	515.1203	$C_{25}H_{23}O_{12}$	515.1195	-3.0	2.7	1,3-二咖啡酰基奎宁酸
6	7.9	447.0935	$C_{21}H_{19}O_{11}$	447.0933	-0.5	5.2	木犀草苷
7	8.8	515.1202	$C_{25}H_{23}O_{12}$	515.1195	-1.4	4.9	3,4-二咖啡酰基奎宁酸
8	9.1	515.1211	$C_{25}H_{23}O_{12}$	515.1195	-3.0	13.5	3,5-二咖啡酰基奎宁酸
9	10.1	515.1208	$C_{25}H_{23}O_{12}$	515.1195	-2.9	5.4	4,5-二咖啡酰基奎宁酸

二、Caco-2 细胞法研究羊耳菊活性部位的摄取和转运机制

（一）细胞毒性实验

1. 不同浓度活性部位提取物对 Caco-2 细胞的毒性实验 不同浓度羊耳菊活性部位对 Caco-2 细胞作用 4h 后，细胞存活率显著增加，说明不同浓度活性部位提取物对 Caco-2 细胞没有毒性作用，结果见表 7-2、图 7-2。

表 7-2 羊耳菊活性部位对 Caco-2 细胞的毒性影响（$\bar{x} \pm s$，$n=5$）

浓度（mg/mL）	存活率（%）
Con	100.32 ± 1.06
0.1	$92.43 \pm 2.94^{*}$
0.2	$94.40 \pm 1.35^{*}$
0.5	97.65 ± 1.57
1.0	$118.04 \pm 1.38^{***}$
2.0	$124.52 \pm 2.08^{***}$
4.0	$132.94 \pm 1.23^{***}$
8.0	$182.79 \pm 3.85^{***}$
16.0	$212.77 \pm 1.23^{***}$
32.0	$231.12 \pm 2.81^{***}$

注：与 Con 组比较，$^{*}P < 0.05$，$^{***}P < 0.001$。

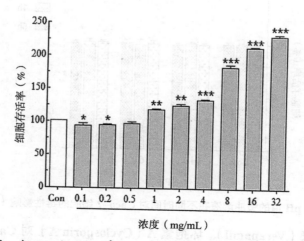

注：与 Con 组比较，$^{*}P < 0.05$，$^{**}P < 0.01$，$^{***}P < 0.001$。

图 7-2 羊耳菊活性部位对 Caco-2 细胞的毒性影响（$\bar{x} \pm s$，$n=5$）

2. 不同 pH 值的 HBSS 缓冲液对 Caco-2 细胞的毒性实验　不同 pH 值的缓冲溶液作用于 Caco-2 细胞不同时间后，细胞存活率无显著差异，说明不同 pH 值的 HBSS 缓冲液对 Caco-2 细胞无明显毒性作用，结果见表 7-3、图 7-3。

表 7-3　不同 pH 值的缓冲溶液在不同时间对 Caco-2 细胞的毒性影响（$\bar{x} \pm s$，$n=5$）

时间	组别	存活率（%）
2h	Con	100.00±1.21
	pH 值 4.0	99.56±1.61
	pH 值 6.0	100.33±3.07
	pH 值 7.4	101.65±1.85
4h	Con	100.00±1.53
	pH 值 4.0	100.69±2.13
	pH 值 6.0	99.38±4.96
	pH 值 7.4	101.89±2.33
6h	Con	100.00±2.19
	pH 值 4.0	99.49±1.27
	pH 值 6.0	101.23±2.58
	pH 值 7.4	100.41±2.34

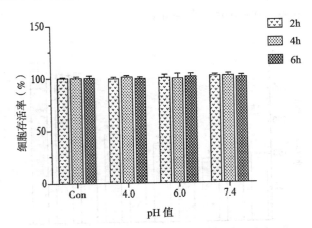

图 7-3　不同 pH 值的缓冲溶液在不同时间对 Caco-2 细胞的毒性影响（$\bar{x} \pm s$，$n=5$）

3. 维拉帕米（Verapamil）、环孢素 A（Cyclosporin A）对 Caco-2 细胞的毒性实验　维拉帕米在 200μg/mL 范围内对细胞无毒性作用，环孢素 A 在所设定的浓度范围对 Caco-2 细胞亦无毒性作用，结果见表 7-4、图 7-4。

表 7-4 维拉帕米和环孢素 A 对 Caco-2 细胞的毒性影响（$\bar{x} \pm s$，$n=5$）

维拉帕米		环孢素 A	
浓度（μg/mL）	存活率（%）	浓度（mg/mL）	存活率（%）
Con	100.00±2.13	Con	100.00±1.34
25	99.93±0.69	5	106.37±4.93
50	98.34±1.98	25	107.51±2.01
100	98.02±2.38	50	103.68±1.74
200	89.63±2.54*	100	104.35±2.26
400	81.14±4.19***	200	102.17±1.17

注：与 Con 比较，*$P < 0.05$，***$P < 0.001$。

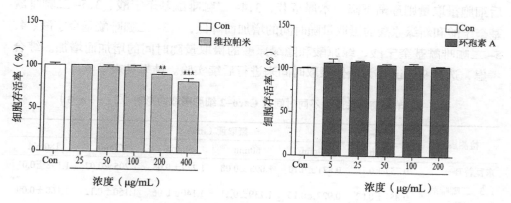

注：与 Con 比较，*$P < 0.05$，**$P < 0.01$，***$P < 0.001$。

图 7-4 维拉帕米和环孢素 A 对 Caco-2 细胞的毒性影响（$\bar{x} \pm s$，$n=5$）

（二）细胞摄取实验

1. 不同浓度对羊耳菊活性部位摄取的影响 结果表明，东莨菪苷的摄取量随浓度的增加先增加后降低，提示东莨菪苷可能以主动转运的方式进入 Caco-2 细胞。其余成分的摄取量随浓度的增加而增加，提示 1,3- 二咖啡酰基奎宁酸等 8种成分的摄取方式可能为被动扩散。结果见表 7-5。

表 7-5 羊耳菊活性部位不同浓度对 Caco-2 细胞摄取的影响（$\bar{x} \pm s$，$n=3$）

检测成分	摄取量（mg/g）				
	0.2mg/mL	0.5mg/mL	1.0mg/mL	2.0mg/mL	5.0mg/mL
东莨菪苷	2.578±0.04	1.902±0.30	1.778±0.04	1.341±0.05	1.018±0.05
1,3- 二咖啡酰基奎宁酸	0.424±0.03	0.626±0.15	0.788±0.04	1.312±0.32	1.504±0.14
木犀草苷	0.871±0.06	1.796±0.45	2.121±0.14	2.348±0.11	2.352±0.24
3,4- 二咖啡酰基奎宁酸	0.087±0.02	0.161±0.07	0.360±0.06	0.807±0.19	1.864±0.17

（续表）

检测成分	摄取量（mg/g）				
	0.2mg/mL	0.5mg/mL	1.0mg/mL	2.0mg/mL	5.0mg/mL
3,5-二咖啡酰基奎宁酸	0.101±0.02	0.279±0.06	0.433±0.05	0.769±0.21	1.365±0.17
4,5-二咖啡酰基奎宁酸	0.205±0.01	0.353±0.10	0.511±0.04	0.775±0.19	1.595±0.15
绿原酸	0.177±0.03	0.335±0.07	0.666±0.04	1.034±0.21	1.368±0.18
新绿原酸	0.547±0.01	0.773±0.16	0.796±0.07	1.313±0.22	1.326±0.12
隐绿原酸	0.492±0.04	0.715±0.18	0.955±0.11	1.382±0.33	2.166±0.32

2. 不同时间对羊耳菊活性部位摄取的影响　结果表明，东莨菪苷的摄取量随时间的增加而降低，可能因为东莨菪苷是由载体介导的主动转运方式，载体饱和后细胞摄取量则逐渐下降。木犀草苷、3,4-二咖啡酰基奎宁酸、3,5-二咖啡酰基奎宁酸和新绿原酸的摄取量随时间的增加而降低，1,3-二咖啡酰基奎宁酸、4,5-二咖啡酰基奎宁酸、绿原酸和隐绿原酸的摄取量随时间的增加而增加。综合考虑，选择 90min 作为最佳摄取时间来进行后续实验。结果见表 7-6。

表 7-6　羊耳菊活性部位不同时间对 Caco-2 细胞摄取的影响（$\bar{x}\pm s$，$n=3$）

检测成分	摄取量（mg/g）					
	15min	30min	60min	90min	120min	180min
东莨菪苷	0.757±0.15	0.871±0.10	1.095±0.08	1.279±0.08	1.205±0.07	1.198±0.01
1,3-二咖啡酰基奎宁酸	0.857±0.02	0.927±0.16	1.139±0.11	1.140±0.06	1.150±0.12	1.160±0.09
木犀草苷	0.391±0.08	0.475±0.10	0.81±0.03	1.077±0.08	1.148±0.12	1.199±0.08
3,4-二咖啡酰基奎宁酸	0.110±0.02	0.142±0.02	0.426±0.09	0.772±0.07	0.854±0.04	0.992±0.08
3,5-二咖啡酰基奎宁酸	0.127±0.03	0.269±0.08	0.506±0.03	1.164±0.07	1.214±0.02	1.336±0.05
4,5-二咖啡酰基奎宁酸	0.474±0.08	0.503±0.07	0.714±0.05	1.039±0.01	1.042±0.09	1.165±0.11
绿原酸	0.213±0.04	0.318±0.06	0.775±0.03	1.016±0.08	1.089±0.07	1.435±0.07
新绿原酸	0.923±0.06	0.976±0.06	1.163±0.08	1.180±0.01	1.204±0.06	1.411±0.06
隐绿原酸	0.595±0.05	0.678±0.14	1.11±0.10	1.124±0.01	1.172±0.05	1.227±0.05

3. 不同 pH 值对羊耳菊活性部位摄取的影响　结果表明，东莨菪苷、木犀草苷、3,4-二咖啡酰基奎宁酸在 pH 值为 5.0 时的吸收大于 pH 值为 6.0 时，具有显著性差异；木犀草苷在 pH 值为 7.4 时的吸收显著大于 pH 值为 6.0 时；3,4-二咖啡酰基奎宁酸在 pH 值为 7.4 时的吸收显著大于 pH 值为 6.0 时；绿原酸在 pH 值为 7.4 时的吸收显著小于 pH 值为 6.0 时；3,5-二咖啡酰基奎宁酸在 pH 值为 5.0 时的吸收小于 pH 值为 6.0 时。结果见表 7-7。

表 7-7 羊耳菊活性部位不同 pH 值对 Caco-2 细胞摄取的影响（$\bar{x} \pm s$，$n=3$）

检测成分	摄取量（mg/g）		
	pH 值 7.4	pH 值 6.0	pH 值 5.0
东莨菪苷	1.217±0.06	1.251±0.08	1.471±0.25*
1,3-二咖啡酰基奎宁酸	1.671±0.04	1.814±0.07	1.751±0.31
木犀草苷	1.085±0.30*	1.409±0.17	2.578±0.20*
3,4-二咖啡酰基奎宁酸	1.127±0.29*	0.727±0.14	1.470±0.23*
3,5-二咖啡酰基奎宁酸	1.627±0.01	1.873±0.10	1.559±0.10*
4,5-二咖啡酰基奎宁酸	1.020±0.06	1.187±0.07	0.893±0.01*
绿原酸	0.745±0.04*	1.009±0.04	1.058±0.07
新绿原酸	0.848±0.02	0.762±0.02	0.653±0.07
隐绿原酸	1.203±0.02	1.294±0.07	1.178±0.12

注：与 pH 值 6.0 比较，$^*P < 0.05$。

4. 不同温度对羊耳菊活性部位摄取的影响 结果表明，东莨菪苷等 9 种成分的摄取量在 37℃时均大于 4℃和 25℃，且摄取量随温度的增加而增加。结果见表 7-8。

表 7-8 羊耳菊活性部位不同温度对 Caco-2 细胞摄取的影响（$\bar{x} \pm s$，$n=3$）

检测成分	摄取量（mg/g）		
	4℃	25℃	37℃
东莨菪苷	0.464±0.04**	0.910±0.05**	1.756±0.08
1,3-二咖啡酰基奎宁酸	1.394±0.09**	1.556±0.04**	2.375±0.02
木犀草苷	1.259±0.06**	1.597±0.13**	2.150±0.18
3,4-二咖啡酰基奎宁酸	1.004±0.01*	1.118±0.07*	1.288±0.07
3,5-二咖啡酰基奎宁酸	0.907±0.07*	1.032±0.02*	1.327±0.09
4,5-二咖啡酰基奎宁酸	0.744±0.01*	0.883±0.06*	1.202±0.03
绿原酸	0.640±0.02*	0.704±0.06	0.825±0.10
新绿原酸	0.614±0.04*	0.846±0.07	1.141±0.08
隐绿原酸	0.629±0.05*	0.815±0.04	0.939±0.10

注：与 37℃比较，$^*P < 0.05$，$^{**}P < 0.01$。

5. 抑制剂对羊耳菊活性部位摄取的影响 结果表明，在维拉帕米和环孢素

A 存在条件下，东莨菪苷的摄取量显著增高，说明东莨菪苷的摄取过程可能与 P-gp 和多药耐药蛋白有关，具体机制有待进一步研究。其余成分在维拉帕米和环孢素 A 存在条件下摄取量有降低，但无显著性差异，其余各成分的摄取不受抑制剂的影响。结果见表 7-9。

表 7-9　抑制剂对 Caco-2 细胞摄取的影响（$\bar{x} \pm s$，$n=3$）

检测成分	摄取量（mg/g）		
	对照组	维拉帕米	环孢素 A
东莨菪苷	0.569±0.04	1.457±0.08**	1.251±0.08**
1,3- 二咖啡酰基奎宁酸	2.197±0.35	2.101±0.04	2.132±0.09
木犀草苷	1.553±0.04	1.475±0.02	1.473±0.02
3,4- 二咖啡酰基奎宁酸	0.773±0.05	0.705±0.07	0.695±0.09
3,5- 二咖啡酰基奎宁酸	1.762±0.04	1.756±0.03	1.707±0.09
4,5- 二咖啡酰基奎宁酸	1.538±0.02	1.532±0.03	1.470±0.03
绿原酸	1.051±0.09	1.050±0.01	1.047±0.01
新绿原酸	0.734±0.03	0.712±0.06	0.714±0.07
隐绿原酸	1.299±0.05	1.290±0.04	1.294±0.07

注：与对照组比较，**$P < 0.01$。

（三）细胞转运实验

1. 不同浓度对羊耳菊活性部位转运的影响　结果表明，随着活性部位提取物浓度的增加，东莨菪苷的转运量逐渐降低，而其余几种成分的转运量增加，但不是近似线性增加，说明东莨菪苷的转运机制可能为主动转运，其余 8 种成分的转运机制不是简单的被动扩散，而是一个复杂的动力学过程，可能为被动扩散和主动转运相兼。结果见表 7-10。

表 7-10　羊耳菊活性部位不同浓度在 Caco-2 细胞模型上的表观渗透系数（P_{app}）
（$\bar{x} \pm s$，$n=3$）

检测成分	P_{app}AP → BL×10^{-6}（cm/s）				
	0.2mg/mL	0.5mg/mL	1.0mg/mL	2.0mg/mL	5.0mg/mL
东莨菪苷	1.233±0.044	1.032±0.017	0.727±0.021	0.671±0.029	0.542±0.021
1,3- 二咖啡酰基奎宁酸	1.089±0.352	1.303±0.104	1.510±0.046	1.538±0.136	1.572±0.056
木犀草苷	0.982±0.071	1.023±0.027	1.055±0.061	1.263±0.025	1.295±0.059
3,4- 二咖啡酰基奎宁酸	1.016±0.051	1.095±0.085	1.129±0.080	1.168±0.019	1.451±0.021

（续表）

检测成分	$P_{app}AP \rightarrow BL \times 10^{-6}$ （cm/s）				
	0.2mg/mL	0.5mg/mL	1.0mg/mL	2.0mg/mL	5.0mg/mL
3,5-二咖啡酰基奎宁酸	1.127±0.020	1.154±0.092	1.313±0.011	1.524±0.010	1.596±0.071
4,5-二咖啡酰基奎宁酸	1.001±0.072	1.105±0.053	1.148±0.011	1.315±0.052	1.650±0.043
绿原酸	1.337±0.081	1.483±0.032	1.757±0.045	1.984±0.075	2.072±0.089
新绿原酸	0.839±0.018	1.157±0.03	1.376±0.06	1.72±0.012	1.871±0.026
隐绿原酸	0.495±0.005	0.677±0.012	0.862±0.003	1.123±0.037	1.762±0.026

2. 不同时间对羊耳菊活性部位转运的影响 结果表明，随着转运时间的延长，东莨菪苷的转运量先增加后降低，说明东莨菪苷的转运机制可能为主动转运；其余 8 个化合物的转运量随时间的增加，呈近似线性增加，表明其转运机制为被动扩散。结果见表 7-11。

表 7-11 羊耳菊活性部位不同时间在 Caco-2 细胞模型上的表观渗透系数（P_{app}）（$\bar{x} \pm s$，$n=3$）

检测成分	$P_{app}AP \rightarrow BL \times 10^{-6}$ （cm/s）				
	30min	60min	90min	120min	180min
东莨菪苷	1.383±0.004	1.638±0.052	1.606±0.011	1.087±0.069	1.089±0.024
1,3-二咖啡酰基奎宁酸	0.700±0.046	0.808±0.008	0.920±0.028	0.976±0.041	1.289±0.024
木犀草苷	0.670±0.004	0.978±0.005	1.329±0.033	1.406±0.005	1.569±0.032
3,4-二咖啡酰基奎宁酸	0.744±0.027	0.915±0.013	1.045±0.016	1.343±0.013	1.605±0.002
3,5-二咖啡酰基奎宁酸	0.927±0.025	1.267±0.054	1.386±0.013	1.619±0.014	1.861±0.019
4,5-二咖啡酰基奎宁酸	0.308±0.084	0.53±0.043	0.701±0.076	1.785±0.067	3.289±0.070
绿原酸	0.359±0.015	0.368±0.044	0.521±0.011	0.788±0.094	1.304±0.006
新绿原酸	1.719±0.073	1.874±0.089	2.090±0.017	1.300±0.018	1.194±0.018
隐绿原酸	0.635±0.031	0.754±0.037	0.963±0.017	1.176±0.018	1.638±0.022

3. 不同 pH 值对羊耳菊活性部位转运的影响 结果表明，pH 值为 6.0 时，各成分的转运量均大于 pH 值为 7.4 和 5.0 时，具有显著性差异，说明 Caco-2 细胞对东莨菪苷等各成分的转运受 pH 值的影响明显。结果见表 7-12。

表 7-12 羊耳菊活性部位不同 pH 值在 Caco-2 细胞模型上的表观渗透系数（P_{app}）（$\bar{x} \pm s$，$n=3$）

检测成分	$P_{app}AP \rightarrow BL \times 10^{-6}$ （cm/s）		
	pH 值 7.4	pH 值 6.0	pH 值 5.0
东莨菪苷	1.630±0.059	1.719±0.032	1.104±0.040[*]
1,3-二咖啡酰基奎宁酸	2.409±0.089	2.545±0.049	1.608±0.062[*]
木犀草苷	6.845±0.018	7.612±0.080	2.525±0.023[**]
3,4-二咖啡酰基奎宁酸	6.064±0.091[*]	8.397±0.070	3.451±0.040[**]

（续表）

检测成分	$P_{app}AP \rightarrow BL \times 10^{-6}$（cm/s）		
	pH 值 7.4	pH 值 6.0	pH 值 5.0
3,5-二咖啡酰基奎宁酸	$7.907 \pm 0.055^{*}$	9.675 ± 0.609	$5.636 \pm 0.027^{**}$
4,5-二咖啡酰基奎宁酸	5.574 ± 0.090	6.373 ± 0.054	$1.978 \pm 0.056^{**}$
绿原酸	$4.094 \pm 0.080^{*}$	6.741 ± 0.017	$1.477 \pm 0.058^{**}$
新绿原酸	$2.370 \pm 0.027^{*}$	3.750 ± 0.055	$1.049 \pm 0.025^{**}$
隐绿原酸	2.468 ± 0.015	3.043 ± 0.028	$0.423 \pm 0.067^{**}$

注：与 pH 值 6.0 比较，$^{*}P < 0.05$，$^{**}P < 0.01$。

4. 不同温度对羊耳菊活性部位转运的影响　结果表明，东莨菪苷、3,4-二咖啡酰基奎宁酸、绿原酸和新绿原酸在 37℃的转运量大于 25℃，具有显著性差异；大于 4℃，无显著性差异。1,3-二咖啡酰基奎宁酸、3,5-二咖啡酰基奎宁酸、4,5-二咖啡酰基奎宁酸和隐绿原酸在 37℃的转运量大于 25℃和 4℃，均具有显著性差异。木犀草苷在 37℃的转运量大于 25℃和 4℃，无显著性差异。结果见表 7-13。

表 7-13　不同温度羊耳菊活性部位在 Caco-2 细胞模型上的表观渗透系数（P_{app}）（$\bar{x} \pm s$，$n=3$）

检测成分	$P_{app}AP \rightarrow BL \times 10^{-6}$（cm/s）		
	4℃	25℃	37℃
东莨菪苷	0.816 ± 0.012	$0.564 \pm 0.030^{*}$	0.853 ± 0.007
1,3-二咖啡酰基奎宁酸	1.114 ± 0.164	$1.029 \pm 0.016^{*}$	1.267 ± 0.023
木犀草苷	$0.902 \pm 0.002^{*}$	1.076 ± 0.006	1.186 ± 0.089
3,4-二咖啡酰基奎宁酸	2.238 ± 0.038	2.355 ± 0.109	2.422 ± 0.019
3,5-二咖啡酰基奎宁酸	2.475 ± 0.022	$1.742 \pm 0.022^{**}$	2.558 ± 0.022
4,5-二咖啡酰基奎宁酸	0.928 ± 0.051	0.918 ± 0.086	1.142 ± 0.058
绿原酸	0.992 ± 0.006	$0.845 \pm 0.035^{*}$	1.215 ± 0.009
新绿原酸	$0.961 \pm 0.082^{*}$	1.013 ± 0.034	1.116 ± 0.024
隐绿原酸	$1.141 \pm 0.106^{*}$	1.263 ± 0.084	1.303 ± 0.038

注：与 37℃比较，$^{*}P < 0.05$，$^{**}P < 0.01$。

5. 羊耳菊活性部位在 Caco-2 细胞模型上的转运抑制研究及外排率考察　结果表明，东莨菪苷可能存在主动外排，且与 P-gp 和多药耐药性蛋白有关。绿原酸和隐绿原酸在抑制剂存在条件下转运量显著降低，其余成分无显著差异，表明除东莨菪苷外其余 8 种成分的转运不存在 P-gp 外排作用。结果见表 7-14。

表 7-14　受试化合物从 BL 侧到 AP 侧的表观渗透系数及外排率考察

检测成分	组别	$P_{app}\text{AP} \rightarrow \text{BL} \times 10^{-6}$（cm/s）	$P_{app}\text{AP} \rightarrow \text{BL} \times 10^{-6}$（cm/s）	PDR
东莨菪苷	对照组	1.469±0.150	2.564±0.022	1.745
	羊耳菊 + 维拉帕米组	1.728±0.037*	2.200±0.028*	1.273
	羊耳菊 + 环孢素 A 组	1.789±0.008*	2.309±0.096*	1.291
1,3- 二咖啡酰基奎宁酸	对照组	2.558±0.056	2.511±0.074	0.982
	羊耳菊 + 维拉帕米组	2.568±0.086	2.482±0.570	0.967
	羊耳菊 + 环孢素 A 组	2.503±0.068	2.494±0.091	0.996
木犀草苷	对照组	3.850±0.059	3.560±0.340	0.899
	羊耳菊 + 维拉帕米组	3.806±0.082	3.579±0.025	0.992
	羊耳菊 + 环孢素 A 组	3.788±0.086	3.556±0.025	0.939
3,4- 二咖啡酰基奎宁酸	对照组	2.649±0.036	2.496±0.027	0.946
	羊耳菊 + 维拉帕米组	2.631±0.005	2.491±0.129	0.922
	羊耳菊 + 环孢素 A 组	2.627±0.131	2.492±0.065	0.907
3,5- 二咖啡酰基奎宁酸	对照组	3.110±0.071	3.075±0.029	0.989
	羊耳菊 + 维拉帕米组	3.025±0.006	2.996±0.083	0.990
	羊耳菊 + 环孢素 A 组	3.035±0.038	2.894±0.029*	0.953
4,5- 二咖啡酰基奎宁酸	对照组	2.551±0.014	2.425±0.013	0.891
	羊耳菊 + 维拉帕米组	2.512±0.024	2.272±0.061*	0.965
	羊耳菊 + 环孢素 A 组	2.476±0.034	2.375±0.023	0.959
绿原酸	对照组	3.129±0.046	3.005±0.081	0.960
	羊耳菊 + 维拉帕米组	3.087±0.059	2.995±0.055	0.970
	羊耳菊 + 环孢素 A 组	2.927±0.011*	2.923±0.067*	0.998
新绿原酸	对照组	3.074±0.038	3.067±0.047	0.998
	羊耳菊 + 维拉帕米组	3.043±0.081	2.884±0.079*	0.948
	羊耳菊 + 环孢素 A 组	2.977±0.055	3.021±0.029	1.014
隐绿原酸	对照组	3.082±0.012	2.947±0.056	0.956
	羊耳菊 + 维拉帕米组	2.955±0.015	2.901±0.059	0.981
	羊耳菊 + 环孢素 A 组	2.993±0.078*	2.896±0.049	0.967

注：与对照组比较，*$P < 0.05$，**$P < 0.01$。

（四）讨论

本研究通过建立 Caco-2 细胞模型研究羊耳菊活性部位透过细胞膜的可被吸收成分及其吸收特性。细胞给药提取物后，首先采用 UHPLC-Q-TOF MS/MS 对细胞摄取液中的成分进行分析，并通过与对照品进行比对，确认细胞摄取液中的可被吸收成分，为后续细胞吸收特性研究中指标成分的选择提供实验依据。

由于生物样品中存在大量蛋白质等内源性物质，这些会对生物样品的定量分析产生干扰，因此需要建立高效灵敏的检测手段才能保证检测样品的准确可靠。本研究在细胞摄取成分明确的基础上，建立了同时测定羊耳菊活性部位中 9 种成分的 LC-MS 分析方法，结果表明该方法有专属性强、简捷快速、灵敏度高、分析效能高的特色。该方法 5min 即可完成一个样品分析，适用于大量生物样本的分析。

本研究采用 Caco-2 细胞，以细胞摄取成分为指标性成分，分别建立摄取转运模型，考察羊耳菊活性部位中活性成分的细胞摄取转运量与浓度、温度、pH 值等因素的关系。研究表明，羊耳菊活性部位在 0.2 ～ 5.0mg/mL 浓度范围内，东莨菪苷的摄取和转运量随浓度的增加而先增加后降低，提示其在体内可能存在主动转运过程，且其可能与 P-gp 和多药耐药蛋白（MRP）有关；其余 8 种成分在高浓度不存在饱和现象，说明在复杂的中药提取物中，这 8 种成分的吸收并不是简单的被动扩散，而可能存在一个复杂的动力学过程，有待进一步研究证实。

三、羊耳菊活性部位大鼠离体外翻肠囊模型的吸收特性研究

本部分实验采用大鼠肠囊外翻模型，对羊耳菊活性部位中东莨菪苷等 9 种成分的体外吸收情况进行分析，考察浓度、不同肠段对 9 种成分吸收的影响，以期获得各成分在肠道的吸收机制、有无特定吸收部位等信息，为羊耳菊活性部位的口服剂型研究提供理论依据与基础。

（一）K-R 液的制备

称取 NaCl 7.8g、KCl 0.35g、NaHCO$_3$ 1.37g、NaH$_2$PO$_4$ 0.32g、MgCl$_2$ 0.02g、CaCl$_2$ 0.37g、葡萄糖1.40g，用少量蒸馏水溶解，其中 CaCl$_2$ 单独溶解后逐滴加入，葡萄糖临用加入，溶解后用蒸馏水定容至 1L。

（二）羊耳菊活性部位供试液的制备

取适量提取物，加入适量的 K-R 营养液，超声 10min，5000rpm 离心 10min，取上清液备用，获得 2.5、5.0、10.0mg/mL 的供试液。

（三）样品处理方法

取样品 200μL，加入 20μg/mL 内标溶液 50μL，加入 1% 的甲酸溶液 100μL，加入 400μL 甲醇，涡混 3min，15000rpm 离心 10min，取上清液进样分析。

（四）大鼠外翻肠囊实验

实验前大鼠禁食 12h，处死后迅速打开腹腔，剪下肠管，放入 0℃ K-R 液洗净。肠管插入自制硅胶套管，结扎，小心外翻肠段，用 37℃ K-R 液冲洗，另一端结扎成囊，放入盛有 10mL 37℃ K-R 液的麦氏浴管中，通入混合气（含 95% O_2 和 5% CO_2）。在肠管中注入 2mL K-R 液平衡 5min，然后将 K-R 液换成不同浓度（高、中、低 3 个给药剂量）的含药 K-R 液，分别在 15、20、45、60、90、120min 取样 200μL，同时补充等体积的 37℃ K-R 液。所取样品放入干净的塑料离心管中，-20℃储存备用。实验结束后测量被考察肠段的长度（L）和内径（r）。十二指肠段是指自幽门 1cm 处开始向下 10cm 处；空肠段是指自幽门 15cm 处开始向下 10cm 处；回肠段是指自盲肠上行 20cm 处开始向下 10cm 处；结肠段是指自盲肠下端开始向下 10cm 处。

（五）数据处理

1. 药物累积吸收量（Q）

$$Q = 0.2C_n \times \frac{V_0}{V_n} + 0.2\sum_{i=1}^{n-1} C_i \qquad (7-1)$$

Q 为药物各时间的累积吸收量，C_n 为各时间点取样的实际检测浓度，V_0 为平衡前肠管中加入的台氏液体积，V_n 为每次取样的体积。

2. 吸收速率常数（K_a）

药物的累积吸收量对时间作相关回归分析，得出的斜率（L）与吸收表面积（S）之比求得吸收速率常数。

$$K_a = \frac{L}{S} \qquad (7-2)$$

结果用 $\bar{x} \pm SD$ 表示，数据采用 SPSS 18.0 统计学软件进行单因素方差分析比较，$P < 0.05$ 表示有显著性差异。

（六）羊耳菊活性部位不同浓度下各指标成分在大鼠肠道不同部位的吸收特征

剪取大鼠十二指肠、空肠、回肠和结肠各肠段，分别置于浓度为 2.5、5.0、10.0mg/mL 的羊耳菊活性部位溶液中，考察不同浓度羊耳菊活性部位在各肠段的吸收情况。对不同浓度羊耳菊活性部位在各肠段的经时累积吸收量（$Q/\mu g$）对时间（t/min）作图，并进行回归分析。各成分结果见表 7-15 ～ 7-23、图 7-5 ～ 7-13。结果表明，东莨菪苷在高浓度时较中浓度时的吸收速率常数（K_a）和累积药物吸收量（Q）在十二指肠和回肠有所减少，线性系数小于 0.9，提示其在体内可能有主动转运过程，与细胞实验结果一致。其余 8 种成分在不同肠段的吸收随着时间增加药液质量浓度上升，相关系数均达到 0.9 以上，符合一级动力学过程，表明其余各成分的吸收机制可能为被动扩散。

1. 东莨菪苷在大鼠肠道不同部位的吸收特征 比较不同肠段东莨菪苷 K_a，在浓度为 2.5mg/mL 时，空肠和回肠高于十二指肠，具有显著性差异；在浓度为 5.0mg/mL 时，回肠的吸收大于十二指肠，具有显著性差异；在浓度为 10.0mg/mL 时，回肠的吸收大于十二指肠，具有显著性差异。

比较不同肠段东莨菪苷的累积吸收量，在浓度为 2.5mg/mL 时，空肠和回肠的吸收显著大于十二指肠；在浓度为 5.0mg/mL 时，回肠和结肠的吸收显著大于十二指肠；在浓度为 10.0mg/mL 时，回肠和结肠的吸收显著大于十二指肠。综合分析吸收速率常数（K_a）和累积吸收量（Q），东莨菪苷在不同肠段的总体吸收趋势为回肠＞空肠＞十二指肠＞结肠。

表 7-15　羊耳菊活性部位不同浓度下东莨菪苷在大鼠肠道不同部位的吸收速率常数（K_a）和累积吸收量（Q）（$\bar{x} \pm s$，$n=6$）

东莨菪苷	2.5mg/mL		5.0mg/mL		10.0mg/mL	
	K_a [$\mu g/(h \cdot cm^2)$]	Q（μg）	K_a [$\mu g/(h \cdot cm^2)$]	Q（μg）	K_a [$\mu g/(h \cdot cm^2)$]	Q（μg）
十二指肠	0.087±0.001	10.95±0.346	0.359±0.001	43.26±0.665	0.345±0.004	37.66±0.507
空肠	0.163±0.004*	17.04±0.383#	0.359±0.005	40.86±1.170	0.384±0.002	40.55±0.267
回肠	0.180±0.004*	19.88±0.443#	0.543±0.011*	68.82±0.397#	0.443±0.005*	52.25±0.586#
结肠	0.098±0.002	10.54±0.092	0.264±0.003*	28.48±0.260#	0.239±0.001*	25.71±0.180#

注：K_a：与十二指肠比较，*$P < 0.05$；Q：与十二指肠比较，#$P < 0.05$。

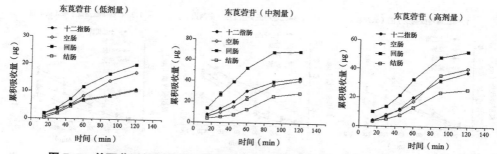

图 7-5 羊耳菊活性部位中东莨菪苷由黏膜侧向浆膜侧转运情况（$\bar{x} \pm s$，$n=6$）

2.1,3- 二咖啡酰基奎宁酸在大鼠肠道不同部位的吸收特征 比较 1,3- 二咖啡酰基奎宁酸的 K_a 值，在 2.5mg/mL 时，空肠和回肠的吸收显著大于十二指肠；在 5.0mg/mL 时，结肠的吸收显著小于十二指肠，空肠和回肠的吸收大于十二指肠，但是无显著性差异；在 10.0mg/mL 时，回肠和结肠的吸收显著小于十二指肠，空肠的吸收大于十二指肠，但是无显著性差异。

比较 1,3- 二咖啡酰基奎宁酸的 Q 值，在 2.5mg/mL 时，空肠和回肠的吸收显著大于十二指肠，结肠小于十二指肠，但无显著性差异；在 5.0mg/mL 时，空肠的吸收显著大于十二指肠，结肠的吸收显著小于十二指肠，回肠的吸收大于十二指肠，但是无显著性差异；在 10.0mg/mL 时，回肠和结肠的吸收显著小于十二指肠。综合吸收速率常数（K_a）和累积吸收量（Q）的结果，1,3- 二咖啡酰基奎宁酸在不同肠段的吸收趋势总体为空肠＞回肠＞十二指肠＞结肠。

表 7-16 羊耳菊活性部位不同浓度中 1,3- 二咖啡酰基奎宁酸在大鼠肠道不同部位的吸收速率常数（K_a）和累积吸收量（Q）（$\bar{x} \pm s$，$n=6$）

1,3- 二咖啡酰基奎宁酸	2.5mg/mL		5.0mg/mL		10.0mg/mL	
	K_a [$\mu g/(h \cdot cm^2)$]	Q（μg）	K_a [$\mu g/(h \cdot cm^2)$]	Q（μg）	K_a [$\mu g/(h \cdot cm^2)$]	Q（μg）
十二指肠	0.167±0.013	19.44±2.105	0.502±0.034	56.99±4.003	0.768±0.09	86.38±2.997
空肠	0.304±0.017*	33.87±1.207#	0.543±0.061	75.29±7.764#	0.872±0.029	93.13±4.967
回肠	0.294±0.023*	32.43±1.893#	0.557±0.042	64.23±4.734	0.601±0.059*	64.54±7.663#
结肠	0.158±0.007	17.51±0.750	0.299±0.031*	34.57±3.118#	0.478±0.078*	52.23±8.588#

注：K_a：与十二指肠比较，$^*P < 0.05$；Q：与十二指肠比较，$^\#P < 0.05$。

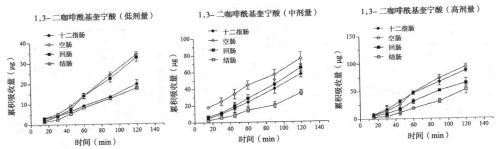

图 7-6　羊耳菊活性部位中 1,3- 二咖啡酰基奎宁酸由黏膜侧向浆膜侧

转运情况（$\bar{x}\pm s$，$n=6$）

3. 木犀草苷在大鼠肠道不同部位的吸收特征　比较不同肠段木犀草苷的 K_a 值，在 2.5mg/mL 时，十二指肠的吸收较空肠慢，较回肠和结肠快，具有显著性差异；在 5.0mg/mL 时，十二指肠的吸收较空肠和回肠慢，较结肠快，有显著性差异；在 10.0mg/mL 时，十二指肠的吸收较空肠、回肠和结肠慢，具有显著性差异。

比较不同肠段木犀草苷的 Q 值，在 2.5mg/mL 时，空肠的吸收较十二指肠快，结肠的吸收较十二指肠慢，均具有显著性差异；在 5.0mg/mL 时，十二指肠的吸收较空肠和回肠慢，较结肠快，均具有显著性差异；在 10.0mg/mL 时，十二指肠的吸收较空肠和回肠慢，具有显著性差异，较结肠慢，无显著性差异。综合吸收速率常数（K_a）和累积吸收量（Q）的结果，木犀草苷在不同肠段的吸收趋势总体为空肠＞回肠＞十二指肠＞结肠。

表 7-17　羊耳菊活性部位不同浓度中木犀草苷在大鼠肠道不同部位的吸收速率常数（K_a）

和累积吸收量（Q）（$\bar{x}\pm s$，$n=6$）

木犀草苷	2.5mg/mL		5.0mg/mL		10.0mg/mL	
	K_a [$\mu g/(h\cdot cm^2)$]	Q（μg）	K_a [$\mu g/(h\cdot cm^2)$]	Q（μg）	K_a [$\mu g/(h\cdot cm^2)$]	Q（μg）
十二指肠	0.102±0.002	11.11±0.203	0.296±0.009	33.99±1.346	0.517±0.017	65.04±3.849
空肠	0.156±0.006*	16.84±0.447#	0.417±0.009*	48.52±0.537#	1.052±0.034*	127.4±3.192#
回肠	0.088±0.006*	10.71±0.717	0.333±0.006*	37.46±0.153#	0.714±0.030*	89.24±2.223#
结肠	0.066±0.008*	8.07±0.941#	0.195±0.016*	23.58±0.138#	0.608±0.010*	66.50±3.224

注：K_a：与十二指肠比较，*$P<0.05$；Q：与十二指肠比较，#$P<0.05$。

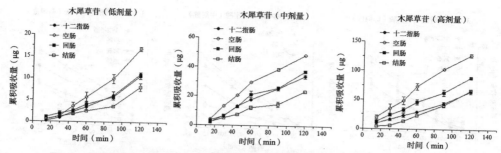

图 7-7 羊耳菊活性部位中木犀草苷由黏膜侧向浆膜侧转运情况（$\bar{x} \pm s$，$n=6$）

4.3，4- 二咖啡酰基奎宁酸在大鼠肠道不同部位的吸收特征 比较不同肠段 3，4- 二咖啡酰基奎宁酸的 K_a 值，在 2.5mg/mL 时，十二指肠的吸收较空肠慢，具有显著性差异，较回肠和结肠慢，不具有显著性差异；在 5.0mg/mL 时，十二指肠的吸收较空肠和回肠慢，较结肠快，均具有显著性差异；在 10.0mg/mL 时，十二指肠的吸收较空肠和回肠慢，具有显著性差异，较结肠慢，无显著性差异。

比较不同肠段 3，4- 二咖啡酰基奎宁酸的 Q 值，在 2.5mg/mL 时，十二指肠的吸收较空肠和结肠慢，较结肠快，均具有显著性差异；在 5.0mg/mL 时，十二指肠的吸收较空肠和回肠慢，较结肠快，均具有显著性差异；在 10.0mg/mL 时，十二指肠的吸收较空肠和回肠慢，具有显著性差异，较结肠慢，无显著性差异。综合吸收速率常数（K_a）和累积吸收量（Q）的结果，木犀草苷在不同肠段的吸收趋势总体为空肠＞回肠＞结肠＞十二指肠。

表 7-18 羊耳菊活性部位不同浓度中 3，4- 二咖啡酰基奎宁酸在大鼠肠道不同部位的吸收速率常数（K_a）和累积吸收量（Q）（$\bar{x} \pm s$，$n=6$）

3,4- 二咖啡酰基奎宁酸	2.5mg/mL		5.0mg/mL		10.0mg/mL	
	K_a [μg/(h·cm²)]	Q（μg）	K_a [μg/(h·cm²)]	Q（μg）	K_a [μg/(h·cm²)]	Q（μg）
十二指肠	0.049±0.008	5.44±0.750	0.208±0.007	24.42±0.450	0.306±0.021	38.60±2.845
空肠	0.074±0.006*	7.96±0.656#	0.356±0.009*	40.01±0.300#	0.529±0.060*	68.69±3.962#
回肠	0.059±0.008	7.36±0.569	0.315±0.011*	35.81±0.941#	0.413±0.076*	54.09±5.728#
结肠	0.051±0.006	5.50±0.547#	0.113±0.009*	13.41±1.468#	0.326±0.043	39.74±6.422

注：K_a：与十二指肠比较，*$P < 0.05$；Q：与十二指肠比较，#$P < 0.05$。

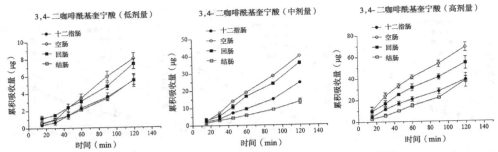

图 7-8　羊耳菊活性部位中 3,4- 二咖啡酰基奎宁酸由黏膜侧向浆膜侧转运情况（$\bar{x} \pm s$，$n=6$）

5.3,5- 二咖啡酰基奎宁酸在大鼠肠道不同部位的吸收特征　　比较不同肠段 3,5- 二咖啡酰基奎宁酸的 K_a 值，在 2.5mg/mL 时，十二指肠的吸收较空肠和回肠慢，具有显著性差异，较结肠慢，不具有显著性差异；在 5.0mg/mL 时，十二指肠较空肠和回肠慢，较结肠快，均具有显著性差异；在 10.0mg/mL 时，十二指肠的吸收较空肠慢，具有显著性差异，较回肠慢，较结肠快，均无显著性差异。

比较不同肠段 3,5- 二咖啡酰基奎宁酸的 Q 值，在 2.5mg/mL 时，十二指肠的吸收较空肠和回肠均慢，具有显著性差异，较结肠慢，不具有显著性差异；在 5.0mg/mL 时，十二指肠的吸收较回肠慢，较空肠快，均具有显著性差异，较结肠快，不具有显著性差异；在 10.0mg/mL 时，十二指肠的吸收较空肠和回肠慢，均具有显著性差异，较结肠快，无显著性差异。综合吸收速率常数（K_a）和累积吸收量（Q）的结果，3,5- 二咖啡酰基奎宁酸在不同肠段的吸收趋势总体为回肠＞空肠＞十二指肠＞结肠。

表 7-19　羊耳菊活性部位不同浓度中 3,5- 二咖啡酰基奎宁酸在大鼠肠道不同部位的吸收速率常数（K_a）和累积吸收量（Q）（$\bar{x} \pm s$，$n=6$）

3,5- 二咖啡酰基奎宁酸	2.5mg/mL		5.0mg/mL		10.0mg/mL	
	K_a [μg/(h·cm²)]	Q（μg）	K_a [μg/(h·cm²)]	Q（μg）	K_a [μg/(h·cm²)]	Q（μg）
十二指肠	0.129±0.005	14.72±0.233	0.351±0.012	41.36±1.975	0.456±0.012	48.93±1.519
空肠	0.209±0.005*	22.37±0.981#	0.265±0.016*	30.58±2.833#	0.580±0.072*	61.81±8.664#
回肠	0.237±0.007*	25.70±0.915#	0.574±0.017*	59.28±3.802#	0.457±0.083	61.91±8.954#
结肠	0.136±0.014	14.70±1.220	0.312±0.009*	37.31±1.923	0.413±0.049	46.15±4.371

注：K_a：与十二指肠比较，*$P < 0.05$；Q：与十二指肠比较，#$P < 0.05$。

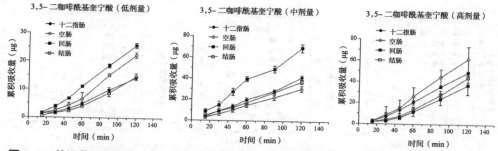

图7-9 羊耳菊活性部位中3,5-二咖啡酰基奎宁酸由黏膜侧向浆膜侧转运情况（$\bar{x}\pm s$，$n=6$）

6.4,5-二咖啡酰基奎宁酸在大鼠肠道不同部位的吸收特征 比较不同肠段4,5-二咖啡酰基奎宁酸的K_a值，在2.5mg/mL时，十二指肠的吸收较空肠和回肠慢，具有显著性差异，较结肠慢，不具有显著性差异；在5.0mg/mL时，十二指肠的吸收较空肠和回肠慢，较结肠快，有显著性差异；在10.0mg/mL时，十二指肠的吸收较空肠和回肠慢，较结肠快，均具有显著性差异。

比较不同肠段4,5-二咖啡酰基奎宁酸的Q值，在2.5mg/mL时，十二指肠的吸收较空肠和回肠均慢，具有显著性差异，较结肠快，不具有显著性差异；在5.0mg/mL时，十二指肠的吸收较回肠和空肠慢，较结肠快，均具有显著性差异；在10.0mg/mL时，十二指肠的吸收较回肠慢，较空肠和结肠快，均具有显著性差异。综合吸收速率常数（K_a）和累积吸收量（Q）的结果，4,5-二咖啡酰基奎宁酸在不同肠段的吸收趋势总体为回肠＞空肠＞十二指肠＞结肠。

表7-20 羊耳菊活性部位不同浓度中4,5-二咖啡酰基奎宁酸在大鼠肠道不同部位的吸收速率常数（K_a）和累积吸收量（Q）（$\bar{x}\pm s$，$n=6$）

4,5-二咖啡酰基奎宁酸	2.5mg/mL		5.0mg/mL		10.0mg/mL	
	K_a [$\mu g/(h\cdot cm^2)$]	Q（μg）	K_a [$\mu g/(h\cdot cm^2)$]	Q（μg）	K_a [$\mu g/(h\cdot cm^2)$]	Q（μg）
十二指肠	0.146±0.037	16.91±5.614	0.336±0.007	36.46±0.139	0.539±0.048	59.84±3.700
空肠	0.254±0.055*	29.05±7.871#	0.627±0.016*	49.28±1.546#	0.831±0.015*	46.18±2.757#
回肠	0.244±0.059*	27.34±7.764#	0.545±0.035*	67.83±3.777#	0.878±0.047*	99.53±2.097#
结肠	0.150±0.053	16.74±5.972	0.248±0.027*	26.62±2.316#	0.426±0.009*	45.70±3.111#

注：K_a：与十二指肠比较，*$P < 0.05$；Q：与十二指肠比较，#$P < 0.05$。

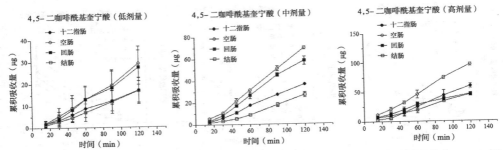

图 7-10   羊耳菊活性部位中 4,5- 二咖啡酰基奎宁酸由黏膜侧向浆膜侧转运情况（$\bar{x}\pm s$，$n=6$）

7. 绿原酸在大鼠肠道不同部位的吸收特征   比较不同肠段绿原酸的 K_a 值，在 2.5mg/mL 时，十二指肠的吸收较空肠、回肠和结肠快，均无显著性差异；在 5.0mg/mL 时，十二指肠的吸收较空肠快，有显著性差异，较回肠和结肠快，无显著性差异；在 10.0mg/mL 时，十二指肠的吸收较空肠慢，无显著性差异，较回肠和结肠快，有显著性差异。

比较不同肠段绿原酸的 Q 值，在 2.5mg/mL 时，十二指肠的吸收较回肠慢，具有显著性差异，较空肠和结肠快，不具有显著性差异；在 5.0mg/mL 时，十二指肠的吸收较空肠快，具有显著性差异，较回肠和结肠快，无显著性差异；在 10.0mg/mL 时，十二指肠的吸收较空肠慢，较回肠和结肠快，均具有显著性差异。综合吸收速率常数（K_a）和累积吸收量（Q）的结果，绿原酸在不同肠段的吸收趋势总体为十二指肠＞回肠＞结肠＞空肠。

表 7-21   羊耳菊活性部位不同浓度中绿原酸在大鼠肠道不同部位的吸收速率常数（K_a）和
累积吸收量（Q）（$\bar{x}\pm s$，$n=6$）

绿原酸	2.5mg/mL		5.0mg/mL		10.0mg/mL	
	K_a [$\mu g/(h \cdot cm^2)$]	Q（μg）	K_a [$\mu g/(h \cdot cm^2)$]	Q（μg）	K_a [$\mu g/(h \cdot cm^2)$]	Q（μg）
十二指肠	0.109±0.014	16.32±1.692	0.276±0.006	36.90±1.050	0.765±0.012	89.98±3.771
空肠	0.101±0.008	16.24±0.801	0.173±0.073*	22.96±6.847#	0.821±0.026	102.33±9.932#
回肠	0.106±0.015	18.33±1.368#	0.254±0.059	32.90±6.163	0.466±0.067*	59.60±3.775#
结肠	0.103±0.011	15.47±1.421	0.276±0.018	35.20±2.711	0.510±0.092*	64.05±6.118#

注：K_a：与十二指肠比较，*$P < 0.05$；Q：与十二指肠比较，#$P < 0.05$。

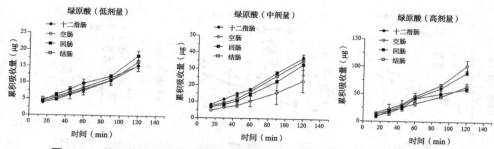

图 7-11　羊耳菊活性部位中绿原酸由黏膜侧向浆膜侧转运情况（$\bar{x} \pm s$，$n=6$）

8. 新绿原酸在大鼠肠道不同部位的吸收特征　比较不同肠段新绿原酸的 K_a 值，在 2.5mg/mL 时，十二指肠的吸收较回肠慢，较空肠快，均具有显著性差异；在 5.0mg/mL 时，十二指肠的吸收较回肠慢，具有显著性差异，较空肠和结肠慢，无显著性差异；在 10.0mg/mL 时，十二指肠的吸收较回肠慢，具有显著性差异，较空肠和结肠慢，无显著性差异。

比较不同肠段新绿原酸的 Q 值，在 2.5mg/mL 时，十二指肠的吸收较空肠和回肠快，具有显著性差异，较结肠慢，无显著性差异；在 5.0mg/mL 时，十二指肠的吸收较回肠慢，具有显著性差异，较结肠慢，较空肠快，无显著性差异；在 10.0mg/mL 时，十二指肠的吸收较空肠、回肠和结肠慢，均具有显著性差异。综合吸收速率常数（K_a）和累积吸收量（Q）的结果，新绿原酸在不同肠段的吸收趋势总体为回肠＞空肠＞结肠＞十二指肠。

表 7-22　羊耳菊活性部位不同浓度中新绿原酸在大鼠肠道不同部位的吸收速率常数（K_a）和累积吸收量（Q）（$\bar{x} \pm s$，$n=6$）

新绿原酸	2.5mg/mL		5.0mg/mL		10.0mg/mL	
	K_a [$\mu g/(h \cdot cm^2)$]	Q（μg）	K_a [$\mu g/(h \cdot cm^2)$]	Q（μg）	K_a [$\mu g/(h \cdot cm^2)$]	Q（μg）
十二指肠	0.126±0.014	20.26±1.062	0.159±0.011	29.36±3.697	0.219±0.041	34.22±2.126
空肠	0.110±0.005*	20.27±0.438	0.165±0.015	29.05±4.899	0.267±0.034	41.92±0.917#
回肠	0.161±0.001*	25.98±0.474#	0.217±0.015*	37.76±4.337#	0.299±0.039*	47.56±2.053#
结肠	0.129±0.007	21.18±0.227	0.175±0.009	29.67±3.270	0.290±0.050	44.75±3.363#

注：K_a：与十二指肠比较，*$P < 0.05$；Q：与十二指肠比较，#$P < 0.05$。

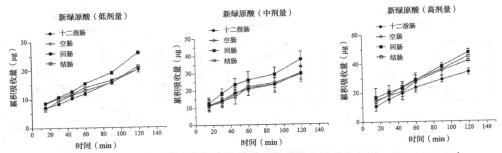

图7-12 羊耳菊活性部位中新绿原酸由黏膜侧向浆膜侧转运情况（$\bar{x} \pm s$，$n=6$）

9. 隐绿原酸在大鼠肠道不同部位的吸收特征　比较不同肠段隐绿原酸的K_a值，在2.5mg/mL时，十二指肠的吸收较空肠和回肠慢，较结肠快，均具有显著性差异；在5.0mg/mL时，十二指肠的吸收较空肠和回肠慢，具有显著性差异，较结肠快，无显著性差异；在10.0mg/mL时，十二指肠的吸收较空肠慢，较回肠快，均具有显著性差异，较结肠快，无显著性差异。

比较不同肠段隐绿原酸的Q值，在2.5mg/mL时，十二指肠的吸收较空肠慢，较结肠快，均具有显著性差异。在5.0mg/mL时，十二指肠的吸收较空肠和回肠慢，均具有显著性差异。在10.0mg/mL时，十二指肠的吸收较空肠慢，较回肠快，无显著性差异；较结肠快，具有显著性差异。综合吸收速率常数（K_a）和累积吸收量（Q）的结果，隐绿原酸在不同肠段的吸收趋势总体为空肠＞回肠＞十二指肠＞结肠。

表7-23　羊耳菊活性部位不同浓度中隐绿原酸在大鼠肠道不同部位的吸收速率常数（K_a）和累积吸收量（Q）（$\bar{x} \pm s$，$n=6$）

隐绿原酸	2.5mg/mL		5.0mg/mL		10.0mg/mL	
	K_a [μg/(h·cm²)]	Q（μg）	K_a [μg/(h·cm²)]	Q（μg）	K_a [μg/(h·cm²)]	Q（μg）
十二指肠	0.112±0.004	13.36±0.523	0.142±0.008	18.55±1.094	0.246±0.022	29.78±1.774
空肠	0.137±0.008*	16.05±0.996#	0.190±0.007*	22.68±1.214#	0.273±0.024*	34.32±3.855
回肠	0.126±0.002*	14.30±0.125	0.199±0.003*	23.24±0.820#	0.178±0.039*	22.93±6.348
结肠	0.083±0.002*	10.11±0.267#	0.129±0.023	14.54±2.496#	0.169±0.015	20.84±3.239#

注：K_a：与十二指肠比较，*$P < 0.05$；Q：与十二指肠比较，#$P < 0.05$。

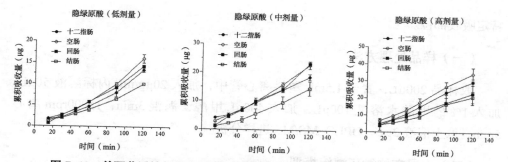

图 7-13　羊耳菊活性部位中隐绿原酸由黏膜侧向浆膜侧转运情况（$\bar{x} \pm s$，$n=6$）

（七）讨论

研究药物的肠道吸收，能够了解药物在肠道的吸收行为，有利于药物剂型的选择和辅料的筛选，从而提高药物的生物利用度，指导临床用药。相较于细胞模型，离体外翻肠囊模型更接近生物体本身，其研究数据更加可靠；且操作简便，避免肠道吸收或者水分对灌流液的影响，数据处理较简单；能够更直观地展示药物从黏膜侧向浆膜侧转运的情况，更加便于了解药物在不同浓度、不同吸收部位的吸收特征。

绿原酸、新绿原酸、东莨菪苷、隐绿原酸、1,3-二咖啡酰基奎宁酸、木犀草苷、3,4-二咖啡酰基奎宁酸、3,5-二咖啡酰基奎宁酸和4,5-二咖啡酰基奎宁酸9种成分的吸收机制测定结果表明，东莨菪苷的吸收方式可能是主动转运过程，其余8种成分的吸收都表现为一级动力学特征，提示其吸收方式可能为被动扩散。

绿原酸、新绿原酸、东莨菪苷、隐绿原酸、1,3-二咖啡酰基奎宁酸、木犀草苷、3,4-二咖啡酰基奎宁酸、3,5-二咖啡酰基奎宁酸和4,5-二咖啡酰基奎宁酸9种成分在不同肠段有不同的吸收特点，在同一浓度下，总体趋势为空肠、回肠＞十二指肠、结肠。

四、羊耳菊活性部位在体循环灌流肠吸收动力学研究

本实验部分是在前期 Caco-2 细胞实验和离体外翻肠囊实验的基础上，结合大鼠在体循环灌流模型，在不切断血管和神经的情况下，从在体角度研究羊耳菊活性部位中东莨菪苷、1,3-二咖啡酰基奎宁酸、木犀草苷、3,4-二咖啡酰基奎宁酸、3,5-二咖啡酰基奎宁酸、4,5-二咖啡酰基奎宁酸、绿原酸、新绿原酸、隐绿原酸共9种成分的吸收机制，并考察不同因素（浓度、pH值、胆汁、不同肠段和P-gp抑制剂）对9种成分吸收的影响，以判断羊耳菊在大鼠肠道中有无

特定吸收部位。

（一）样品处理方法

取样品 200μL，置于 1.5mL 塑料离心管中，加入 20μg/mL 内标溶液 50μL，加入 1% 的甲酸水溶液 100μL，加入 400μL 甲醇，涡混 3min，15000rpm 离心 5min，取上清液 2μL，UPLC–MS/MS 进样分析。

（二）大鼠在体循环灌流模型

给药前大鼠禁食 12h，自由饮水。手术前注射 30% 乌拉坦（1.4g/kg）麻醉，固定，37℃保温，剃毛。沿腹中线打开腹腔，小心分离十二指肠，结扎胆管。分离出实验肠段，上端切口插入硅胶管，固定，连接恒流泵，下端切口插入硅胶管，固定，与恒流泵形成回路。用 37℃ 的生理盐水以 1.0mL/min 的流速冲洗肠道至净，然后排空。取 37℃ 含药灌流液 50mL，先以 5mL/min 的流速循环平衡 15min 后，将流速调节为 2.5mL/min，立即读出循环液体积并自量筒中取样 1mL，作为零时间样品。另向量筒中补加 K–R 缓冲液 1mL，于 30、60、90、120、150、180min 时同法取样，循环 3h 结束实验。根据量筒读数的变化计算大鼠吸水量，进而计算各时间点的剩余药量。在循环回路中用 50mL 量筒盛装含药肠循环液，每到取样时间点读取液体体积，待循环完毕，用空气排净肠内和管路内液体，即为肠道和管路的死体积。死体积加上每一时间点的量筒读数即为该时间点的循环液体积。以此方法进行肠循环液的体积校正，以剩余药量的自然对数和取样时间（t）作图，求出吸收转化速率常数 K_a，3h 百分吸收转化率（A）等参数。十二指肠段是指自幽门 1cm 处开始往下 10cm 止；空肠段是指自幽门 15cm 起往下 10cm 止；回肠段是指自盲肠上行 20cm 开始往上 10cm 止；结肠段是指从盲肠下端开始往下 10cm 止；全肠段考察自十二指肠上端起至回肠下端止。

（三）数据处理

1. 羊耳菊活性部位肠剩余药量的计算

$$P_{t_n} = C_{t_n} \times V_{t_n} + 1.0 \times \sum_{i=1}^{n-1} C_{t_i} \qquad （7-3）$$

P_{t_n} 为 t_n 时刻循环液的药量；P_{t_1} 为循环液药物的初始浓度；V_{t_1} 为循环液初始体积；C_{t_n} 为 t_n 时刻循环液药物浓度；V_{t_n} 为 t_n 时刻循环液体积；t_n 为循环时间。

2. 吸收动力学参数的计算 以小肠内剩余药量的对数（$\ln X$）对取样时间（t）作图，所得直线斜率即为吸收速率常数 K_a（h^{-1}）。

$$A = \frac{P_{t_0} - P_{t_n}}{P_{t_0}} \times 100\% \tag{7-4}$$

A 为 3h 累积吸收转化率；P_{t_0} 为 0 时剩余药量；P_{t_n} 为 3h 剩余药量。

（四）不同 pH 值对羊耳菊活性部位吸收的影响

取禁食后的大鼠，随机分组，每组 4 只，分别考察质量浓度为 5.0mg/L 的羊耳菊活性部位溶液不同 pH 值（5、6、6.86、7.4）对东莨菪苷等 9 种成分的 K_a 和 3h 累积吸收率（A）的影响。结果表明，各成分的吸收受均受 pH 的影响，pH 值为 6 时各成分的 3h 累积吸收率较大，故选择 pH 值为 6 的条件进行后续实验。结果见表 7-24。

表 7-24　羊耳菊活性部位的 pH 值对吸收的影响（$\bar{x} \pm s$，$n=4$）

化合物	pH 值 7.4		pH 值 6.86		pH 值 6		pH 值 5	
	A（%）	K_a（h^{-1}）	A（%）	K_a（h^{-1}）	A（%）	K_a（h^{-1}）	A（%）	K_a（h^{-1}）
东莨菪苷	79.2±2.0	0.516±0.082	76.8±1.8	0.504±0.038	80.6±3.0	0.549±0.004	67.2±4.7[*]	0.379±0.007[#]
1,3-二咖啡酰基奎宁酸	21.5±7.9[*]	0.067±0.027[#]	23.2±4.5[*]	0.080±0.009[#]	63.3±3.3	0.279±0.007	52.7±2.3[*]	0.275±0.022
木犀草苷	85.2±7.3[*]	0.320±0.087[#]	95.0±2.1	1.142±0.097[#]	97.2±4.0	1.468±0.030	87.1±4.0[*]	0.668±0.059[#]
3,4-二咖啡酰基奎宁酸	25.6±5.4[*]	0.110±0.008[#]	24.3±2.6[*]	0.101±0.010[#]	55.8±1.1	0.276±0.027	55.6±2.7	0.286±0.029
3,5-二咖啡酰基奎宁酸	38.1±2.6	0.158±0.020[#]	32.6±4.1[*]	0.167±0.041[#]	56.9±3.8	0.245±0.033	38.3±5.2[*]	0.183±0.010[#]
4,5-二咖啡酰基奎宁酸	49.9±2.9[*]	0.271±0.070	59.4±7.1	0.277±0.054	58.6±1.8	0.286±0.016	49.2±8.3[*]	0.219±0.009[#]
绿原酸	36.3±1.1[*]	0.131±0.019[#]	46.3±3.8[*]	0.270±0.027[#]	54.2±6.1	0.231±0.030	48.9±6.7	0.074±0.023[#]
新绿原酸	30.5±2.2[*]	0.238±0.014	38.7±6.5[*]	0.158±0.010[#]	60.5±6.5	0.242±0.025	45.9±1.5[*]	0.157±0.022[#]
隐绿原酸	35.3±3.8[*]	0.249±0.023	43.8±3.6[*]	0.249±0.006	60.4±2.9	0.258±0.038	51.9±6.6[*]	0.251±0.022

注：A：与 pH 值 6 比较，[*]$P < 0.05$；K_a：与 pH 值 6 比较，[#]$P < 0.05$。

（五）不同浓度对羊耳菊活性部位吸收的影响

取禁食后的大鼠，随机分组，每组 4 只，分别考察质量浓度为 2.5、5.0、10.0mg/L（pH 值为 6）的羊耳菊活性部位中东莨菪苷等 9 种成分的 K_a 和 3h 累积吸收率（A）。结果表明，东莨菪苷在高浓度条件下存在饱和现象，提示其体内吸收过程可能为主动转运；其余成分随浓度的增加累积吸收率逐渐增加，符合一级线性吸收动力学特征，表明其余 8 种成分的吸收机制可能为被动扩散。结果见表 7-25。

表 7-25　羊耳菊活性部位的浓度对吸收的影响（$\bar{x} \pm s$，$n=4$）

化合物	2.5mg/L		5.0mg/L		10mg/L	
	A（%）	K_a（h^{-1}）	A（%）	K_a（h^{-1}）	A（%）	K_a（h^{-1}）
东莨菪苷	83.7±9.4	0.534±0.062	78.1±5.6	0.530±0.024	76.3±5.8	0.511±0.082
1,3-二咖啡酰基奎宁酸	23.9±4.0	0.064±0.009	27.8±1.9	0.100±0.007	30.7±3.9	0.100±0.009
木犀草苷	80.6±1.4	0.418±0.010	79.2±1.0	0.543±0.011	81.7±1.7	0.620±0.035
3,4-二咖啡酰基奎宁酸	32.0±4.1*	0.111±0.005##	38.1±1.0	0.138±0.003	38.1±1.0	0.157±0.006
3,5-二咖啡酰基奎宁酸	30.0±1.4*	0.053±0.008##	38.8±2.1	0.130±0.003	43.8±4.5	0.223±0.009
4,5-二咖啡酰基奎宁酸	29.8±3.6*	0.134±0.004	39.0±5.3	0.140±0.006	39.0±5.3	0.140±0.006
绿原酸	33.6±2.0	0.100±0.007#	35.5±2.4	0.142±0.003	53.7±4.8	0.307±0.019
新绿原酸	23.6±4.5	0.063±0.005	25.4±4.3	0.062±0.005	25.4±4.3	0.062±0.005
隐绿原酸	28.9±4.2	0.081±0.010#	35.2±1.4	0.138±0.002	35.2±1.4	0.138±0.002

注：A：与 10.0mg/L 比较，*$P < 0.05$，**$P < 0.01$；K_a：与 10.0mg/L 比较，#$P < 0.05$，##$P < 0.01$。

（六）胆汁对羊耳菊活性部位吸收的影响

通过比较 3h 累积吸收常数（A），经方差分析结果表明，胆汁对东莨菪苷、木犀草苷、新绿原酸和隐绿原酸均具有明显的抑制作用；对 3,4-二咖啡酰基奎宁酸和 3,5-二咖啡酰基奎宁酸的吸收有显著的促进作用；对绿原酸的吸收有抑制作用，但是无显著性差异；对 1,3-二咖啡酰基奎宁酸和 4,5-二咖啡酰基奎宁酸的吸收有促进作用，无显著性差异。因此，实验开始之前需对大鼠进行胆管结扎，排除胆汁对各成分吸收的影响，保证实验数据可靠。结果见表 7-27。

（七）P-gp 抑制剂对羊耳菊活性部位吸收的影响

通过比较 3h 累积吸收常数（A），经方差分析结果表明，加入 P-pg 抑制剂后东莨菪苷的吸收增加，具有显著性差异；1,3- 二咖啡酰基奎宁酸、木犀草苷、3,4- 二咖啡酰基奎宁酸和 3,5- 二咖啡酰基奎宁酸的吸收显著降低；4,5- 二咖啡酰基奎宁酸、绿原酸和隐绿原酸的吸收降低，无显著性差异。说明东莨菪苷可能是 P-pg 的底物，其余成分可能不是药物转运蛋白 P-pg 的底物。结果见表 7-26。

表 7-26　胆汁及 P-gp 抑制剂对羊耳菊活性部位吸收的影响（$\bar{x} \pm s$，$n=4$）

化合物	对照组		不结扎胆管组		P-gp 抑制剂组	
	A（%）	K_a（h^{-1}）	A（%）	K_a（h^{-1}）	A（%）	K_a（h^{-1}）
东莨菪苷	88.9±0.6	0.755±0.062	77.2±5.8**	0.470±0.099#	94.3±0.6*	0.969±0.089*
1,3- 二咖啡酰基奎宁酸	53.3±5.1	0.258±0.051	55.9±5.8	0.372±0.092#	30.5±5.0**	0.122±0.032*
木犀草苷	94.9±1.4	1.091±0.097	81.4±6.3**	0.621±0.098#	82.8±1.1**	1.054±0.007
3,4- 二咖啡酰基奎宁酸	41.9±8.2	0.200±0.065	53.6±9.5*	0.231±0.071	26.8±8.2*	0.090±0.024*
3,5- 二咖啡酰基奎宁酸	42.9±7.2	0.207±0.074	52.5±7.2*	0.251±0.062	31.1±3.3**	0.126±0.031
4,5- 二咖啡酰基奎宁酸	33.6±8.1	0.179±0.079	39.9±2.1	0.170±0.074	23.6±9.9	0.101±0.028
绿原酸	35.5±2.4	0.142±0.013	30.0±1.4	0.113±0.010	31.6±6.9	0.110±0.008
新绿原酸	35.4±4.3	0.062±0.005	18.0±2.1*	0.040±0.006#	35.4±5.7	0.069±0.018
隐绿原酸	35.2±1.4	0.138±0.002	15.3±3.8*	0.006±0.002#	34.8±4.4	0.088±0.005#

注：A：与对照组比较，$*P < 0.05$，$**P < 0.01$；K_a：与对照组比较，$#P < 0.05$。

（八）羊耳菊活性部位在不同肠段的吸收特点

比较不同肠段各成分的 3h 累积吸收常数（A），结果显示东莨菪苷在回肠的吸收大于十二指肠，具有显著性差异；在结肠的吸收小于十二指肠，具有显著性差异。木犀草苷在空肠的吸收大于十二指肠，在结肠的吸收小于十二指肠，均具有显著性差异。1,3- 二咖啡酰基奎宁酸、3,4- 二咖啡酰基奎宁酸和 4,5- 二咖啡酰基奎宁酸在空肠的吸收大于十二指肠，具有显著性差异。3,5- 二咖啡酰基奎宁酸在回肠的吸收大于十二指肠，具有显著性差异。绿原酸在空肠的吸收小于十二指肠，具有显著性差异。新绿原酸和隐绿原酸在空肠、回肠和结肠的吸收小于十二指肠，具有显著性差异。结果表明，木犀草苷、1,3- 二咖啡酰基奎宁酸、

3,4-二咖啡酰基奎宁酸和 4,5-二咖啡酰基奎宁酸的主要吸收部位在空肠，东莨菪苷和 3,5-二咖啡酰基奎宁酸的主要吸收部位在回肠，绿原酸、新绿原酸和隐绿原酸的主要吸收部位在十二指肠。结果见表 7-27。

表 7-27 羊耳菊活性部位在不同肠段的吸收特点（$\bar{x}\pm s$，$n=4$）

化合物	十二指肠		空肠		回肠		结肠	
	A (%)	K_a (h^{-1})	A (%)	K_a (h^{-1})	A (%)	K_a (h^{-1})	A (%)	K_a (h^{-1})
东莨菪苷	26.6±2.4	0.063±0.008	25.6±3.6	0.074±0.008	36.6±1.5*	0.145±0.007*	14.7±0.6*	0.071±0.006
1,3-二咖啡酰基奎宁酸	22.9±6.3	0.064±0.025	28.4±4.1*	0.074±0.010	20.5±3.3	0.083±0.007	5.2±2.7	0.016±0.005#
木犀草苷	26.0±8.5	0.110±0.003	25.9±6.3	0.113±0.004	23.1±4.4*	0.107±0.008	15.8±3.9*	0.049±0.003#
3,4-二咖啡酰基奎宁酸	21.5±8.7	0.033±0.009	31.3±4.0*	0.103±0.004#	22.5±6.0	0.101±0.002#	16.5±3.4*	0.034±0.009
3,5-二咖啡酰基奎宁酸	30.5±4.1	0.107±0.010	21.8±4.5*	0.173±0.007#	42.2±5.8*	0.204±0.013#	22.4±5.8*	0.080±0.023#
4,5-二咖啡酰基奎宁酸	21.6±7.5	0.021±0.009	38.9±2.5*	0.195±0.007#	22.8±3.1*	0.072±0.010#	14.5±6.0*	0.047±0.007#
绿原酸	18.8±7.1	0.075±0.018	15.2±4.0*	0.035±0.007*	16.5±5.5	0.063±0.008	16.8±0.4	0.064±0.009
新绿原酸	14.7±3.3	0.036±0.018	5.7±2.9*	0.014±0.003*	7.8±4.7*	0.042±0.005	10.3±2.5*	0.033±0.006
隐绿原酸	19.9±7.6	0.051±0.033	11.9±5.9*	0.055±0.006	10.6±5.6*	0.042±0.010	5.3±0.7*	0.023±0.006#

注：A：与十二指肠比较，*$P<0.05$；K_a：与十二指肠比较，#$P<0.05$。

（九）讨论

研究药物的肠道吸收能够了解药物在肠道的吸收行为，有利于剂型的选择和辅料的筛选，从而提高药物的生物利用度，指导临床用药。药物的肠吸收研究主要采用在体肠灌流法等模型，其中在体肠灌流法不切断血管及神经，可保持胃肠道神经和内分泌输入的完好无损，以及胃肠道内容物中酶的活性，也保证了血液及淋巴液供应不变，测得的吸收速率等指标与体内法相近，且能消除胃肠内容物固有运动性和消化管固有运动性等生理因素的影响。羊耳菊活性部位中主要的 9 种成分在肠道的吸收实验结果表明，东莨菪苷在肠道的吸收转运机制可能为主动转运过程，其余 8 种成分在肠道的吸收机制可能不是单纯的被动扩散过程，而是存在一个复杂的动力学过程；各成分的吸收均受 pH 值、胆汁的影响；木犀草苷、1,3- 二咖啡酰基奎宁酸、3,4- 二咖啡酰基奎宁酸和 4,5- 二咖啡酰基奎宁酸的主要吸收部位在空肠，东莨菪苷和 3,5- 二咖啡酰基奎宁酸的主要吸收部位在回肠，绿原酸、新绿原酸和隐绿原酸的主要吸收部位在十二指肠；9 种成分都不是 P-gp 的底物。

第三节 代谢研究

关于羊耳菊药材的临床研究报道较多，但鲜有针对其体内吸收代谢情况的研究报道。肠道是药物吸收的主要部位，其内存在的葡萄糖醛酸化转移酶（UGT）和相关转运蛋白也同时参与药物的生物转化过程。因此药物在肠道的循环过程，不仅仅存在吸收过程，还伴随着药物代谢过程。在体肠灌流模型不仅是研究药物吸收的简单可行的方法，而且是能够应用于药物肠道代谢特征研究的方法，其相较于各种体外代谢研究方法更加直观、可靠。

一、羊耳菊活性部位的大鼠体内代谢研究

（一）UHPLC 液相条件

Agilent Eclipse Plus C_{18} RRHD 色谱柱（2.1mm×100mm，1.8μm）；柱温40℃；流动相0.1% 甲酸乙腈（A）–0.1% 甲酸水（B）；进样体积为 5μL。梯度洗脱条件：0 ～ 1min，5% ～ 10%（A）；1 ～ 13min，10% ～ 28%（A）；13 ～ 16min，28% ～ 100%（A），16 ～ 17min，100%（A），17 ～ 18min，100% ～ 5%（A）。

（二）Q-TOF MS/MS 质谱条件

电喷雾离子源；扫描方式为负离子扫描（ESI⁻，m/z 50 ～ 1000）；毛细管电压 3.5kV；离子源温度 200℃；雾化气（N_2）压力 1.2bar；干燥气温度 200℃；气体体积流量 6L/min；准确质量测定采用甲酸钠校正标准液；校正模式选用 Enhanced Quadratic；数据分析采用 Data Analysis 软件、Metabolite Tools™、质量亏损过滤（MDF）等。

（三）样品收集

1. 灌流液、胆汁与血浆的收集 大鼠称重后麻醉，固定于电热毯上，剃毛，沿腹中线打开腹腔（约 3cm）。实验开始时于近十二指肠端进行胆管插管，导出

胆汁。实验开始前收集一次胆汁、空白灌流液，并收集在体循环灌流实验结束时3h 胆汁和灌流液样品。随后肝门静脉取血处死大鼠，收集血浆。

2. 尿液与粪便的收集　取健康 SD 大鼠 6 只，雌雄各半，体重 220±20g，饲养于代谢笼中，给药前禁食 12h，自由饮水。口服给予羊耳菊活性部位，按每次 100g/kg（生药量）剂量连续灌胃 3 天，每天 2 次，分别收集不同时间段（0～12、12～24、24～36、36～48、48～72h）的尿液及粪便，粪便烘干后与尿液均放于 –20℃冰箱保存，备用。

（四）样品处理

1. 灌流液样品处理　取灌流液样品 1mL，加入 100μL 1% 的甲酸水溶液，再加入 500μL 正丁醇，涡混 5min，萃取 3 次，合并正丁醇层萃取液，8000rpm 离心 10min，取上清液于 37℃下 N_2 吹干，残渣加 1mL 正丁醇涡混溶解后，10000rpm 离心 10min，取上清液 37℃下 N_2 吹干，残渣加 200μL 50% 甲醇水溶解，15000rpm 离心 10min，上清液进样 UHPLC–Q–TOF MS/MS 分析。

2. 血浆、尿液和胆汁样品处理　取大鼠血浆（尿液或胆汁）各 1mL，加入 2mL 甲醇，涡混 3min，超声 5min，15000rpm 离心 10min，上清液于 37℃下 N_2 吹干，残渣加入 1mL 甲醇二次沉淀，最后残渣加入 200μL 50% 甲醇水溶解，15000rpm 离心 10min，上清液进样 UHPLC–Q–TOF MS/MS 分析。

3. 粪便样品处理　大鼠粪便烘干后，取 0.5g，用生理盐水做成 25% 的匀浆液，涡混 3min，超声 5min，6000rpm 离心 10min，取 500μL 上层匀浆液，加入 1mL 正丁醇，涡混 3min，超声 5min，15000rpm 离心 10min，上清液于 37℃下 N_2 吹干，残渣用 1mL 甲醇溶解，涡混 3min，超声 5min，15000rpm 离心 10min，上清液于 37℃下 N_2 吹干，残渣用 400μL 50% 甲醇水溶解，涡混 3min，超声 5min，15000rpm 离心 10min，上清液进样 UHPLC–Q–TOF MS/MS 分析。

（五）羊耳菊活性部位在灌流液中的代谢产物分析

由 Metabolite Detect 得到的空白灌流液、灌流液样品及二者的差异图谱见图7–14。灌流液中共检测到 3 个代谢产物（表 7–28），其鉴定结果如下。

M1：在 5.8min 处存在 m/z 543.1272［M–H］$^-$ 的准分子离子峰比二咖啡酰基奎宁酸多 C_2H_4，裂解后产生的 m/z 367.1032 碎片离子比单咖啡酰基奎宁酸多 CH_2，同时 m/z 193.0559 碎片离子比咖啡酸负离子多 CH_2，故初步推断 M1 可能是二咖啡酰基奎宁酸的双甲基化产物。

M2、M3：保留时间分别为 9.2min 和 9.4min，它们的准分子离子峰分别为 m/z 515.1192［M–H］$^-$、m/z 515.1202［M–H］$^-$，且均产生 m/z 353.0870 和 m/z

353.0883 的碎片离子，与 3,4-二咖啡酰基奎宁酸和 3,5-二咖啡酰基奎宁酸的分子式和质谱碎片相似，但保留时间不一致。通过与对照品对比，M2 和 M3 可能为二咖啡酰基奎宁酸在大鼠体内发生酯基位置异构的产物。

表 7-28 羊耳菊活性部位在灌流液中的主要代谢产物鉴定

编号	保留时间（min）	测试值 m/z	离子模式	误差（ppm）	分子式	鉴定/反应
M1	5.8	543.1272	[M−H]⁻	1.9	$C_{26}H_{25}O_{12}$	二甲基化
M2	9.2	515.1192	[M−H]⁻	0.5	$C_{25}H_{23}O_{12}$	异构化
M3	9.4	515.1202	[M−H]⁻	−1.3	$C_{25}H_{23}O_{12}$	异构化

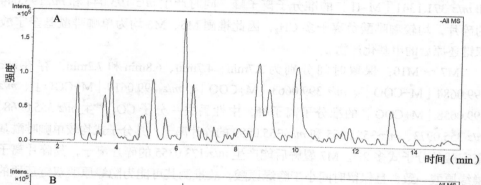

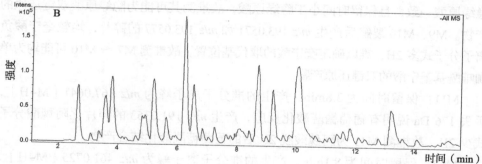

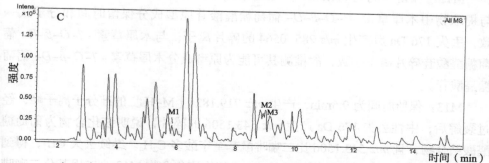

A. 空白灌流液；B. 灌流液样品；C. 空白灌流液与灌流液样品的差异图谱。

图 7-14 羊耳菊活性部位在灌流液中的代谢产物 ESI⁻ 总离子流图

（六）羊耳菊活性部位在胆汁中的代谢产物分析

运用 Metabolite Detect 得到的空白胆汁、胆汁样品及两者的差异图谱见图 7-15，各成分在 ESI⁻ 模式下得到的信号响应较好。胆汁中共检测到 26 个代谢产物（表 7-29），其鉴定结果如下。

M4：保留时间为 3.2min，存在 m/z 371.0958 [M-H]⁻ 的准分子离子峰，中性丢失一分子 H_2O，产生 m/z 353.0901 的碎片离子，因此推测 M4 为单咖啡酰基奎宁酸的水合物。

M5、M6：保留时间分别为 5.4min、5.5min，分别存在 m/z 371.1347 [M-H]⁻ 和 m/z 371.1341 [M-H]⁻ 的准分子离子峰，同时产生 m/z 193.044 和 m/z193.044 的碎片，均较咖啡酸负离子多 CH_2，因此推测 M5、M6 均为单咖啡酰基奎宁酸双键还原后的甲基化产物。

M7 ～ M10：保留时间分别为 3.7min、4.7min、6.8min 和 7.2min，存在 m/z 399.0684 [M+COO]⁻、m/z 399.0663 [M+COO]⁻、m/z 399.0619 [M+COO]⁻、m/z 399.0658 [M+COO]⁻ 的准分子离子峰，中性丢失一分子 CO_2 产生 m/z 355.0868、m/z 355.0973、m/z 355.0865 和 m/z 355.0889 的碎片离子，其分子式均较单咖啡酰基奎宁酸的分子式多 2H。M7 裂解后能产生 m/z 173.0355 的碎片离子，其碎片离子隐绿原酸一致，且保留时间小于隐绿原酸，故推测其可能为隐绿原酸双键还原的产物。M9、M10 裂解后产生 m/z 193.0571 和 m/z 193.0577 的碎片，均较奎宁酸负离子分子式多 2H，难以确定奎宁酸的取代基位置，故推测 M7 ～ M10 可能均为单咖啡酰基奎宁酸的双键还原产物。

M11：保留时间为 3.8min，产生的准分子离子峰为 m/z 367.0641 [M-H]⁻，丢失 176 Da 说明有葡萄糖醛酸化反应，产生 m/z 191.0353 的碎片比阿魏酸分子式少 2H，故推测 M11 为阿魏酸脱 2H 后的葡萄糖醛酸化结合产物。

M12：保留时间为 8.1min，产生的准分子离子峰为 m/z 461.0725 [M-H]⁻，与提取物中木犀草素 –7–O–β–D– 葡萄糖醛酸苷原型成分保留时间和分子式一致，丢失 176 Da 后产生 m/z 285.0564 的碎片离子，与木犀草素 –7–O–β–D– 葡萄糖醛酸苷碎片离子一致，故推测其可能为原型成分木犀草素 –7–O–β–D– 葡萄糖醛酸苷。

M13：保留时间为 9.5min，产生 m/z 719.1821 [M-H]⁻ 的准分子离子峰，经过裂解后，中性丢失 176 Da 产生 m/z 543.1506 的碎片，说明该化合物为葡萄糖醛酸结合物，且 m/z 543.1506 比二咖啡酰基奎宁酸多 C_2H_4。继续丢失 CH_2，得到 m/z 515.1201 的碎片，说明存在两个 CH_2，故推测化合物 M13 为二甲基化二咖啡酰基奎宁酸的葡萄糖醛酸结合产物。

M14 ～ M30：保留时间分别为 8.6min、9.0min、9.3min、9.7min、9.9min、10.1min、10.3min、10.7min、10.9min、11.0min、11.2min、11.3min、11.5min、11.7min、11.8min、11.9min、12.2min，产生的准分子离子峰为 m/z 705.1625 [M−H]⁻、m/z 705.1665 [M−H]⁻、m/z 705.1647 [M−H]⁻、m/z 705.1652 [M−H]⁻、m/z 705.1656 [M−H]⁻、m/z 705.1651 [M−H]⁻、m/z 705.1647 [M−H]⁻、m/z 705.1648 [M−H]⁻、m/z 705.1677 [M−H]⁻、m/z 705.1663 [M−H]⁻、m/z 705.1652 [M−H]⁻、m/z 705.1678 [M−H]⁻、m/z 705.1695 [M−H]⁻、m/z 705.1696 [M−H]⁻、m/z 705.1638 [M−H]⁻。以 M12 为例，裂解后准分子离子通过中性丢失 176Da，产生的 m/z 529.12 碎片离子，比二咖啡酰基奎宁酸的分子式多 CH_2，说明化合物为葡萄糖醛酸结合物，碎片 m/z 529.12 继续丢失 162Da 产生 m/z 367.10 碎片，比单咖啡酰基奎宁酸多 CH_2，同时碎片 m/z 193.05 比咖啡酸负离子多 CH_2，表明存在甲基化咖啡酸，但难以确定取代基位置，故推断 M14 ～ M30 化合物均为单甲基化二咖啡酰基奎宁酸的葡萄糖醛酸结合物。

表 7-29　羊耳菊活性部位在胆汁中的主要代谢产物鉴定

编号	保留时间（min）	测试值 m/z	离子模式	误差（ppm）	分子式	鉴定 / 反应
M4	3.2	371.0958	[M−H]⁻	4.9	$C_{16}H_{19}O_{10}$	水合作用
M5	5.4	371.1347	[M−H]⁻	0.2	$C_{17}H_{23}O_9$	加氢 + 甲基化
M6	5.5	371.1341	[M−H]⁻	1.7	$C_{17}H_{23}O_9$	加氢 + 甲基化
M7	3.7	399.0684	[M+COO]⁻	−2.4	$C_{17}H_{19}O_{11}$	加氢
M8	4.7	399.0663	[M+COO]⁻	−0.7	$C_{17}H_{19}O_{11}$	加氢
M9	6.8	399.0658	[M+COO]⁻	−4.4	$C_{17}H_{19}O_{11}$	加氢
M10	7.2	399.0619	[M+COO]⁻	0.6	$C_{17}H_{19}O_{11}$	加氢
M11	3.8	367.0671	[M−H]⁻	−0.7	$C_{16}H_{15}O_{10}$	脱氢酸
M12	8.1	461.0725	[M−H]⁻	−2.7	$C_{21}H_{17}O_{12}$	原型成分（木犀草素 −7−O−β−D− 葡萄糖醛酸苷）
M13	9.5	719.1821	[M−H]⁻	0.4	$C_{33}H_{35}O_{18}$	葡萄糖醛酸化 + 二甲基化
M14	8.6	705.1675	[M−H]⁻	0.5	$C_{32}H_{33}O_{18}$	甲基化 + 葡萄糖醛酸化
M15	9.0	705.1675	[M−H]⁻	0.5	$C_{32}H_{33}O_{18}$	甲基化 + 葡萄糖醛酸化
M16	9.3	705.1665	[M−H]⁻	1.1	$C_{32}H_{33}O_{18}$	甲基化 + 葡萄糖醛酸化
M17	9.7	705.1647	[M−H]⁻	3.6	$C_{32}H_{33}O_{18}$	甲基化 + 葡萄糖醛酸化
M18	9.9	705.1652	[M−H]⁻	2.9	$C_{32}H_{33}O_{18}$	甲基化 + 葡萄糖醛酸化

（续表）

编号	保留时间（min）	测试值 m/z	离子模式	误差（ppm）	分子式	鉴定/反应
M19	10.1	705.1656	[M−H]⁻	2.3	$C_{32}H_{33}O_{18}$	甲基化+葡萄糖醛酸化
M20	10.3	705.1651	[M−H]⁻	3.0	$C_{32}H_{33}O_{18}$	甲基化+葡萄糖醛酸化
M21	10.7	705.1647	[M−H]⁻	3.6	$C_{32}H_{33}O_{18}$	甲基化+葡萄糖醛酸化
M22	10.9	705.1671	[M−H]⁻	0.2	$C_{32}H_{33}O_{18}$	甲基化+葡萄糖醛酸化
M23	11.0	705.1648	[M−H]⁻	3.4	$C_{32}H_{33}O_{18}$	甲基化+葡萄糖醛酸化
M24	11.2	705.1677	[M−H]⁻	−0.7	$C_{32}H_{33}O_{18}$	甲基化+葡萄糖醛酸化
M25	11.3	705.1663	[M−H]⁻	1.3	$C_{32}H_{33}O_{18}$	甲基化+葡萄糖醛酸化
M26	11.5	705.1652	[M−H]⁻	2.9	$C_{32}H_{33}O_{18}$	甲基化+葡萄糖醛酸化
M27	11.7	705.1678	[M−H]⁻	−0.8	$C_{32}H_{33}O_{18}$	甲基化+葡萄糖醛酸化
M28	11.8	705.1695	[M−H]⁻	−3.3	$C_{32}H_{33}O_{18}$	甲基化+葡萄糖醛酸化
M29	11.9	705.1696	[M−H]⁻	−3.4	$C_{32}H_{33}O_{18}$	甲基化+葡萄糖醛酸化
M30	12.2	705.1648	[M−H]⁻	3.4	$C_{32}H_{33}O_{18}$	甲基化+葡萄糖醛酸化

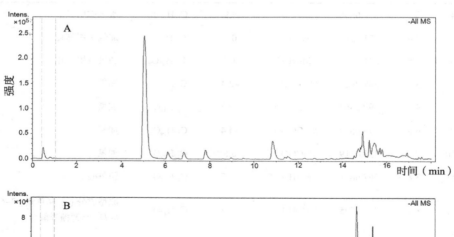

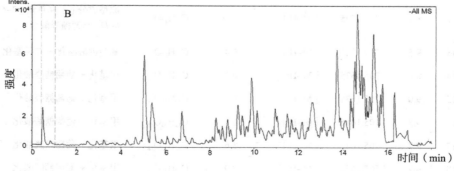

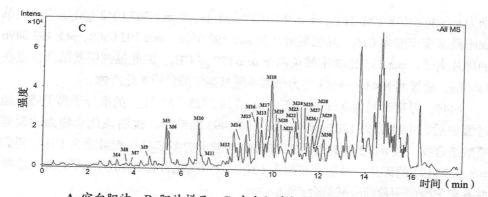

A. 空白胆汁；B. 胆汁样品；C. 空白胆汁与胆汁样品的差异图谱。

图 7-15　羊耳菊活性部位在大鼠胆汁中的代谢产物 ESI⁻ 总离子流图

（七）羊耳菊活性部位在血浆中的代谢产物分析

运用 Metabolite Detect 得到空白血浆、血浆样品及两者的差异图谱（图 7-16），血浆中共检测到 16 个代谢产物（表 7-30），其鉴定结果如下。

M31 ～ M39：保留时间分别为 2.6min、3.7min、3.9min、5.2min、7.9min、8.1min、8.8min、9.1min、10.1min，产生的准分子离子峰分别为 m/z 353.0887［M–H］⁻、m/z 353.0862［M–H］⁻、m/z 353.0876［M–H］⁻、m/z 515.1175［M–H］⁻、m/z 447.0942［M–H］⁻、m/z 461.0786［M–H］⁻、m/z 515.1193［M–H］⁻、m/z 515.1171［M–H］⁻、m/z 515.1180［M–H］⁻。其中 M36 产生的准分子离子峰与提取物中木犀草素 –7–O–β–D– 葡萄糖醛酸苷原型成分的保留时间和分子式一致，丢失 176Da 后产生 m/z 285.0477 的碎片离子，与木犀草素 –7–O–β–D– 葡萄糖醛酸苷碎片离子一致，故推测其可能为原型成分木犀草素 –7–O–β–D– 葡萄糖醛酸苷。其余化合物保留时间和质谱碎片分别与新绿原酸、绿原酸、隐绿原酸、1,3– 二咖啡酰基奎宁酸、3,4– 二咖啡酰基奎宁酸、3,5– 二咖啡酰基奎宁酸和 4,5– 二咖啡酰基奎宁酸对照品一致，故确定除 M36 以外的化合物依次为原型成分新绿原酸、绿原酸、隐绿原酸、1,3– 二咖啡酰基奎宁酸、3,4– 二咖啡酰基奎宁酸、3,5– 二咖啡酰基奎宁酸和 4,5– 二咖啡酰基奎宁酸。

M40 ～ M42：保留时间分别为 2.8min、4.2min、4.7min，产生的准分子离子峰分别为 m/z 353.089［M–H］⁻、m/z 353.0899［M–H］⁻、m/z 353.0878［M–H］⁻，裂解后产生的碎片离子分别为 m/z 173.0518、m/z 191.0581、m/z 191.0526。虽然碎片离子与单咖啡酰基一致，但难以确定取代基位置，故推测 M40 ～ M42 可能为单咖啡酰基奎宁酸发生酯基位置异构产生的化合物。

M43 ～ M45：保留时间为 5.6min、6.0min、6.2min，产生的准分子离子峰分

别为 m/z 367.1018［M–H］⁻、m/z 367.1037［M–H］⁻、m/z 367.1042［M–H］⁻，比单咖啡酰基奎宁酸多 CH_2，其能裂解产生 m/z 193.0506、m/z 193.0508、m/z 193.0496 的碎片离子。m/z 193 比咖啡酸负离子 m/z 179 多 CH_2，因此推测甲基结合位点在咖啡酸，故推测 M43 ～ M45 均为单咖啡酰基奎宁酸的甲基化产物。

M46：保留时间为 9.5min，产生 m/z 719.1823［M–H］⁻ 的准分子离子峰，经过裂解后，中性丢失 176Da 产生 m/z 543.1493 的碎片，说明该化合物为葡萄糖醛酸结合物，且 m/z 543.1493 比二咖啡酰基奎宁酸多 C_2H_4，继续丢失 CH_2，得到 m/z 515.1191 的碎片，说明存在两个 CH_2，故推测化合物 M46 为二甲基化二咖啡酰基奎宁酸的葡萄糖醛酸结合产物。

表 7–30　羊耳菊活性部位在血浆中的主要代谢产物鉴定

编号	保留时间（min）	测试值 m/z	离子模式	误差（ppm）	分子式	鉴定 / 反应
M31	2.6	353.0887	［M–H］⁻	–2.5	$C_{16}H_{17}O_9$	原型成分（新绿原酸）
M32	3.7	353.0862	［M–H］⁻	4.6	$C_{16}H_{17}O_9$	原型成分（绿原酸）
M33	3.9	353.0875	［M–H］⁻	0.7	$C_{16}H_{17}O_9$	原型成分（隐绿原酸）
M34	5.2	515.1175	［M–H］⁻	3.9	$C_{25}H_{23}O_{12}$	原型成分（1，3–二咖啡酰基奎宁酸）
M35	7.9	447.0942	［M–H］⁻	–2.0	$C_{21}H_{19}O_{11}$	原型成分（木犀草苷）
M36	8.1	461.0786	［M–H］⁻	2.9	$C_{21}H_{17}O_{12}$	原型成分（木犀草素 –7–O–β–D– 葡萄糖醛酸苷）
M37	8.8	515.1193	［M–H］⁻	0.4	$C_{25}H_{23}O_{12}$	原型成分（3，4–二咖啡酰基奎宁酸）
M38	9.1	515.1171	［M–H］⁻	4.7	$C_{25}H_{23}O_{12}$	原型成分（3，5–二咖啡酰基奎宁酸）
M39	10.1	515.1180	［M–H］⁻	2.8	$C_{25}H_{23}O_{12}$	原型成分（4，5–二咖啡酰基奎宁酸）
M40	2.8	353.0878	［M–H］⁻	–1.1	$C_{16}H_{17}O_9$	异构化
M41	4.2	353.0890	［M–H］⁻	–3.5	$C_{16}H_{17}O_9$	异构化
M42	4.7	353.0899	［M–H］⁻	–5.9	$C_{16}H_{17}O_9$	异构化
M43	5.6	367.1018	［M–H］⁻	4.6	$C_{17}H_{19}O_9$	甲基化
M44	6.0	367.1037	［M–H］⁻	–1.3	$C_{17}H_{19}O_9$	甲基化
M45	6.2	367.1042	［M–H］⁻	–2.0	$C_{17}H_{19}O_9$	甲基化
M46	9.5	719.1823	［M–H］⁻	0.8	$C_{33}H_{35}O_{18}$	葡萄糖醛酸化 + 二甲基化

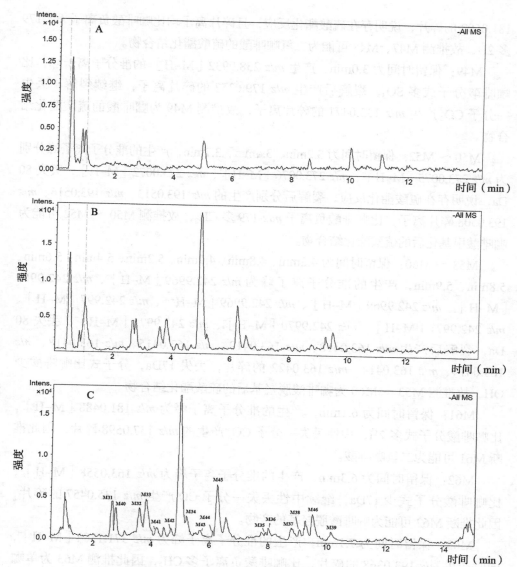

A. 空白血浆；B. 血浆样品；C. 空白血浆与血浆样品的差异图谱。

图 7-16　羊耳菊活性部位在大鼠血浆中的代谢产物 ESI⁻ 总离子流图

（八）羊耳菊活性部位在尿液中的代谢产物分析

由 Metabolite Detect 得到的空白尿液、尿液样品及两者的差异图谱见图 7-17。尿液中共检测到 30 个代谢产物（表 7-31），其鉴定结果如下。

M47、M48：保留时间分别为 2.4min、2.8min，产生的准分子离子峰分别为 m/z 261.0072 [M−H]⁻、m/z 261.0078 [M−H]⁻，丢失 80Da，产生 m/z 181.0501、m/z

181.0502 的碎片，说明存在硫酸酯化反应，且碎片离子均比咖啡酸负离子 m/z 179 多 2H，故推测 M47、M48 可能为二氢咖啡酸的硫酸酯化结合物。

M49：保留时间为 3.0min，产生 m/z 258.9932［M–H］⁻ 的准分子离子峰，比咖啡酸分子式多 SO_3，裂解后产生 m/z 179.0353 的碎片离子，继续裂解，丢失一分子 CO_2 产生 m/z 135.0471 的碎片离子，故推测 M49 为咖啡酸的硫酸酯化结合物。

M50 ~ M52：保留时间为 3.2min、3.4min、3.7min，产生的准分子离子峰分别为 m/z 273.0075［M–H］⁻、m/z 273.0076［M–H］⁻、m/z 273.0072［M–H］⁻，丢失 80 Da，说明存在硫酸酯化反应，裂解后分别产生的 m/z 193.0513、m/z 193.0516、m/z 193.0508 碎片离子，比咖啡酸负离子 m/z 179 多 CH_2，故推测 M50 ~ M52 可能为咖啡酸甲基化后的硫酸酯化结合物。

M53 ~ M60：保留时间为 4.2min、4.8min、4.9min、5.2min、5.4min、5.6min、5.8min、5.9min，产生的准分子离子峰为 m/z 242.9969［M–H］⁻、m/z 242.9969［M–H］⁻、m/z 242.9969［M–H］⁻、m/z 242.9969［M–H］⁻、m/z 242.997［M–H］⁻、m/z 242.9971［M–H］⁻、m/z 242.9970［M–H］⁻、m/z 242.9971［M–H］⁻，丢失 80 Da，裂解后产生 m/z 163.0418、m/z 163.0419、m/z 163.0415、m/z 163.0418、m/z 163.0414、m/z 163.0414、m/z 163.0422 的碎片，丢失 17Da，分子式比咖啡酸少 OH，故推测 M53 ~ M60 为咖啡酸脱羟基后的硫酸酯化结合物。

M61：保留时间为 6.1min，产生的准分子离子峰为 m/z 181.0488［M–H］⁻，比咖啡酸分子式多 2H，中性丢失一分子 CO_2 产生的 m/z 137.0598 碎片，因此推断 M61 可能为二氢咖啡酸。

M62：保留时间为 6.3min，产生的准分子离子峰为 m/z 163.0558［M–H］⁻，比咖啡酸分子式少 17Da，继续中性丢失一分子 CO 产生 m/z 135.0457 的碎片，因此推断 M62 可能为咖啡酸脱羟基的产物。

M63：保留时间为 7.1min，产生的准分子离子峰为 m/z 371.1304［M–H］⁻，同时产生 m/z 193.0368 的碎片，比咖啡酸负离子多 CH_2，因此推测 M63 为单咖啡酰基奎宁酸双键还原后的甲基化产物。

M64、M65：保留时间分别为 7.9min、8.8min，产生的准分子离子峰分别为 m/z 447.0941［M–H］⁻、m/z 515.1194［M–H］⁻，保留时间和质谱碎片离子都与木犀草苷、3,4– 二咖啡酰基奎宁酸对照品一致，故确定 M64、M65 为木犀草苷和 3,4– 二咖啡酰基奎宁酸的原型成分。

M66：保留时间为 8.1min，产生的准分子离子峰分别为 m/z 353.0864［M–H］⁻，裂解后，产生 m/z 191.0581 的碎片，同时存在 m/z 173.0435 的碎片，但其保留时间与绿原酸、新绿原酸和隐绿原酸不一致，推测其可能为单咖啡酰基奎宁酸的酯键异构产物。

M67：保留时间为 9.2min，产生的准分子离子峰为 m/z 529.1195［M–H］⁻，比 M66 多 176 Da，说明其可能为单咖啡酰基奎宁酸的葡萄糖醛酸结合产物，同时准分子离子峰裂解后产生 m/z 353.0876 的碎片离子，因此推测 M67 为单咖啡酰基奎宁酸葡萄糖醛酸化产物。

M68、M69：保留时间分别为 9.5min、10.1min，产生的准分子离子峰为 m/z 719.1827［M–H］⁻、m/z 719.1828［M–H］⁻，裂解后，中性丢失 176Da，分别产生 m/z 543.1505、m/z 543.1493 的碎片，说明该化合物为葡萄糖醛酸结合物，且碎片离子均比二咖啡酰基奎宁酸多 C_2H_4，继续丢失 CH_2，得到 m/z 515.1190、m/z 515.1196 的碎片，故推测化合物 M68、M69 为二甲基化二咖啡酰基奎宁酸的葡萄糖醛酸结合产物。

M70：保留时间为 9.6min，产生的准分子离子峰为 m/z 705.1659［M–H］⁻，裂解后，准分子离子通过中性丢失 176Da，产生的 m/z 529.1303 碎片离子比二咖啡酰基奎宁酸的分子式多 CH_2，说明化合物为葡萄糖醛酸结合物，碎片 m/z 529.1303 继续丢失 162Da，产生 m/z 367.1027 的碎片离子，比单咖啡酰基奎宁酸多 CH_2，同时碎片 m/z 193.0503 比咖啡酸负离子多 CH_2，表明存在甲基化咖啡酸，但难以确定取代基位置，故推断 M70 为单甲基化二咖啡酰基奎宁酸的葡萄糖醛酸结合物。

M71：保留时间为 10.8min，产生的准分子离子峰为 m/z 529.1558［M–H］⁻，裂解后丢失 162Da，产生 m/z 367.1028 的碎片离子，说明代谢产物中存在葡萄糖，同时 m/z 367.1028 碎片离子比单咖啡酰基奎宁酸多 CH_2，故推测化合物 M71 为单甲基化咖啡酰基奎宁酸的葡萄糖结合产物。

M72 ~ M74：保留时间分别为 10.8min、11.1min、11.4min，产生的准分子离子峰为 m/z 543.1497［M–H］⁻、m/z 543.1499［M–H］⁻、m/z 543.1505［M–H］⁻，比二单咖啡酰基奎宁酸多 28Da，说明有 2 个 CH_2，裂解后产生 m/z 529.1319、m/z 529.1322、m/z 529.1321 的碎片离子，比二单咖啡酰基奎宁酸多 CH_2，继续裂解产生 m/z 515.1201、m/z 515.1197、m/z 515.1199 的碎片离子，因此推测 M72 ~ M74 均为二咖啡酰基奎宁酸的双甲基化产物。

M75、M76：保留时间分别为 11.9min、12.3min，产生的准分子离子峰为 m/z 545.1657［M–H］⁻、m/z 545.1658［M–H］⁻，准分子离子峰比 M72 ~ M74 多 2H，比二单咖啡酰基奎宁酸多 C_2H_6，继续裂解产生 m/z 531.1369、m/z 531.1368 的碎片离子，比二单咖啡酰基奎宁酸多 CH_4，甲基化除去 CH_2，还剩 2H，说明碎片中存在 2 个 CH_2，故推测 M75、M76 均为二氢二咖啡酰基奎宁酸的双甲基化产物。

表 7-31 羊耳菊活性部位在尿液中的主要代谢产物鉴定

编号	保留时间（min）	测试值 m/z	离子模式	误差（ppm）	分子式	鉴定/反应
M47	2.4	261.0072	[M-H]⁻	0.8	$C_9H_9O_7S$	水解+加氢+硫化
M48	2.8	261.0078	[M-H]⁻	-1.4	$C_9H_9O_7S$	水解+加氢+硫化
M49	3.0	258.9932	[M-H]⁻	-1.8	$C_9H_7O_7S$	水解+硫化
M50	3.2	273.0075	[M-H]⁻	-0.2	$C_{10}H_9O_7S$	水解+甲基化+硫化
M51	3.4	273.0076	[M-H]⁻	-0.5	$C_{10}H_9O_7S$	水解+甲基化+硫化
M52	3.7	273.0072	[M-H]⁻	1.1	$C_{10}H_9O_7S$	水解+甲基化+硫化
M53	4.2	242.9969	[M-H]⁻	-0.2	$C_9H_7O_6S$	水解+二羟基化+硫化
M54	4.8	242.9969	[M-H]⁻	0	$C_9H_7O_6S$	水解+二羟基化+硫化
M55	4.9	242.9969	[M-H]⁻	-0.3	$C_9H_7O_6S$	水解+二羟基化+硫化
M56	5.2	242.9969	[M-H]⁻	0.1	$C_9H_7O_6S$	水解+二羟基化+硫化
M57	5.4	242.9970	[M-H]⁻	-0.4	$C_9H_7O_6S$	水解+二羟基化+硫化
M58	5.6	242.9971	[M-H]⁻	-0.7	$C_9H_7O_6S$	水解+二羟基化+硫化
M59	5.8	242.9970	[M-H]⁻	-0.4	$C_9H_7O_6S$	水解+二羟基化+硫化
M60	5.9	242.9971	[M-H]⁻	-0.7	$C_9H_7O_6S$	水解+二羟基化+硫化
M61	6.1	181.0488	[M-H]⁻	4.9	$C_9H_9O_4$	水解+加氢
M62	6.5	163.0558	[M-H]⁻	-0.8	$C_9H_6O_3$	水解+二羟基化
M63	7.2	371.1304	[M-H]⁻	-1.4	$C_{17}H_{23}O_9$	氢化+甲基化
M64	7.9	447.0941	[M-H]⁻	-4.3	$C_{21}H_{19}O_{11}$	原型成分（木犀草苷）
M65	8.8	515.1194	[M-H]⁻	0.3	$C_{25}H_{23}O_{12}$	原型成分（3,4-二咖啡酰基奎宁酸）
M66	8.1	353.0864	[M-H]⁻	4.6	$C_{16}H_{17}O_9$	异构化
M67	9.2	529.1195	[M-H]⁻	1.3	$C_{22}H_{25}O_{15}$	葡萄糖醛酸化
M68	9.5	719.1827	[M-H]⁻	1.1	$C_{33}H_{35}O_{18}$	二甲基化+葡萄糖醛酸化
M69	10.4	719.1828	[M-H]⁻	1.5	$C_{33}H_{35}O_{18}$	二甲基化+葡萄糖醛酸化
M70	9.6	705.1659	[M-H]⁻	0.2	$C_{32}H_{33}O_{18}$	甲基化+葡萄糖醛酸化
M71	10.8	529.1558	[M-H]⁻	1.6	$C_{23}H_{29}O_{14}$	甲基化+葡萄糖基化
M72	11.1	543.1497	[M-H]⁻	1.5	$C_{27}H_{27}O_{12}$	二甲基化
M73	11.4	543.1499	[M-H]⁻	1.2	$C_{27}H_{27}O_{12}$	二甲基化
M74	12.7	543.1505	[M-H]⁻	1.5	$C_{27}H_{27}O_{12}$	二甲基化
M75	11.9	545.1657	[M-H]⁻	0.5	$C_{27}H_{29}O_{12}$	加氢+二甲基化
M76	12.3	545.1658	[M-H]⁻	1.0	$C_{27}H_{29}O_{12}$	加氢+二甲基化

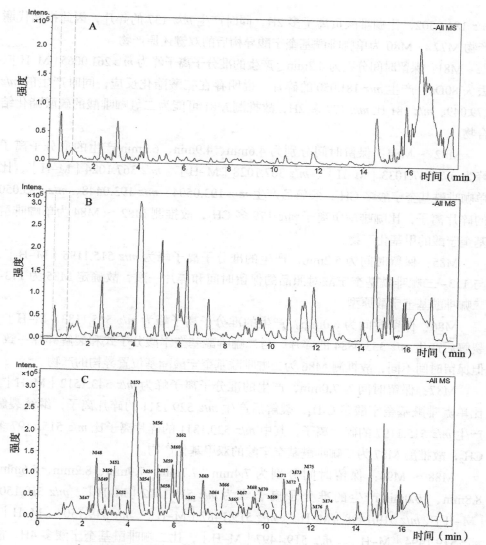

A. 空白尿液；B. 尿液样品；C. 空白尿液与尿液样品的差异图谱。

图 7-17 羊耳菊活性部位在大鼠尿液中的代谢产物 ESI⁻ 总离子流图

（九）羊耳菊活性部位在粪便中的代谢产物分析

由 Metabolite Detect 得到的空白粪便、粪便样品及两者的差异图谱见图 7-18。粪便中共检测到 22 个代谢产物（表 7-32），其鉴定结果如下。

M77～M80：保留时间为 2.7min、3.4min、3.8min、3.9min 产生的准分子离子峰为 m/z 355.1038［M–H］⁻、m/z 355.1045［M–H］⁻、m/z 355.1041［M–H］⁻、m/z 355.1084［M–H］⁻，裂解后产生的 m/z 181.0506、m/z 181.0501、m/z 181.0503、

m/z 181.0502，比咖啡酸负离子多 2H，同时产生 m/z 137 的碎片，因此推断代谢产物 M77～M80 为单咖啡酰基奎宁酸异构后的双键还原产物。

M81：保留时间分别为 4.2min，产生的准分子离子峰为 m/z 261.0065 [M–H]⁻，丢失 80Da，产生 m/z 181.050 的碎片，说明存在硫酸酯化反应，同时产生的 m/z 179.049、m/z 181 比 m/z 179 多 2H，故推测 M81 可能为二氢咖啡酸的硫酸酯化结合物。

M82～M84：保留时间分别为 4.6min、4.9min、6.3min 产生的准分子离子峰为 m/z 367.1033 [M–H]⁻、m/z 367.1028 [M–H]⁻、m/z 367.1024 [M–H]⁻，比单咖啡酰基奎宁酸多 CH_2，裂解后产生 m/z 193.0504、m/z 193.0448、m/z 193.050 的碎片离子，比咖啡酸负离子 m/z 179 多 CH_2，故推测 M82～M84 为单咖啡酰基奎宁酸的甲基化产物。

M85：保留时间为 5.2min，产生的准分子离子峰为 m/z 515.1195 [M–H]⁻，与 1,3-二咖啡酰基奎宁酸对照品的保留时间和碎片一致，故确定 M85 为 1,3-二咖啡酰基奎宁酸原型。

M86：保留时间为 6.0min，产生的准分子离子峰为 m/z 515.1183 [M–H]⁻，裂解后产生 m/z 353.0884 的碎片，与二咖啡酰基奎宁酸分子式和裂解碎片一致，但保留时间不同，故推测 M86 为二咖啡酰基奎宁酸酯基位置异构的产物。

M87：保留时间为 7.0min，产生的准分子离子峰为 m/z 543.1512 [M–H]⁻，比单咖啡酰基奎宁酸多 C_2H_4，裂解后产生 m/z 529.1311 的碎片离子，继续裂解产生 m/z 515.1197 的碎片离子，其中 m/z 529.1311 的碎片离子比 m/z 515.1197 多 CH_2，故推测 M87 为二咖啡酰基奎宁酸的双甲基化产物。

M88～M94：保留时间分别为 7.4min、7.7min、7.9min、8.2min、8.6min、8.8min、10.0min 产生的准分子离子峰为 m/z 519.1502 [M–H]⁻、m/z 519.1501 [M–H]⁻、m/z 519.1498 [M–H]⁻、m/z 519.1487 [M–H]⁻、m/z 519.1504 [M–H]⁻、m/z 519.1494 [M–H]⁻、m/z 519.1497 [M–H]⁻，比二咖啡酰基奎宁酸多 4H，故推测 M88～M94 为二咖啡酰基奎宁酸的双键还原产物。

M95、M96：保留时间为 9.7min、10.6min，产生的准分子离子峰为 m/z 517.1341 [M–H]⁻、m/z 517.1344 [M–H]⁻，比二咖啡酰基奎宁酸多 2H，故推测 M95、M96 为二咖啡酰基奎宁酸的双键还原产物。

M97：保留时间为 10.4min，产生的准分子离子峰为 m/z 545.1649 [M–H]⁻，比 M87 的分子式多 2H，裂解后去除 28Da，产生 m/z 517.1292 的碎片比二咖啡酰基奎宁酸负离子多 2H，继续裂解，产生 m/z 193.0443 的碎片比咖啡酸负离子多 CH_2，故推测化合物 M81 为二甲基化二氢二咖啡酰基奎宁酸。

M98：保留时间为 10.9min，产生的准分子离子峰为 m/z 677.1491 [M–H]⁻，

产生 *m/z* 515.1183、*m/z* 353.0874 的碎片离子分子式与三咖啡酰基奎宁酸一致，但保留时间不同，故推测 M98 为三咖啡酰基奎宁酸酯基位置异构的产物。

表 7–32 羊耳菊活性部位在粪便中的主要代谢产物鉴定

编号	保留时间（min）	测试值 *m/z*	离子模式	误差（ppm）	分子式	鉴定/反应
M77	2.7	355.1038	[M–H]⁻	–1.1	$C_{16}H_{19}O_9$	加氢
M78	3.4	355.1045	[M–H]⁻	–3.0	$C_{16}H_{19}O_9$	加氢
M79	3.8	355.1041	[M–H]⁻	–1.8	$C_{16}H_{19}O_9$	加氢
M80	3.9	355.1084	[M–H]⁻	0.4	$C_{16}H_{19}O_9$	加氢
M81	4.2	261.0065	[M–H]⁻	3.5	$C_9H_9O_7S$	水解+加氢+硫化
M82	4.6	367.1033	[M–H]⁻	2.5	$C_{17}H_{19}O_9$	甲基化
M83	4.9	367.1028	[M–H]⁻	0.6	$C_{17}H_{19}O_9$	甲基化
M84	6.3	367.1024	[M–H]⁻	3.0	$C_{17}H_{19}O_9$	甲基化
M85	5.2	515.1195	[M–H]⁻	–0.1	$C_{25}H_{23}O_{12}$	原型成分（1,3-二咖啡酰基奎宁酸）
M86	6.6	515.1183	[M–H]⁻	2.3	$C_{25}H_{23}O_{12}$	异构化
M87	7.0	543.1512	[M–H]⁻	2.7	$C_{27}H_{27}O_{12}$	二甲基化
M88	7.4	519.1502	[M–H]⁻	1.2	$C_{25}H_{27}O_{12}$	加氢
M89	7.7	519.1501	[M–H]⁻	1.1	$C_{25}H_{27}O_{12}$	加氢
M90	7.9	519.1498	[M–H]⁻	1.8	$C_{25}H_{27}O_{12}$	加氢
M91	8.2	519.1487	[M–H]⁻	4.0	$C_{25}H_{27}O_{12}$	加氢
M92	8.6	519.1504	[M–H]⁻	0.8	$C_{25}H_{27}O_{12}$	加氢
M93	8.8	519.1494	[M–H]⁻	–2.1	$C_{25}H_{27}O_{12}$	加氢
M94	10.0	519.1497	[M–H]⁻	2.2	$C_{25}H_{27}O_{12}$	加氢
M95	9.7	517.1341	[M–H]⁻	4.0	$C_{25}H_{25}O_{12}$	加氢
M96	10.6	517.1344	[M–H]⁻	1.4	$C_{25}H_{27}O_{12}$	加氢
M97	10.4	545.1649	[M–H]⁻	–2.8	$C_{25}H_{27}O_{12}$	加氢+二甲基化
M98	10.9	677.1491	[M–H]⁻	3.1	$C_{34}H_{29}O_{15}$	异构化

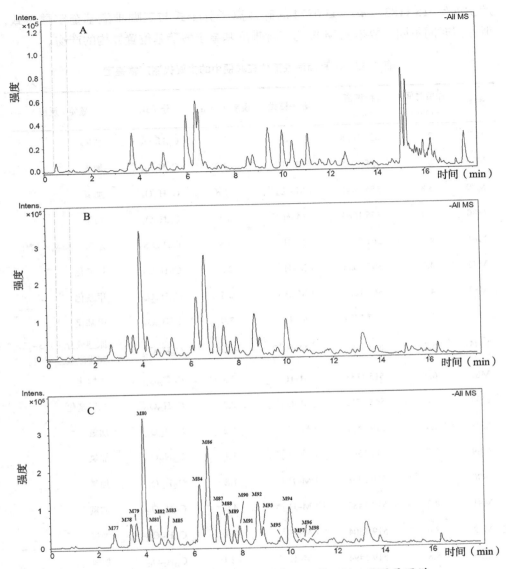

A. 空白粪便；B. 粪便样品；C. 空白粪便与粪便样品的差异图谱。

图 7-18　羊耳菊活性部位在大鼠粪便中的代谢产物 ESI⁻ 总离子流图

二、羊耳菊活性部位的大鼠肠道菌群代谢研究

（一）UHPLC 液相条件

Agilent Eclipse Plus C$_{18}$ RRHD 色谱柱（2.1mm×100mm，1.8μm）；柱温 40℃；流动相为 0.1% 甲酸乙腈（A）-0.1% 甲酸水（B）；进样体积为 5μL。梯度洗脱

条件：0～1min，5%～10%（A）；1～13min，10%～28%（A）；13～16min，28%～100%（A）；16～17min，100%（A）；17～18min，100%～5%（A）。

（二）Q–TOF MS/MS 质谱条件

电喷雾离子源；扫描方式为负离子扫描（ESГ，*m/z* 50～1000）；毛细管电压 3.5kV；离子源温度 200℃；雾化气（N₂）压力 1.2bar；干燥气温度 200℃；气体体积流量 6L/min；准确质量测定采用甲酸钠校正标准液；校正模式选用 Enhanced Quadratic；数据分析采用 Data Analysis 软件、Metabolite Tools、质量亏损过滤（MDF）等。

（三）无血清厌氧培养液的制备

取 37.5mL 溶液 A（含 0.78% K₂HPO₄），37.5mL 溶液 B［含 0.47% KH₂PO₄、1.18% NaCl、1.2%（NH₄）₂SO₄、0.12% CaCl₂ 和 0.25% MgSO₄］，8% Na₂CO₃50mL，L–半胱氨酸 0.5g，25%L–抗坏血酸 2mL，牛肉膏 1g，蛋白胨 1g，营养琼脂 1g，加蒸馏水至 1L，调节 pH 值至 7.5～8.0。

（四）大鼠肠道菌液的制备

健康大鼠脱颈处死后，迅速开腹，取结肠段内容物，迅速将其与生理盐水按1:4 混悬，4000rpm 离心 10min 后得到上清液，即为肠道菌液。取 80mL 菌液，加入 720mL 无血清厌氧培养液中，得到肠菌培养液。

（五）肠菌实验方法

取上述肠菌培养液 8mL，分为 4 份，分别各加入 6mL 已灭菌的厌氧培养液，混匀，置于厌氧条件下培养 24h，然后向其中 3 份加入已过滤除菌的羊耳菊活性部位厌氧培养液溶液（0.5mg/mL、1.0mg/mL、2.0mg/mL），另一份加入空白厌氧培养液作为对照。另取厌氧培养液 34mL 平均分为 3 份，分别放入培养皿中，向其中加入已过滤除菌的羊耳菊活性部位厌氧培养液溶液（0.5mg/mL、1.0mg/mL、2.0mg/mL）作为不加肠菌的空白对照组。将上述 7 份培养皿置于 37℃、厌氧条件下培养 12h，所得样品经处理后进样 UHPLC–Q–TOF MS/MS 分析。

（六）羊耳菊活性部位在大鼠肠道菌群中的代谢产物分析

由 Metabolite Detect 得到的空白肠菌、肠菌样品及两者的差异图谱见图7–19。肠菌孵育液中共检测到 14 个代谢产物（表 7–33），其鉴定结果如下。

M99：保留时间为 3.2min，产生的准分子离子峰为 *m/z* 181.0511［M–H］⁻，

丢失一分子 CO，产生 m/z 137.0602 的碎片，因此推测 M99 为二氢咖啡酸。

M100：保留时间为 3.4min，产生的准分子离子峰为 m/z 137.025 [M−H]⁻，分子式与 3- 羟基苯甲酸一致，故推测 M100 为 3- 羟基苯甲酸。

M101：保留时间为 3.9min，产生的准分子离子峰为 m/z 151.0517 [M−H]⁻，分子式与间羟基苯乙酸一致，故推测 M101 为间羟基苯乙酸。

M102：保留时间为 4.2min，产生的准分子离子峰为 m/z 353.0884 [M−H]⁻，产生 m/z 191.0552 的碎片，碎片离子和分子式与单咖啡酰基奎宁酸一致，故推测 M102 为单咖啡酰基奎宁酸酯基位置异构的产物。

M103、M104：保留时间分别为 5.3min、9.3min，产生的准分子离子峰为 m/z 165.0559 [M−H]⁻、m/z 165.056 [M−H]⁻，分子式与 3- 羟基苯丙酸一致，故推测 M103、M104 为 3- 羟基苯丙酸。

M105：保留时间为 5.5min，产生的准分子离子峰为 m/z 447.0919 [M−H]⁻，裂解后产生 m/z 285.0422 的碎片，与木犀草苷的分子式和碎片一致，但保留时间与木犀草苷不同，故推测 M105 为木犀草苷的同分异构体。

M106：保留时间为 5.8min，产生的准分子离子峰为 m/z 353.0887 [M−H]⁻，产生 m/z 191.0507 的碎片，碎片离子和分子式与单咖啡酰基奎宁酸一致，故推测 M106 为单咖啡酰基奎宁酸酯基位置异构的产物。

M107：保留时间为 6.2min，产生的准分子离子峰为 m/z 529.1313 [M−H]⁻，丢失 CH_2，产生 m/z 515.1197 的碎片离子比 m/z 515.1197 多 CH_2，故推测 M107 为二咖啡酰基奎宁酸的单甲基化产物。

M108：保留时间为 7min，产生的准分子离子峰为 m/z 195.0663 [M−H]⁻，比阿魏酸负离子多 2H，中性丢失 CO_2 产生 m/z 151.0760 的碎片，故推测 M108 为二氢阿魏酸。

M109：保留时间为 7.6min，产生的准分子离子峰为 m/z 337.0942 [M−H]⁻，丢失 164Da 产生 m/z 191.0498、m/z 173.0442 的碎片，分子式与香豆酰奎宁酸一致，但其取代基的结合位点无法确定，故推测 M109 可能为香豆酰奎宁酸。

M110：保留时间为 7.9min，产生的准分子离子峰为 m/z 285.0413 [M−H]⁻，分子式与木犀草素一致，故推测 M110 可能为木犀草苷类成分水解后产生的木犀草素。

M111：保留时间为 8.4min，产生的准分子离子峰为 m/z 207.0653 [M−H]⁻，丢失 CH_2，产生 m/z 193.0508、m/z 149.0601 的碎片与阿魏酸的碎片一致，故推测 M111 可能为阿魏酸的甲基化产物。

M112：保留时间为 9.0min，产生的准分子离子峰为 m/z 225.0454 [M−H]⁻，丢失 42Da，产生 m/z 183.0508 的碎片比咖啡酸多 4H，故推测 M112 可能为咖啡酸还原后的乙酰化产物。

表 7-33 羊耳菊活性部位在大鼠肠菌孵育液中的主要代谢产物鉴定

编号	保留时间（min）	测试值 m/z	离子模式	误差（ppm）	分子式	鉴定 / 反应
M99	3.2	181.0511	[M−H]⁻	−2.8	$C_9H_9O_4$	水解 + 加氢
M100	3.4	137.0250	[M−H]⁻	−4.5	$C_7H_5O_3$	水解
M101	3.9	151.0517	[M−H]⁻	−3.1	$C_8H_8O_3$	水解
M102	4.2	353.0884	[M−H]⁻	−2.1	$C_{16}H_{17}O_9$	异构化
M103	5.8	353.0887	[M−H]⁻	−2.9	$C_{16}H_{17}O_9$	异构化
M104	5.3	165.0559	[M−H]⁻	−0.9	$C_9H_9O_3$	水解 + 加氢 + 二羟基化
M105	9.3	165.0560	[M−H]⁻	−1.7	$C_9H_9O_3$	水解 + 加氢 + 二羟基化
M106	5.5	447.0919	[M−H]⁻	3.1	$C_{21}H_{19}O_{11}$	水解
M107	6.2	529.1313	[M−H]⁻	−3.6	$C_{26}H_{25}O_{12}$	甲基化
M108	7.0	195.0663	[M−H]⁻	0.1	$C_{10}H_{11}O_4$	水解 + 加氢
M109	7.6	337.0942	[M−H]⁻	−3.8	$C_{16}H_{17}O_8$	异构化
M110	7.9	285.0413	[M−H]⁻	−2.9	$C_{15}H_9O_6$	水解
M111	8.4	207.0653	[M−H]⁻	4.6	$C_{11}H_{11}O_4$	水解 + 甲基化
M112	9.0	225.0454	[M−H]⁻	3.7	$C_{11}H_{11}O_5$	加氢 + 乙酰化

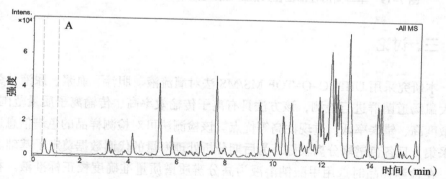

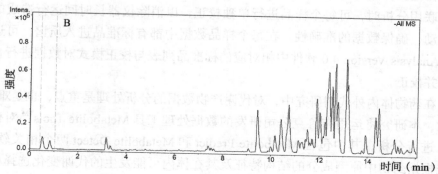

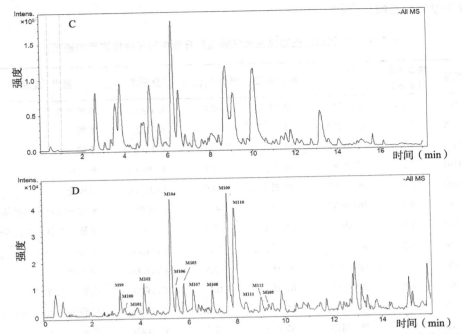

A. 羊耳菊活性部位大鼠肠道菌孵育样品；B. 大鼠空白肠道菌孵育样品；C. 羊耳菊活性部位厌氧培养液孵育样品；D. 差异图谱。

图7-19　羊耳菊活性部位在大鼠肠菌孵育液中的代谢产物 ESI 总离子流图

三、讨论

本研究采用 UHPLC–Q–TOF MS/MS 法对灌流液、胆汁、血浆、尿液、粪便及大鼠肠道菌群进行检测，该方法具有离子传输效率高、传输离子质量范围宽、灵敏度高、错误率低、重现性高等优点。该检测法可对检测样品的色谱信息进行全采集，且各色谱峰分离较好，为后期分析处理海量的代谢数据奠定了基础。

在检测样品时选用甲酸钠溶液为高分辨质谱质量准确度校正标准液。批量液质联用分析时，可每个样品进行单独校正，以消除仪器长时间运行造成的数据波动，确保数据的准确性。在每个样品数据中都有标准品进入质谱，可运用 DataAnalysis Version 4.0 软件中相对应的标准品列表与校正模式对数据进行自动匹配并校正。

在药物体内外代谢研究中，对代谢产物数据的分析处理是重点，也是难点。因此，本研究将运用布鲁克公司研发的数据处理工具 Metabolite Tools™ 对代谢信息进行分析，其中包含 Metabolite Predict 和 Metabolite Detect 两个相关软件。首先根据药物中原型成分的结构特征及其在体内可能发生的代谢变化选择相应的代谢途径，由 Metabolite Predict 软件预测出庞大的代谢产物 Masslist。然后将 Masslist 导入至 Metabolite Detect 中，与差异图谱进行匹配，通过差异分析对可能的代谢产物进行定性分析。

在羊耳菊活性部位大鼠体内外代谢实验中，共检测分析出 112 个代谢产物峰，其中灌流液、胆汁、血浆、尿液、粪便及肠菌样品中分别为 3、26、16、30、22、14 个（含交叉成分）。其代谢产物以活性部位提取物中的咖啡酰基奎宁酸类成分为主，黄酮类成分的代谢产物较少，可能是由于黄酮类成分在提取物中含量较少，且进入体内后质谱检测时信号响应值较低，无法获得质谱信息，从而无法获得确切的结果。

灌流液中的代谢产物较少，主要存在二咖啡酰基奎宁酸酯基位置异构和甲基化代谢物。

胆汁中的代谢产物信息较丰富，共检测到 26 个代谢产物。样品中检测到 1 个黄酮类成分的原型，还检测到大量的咖啡酰基奎宁酸异构、还原、甲基化、葡萄糖醛酸化和甲基葡萄糖醛酸化代谢产物，但以咖啡酰基奎宁酸的甲基葡萄糖醛酸化产物为主。

血浆中检测到 9 个原型成分，还检测到咖啡酰基奎宁酸异构、甲基化、葡萄糖醛酸化和少量黄酮类成分的葡萄糖醛酸化代谢产物。

尿液中共检测出 30 个代谢产物，其中包含 2 个原型成分，即木犀草苷和 3, 4- 二咖啡酰基奎宁酸。其余 28 个代谢产物主要以咖啡酰基奎宁酸类成分水解后产生的咖啡酸的硫酸酯化反应为主，同时存在二咖啡酰基奎宁酸的甲基化、还原、葡萄糖醛酸化反应。

粪便中共检测到 22 个代谢产物，包含 1 个原型成分，还检测到咖啡酰基奎宁酸异构、还原和甲基化等代谢产物，主要以咖啡酰基奎宁酸双键还原的代谢产物为主。

肠菌孵育样品中检测到 14 个代谢产物，主要包括单咖啡酰基奎宁酸的异构化、水解的小分子化合物，以及单咖啡酰基奎宁酸水解后产生的咖啡酸的还原、甲基化和乙酰化等代谢产物。

实验结果表明，羊耳菊活性部位进入大鼠肠道后，主要的咖啡酰基奎宁酸类成分在体内发生剧烈的生物转化，胆汁、血浆、尿液、粪便中均能检测到相应的原型成分和代谢产物，且均存在大量的咖啡酰基奎宁酸葡萄糖醛酸化、甲基葡萄糖醛酸化、硫酸酯化代谢产物。其中单咖啡酰基奎宁酸在体内可能经历 4 条代谢途径：第一条途径，单咖啡酰基奎宁酸发生分子内重排产生其同分异构体（M2～M3、M31～M33、M40～M42、M66），第二条途径，单咖啡酰基奎宁酸双键还原（M8～M11、M77～M80）后，在此基础上发生一系列反应，如甲基化（M4、M63）及复合反应（M67）等；第三条途径，咖啡酰基奎宁酸水解生成咖啡酸后（M61），发生硫酸酯化（M49）、甲基化（M50-M52）和脱羟基（M62）等反应；第四条代谢途径，加成反应，即直接在咖啡酰基奎宁酸上发生甲基化（M43～M45、M82～M84）等反应；或在体外肠道菌群作用下发生异构化（M82-M83）、甲基化（M84～M86、M93）、葡萄糖醛酸化反应（M90）及复合反应（M80～M81、M84、M87、M88）。

　　以绿原酸和3,4-二咖啡酰基奎宁酸为例，推测其可能代谢途径，如图7-20～7-23。

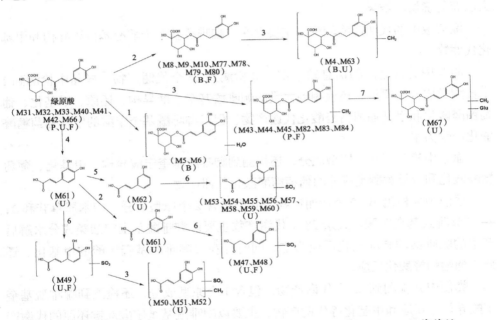

1.加水；2.还原；3.甲基化；4.水解；5.脱羟基；6.硫酸酯化；7.加葡萄糖。

图7-20　绿原酸体内可能的代谢途径

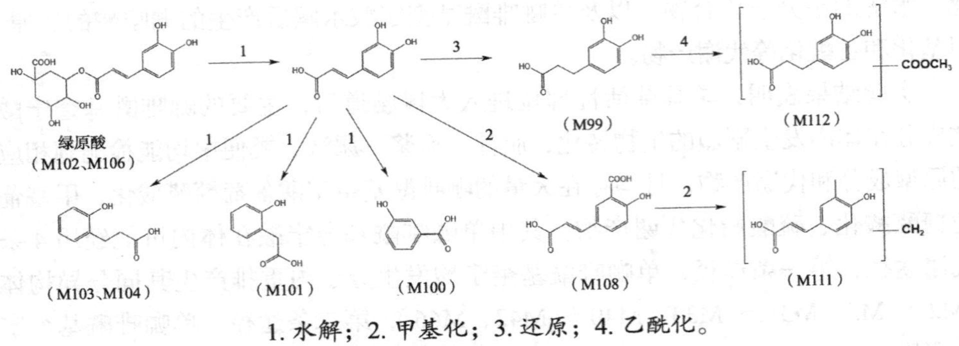

1.水解；2.甲基化；3.还原；4.乙酰化。

图7-21　绿原酸体外肠道菌群作用下可能的代谢途径

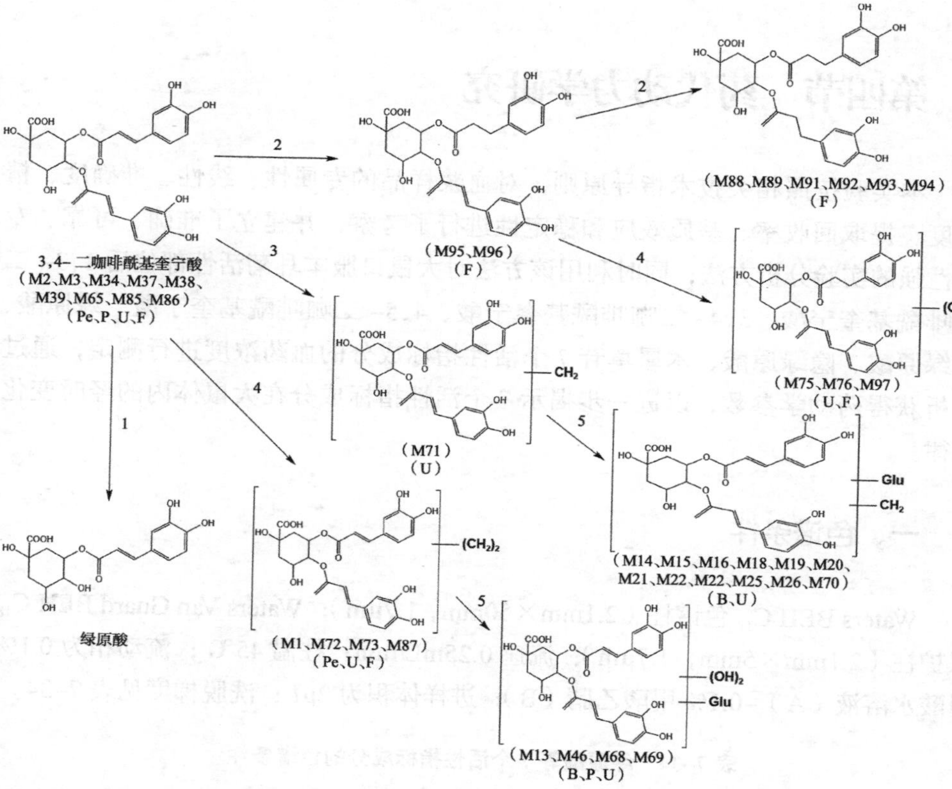

1. 水解；2. 还原；3. 甲基化；4. 二甲基化；5. 葡萄糖醛酸化。

图 7-22　3,4-二咖啡酰基奎宁酸体内可能的代谢途径

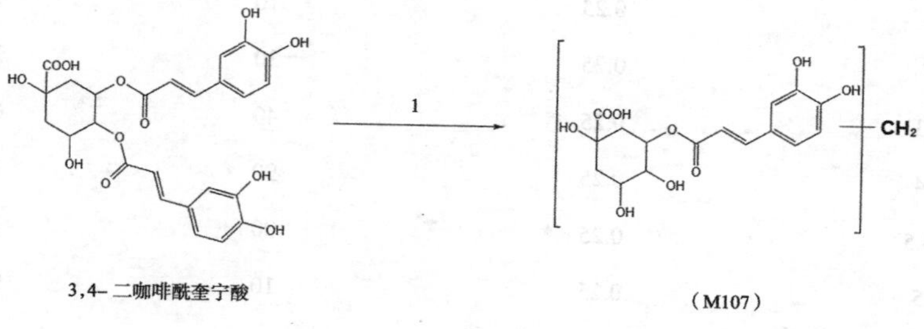

1. 甲基化。

图 7-23　3,4-二咖啡酰基奎宁酸在体外肠道菌群作用下可能的代谢途径

第四节   药代动力学研究

本实验按照相关技术指导原则，对血浆样品的专属性、线性、准确度、精密度、提取回收率、基质效应和稳定性进行了考察，并建立了准确、可靠、专属性强的实验分析方法；同时利用该方法对大鼠口服羊耳菊活性部位后 1,3– 二咖啡酰基奎宁酸、3,4– 二咖啡酰基奎宁酸、4,5– 二咖啡酰基奎宁酸、绿原酸、新绿原酸、隐绿原酸、木犀草苷 7 个活性指标成分的血药浓度进行测定，通过分析获得药动学参数，以进一步揭示 7 个活性指标成分在大鼠体内的经时变化规律。

一、色谱条件

Waters BEH C$_{18}$ 色谱柱（2.1mm×50mm，1.7μm）；Waters Van Guard BEH C$_{18}$ 保护柱（2.1mm×5mm，1.7μm）；流速 0.25mL/min；柱温 45℃；流动相为 0.1% 甲酸水溶液（A）–0.1% 甲酸乙腈（B）；进样体积为 2μL；洗脱梯度见表 7–34。

表 7–34   绿原酸等 7 个活性指标成分的色谱条件

时间（min）	流速（mL/min）	A（%）	B（%）
0	0.25	10	90
2	0.25	10	90
7	0.25	30	70
13	0.25	40	60
14	0.25	90	10
14.5	0.25	90	10
15	0.25	10	90
20	0.25	10	90

二、质谱条件

采用电喷雾电离源（ESI），毛细管电离电压 3kV，离子源温度 120℃；喷雾气与反吹气 N$_2$，去溶剂气流速 650L/h，去溶剂气温度 350℃；扫描方式为选择离子监测（MRM）；质谱数据采集及处理软件为 Analyst、MultiQuant™ 工作站。绿原酸等 7 个活性指标成分及内标用于定量分析的监测离子见表 7-35。

表 7-35　绿原酸等七个活性指标成分及内标的质谱条件

检测物	离子对（m/z）	DP（V）	EP（V）	CE（V）	CXP（V）	ESI
4,5-二咖啡酰基奎宁酸	515.1→353.1	−97	−8	−22	−14	−
新绿原酸	353.1→193.0	−70	−7	−19	−9	−
绿原酸	353.1→191.1	−51	−7	−19	−8	−
3,4-二咖啡酰基奎宁酸	515.2→353.1	−110	−10	−28	−6	−
1,3-二咖啡酰基奎宁酸	515.2→353.1	−90	−7	−27	−5	−
隐绿原酸	353.2→1723.1	−80	−5	−21	−10	−
木犀草苷	447.3→285.0	−182	−8	−40	−9	−
葛根素	417.1→267.1	110	7	23	6	+

三、血浆样品收集

健康 SD 雄性大鼠，体重 280±20g，禁食 24h 后通过灌胃给予羊耳菊活性部位，给药剂量为 54g/kg（生药量），给药后 0.083、0.16、0.25、0.33、0.5、0.75、1、2、3、4、5、8、11、24h 经尾静脉取血约 0.3mL，置于涂有肝素的离心管中，4500rpm 离心 6min，分离血浆，于 −20℃冰箱保存，备用。

四、血浆前处理

将 100μL 空白血浆置于 1.5mL 离心管中，加入 20% 甲酸水 20μL 后，涡混，加入 4.56μg/mL 葛根素 20μL，加入 400μL 甲醇沉淀蛋白，涡混 5min，60Hz 超声 5min，10000rpm 离心 6min，转移上清液用氮吹仪在 40℃下吹干，残渣用 150μL50% 甲醇水超声溶解，10000rpm 离心 10min，取上清液 HPLC-MS/MS 进样分析。

五、药代动力学数据处理

采用 WinNonlin 数据处理软件、SPSS 18.0 统计软件进行数据分析，实验结果用 mean±SD 表示，用独立样本 t 检验进行组间比较，$P < 0.05$ 为有统计学差异。

六、分析方法的确证

（一）专属性

在选定的色谱条件和质谱条件下得到绿原酸等 7 个活性指标成分的色谱图。如图 7-24 所示，各成分间分离良好，血浆中内源性物质不干扰待测成分的测定。

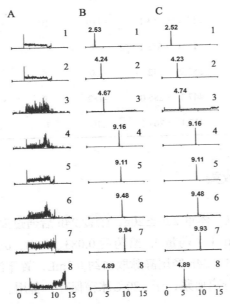

A. 空白血浆；B. 空白血浆加对照品溶液；C. 实测样品。
1. 新绿原酸；2. 绿原酸；3. 隐绿原酸；4. 木犀草苷；5.1,3-二咖啡酰基奎宁酸；6.3,4-二咖啡酰基奎宁酸；7.4,5-二咖啡酰基奎宁酸；8. 葛根素（IS）。

图 7-24　典型 HPLC-MS/MS 图谱

（二）标准曲线和线性范围

在本方法所确定的条件下，7 个活性指标成分的峰面积和内标的特征离子质量色谱峰面积之比为纵坐标，基质匹配标准溶液的浓度为横坐标作图，各成分均呈现良好的线性关系。4,5-二咖啡酰基奎宁酸等 7 个活性指标成分的标准曲线方程见表 7-36，显示各成分在 13.79 ～ 4650.4ng/mL 线性范围内的关系良好（$r \geq 0.99$）。

表 7-36　7 种成分的标准曲线

检测物	线性范围（ng/mL）	回归方程	r
4,5-二咖啡酰基奎宁酸	13.79-4412.5	$y=0.0825x+0.7525$	0.9964
新绿原酸	14.53-4650.4	$y=1.4718x-13.008$	0.9994
绿原酸	13.91-4450.1	$y=0.0822x+0.5668$	0.9971
3,4-二咖啡酰基奎宁酸	13.91-4450.1	$y=0.1718x+0.1887$	0.9981
1,3-二咖啡酰基奎宁酸	13.79-4412.5	$y=0.093x+0.5341$	0.9921
隐绿原酸	13.91-4450.1	$y=0.0439x+0.113$	0.9994
木犀草苷	13.91-4450.1	$y=0.0286x+1.3577$	0.9942

（三）准确度和精密度

新绿原酸等 7 个活性指标成分的日内和日间精密度均小于 20%，准确度范围为 97.2%～112.1%，提示该方法准确、可靠、重现性好，符合生物样品分析方法要求。结果见表 7-37。

表 7-37　7 个活性指标成分在大鼠血浆中的准确度、日内和日间精密度（$\bar{x}\pm s$，$n=5$）

检测物	QC 样品血药浓度（ng/mL）	Mean±SD（ng/mL）	准确度（%）	日内精密度 RSD（%）	日间精密度 RSD（%）
新绿原酸	14.53	14.43±1.5	102.0±13.4	13.2	15.4
	110	110±6.7	98.97±7.8	7.8	4.9
	465	464±16.91	99.02±3.6	3.6	5.7
绿原酸	13.91	13.89±1.2	112.1±17.8	15.4	13.5
	112	113±8.1	100.1±5.6	5.1	3.6
	445	445±21.3	99.2±4.3	4.1	5.4
隐绿原酸	13.91	13.49±2.76	108.1±15.2	16.3	17.8
	110	109±6.8	101.3±6.5	5.9	6.3
	445	444.2±18.11	99.12±2.9	2.5	2.7
1,3-二咖啡酰基奎宁酸	13.79	13.67±1.3	100.9±10.1	11.4	13.1
	110	105±9.7	98.9±4.4	5.7	7.6
	441	440.22±16.32	97.7±3.6	3.1	5.8
3,4-二咖啡酰基奎宁酸	13.91	13.84±1.3	101.9±12.1	12.1	13.6
	111	108±5.2	99.7±5.4	6.3	7.2
	445	444.1±16.49	98.9±2.7	4.2	6.1

（续表）

检测物	QC 样品血药浓度（ng/mL）	Mean±SD（ng/mL）	准确度（%）	日内精密度 RSD（%）	日间精密度 RSD（%）
4,5-二咖啡酰基奎宁酸	13.79	13.74±1.6	100.2±9.1	12.1	12.9
	110	105±6.9	97.2±4.2	5.5	5.5
	441	439.22±15.11	98.3±2.6	2.8	4.8
木犀草苷	13.91	13.88±1.5	101.9±10.9	13.3	12.6
	111	108±5.5	99.7±4.9	6.6	7.3
	445	439.4±16.15	98.9±2.2	3.9	4.3

（四）提取回收率和基质效应

低、中、高三个浓度下 7 个活性指标成分的提取回收率和基质效应在 80.2%～102.6%。实验结果表明，各成分的提取回收率良好，不存在明显的基质效应，均符合生物样品分析方法要求。结果见表 7-38。

表 7-38　7 个活性指标成分在大鼠血浆中的提取回收率和基质效应（$\bar{x}\pm s$，$n=5$）

检测物	高、中、低 QC 样品浓度（ng/mL）	提取回收率（%）	提取回收率 RSD（%）	基质效应（%）	基质效应 RSD（%）
新绿原酸	14.53	83.2±10.1	12.1	87.9±2.3	2.6
	110	97.9±11.2	11.4	93.2±4.1	4.4
	465	96.9±5.45	5.6	90.5±3.7	4.1
绿原酸	13.91	97.6±8.7	8.9	96.6±9.2	10.5
	112	102.6±6.1	5.9	96.1±3.1	3.2
	445	99.7±4.8	4.8	98.3±2.8	2.8
隐绿原酸	13.91	80.2±11.4	14.2	92.5±7.5	8.1
	110	89.5±6.2	6.9	89.9±5.1	5.6
	445	95.9±3.9	4.1	90.2±3.9	4.3
1,3-二咖啡酰基奎宁酸	13.79	82.2±9.2	11.2	90.1±1.9	2.1
	110	98.9±9.7	9.8	92.7±3.1	3.3
	441	99.1±6.13	6.2	92.4±3.9	4.2
3,4-二咖啡酰基奎宁酸	13.91	91.1±5.8	6.4	93.9±6.1	6.5
	111	89.3±10.2	11.4	90.7±3.3	3.6
	445	89.2±6.1	6.8	94.0±3.8	4.0

（续表）

检测物	高、中、低 QC 样品浓度（ng/mL）	提取回收率（%）	提取回收率 RSD（%）	基质效应（%）	基质效应 RSD（%）
4,5-二咖啡酰基奎宁酸	13.79	81.1±8.6	10.6	89.1±1.8	2.0
	110	98.8±9.1	9.2	92.5±2.9	3.1
	441	89.1±6.19	6.9	91.3±3.8	4.2
木犀草苷	13.91	92.1±6.2	6.7	96.6±5.2	5.4
	111	89.1±9.2	10.32	91.9±4.9	5.3
	445	88.5±7.1	8.01	92.3±3.8	4.1

（五）样品稳定性

以每一浓度 5 样本分析，7 个活性指标成分血浆样品在进样器 6h 或经 3 次冻融循环后均比较稳定，符合生物样品分析方法要求。结果见表 7-39。

表 7-39　7 个活性指标成分在大鼠血浆中的稳定性（$\bar{x}\pm s$，n=5）

检测物	低、中、高 QC 样品浓度（ng/mL）	进样器 6h			冻融 3 次		
		Mean±SD（ng/mL）	准确度（%）	精密度 RSD（%）	Mean±SD（ng/mL）	准确度（%）	精密度 RSD（%）
新绿原酸	14.53	14.3±1.4	100.0±12.3	9.7	14.3±1.9	99.0±14.3	13.2
	110	111.0±7.7	99.9±6.8	6.9	109.3±6.9	97.9±7.8	6.3
	465	463.0±15.8	97.0±4.6	3.4	463.1±15.8	96.2±5.6	3.4
绿原酸	13.91	13.8±1.2	102.1±11.8	8.6	13.8±1.3	100.1±21.8	9.4
	112	111.8±8.1	99.1±6.6	7.2	110.3±10.2	98.1±7.6	9.3
	445	444.0±20.3	94.2±3.3	4.4	442.2±19.4	92.2±4.3	4.4
隐绿原酸	13.91	13.5±1.3	101.1±12.2	9.6	13.5±1.4	100.1±15.2	10.7
	110	108.1±8.8	102.3±7.5	8.1	108.4±6.9	100.3±8.5	6.3
	445	444.3±11.1	99.3±3.9	2.5	443.1±17.1	98.8±4.9	4.9
1,3-二咖啡酰基奎宁酸	13.79	13.7±1.1	98.9±9.1	7.9	13.2±1.6	95.9±7.1	12.1
	110	106.2±8.6	99.9±5.4	8.1	104.4±9.4	94.9±8.4	9.0
	441	440.1±15.4	99.7±4.6	3.5	440.1±14.1	97.7±5.6	3.2
3,4-二咖啡酰基奎宁酸	13.91	13.9±1.1	102.9±11.1	7.9	13.6±1.1	100.9±10.1	8.1
	111	109.3±4.1	97.7±6.4	3.7	109.2±4.2	98.7±7.4	3.8
	445	444.8±15.4	97.9±3.7	3.4	443.1±15.5	98.9±5.7	3.5

（续表）

检测物	低、中、高 QC 样品浓度（ng/mL）	进样器 6h			冻融 3 次		
		Mean±SD（ng/mL）	准确度（%）	精密度 RSD（%）	Mean±SD（ng/mL）	准确度（%）	精密度 RSD（%）
4,5 二咖啡酰基奎宁酸	13.79	13.6±1.5	99.2±8.1	10.95	13.6±1.9	96.2±7.1	13.9
	110	107.2±6.3	98.2±3.2	5.8	106.4±7.9	97.2±2.2	7.4
	441	438.1±16.1	99.3±3.6	3.6	438.1±17.1	99.3±5.6	3.9
木犀草苷	13.91	13.8±1.2	100.9±9.9	8.6	13.7±1.8	100.9±8.9	13.1
	111	110.3±7.5	98.7±5.9	6.8	109.4±4.5	95.7±7.9	4.1
	445	440.4±14.1	98.9±3.2	3.2	441.4±17.1	96.9±5.2	3.8

七、药代动力学实验结果

（一）1,3- 二咖啡酰基奎宁酸、3,4- 二咖啡酰基奎宁酸、4,5- 二咖啡酰基奎宁酸的药动学结果

应用建立的 HPLC–MS/MS 分析方法测定平均血药浓度 – 时间曲线，如图 7–25、7–26、7–27 所示。采用 WinNonlin 软件计算药动学参数，并对药物在大鼠体内的动力学过程进行房室模型拟合（建立 PK–PD 模型需要确定作用部位，作用部位跟药物的效应与此部位的药物浓度有直接或紧密的关系，因此选择房室 PK 分析方法拟合各药动学参数），得到的相关药动参数见表 7–40 ～ 7–45。

表 7–40　1,3- 二咖啡酰基奎宁酸、3,4- 二咖啡酰基奎宁酸和 4,5- 二咖啡酰基奎宁酸的浓度测定结果（$\bar{x}±s$，$n=6$）

时间（h）	浓度（mg/mL）		
	1,3- 二咖啡酰基奎宁酸	3,4- 二咖啡酰基奎宁酸	4,5- 二咖啡酰基奎宁酸
0.083	526.93±40.66	166.51±16.75	423.94±26.17
0.166	641.56±31.78	258.19±22.35	598.41±32.46
0.25	725.11±17.50	560.6±62.24	1278.86±39.77
0.33	1186.55±60.15	878.05±51.45	1302.49±73.36
0.5	2780.72±78.87	1299.34±29.79	1769.52±124.7
0.75	2069.89±127.2	878.66±36.16	1526.72±65.49
1	1400.58±37.17	595.99±45.05	1035.52±67.68

（续表）

时间（h）	浓度（mg/mL）		
	1,3-二咖啡酰基奎宁酸	3,4-二咖啡酰基奎宁酸	4,5-二咖啡酰基奎宁酸
2	722.98±38.48	436.14±19.18	956.08±49.59
3	397.82±13.81	326.36±14.48	803.49±14.78
5	133.02±10.40	221.01±22.28	572.05±28.26
8	102.45±5.75	197.39±11.06	356.43±17.70
11	91.23±7.18	62.83±11.29	255.55±24.78
24	50.19±6.34	56.39±11.69	99.18±11.68

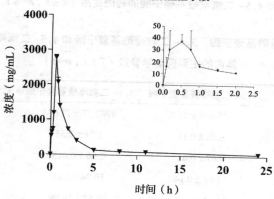

1,3-二咖啡酰基奎宁酸

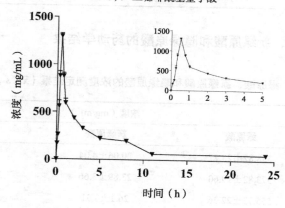

3,4-二咖啡酰基奎宁酸

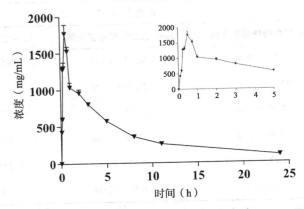

4,5-二咖啡酰基奎宁酸

图 7-25　大鼠口服羊耳菊活性部位后 1,3-二咖啡酰基奎宁酸、3,4-二咖啡酰基奎宁酸
和 4,5-二咖啡酰基奎宁酸的药时曲线（$\bar{x}\pm s$，$n=6$）

表 7-41　1,3-二咖啡酰基奎宁酸、3,4-二咖啡酰基奎宁酸和 4,5-二咖啡酰基奎宁酸在大鼠
体内的主要药动学参数（$\bar{x}\pm s$，$n=6$）

参数	单位	1,3-二咖啡酰基奎宁酸	3,4-二咖啡酰基奎宁酸	4,5-二咖啡酰基奎宁酸
AUC	（ng·h）/mL	6259.68±55.8	4982.37±712.74	9032.44±387.15
$t_{1/2}$	h	0.88±0.11	1.58±0.38	1.92±0.97
t_{max}	h	0.67±0.02	0.66±0.015	0.59±0.09
CL	mL/（h·kg）	16.61±0.14	39.74±3.67	22.14±7.58
V	mL/kg	21.12±2.90	90.57±14.99	61.25±31.38
C_{max}	ng/mL	1797.46±291.92	909.62±124.23	1488.25±127.40

（二）绿原酸、新绿原酸和隐绿原酸的药动学结果

表 7-42　绿原酸、新绿原酸和隐绿原酸的浓度测定结果（$\bar{x}\pm s$，$n=6$）

时间（h）	浓度（mg/mL）		
	绿原酸	新绿原酸	隐绿原酸
0.083	338.82±25.27	20.06±4.04	127.5±24.64
0.166	373.82±19.60	23.89±3.66	338.72±26.89
0.25	555.73±22.36	26.1±3.51	479.99±25.4
0.33	730.81±25.59	63.43±5.52	592.12±19.91
0.5	1801.45±48.14	174.2±5.41	606.86±85.88

（续表）

时间（h）	浓度（mg/mL）		
	绿原酸	新绿原酸	隐绿原酸
0.75	1314.36±103.6	237.12±5.22	630.69±46.58
1	1071.81±63.73	358.38±7.02	614.49±56.02
2	546.51±35.5	337.19±6.66	437.71±22.34
3	323.99±24.18	224.41±8.33	245.4±8.42
5	134.25±6.63	181.84±6.66	124.17±7.37
8	92.94±6.93	72.9±6.51	111.17±7.48
11	56.68±4.71	35.1±3.06	59.35±4.09
24	31.26±5.89	13.01±3.61	30.98±2.99

绿原酸

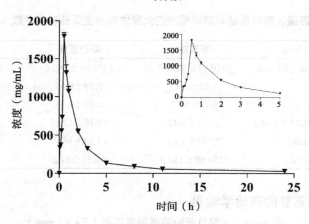

新绿原酸

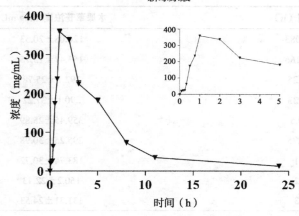

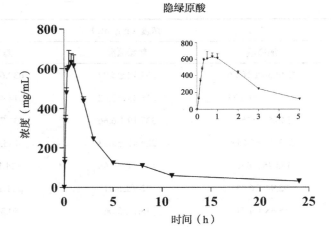

图 7-26　大鼠口服羊耳菊活性部位后绿原酸、新绿原酸和隐绿原酸
的药时曲线（$\bar{x} \pm s$，n=6）

表 7-43　绿原酸、新绿原酸和隐绿原酸在大鼠体内的主要药动学参数（$\bar{x} \pm s$，n=6）

参数	单位	绿原酸	新绿原酸	隐绿原酸
AUC	（ng·h）/mL	4310.17±513.06	2232.95±540.6	3390.60±443.34
$t_{1/2}$	h	1.30±0.47	2.59±0.33	2.65±0.45
t_{max}	h	0.72±0.12	0.96±0.18	0.63±0.04
CL	mL/（h·kg）	11.89±1.42	50.16±12.15	51.32±6.72
V	mL/kg	22.37±1.29	87.20±16.57	196.45±16.95
C_{max}	ng/mL	1188.69±157.5	246.59±67.51	659.33±22.69

（三）木犀草苷的药动学结果

表 7-44　木犀草苷的浓度测定结果（$\bar{x} \pm s$，n=6）

时间（h）	木犀草苷浓度（mg/mL）
0.083	120.08±20.53
0.166	153.47±13.75
0.25	192.1±25.78
0.33	290.1±37.22
0.5	359.45±25.89
0.75	295.25±30.98
1	183.74±30.72
2	160.2±22.43
3	131.31±24.53

（续表）

时间（h）	木犀草苷浓度（mg/mL）
5	125.99±7.8
8	89.44±10.21
11	74.23±6.77
24	47.45±3.76

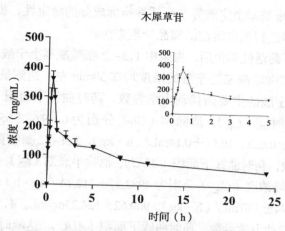

图 7-27　大鼠口服羊耳菊活性部位后木犀草苷的药时曲线（$\bar{x}\pm s$，$n=6$）

表 7-45　木犀草苷在大鼠体内的主要药动学参数（$\bar{x}\pm s$，$n=6$）

参数	单位	木犀草苷
AUC	（ng·h）/mL	3139.00±440.69
$t_{1/2}$	h	3.20±0.57
t_{max}	h	0.53±0.07
CL	mL/（h·kg）	12.11±1.70
V	mL/kg	55.96±8.77
C_{max}	ng/mL	286.73±29.16

八、讨论

《贵州省中药材、民族药材质量标准》中记载羊耳菊的临床用量为15～30g，根据课题组前期的预实验结果，本实验最终采用54g/kg（生药量）作为单次灌胃给药剂量，开展羊耳菊的药代动力学研究。

目前，应用广泛的血浆样品处理方法主要有液液萃取、固相萃取、蛋白沉淀等多种样品处理方法。在实验过程中，根据所测化合物的性质分别考察了乙腈、甲醇等蛋白沉淀剂，结果发现使用甲醇沉淀的效果好且回收率能满足生物样品的分析要求。与此同时，课题组还考察了有机溶剂萃取方法，如乙酸乙酯、乙醚等，虽然干扰成分较少，但回收率稳定性差。另外，还考察了固相小柱萃取的方法，虽然其样品干扰成分少，回收率与甲醇相当，但其操作方法较复杂。因待测成分主要为咖啡酸类等化合物，样品处理前先用甲酸酸化血浆，可以明显增加样品中 1,3- 二咖啡酰基奎宁酸等 7 个活性指标成分的稳定性，提高检测灵敏度，故本实验选用甲醇进行蛋白沉淀的样品处理方法。

灌胃给予羊耳菊活性部位后，血浆中 1,3- 二咖啡酰基奎宁酸、3,4- 二咖啡酰基奎宁酸、4,5- 二咖啡酰基奎宁酸的浓度均在 30min 左右达到最大血药浓度。1,3- 二咖啡酰基奎宁酸的主要药代动力学参数，药时曲线下面积（AUC）、消除半衰期（$t_{1/2}$）、达峰时间（t_{max}）、清除率（CL）分别为 6259.68±55.8（ng·h）/mL、0.88±0.11h、0.67±0.02h、16.61±0.14mL/（h·kg）。3,4- 二咖啡酰基奎宁酸的主要药代动力学参数，药时曲线下面积（AUC）、消除半衰期（$t_{1/2}$）、达峰时间（t_{max}）、清除率（CL）、达峰浓度（C_{max}）分别为 4982.37±712.74（ng·h）/mL、1.58±0.38h、0.66±0.015h、39.74±3.67mL/（h·kg）、909.62±124.23ng/mL。4,5- 二咖啡酰基奎宁酸的主要药代动力学参数，药时曲线下面积（AUC）、达峰时间（t_{max}）分别为 9032.44±387.15（ng·h）/mL、0.59±0.09h。上述结果表明,1,3- 二咖啡酰基奎宁酸、3,4- 二咖啡酰基奎宁酸、4,5- 二咖啡酰基奎宁酸均能较快进入体内，吸收、分布较迅速，消除半衰期短。

血浆中绿原酸、新绿原酸、隐绿原酸的浓度均在 45min 左右达到最大血药浓度。绿原酸的主要药代动力学参数，药时曲线下面积（AUC）、消除半衰期（$t_{1/2}$）、达峰时间（t_{max}）、清除率（CL）分别为 4310.17±513.06（ng·h）/mL、1.30±0.47h、0.72±0.12h、11.89±1.42mL/（h·kg）。新绿原酸的主要药代动力学参数，药时曲线下面积（AUC）、消除半衰期（$t_{1/2}$）、达峰时间（t_{max}）、清除率（CL）、表观分布容积（V）分别为 2232.95±540.6（ng·h）/mL、2.59±0.33h、0.96±0.18h、50.16±12.15mL/（kg·h）、87.20±16.57mL/kg。隐绿原酸的主要药代动力学参数，药时曲线下面积（AUC）、达峰时间（t_{max}）分别为 3390.60±443.34（ng·h）/mL、0.63±0.04h。上述结果表明，绿原酸、新绿原酸、隐绿原酸均能较快进入体内，消除半衰期短。

木犀草苷的主要药代动力学参数，药时曲线下面积（AUC）、消除半衰期（$t_{1/2}$）、达峰时间（t_{max}）、清除率（CL）分别为 3139.00±440.69（ng·h）/mL、3.20±0.57h、0.53±0.07h、12.11±1.70mL/（kg·h）。上述结果表明，木犀草苷能够较快吸收进入体内。

参考文献

［1］国家药典委员会.中华人民共和国药典（2005年版一部）［S］.北京：化学工业出版社，2005：617.

［2］国家中医药管理局《中华本草》编委会，中华本草·苗药卷［M］.贵阳：贵州科技出版社，2005：273-274.

［3］贵州中医研究所.苗族医药学［M］.贵阳：贵州民族出版社，1992：506.

［4］贵州省药品监督管理局.贵州省中药材、民族药材质量标准［S］.贵阳：贵州科技出版社.2003：176.

［5］《中国民族药志》编委会，中国民族药志［M］.成都：四川民族出版社，2007：257-258.

［6］Mohan S，Gupta D. Phytochemical analysis and differential in vitro cytotoxicity assessment of root extracts of Inula racemosa［J］.Biomed Pharmacother，2017，89：781-795.

［7］Xie H G，Chen H，Cao B，et al.Cytotoxic germacranolide sesquiterpene from Inula cappa［J］.Chem Pharm Bull（Tokyo）.2007，55（8）：1258-1260.

［8］Zou Z M，Xie H G，Zhang H W，et al.Inositol angelates from the whole herb of Inula cappa［J］.Fitoterapia，2008，79（5）：393-394.

［9］Wu Z J，Shan L，Lu M，et al.Chemical constituents from Inula cappa［J］.Chem Nat Compd，2010，46（2）：298-300.

［10］Wang S，Jiang H，Yu Q，et al.Efficacy and safety of Lian-Ju-Gan-Mao capsules for treating the common cold with wind-heat syndrome：study protocol for a randomized controlled trial［J］.Trials，2017，18（1）：2.

［11］Wu Z J，Shen Y H，Zhang W D.Two new phenolic glycosides from Inula cappa DC［J］.Nat Prod Res，2013，27（8）：719-722.

［12］Liu R，Lai K，Xiao Y，et al.Comparative pharmacokinetics of chlorogenic acid in beagles after oral administrations of single compound，the extracts of Lonicera japonica，and the mixture of chlorogenic acid baicalin，and Forsythia suspense［J］.Pharm Biol，2017，55（1）：1234-1238.

［13］Wang Y L，Li Y J，Wang A M，et al.Two new phenolic glycosides from Inula cappa［J］.Journal of Asian Natural Products Research，2010，12（9）：765-769.

［14］关焕玉，兰燕宇，廖尚高，等.羊耳菊中咖啡酰基奎宁酸类化学成分研究［J］.天然产物研究与开发，2014，26（12）：1948-1952.

［15］周雯，王霞，付思红，等.羊耳菊的化学成分研究［J］.中国药学杂志，2017，52（1）：25-30.

［16］陈祖云，迟明艳，兰燕宇.贵州民族药羊耳菊活性成分提取工艺研究［J］.中国实验

方剂学杂志，2010，16（8）：7–9.

［17］何迅，王爱民，李勇军，等.羊耳菊药材4,5–*O*–二咖啡酰基奎宁酸的含量测定［J］.中国新药杂志，2010，19（12）：1084–1086.

［18］侯靖宇，陆苑，潘洁，等.UPLC–MS法测定羊耳菊中6种成分的含量［J］.天然产物研究与开发，2015，27（11）：1917–1921.

［19］黄勇，郑林，李勇军，等.羊耳菊中总黄酮含量测定研究［J］.陕西中医，2008，29（10）：1391–1392.

［20］巩仔鹏，陈亭亭，侯靖宇，等.基于UHPLC/Q–TOF/MS分析羊耳菊有效组分的入血成分［J］.中国药理学通报，2017，33（11）：1605–1610.

［21］巩仔鹏，李梅，熊荻菲菲，等.基于体内外炎症模型研究羊耳菊提取物的抗炎活性［J］.天然产物研究与开发，2017，29（12）：2050–2055.

［22］熊荻菲菲，熊珂，伍萍，等.黔产羊耳菊药材中的重金属残留分析［J］.贵州医科大学学报，2016，41（09）：1021–1024.

［23］熊荻菲菲，朱迪，谭丹，等.羊耳菊药材的HPLC指纹图谱研究［J］.中国中药杂志，2015，40（03）：480–483.

［24］He R，Xu Y S，Peng J J，et al.The effects of 18β–glycyrrhetinic acid and glycyrrhizin on intestinal absorption of paeoniflorin using the everted rat gut sac model［J］.Journal of Natural Medicines，2017，71（1）：198–207.

［25］Joshi G，Kumar A，Sawant K.Bioavailability enhancement，Caco–2 cells uptake and intestinal transport of orally administered lopinavir–loaded PLGA nanoparticles［J］.Drug Deliv，2016，23（9）：3492–3504.

［26］Bowles S L，Ntamo Y，Malherbe C J，et al.Intestinal transport and absorption of bioactive phenolic compounds from a chemically characterized aqueous extract of Athrixia phylicoides［J］.J Ethnopharmacol，2017，200：45–50.

第八章 天 麻

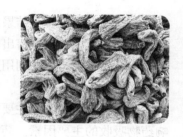

第一节 背景概述

  天麻为兰科植物天麻 *Gastrodia elata* Bl. 的干燥块茎，具有平肝息风、祛风通络等功效，收载于《中国药典》（2020 年版）。天麻为传统名贵中药材，具有两千多年的药用历史，是中医治疗神经系统疾病的常用药物，临床主要用于治疗头痛、眩晕、肢体麻木、癫痫等。现代药理研究表明，天麻具有抗脑缺血缺氧、促进神经细胞修复的功能，还有减轻脑水肿、抗惊厥、抗癫痫、抗氧化、抗抑郁、镇痛、镇静等作用。天麻是贵州"十大道地药材"之首，属"贵州三宝"之一。目前由贵州知名药企生产的以天麻为主药的制剂有"全天麻胶囊""强力天麻杜仲胶囊"等。近年来，贵州坚持"原生境、低密度、高品质、全链条"的发展路径，构建了从品种到产品的"贵天麻"全产业链。

  "全天麻胶囊""强力天麻杜仲胶囊"等产品的制备工艺中，天麻以生粉（粉碎为细粉）入药，存在服用量大、患者顺应性差等问题。基于药物溶出理论，药物的溶出速度直接影响药物在体内的吸收和生物利用度。药物的溶出速率与溶剂液体接触的颗粒比表面积有关，粉体的粒径越小，比表面积越大，药物溶出越快，药物的吸收量越大，生物利用度也越高。"超微粉碎技术"能把原材料加工成微米甚至纳米级的微粉，使中药中细胞的破壁率达到 90% 以上，从而促进中药细胞中的化学成分与提取溶剂（或体液）充分接触，提高有效成分的溶出速率，使药材中有效成分的提取率（或溶出率）明显增加，现已成为增加药物溶出、改善药物生物利用度的常用方法。鉴于天麻相关制剂以"生粉"直接入药的工艺现状和天麻产品的良好产业基础，因此改进制剂的制备工艺、提升制剂产品的质量势在必行。

  基于此，课题组前期对天麻进行了系统研究，建立了天麻中天麻素、巴利森苷、对羟基苯甲醛、对羟基苯甲醇的多指标含量测定方法，发现天麻具有较好的镇静、镇痛和脑保护作用，且天麻超微粉的药理作用明显优于普通粉。研究通过制备不同粒径的天麻粉（细粉、极细粉、超微粉 Ⅰ、超微粉 Ⅱ 和超微粉 Ⅲ），然后以天麻素、对羟基苯甲醇、巴利森苷 A、巴利森苷 B、巴利森苷 C 为指标成分进行体外溶出度实验，结果发现天麻超微粉Ⅱ中天麻素等5种成分在水、人工肠液、人工胃液中的累积溶出率较高，但最佳天麻粒径的确定（即能最大限度地增加药物吸收、提高生物利用度的天麻超微粉粒径）仍需要进行肠吸收和体内过程研究来证实。

小肠是口服药物的主要吸收部位。药物溶出速率、渗透性、胃肠环境等是影响药物吸收的主要因素。药物肠吸收在一定程度上能反应药物口服后整体的吸收情况。评价口服药物肠吸收的方法主要有离体外翻肠囊法、在体肠灌流法等。离体外翻肠囊法是一种体外模拟肠道环境检测药物吸收程度的技术。该方法简单快速、方便观察不同肠段的药物吸收情况，但存在药物只有累积过程，没有分布、排泄过程，肠组织易失活、损伤等缺点。在体循环肠灌流模型神经内分泌调节与淋巴液血液供应完整，实验条件接近动物体内真实情况，可以避免胃肠道内容物及胃肠运动的影响。同时开展两种肠吸收方法研究，可达到优势互补、互相印证的效果。

中药药动学是以中药理论为指导，借助药动学原理研究中药中活性成分或组分、单复方中药在体内的经时动态变化规律的学科。中药药动学的研究既可以获取中药药动学参数，又可以通过药物体内过程研究来阐述药物的作用机制，从而可以为新药研发提供思路。本章将初步从多个角度开展不同粒径天麻粉的肠吸收动力学研究，通过研究粒径对肠吸收的影响，获得其在肠道的吸收方式、有效吸收部位、吸收影响因素等信息，并通过体内药动学揭示天麻中指标成分的动态变化规律，为天麻超微粉口服剂型研究提供理论依据与基础。

第二节 吸收研究

一、不同粒径天麻粉离体外翻肠囊模型的吸收特性研究

课题组前期利用体外溶出度实验，从体外释放的角度，考察不同粒径的天麻粉（天麻细粉、天麻极细粉、超微粉Ⅰ、超微粉Ⅱ和超微粉Ⅲ）在水、人工肠液、人工胃液中的累积溶出率，结果发现天麻超微粉Ⅱ较其他粒径的天麻粉的溶出率高。因此，本部分实验基于离体外翻肠囊模型，研究比较了天麻细粉、天麻极细粉、天麻超微粉Ⅱ中指标成分（天麻素、巴利森苷A、巴利森苷B和巴利森苷C）在肠道的吸收特性，并通过比较天麻素等成分在肠道的吸收差异初步探究粒径对天麻粉肠吸收的影响。

（一）实验方法

天麻粉供试液的制备方法　选择前期基础实验中用到的 3 种不同粒径的天麻粉（由贵州广济堂药业有限公司提供），编号为天麻细粉（100 目）、天麻极细粉（200 目）、天麻超微粉 II（400 目）。分别称取天麻细粉、天麻极细粉、天麻超微粉 II 适量，加入适量 Tyrode 缓冲液，超声使其均匀分散，制成浓度分别为 2.5、5.0、10.0mg/mL 的混悬液（即供试液），备用。

（1）色谱条件　Phenomenex Synergi 2.5u Hydro–RP 100 色谱柱（2.00mm×100mm，2.5μm）；流动相为 0.1% 甲酸乙腈溶液（A）–0.1% 甲酸水溶液（B）。梯度洗脱条件：0～2min，5%～20%(A)；2～5min，20%～30%(A)；5～5.1min，30%～5%（A）；5.1～7min，5%（A）。流速 0.3mL/min，柱温 40℃，进样量 10μL。

（2）质谱条件　采用电喷雾电离源；鞘气 57.6Arb，辅助气 4Arb；正离子喷雾电压 3500V，负离子喷雾电压 4900V，毛细管温度 330℃；碰撞气氩气（1.5mTorr）；采用选择反应监测（SRM）扫描模式。天麻素等成分及内标用于定量分析的监测离子对：天麻素 m/z（＋）304.05→107.11、巴利森苷 A m/z（－）995.09→727.11、巴利森苷 B m/z（－）727.09→423.07、巴利森苷 C m/z（－）727.09→423.07、葛根素（内标）m/z（－）415.05→267.00。碰撞电压分别为 12、24、25、24、32V；射频电压（RF Lens）分别为 84、298、298、298、224V。

（3）样品处理方法　取样品液 200μL，加入水饱和正丁醇 500μL，再加入 20μg/mL 内标溶液 20μL，萃取 2 次，涡混 2min，超声（80Hz）5min，12000rpm 离心 5min，取上清液在 37℃下 N_2 吹干，加入 95% 乙腈水溶液 200μL 复溶，超声 5min，12000 rpm 离心 10min，取上清液进样分析。

（4）大鼠外翻肠囊实验　实验前将大鼠禁食 12h，腹腔注射 25% 乌拉坦 1.4g/kg 麻醉，迅速打开大鼠腹腔，剪下各目标肠段（十二指肠为幽门 1cm 开始向下 10cm；空肠为幽门 15cm 开始向下 10cm；回肠为盲肠上端 20cm 开始向下 10cm；结肠为盲肠下端开始向下 10cm），放入 0℃ Tyrode 液中冲洗至无肠内容物。肠管插入自制的硅胶套管中，结扎并小心外翻肠段，用 37℃ Tyrode 液冲洗内表面；另一端用手术线结扎成囊，放入盛有 10mL 37℃ Tyrode 液的麦氏浴管中，并引入混合气体（含 5% CO_2 和 95% O_2）。在肠管内注入 2mL 空白 Tyrode 液平衡 5min，然后将空白 Tyrode 液换为不同浓度（2.5、5.0、10.0mg/mL）、不同粒径的天麻粉供试液，分别于 15、20、45、60、90、120min 取样 200μL，取样后向肠囊中加入 200μL 的空白 37℃ Tyrode 液，样品储存于 –20℃ 冰箱，备用。

实验完成后，将各肠段从试管中取出，纵向剖开，自然摊于滤纸上测量被考察肠段的长度和宽度，记录吸收面积（A）。

（5）数据处理

①药物累积吸收量（Q）

$$Q = 0.2C_n \times \frac{V_{平衡}}{V_{取样}} + 0.2\sum_{i=1}^{n-1}C_i \tag{8-1}$$

Q 为药物各时间的累积吸收量，C_n 为各时间点取样的实际检测浓度，$V_{平衡}$ 为平衡前肠管中加入的台氏液体积，$V_{取样}$ 为每次取样的体积。

②吸收速率常数：吸收速率常数（K_a）为药物的累积吸收量对时间作相关回归分析，得出的斜率（L）除以吸收表面积（S）求得。

$$K_a = \frac{L}{S} \tag{8-2}$$

③统计分析采用 IBM SPSS Statistics 22.0 软件进行处理，结果以 $\bar{x}\pm s$ 表示，组间差异采用单因素方差分析（One-Way ANOVA），检验水准 $P < 0.05$ 为有统计学意义。

（二）不同粒径天麻粉中 4 种指标成分于不同浓度下在大鼠肠道不同部位的吸收特征

按照大鼠外翻肠囊实验方法，考察各肠段（十二指肠、空肠、回肠、结肠）对不同粒径天麻粉中天麻素、巴利森苷 A、巴利森苷 B 和巴利森苷 C 的吸收情况及浓度对吸收的影响，计算各指标成分在 120min 内各肠段的累积吸收量（Q）和药物吸收速率常数（K_a），以各指标成分的经时累积吸收量（Q）对时间（t）作图，并进行回归分析，得到的吸收情况见图 8-1。结果表明，各肠段对 3 种天麻粉中天麻素等 4 种成分的累积吸收量均随时间的增加而增加，通过线性回归，相关系数均大于 0.9，说明在低、中、高浓度下，4 种成分的体外肠吸收为线性吸收，符合零级吸收速度过程；天麻素在各个肠段中的 K_a 均随 3 种天麻粉浓度的增加而增加，提示天麻素在 4 个肠段中的转运方式可能为被动转运；天麻细粉中巴利森苷 A、巴利森苷 B、巴利森苷 C 在空肠中的 K_a 随给药浓度的增加变化不大，提示巴利森苷类化合物在空肠、回肠的转运方式可能为主动转运。

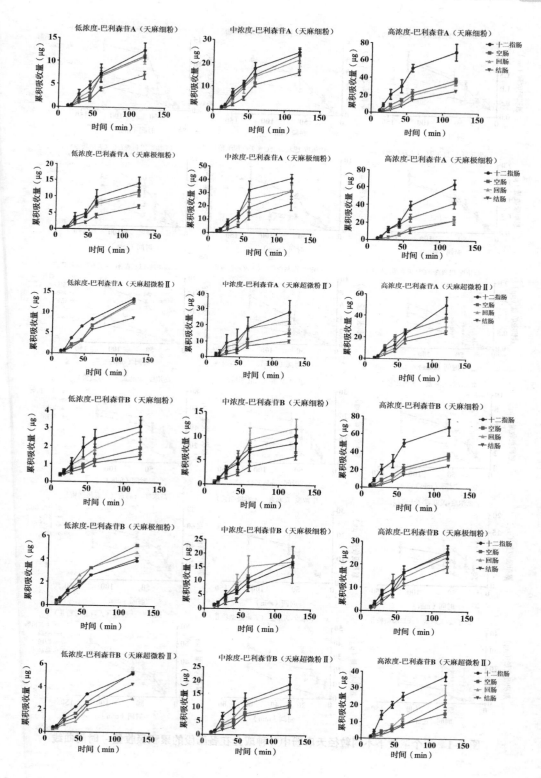

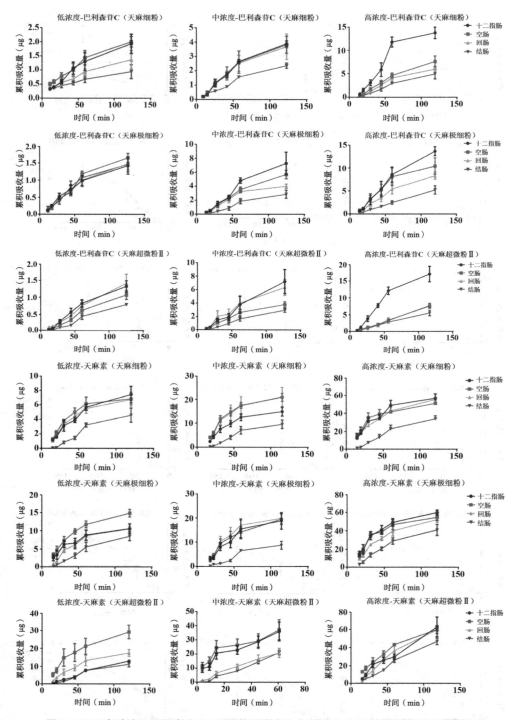

图 8-1 三个浓度下不同粒径天麻粉中 4 种成分在各肠段的累积吸收量 - 时间曲线

1. 天麻素在大鼠肠道不同部位的吸收特性　实验结果表明，在浓度为 2.5mg/mL 时，天麻细粉、天麻极细粉、天麻超微粉Ⅱ在十二指肠、空肠、回肠对天麻素的吸收均大于结肠，其中天麻超微粉Ⅱ中天麻素在各肠段的吸收均大于天麻细粉、天麻极细粉，K_a 值均大于天麻细粉、天麻极细粉，且具有显著性差异。在浓度为 5mg/mL 时，天麻超微粉Ⅱ中天麻素在十二指肠、空肠、结肠对天麻素的吸收均大于天麻细粉、天麻极细粉，在回肠上没有显著性差异。在浓度为 10mg/mL 时，天麻细粉、天麻极细粉、天麻超微粉Ⅱ中天麻素在十二指肠、空肠、回肠上 120min 的累积吸收量无显著性差异，天麻超微粉Ⅱ中天麻素在结肠上的累积吸收量较天麻细粉、天麻极细粉高。

在低、中浓度下，天麻超微粉Ⅱ中天麻素在各肠段的吸收均大于天麻细粉、天麻极细粉；在高浓度下，天麻超微粉Ⅱ、天麻细粉、天麻极细粉中天麻素在各肠段的吸收没有明显的差异。随着浓度的增加，天麻素在十二指肠、空肠、回肠的吸收没有显著性差异，但吸收均较结肠好。

表 8–1　低浓度下不同粒径天麻粉中天麻素在 120min 时的吸收情况（$\bar{x} \pm s$，$n=5$）

| 天麻素 | 2.5mg/mL | | | | | |
| | 天麻细粉 | | 天麻极细粉 | | 天麻超微粉Ⅱ | |
	累积吸收量（μg）	吸收速率常数[μg/(h·cm²)]	累积吸收量（μg）	吸收速率常数[μg/(h·cm²)]	累积吸收量（μg）	吸收速率常数[μg/(h·cm²)]
十二指肠	7.49±1.05	0.0040±0.0004	10.36±1.16*ᵃ	0.0064±0.0006**	12.46±0.64*ᵃ	0.0094±0.0003**
空肠	6.88±0.82	0.0048±0.0006	14.53±1.02*ᵃ	0.0079±0.0005**ᵇ	28.22±3.63*ᵃ	0.0136±0.0025**ᵇ
回肠	6.79±1.05	0.0039±0.0006	10.33±0.66*	0.0062±0.0005**	16.89±1.09*ᵃ	0.0091±0.0012**
结肠	4.62±0.95ᵃ	0.0029±0.0003	8.27±1.21*ᵃ	0.0050±0.0011**ᵇ	10.76±1.38*	0.0099±0.0009**

注：与天麻细粉同一肠段相比，Q：*$P < 0.05$；K_a：**$P < 0.05$。与同一组十二指肠相比，Q：ᵃ$P < 0.05$；K_a：ᵇ$P < 0.05$。

表 8–2　中浓度下不同粒径天麻粉中天麻素在 120min 时的吸收情况（$\bar{x} \pm s$，$n=5$）

| 天麻素 | 5.0mg/mL | | | | | |
| | 天麻细粉 | | 天麻极细粉 | | 天麻超微粉Ⅱ | |
	累积吸收量（μg）	吸收速率常数[μg/(h·cm²)]	累积吸收量（μg）	吸收速率常数[μg/(h·cm²)]	累积吸收量（μg）	吸收速率常数[μg/(h·cm²)]
十二指肠	15.71±1.96	0.0188±0.0033	21.30±3.83*	0.0158±0.0039	36.89±6.83*	0.0246±0.0033**
空肠	22.08±1.75ᵃ	0.0285±0.0022ᵇ	22.08±2.38	0.0150±0.0019**	38.19±7.24*	0.0219±0.0009**

（续表）

| 天麻素 | 5.0mg/mL | | | | | |
| | 天麻细粉 | | 天麻极细粉 | | 天麻超微粉Ⅱ | |
	累积吸收量（μg）	吸收速率常数［μg/（h·cm²）］	累积吸收量（μg）	吸收速率常数［μg/（h·cm²）］	累积吸收量（μg）	吸收速率常数［μg/（h·cm²）］
回肠	22.31±4.2ᵃ	0.0240±0.0044ᵇ	22.46±2.41	0.0145±0.0017**	21.43±3.32	0.0163±0.0035**ᵇ
结肠	10.14±1.82ᵃ	0.0182±0.0047ᵇ	9.98±1.86ᵃ	0.0111±0.0039**ᵇ	21.74±1.63*ᵃ	0.0140±0.0013**ᵇ

注：与天麻细粉同一肠段相比，Q：*$P < 0.05$；K_a：**$P < 0.05$。与同一组十二指肠相比，Q：ᵃ$P < 0.05$；K_a：ᵇ$P < 0.05$。

表 8–3 高浓度下不同粒径天麻粉中天麻素在 120min 时的吸收情况（$\bar{x}±s$，$n=5$）

| 天麻素 | 10mg/mL | | | | | |
| | 天麻细粉 | | 天麻极细粉 | | 天麻超微粉Ⅱ | |
	累积吸收量（μg）	吸收速率常数［μg/（h·cm²）］	累积吸收量（μg）	吸收速率常数［μg/（h·cm²）］	累积吸收量（μg）	吸收速率常数［μg/（h·cm²）］
十二指肠	56.31±4.95	0.0312±0.0063	58.17±2.54	0.0313±0.0033	60.53±10.54	0.0519±0.0105**
空肠	50.62±4.84	0.0313±0.0054	53.08±3.29	0.0326±0.0036	57.70±4.22	0.0286±0.0044ᵇ
回肠	54.94±2.33	0.0332±0.0068	50.72±3.25	0.0333±0.003	57.28±3.97	0.0370±0.0037ᵇ
结肠	33.39±3.47ᵃ	0.0331±0.0072	39.74±5.76ᵃ	0.0299±0.0055	44.92±3.35*ᵃ	0.0320±0.0071ᵇ

注：与天麻细粉同一肠段相比，Q：*$P < 0.05$；K_a：**$P < 0.05$。与同一组十二指肠相比，Q：ᵃ$P < 0.05$；K_a：ᵇ$P < 0.05$。

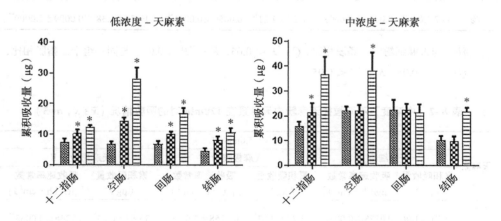

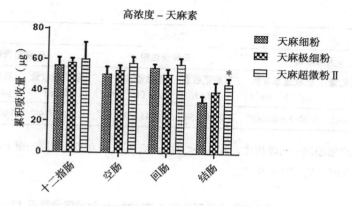

注：与天麻细粉同一肠段相比，Q：$^*P < 0.05$。

图 8-2　不同浓度下不同粒径天麻粉中天麻素在 120min 内大鼠各肠段的累积吸收量

2. 巴利森苷 A 在大鼠肠道不同部位的吸收特征　实验结果表明，在浓度为 2.5mg/mL 时，天麻细粉、天麻极细粉、天麻超微粉Ⅱ中巴利森苷 A 的 120min 累积吸收量没有显著差异；且在十二指肠、空肠、回肠的累积吸收量没有显著差异，但均较结肠好。在浓度为 5mg/mL 时，天麻细粉、天麻极细粉中巴利森苷 A 在十二指肠、回肠、空肠上的累积吸收量没有差异，均大于结肠，天麻超微粉Ⅱ在 4 个肠段上的累积吸收量有较大差异，其吸收顺序为十二指肠＞回肠＞空肠＞结肠，从 4 个肠段巴利森苷 A 的累积吸收量来看，天麻极细粉的吸收明显好于天麻细粉、天麻超微粉Ⅱ。在浓度为 10mg/mL 时，3 种天麻粉在十二指肠上巴利森苷 A 120min 的累积吸收量明显大于空肠、回肠、结肠。

分别对同一浓度同一肠段的天麻细粉、天麻极细粉、超微粉Ⅱ中巴利森苷 A 的 Q 与 K_a 比较，结果发现在低浓度时 3 种天麻粉的吸收没有差异。中浓度时，天麻极细粉的吸收明显较天麻细粉、天麻超微粉Ⅱ好。高浓度时，在十二指肠，天麻细粉、极细粉的吸收没有显著差异，均较天麻超微粉Ⅱ好；在空肠、结肠，3 种天麻粉的吸收没有显著差异；在回肠，天麻细粉、天麻超微粉Ⅱ的吸收较天麻极细粉好。

表 8-4　低浓度下不同粒径天麻粉中巴利森苷 A 在 120min 时吸收情况（$\bar{x} \pm s$，$n=5$）

| 巴利森苷 A | 2.5mg/mL | | | | | |
| | 天麻细粉 | | 天麻极细粉 | | 天麻超微粉Ⅱ | |
	累积吸收量（μg）	吸收速率常数 [μg/(h·cm²)]	累积吸收量（μg）	吸收速率常数 [μg/(h·cm²)]	累积吸收量（μg）	吸收速率常数 [μg/(h·cm²)]
十二指肠	12.13±1.42	0.0091±0.001	13.50±1.65	0.0101±0.0007	11.88±0.91	0.0094±0.0012
空肠	10.96±1.17	0.0095±0.0016	11.13±1.30	0.0087±0.0014**b	11.13±1.60	0.0077±0.0002**b
回肠	10.68±1.43	0.0079±0.0011b	10.49±0.97a	0.0069±0.0004b	10.96±1.82	0.0060±0.0006**b

（续表）

| 巴利森苷A | 2.5mg/mL | | | | | |
| | 天麻细粉 | | 天麻极细粉 | | 天麻超微粉Ⅱ | |
	累积吸收量（μg）	吸收速率常数[μg/（h·cm²）]	累积吸收量（μg）	吸收速率常数[μg/（h·cm²）]	累积吸收量（μg）	吸收速率常数[μg/（h·cm²）]
结肠	6.90 ± 0.82^a	0.0052 ± 0.0005^b	6.75 ± 0.54^a	0.0043 ± 0.0006^b	7.70 ± 0.98^a	0.0052 ± 0.0008^b

注：与天麻细粉同一肠段相比，Q：$^*P<0.05$；K_a：$^{**}P<0.05$。与同一组十二指肠相比，Q：$^aP<0.05$；K_a：$^bP<0.05$。

表8-5　中浓度下不同粒径天麻粉中巴利森苷A在120min时的吸收情况（$\bar{x}\pm s$，$n=5$）

| 巴利森苷A | 5mg/mL | | | | | |
| | 天麻细粉 | | 天麻极细粉 | | 天麻超微粉Ⅱ | |
	累积吸收量（μg）	吸收速率常数[μg/（h·cm²）]	累积吸收量（μg）	吸收速率常数[μg/（h·cm²）]	累积吸收量（μg）	吸收速率常数[μg/（h·cm²）]
十二指肠	25.57 ± 1.32	0.0368 ± 0.0053	$41.12\pm3.01^*$	0.0358 ± 0.0068	30.04 ± 7.22	0.0214 ± 0.0052
空肠	24.15 ± 3.39	0.0349 ± 0.0022	$31.61\pm5.98^*$	0.0309 ± 0.0089	$17.37\pm2.99^{*a}$	0.0134 ± 0.0037
回肠	22.22 ± 4.52	0.0315 ± 0.0086	$32.14\pm4.16^*$	0.0232 ± 0.0043	22.80 ± 4.54^a	0.0188 ± 0.0034
结肠	16.71 ± 1.29^a	0.0266 ± 0.0044^b	$22.43\pm5.12^{*a}$	$0.0181\pm0.0046^{**b}$	10.31 ± 0.95^a	$0.0061\pm0.0007^{**b}$

注：与天麻细粉同一肠段相比，Q：$^*P<0.05$；K_a：$^{**}P<0.05$。与同一组十二指肠相比，Q：$^aP<0.05$；K_a：$^bP<0.05$。

表8-6　高浓度下不同粒径天麻粉中巴利森苷A在120min时的吸收情况（$\bar{x}\pm s$，$n=5$）

| 巴利森苷A | 10mg/mL | | | | | |
| | 天麻细粉 | | 天麻极细粉 | | 天麻超微粉Ⅱ | |
	累积吸收量（μg）	吸收速率常数[μg/（h·cm²）]	累积吸收量（μg）	吸收速率常数[μg/（h·cm²）]	累积吸收量（μg）	吸收速率常数[μg/（h·cm²）]
十二指肠	65.99 ± 9.01	0.0542 ± 0.0119	61.86 ± 5.22	0.0514 ± 0.0104	$48.46\pm7.53^*$	0.0431 ± 0.0465
空肠	35.56 ± 2.76^a	0.0340 ± 0.0047^b	35.56 ± 2.76^a	0.0351 ± 0.0037^b	37.38 ± 3.56^a	$0.0230\pm0.0023^{**b}$
回肠	32.43 ± 2.35^a	0.0291 ± 0.0029^b	$22.22\pm2.97^{*a}$	$0.0192\pm0.0029^{**b}$	30.38 ± 4.52^a	0.0218 ± 0.0026^b
结肠	24.17 ± 1.37^a	0.0223 ± 0.0014^b	22.16 ± 4.56^a	0.0218 ± 0.0058^b	24.76 ± 1.68^a	0.0188 ± 0.0035^b

注：与天麻细粉同一肠段相比，Q：$^*P<0.05$；K_a：$^{**}P<0.05$。与同一组十二指肠相比，Q：$^aP<0.05$；K_a：$^bP<0.05$。

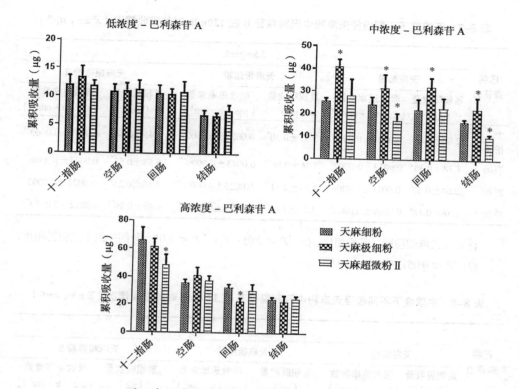

注：与天麻细粉同一肠段相比，Q：$^*P < 0.05$。

图 8–3 不同浓度下不同粒径天麻粉中巴利森苷 A 在 120min 内大鼠各肠段的累积吸收量

3. 巴利森苷 B 在大鼠肠道不同部位的吸收特征 比较 3 种粒径天麻粉中巴利森苷 B 在低、中、高浓度下不同肠段的 K_a 值，结果显示在浓度为 2.5mg/mL 时，天麻极细粉中巴利森苷 B 在空肠上的 K_a 值明显高于十二指肠、空肠、回肠。在浓度为 5mg/mL 时，天麻细粉中巴利森苷 B 在空肠、回肠的 K_a 值均高于十二指肠、结肠；天麻极细粉中巴利森苷 B 在各肠段的 K_a 值无明显差异。在浓度为 10mg/mL 时，天麻细粉中巴利森苷 B 在十二指肠的 K_a 值明显高于空肠、回肠、结肠，天麻极细粉中巴利森苷 B 在回肠的 K_a 值明显高于十二指肠、空肠、结肠。在低、中、高浓度下，天麻超微粉 II 中巴利森苷 B 在十二指肠的 K_a 值均明显高于空肠、回肠、结肠。

比较同一浓度下同一肠段的天麻细粉、天麻极细粉、超微粉 II 中巴利森苷 B 的 Q 值，结果显示在低、中、高浓度下，十二指肠、回肠、结肠上巴利森苷 B 的吸收为天麻超微粉 II ＞天麻极细粉＞天麻细粉，均有显著性差异；在中、高浓度下，空肠上巴利森苷 B 的吸收为天麻极细粉＞天麻细粉、天麻超微粉。

表8-7　低浓度下不同粒径天麻粉中巴利森苷 B 在 120min 时的吸收情况（$\bar{x}\pm s$, n=5）

巴利森苷B	2.5mg/mL					
	天麻细粉		天麻极细粉		天麻超微粉Ⅱ	
	累积吸收量（μg）	吸收速率常数 [μg/(h·cm²)]	累积吸收量（μg）	吸收速率常数 [μg/(h·cm²)]	累积吸收量（μg）	吸收速率常数 [μg/(h·cm²)]
十二指肠	2.89±0.46	0.0020±0.0005	3.97±0.30*	0.0029±0.0002**	5.45±0.34*	0.0041±0.0003**
空肠	1.78±0.33a	0.0013±0.0002b	5.36±0.86*a	0.0043±0.0009**b	5.58±0.55*	0.0041±0.0008**
回肠	2.64±0.57	0.0018±0.0006	4.74±0.71*a	0.0026±0.0003**	3.14±0.25a	0.0021±0.0003b
结肠	1.38±0.18a	0.0009±0.0002b	4.18±0.62*	0.0028±0.0004**	4.49±0.70*a	0.0032±0.0004**b

注：与天麻细粉同一肠段相比，Q：*$P<0.05$；K_a：**$P<0.05$。与同一组十二指肠相比，Q：a$P<0.05$；K_a：b$P<0.05$。

表8-8　中浓度下不同粒径天麻粉中巴利森苷 B 在 120min 时的吸收情况（$\bar{x}\pm s$, n=5）

巴利森苷B	5mg/mL					
	天麻细粉		天麻极细粉		天麻超微粉Ⅱ	
	累积吸收量（μg）	吸收速率常数 [μg/(h·cm²)]	累积吸收量（μg）	吸收速率常数 [μg/(h·cm²)]	累积吸收量（μg）	吸收速率常数 [μg/(h·cm²)]
十二指肠	8.70±1.73	0.0125±0.0042	14.93±0.60*	0.0118±0.0029	19.57±3.83*	0.0157±0.0031
空肠	10.23±1.42	0.0169±0.003b	17.16±3.34*	0.0150±0.0027	11.60±0.98a	0.0105±0.0014**b
回肠	11.78±1.91	0.0165±0.0008b	15.34±1.85*	0.0126±0.0029**	17.74±4.60*	0.0127±0.0018**
结肠	5.98±0.71	0.0085±0.0018b	11.01±2.53*	0.0086±0.0021	10.82±2.69*a	0.0073±0.0017b

注：与天麻细粉同一肠段相比，Q：*$P<0.05$；K_a：**$P<0.05$。与同一组十二指肠相比，Q：a$P<0.05$；K_a：b$P<0.05$。

表8-9　高浓度下不同粒径天麻粉中巴利森苷 B 在 120min 时的吸收情况（$\bar{x}\pm s$, n=5）

巴利森苷B	10mg/mL					
	天麻细粉		天麻极细粉		天麻超微粉Ⅱ	
	累积吸收量（μg）	吸收速率常数 [μg/(h·cm²)]	累积吸收量（μg）	吸收速率常数 [μg/(h·cm²)]	累积吸收量（μg）	吸收速率常数 [μg/(h·cm²)]
十二指肠	22.65±3.52a	0.0182±0.0043	24.40±2.70	0.0184±0.0035	35.10±2.51*	0.0318±0.0026**
空肠	11.48±0.64a	0.0111±0.0013b	23.63±2.16*	0.0199±0.0042**	14.52±2.01a	0.0086±0.0013b

（续表）

| 巴利森苷 B | 10mg/mL | | | | | |
| | 天麻细粉 | | 天麻极细粉 | | 天麻超微粉 II | |
	累积吸收量（μg）	吸收速率常数 [μg/（h·cm²）]	累积吸收量（μg）	吸收速率常数 [μg/（h·cm²）]	累积吸收量（μg）	吸收速率常数 [μg/（h·cm²）]
回肠	13.35±2.22ᵃ	0.0117±0.0015ᵇ	22.26±4.49*	0.0244±0.0053**ᵇ	25.37±5.19*ᵃ	0.0167±0.0024ᵇ
结肠	15.01±3.41ᵃ	0.0107±0.002ᵇ	18.00±2.14ᵃ	0.0144±0.0032ᵇ	20.26±2.02*ᵃ	0.0147±0.0029**ᵇ

注：与天麻细粉同一肠段相比，Q：*$P < 0.05$；K_a：**$P < 0.05$。与同一组十二指肠相比，Q：ᵃ$P < 0.05$；K_a：ᵇ$P < 0.05$。

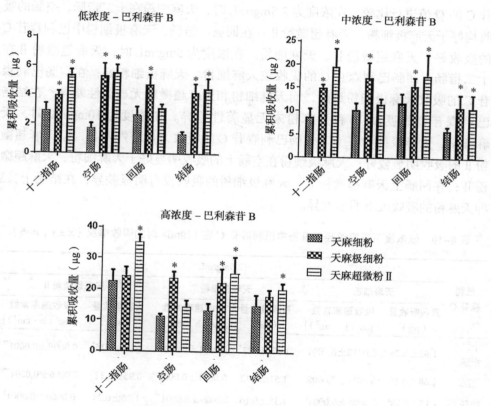

注：与天麻细粉同一肠段相比，Q：*$P < 0.05$。

图 8-4　不同浓度下不同粒径天麻粉中巴利森苷 B 在 120min 内大鼠各肠段的累积吸收量

4. 巴利森苷 C 在大鼠肠道不同部位的吸收特征　比较天麻细粉、天麻极细粉、天麻超微粉 II 中巴利森苷 C 在低、中、高浓度下不同肠段的 K_a 值，结果显示十二指肠的吸收均大于空肠、回肠、结肠。在浓度为 2.5mg/mL 时，天麻细粉中巴利森苷 C 在空肠、十二指肠的吸收大于回肠、结肠，具有显著性差异；天

麻极细粉的 K_a 值在十二指肠、空肠没有显著性差异，但均较回肠、结肠好，且具有显著性差异；天麻超微粉Ⅱ的 K_a 值在空肠、回肠、结肠均没有显著性差异，十二指肠的 K_a 值明显高于其他肠段。在浓度为 5mg/mL 时，天麻细粉中巴利森苷 C 在十二指肠、空肠、回肠上的 K_a 值没有明显的差异，但高于结肠；天麻极细粉的 K_a 值为十二指肠＞空肠＞回肠＞结肠；天麻超微粉Ⅱ的 K_a 值在空肠、回肠没有显著性差异，但十二指肠＞空肠、回肠＞结肠。在浓度为 10mg/mL 时，天麻细粉、天麻极细粉、天麻超微粉Ⅱ中巴利森苷 C 的 K_a 值均为十二指肠＞空肠＞回肠、结肠。

　　分别对同一浓度同一肠段的天麻细粉、天麻极细粉、天麻超微粉Ⅱ中巴利森苷 C 的 Q 值进行比较，在浓度为 2.5mg/mL 时，天麻细粉在十二指肠、空肠的吸收均好于天麻极细粉、天麻超微粉Ⅱ；在回肠、结肠，天麻极细粉中巴利森苷 C 的吸收好于天麻超微粉Ⅱ、天麻细粉。在浓度为 5mg/mL 时，天麻超微粉Ⅱ在十二指肠、回肠巴利森苷 C 的吸收较天麻细粉、天麻极细粉好；在空肠巴利森苷 C 的吸收天麻极细粉最好，而天麻细粉和天麻超微粉无显著性差异；在结肠巴利森苷 C 的吸收，3 种天麻粉末无显著性差异。在浓度为 10mg/mL 时，天麻细粉、天麻极细粉在十二指肠巴利森苷 C 的吸收无显著性差异，但天麻超微粉Ⅱ的吸收明显较好；天麻极细粉在空肠上的吸收明显好于天麻细粉、天麻超微粉Ⅱ；在回肠上天麻超微粉Ⅱ、天麻极细粉的吸收没有明显差异；在结肠上，3 种天麻粉的吸收没有明显差异。

表 8-10　低浓度下不同粒径天麻粉中巴利森苷 C 在 120min 时的吸收情况（$\bar{x} \pm s$，$n=5$）

巴利森苷 C	2.5mg/mL					
	天麻细粉		天麻极细粉		天麻超微粉Ⅱ	
	累积吸收量（μg）	吸收速率常数[μg/(h·cm²)]	累积吸收量（μg）	吸收速率常数[μg/(h·cm²)]	累积吸收量（μg）	吸收速率常数[μg/(h·cm²)]
十二指肠	1.62±0.26	0.0012±0.0001	1.30±0.23*	0.0011±0.0001	1.18±0.15*	0.0009±0.0001**
空肠	1.68±0.16	0.0011±0.0002	1.51±0.12	0.0011±0.0002	0.95±0.12*	0.0006±0.0001**b
回肠	1.15±0.28ª	0.0006±0.0001b	1.35±0.16	0.0009±0.0001**	1.26±0.24	0.0006±0.0001b
结肠	0.79±0.21ª	0.0003±0.0001b	1.34±0.20*	0.0007±0.0001**b	0.70±0.04ª	0.0006±0.0001**b

　　注：与天麻细粉同一肠段相比，Q：*$P < 0.05$；K_a：**$P < 0.05$。与同一组十二指肠相比，Q：ª$P < 0.05$；K_a：b$P < 0.05$。

表 8–11　中浓度下不同粒径天麻粉中巴利森苷 C 在 120min 时的吸收情况（$\bar{x}\pm s$，$n=5$）

巴利森苷C	5mg/mL					
	天麻细粉		天麻极细粉		天麻超微粉Ⅱ	
	累积吸收量（μg）	吸收速率常数 [μg/（h·cm²）]	累积吸收量（μg）	吸收速率常数 [μg/（h·cm²）]	累积吸收量（μg）	吸收速率常数 [μg/（h·cm²）]
十二指肠	3.78±0.19	0.0055±0.0012	6.94±1.53*	0.0055±0.001	7.21±1.79*	0.0058±0.0018
空肠	3.71±0.58	0.0058±0.001	5.43±0.58*a	0.0040±0.0004**b	3.79±0.42a	0.0032±0.0005**b
回肠	3.58±0.87	0.0048±0.0016	3.82±0.31a	0.0030±0.0005**b	6.34±1.19*	0.0038±0.0005b
结肠	2.27±0.18a	0.0033±0.0003b	2.73±0.55a	0.0021±0.0005b	2.95±0.31a	0.0020±0.0003**b

注：与天麻细粉同一肠段相比，Q：*$P<0.05$；K_a：**$P<0.05$。与同一组十二指肠相比，Q：a$P<0.05$；K_a：b$P<0.05$。

表 8–12　高浓度下不同粒径天麻粉中巴利森苷 C 在 120min 时的吸收情况（$\bar{x}\pm s$，$n=5$）

巴利森苷C	10mg/mL					
	天麻细粉		天麻极细粉		天麻超微粉Ⅱ	
	累积吸收量（μg）	吸收速率常数 [μg/（h·cm²）]	累积吸收量（μg）	吸收速率常数 [μg/（h·cm²）]	累积吸收量（μg）	吸收速率常数 [μg/（h·cm²）]
十二指肠	12.63±1.12	0.0107±0.002	12.55±0.88	0.0096±0.002	16.19±2.17*	0.0159±0.0025**
空肠	7.03±1.09a	0.0069±0.0015b	9.58±1.62*a	0.0073±0.0009b	7.18±0.64a	0.0044±0.0005**b
回肠	5.54±0.54a	0.0049±0.0007b	7.67±0.69*a	0.0066±0.0007b	7.33±0.63*a	0.0050±0.0005b
结肠	4.58±0.97a	0.0040±0.0007b	4.81±0.83a	0.0045±0.0005b	5.20±0.77a	0.0034±0.0008b

注：与天麻细粉同一肠段相比，Q：*$P<0.05$；K_a：**$P<0.05$。与同一组十二指肠相比，Q：a$P<0.05$；K_a：b$P<0.05$。

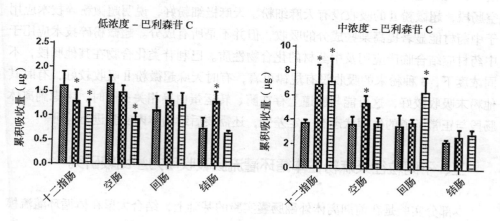

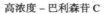

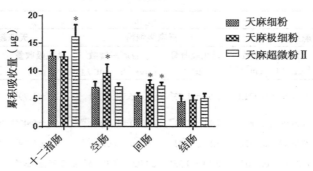

注：与天麻细粉同一肠段相比，Q：*$P < 0.05$。

图 8-5　不同浓度下不同粒径天麻粉中巴利森苷 C 在 120min 中内大鼠各肠段的累积吸收量

（三）讨论

基于离体外翻肠囊模型实验，发现天麻中天麻素等 4 种成分均为线性吸收，其中天麻素在各个肠段的 K_a 值随着浓度的增加而增加，提示其可能的转运方式为被动吸收。天麻素的主要吸收部位在小肠，随着浓度的增加，其在十二指肠、空肠、回肠的吸收差异不大，其中在结肠的吸收最少。巴利森苷类化合物在不同浓度下不同肠段的吸收存在差异，没有规律可言，且 K_a 值在回肠、空肠均不随着浓度的增加而增加，提示在空肠、回肠段巴利森苷类可能存在主动转运。天麻粉中 4 种成分在同一浓度下同一肠段的吸收存在差异，且同一成分在不同肠段也存在差异，说明小肠对天麻粉有效成分的吸收具有选择性。

同一浓度下同一肠段的天麻细粉、天麻极细粉、天麻超微粉 Ⅱ 中天麻素等 4 种成分的吸收存在差异。其中天麻素在 120min 内的累积吸收量，低、中、高浓度下，天麻超微粉 Ⅱ 的吸收均大于天麻细粉、天麻极细粉，巴利森苷类化合物在空肠段，超微粉 Ⅱ 的吸收没有天麻细粉、天麻极细粉好，说明超微粉碎技术应用于中药材能显著提高某些成分的吸收，但并不是所有成分。超微粉碎技术应用于中药材应结合临床应用及中药材的化合物性质。巴利苷类化合物在其他肠段，不同浓度下，3 种粉末的吸收没有规律可言，有时天麻超微粉 Ⅱ 吸收较好，有时其他粉末吸收较好，这可能与肠道上存在酶、转运蛋白等相关；同时，考虑到离体肠段与正常肠道的生理状态有一定差别，还需要后续的体内实验进行验证。

二、不同粒径天麻粉在体循环灌流肠吸收动力学比较研究

本部分实验是在前期离体外翻肠囊实验的基础上，结合大鼠在体循环灌流模

型，从在体角度比较研究天麻细粉、天麻极细粉和天麻超微粉Ⅱ中天麻素等4种成分的吸收差异，以进一步确定粒径对天麻粉吸收的影响，并阐明其口服吸收机制。

（一）实验方法

1. 大鼠在体循环灌流实验 在给药前，大鼠禁食12h，自由饮水。用10%水合氯醛（0.38mL/kg）对大鼠进行腹腔注射，麻醉后，把大鼠固定在手术板上，剃去大鼠腹部的毛，然后沿着大鼠的腹部中线从腹腔向上至胸腔的膈肌处，开口长约4cm。首先结扎胆总管，然后找到大鼠的胃再顺延找到幽门底部的十二指肠，在十二指肠前端毛细管之间剪一个小口，并插入小硅胶管。然后通过盲肠找到回肠底端，在回肠底端同样剪一个小口并插入硅胶管，将其固定，使其与恒流泵形成一个回路。在灌流前，先将恒流泵调至1.0mL/min的流速并用37℃的生理盐水冲洗肠道，直至肠道无内容物为止，然后排空肠道内的水分。最后取37℃不同粒径的天麻粉灌流液50mL，同时将恒流泵调至5.0mL/min的流速平衡15min，之后将恒流泵的流速调节为2.5mL/min并立刻读出循环液的体积，然后在装有循环液的量筒中取样1mL作为零时间点药物浓度的样品，取完样品后向量筒中补加1mL的K-R缓冲液。之后在不同时间点（30、60、90、120、150、180min）按同样的方法取样，恒流泵循环3h后结束实验。循环结束之后，用空气排净肠道内和管路内液体，该部分液体记为肠道和管路的死体积。最后将大鼠脱臼处死。实验根据量筒读数的变化来计算大鼠肠道的吸水量，进而计算出各时间点天麻有效成分的量。

2. 数据处理

（1）天麻粉肠剩余药量计算

$$P_{t_n} = C_{t_n} \times V_{t_n} + 1.0 \times \sum_{i=1}^{n-1} C_{t_i} \qquad (8-3)$$

P_{t_n} 为 t_n 时刻循环液药物量，C_{t_1} 为循环液药物初始浓度；V_{t_1} 为循环液初始体积；C_{t_n} 为 t_n 时刻循环液药物浓度；V_{t_n} 为 t_n 时刻循环液体积；t_n 为循环时间。

（2）吸收动力学参数的计算 以小肠内剩余药量的对数（$\ln X$）对取样时间（t）作图，所得直线斜率即为吸收速率常数 K_a（h^{-1}）。

$$A = \frac{P_{t_0} - P_{t_n}}{P_{t_0}} \times 100\% \qquad (8-4)$$

A 为3h累积吸收转化率；P_{t_0} 为0时剩余药量；P_{t_n} 为3h剩余药量。

（3）统计分析　采用 IBM SPSS Statistics 22.0 软件进行处理，结果以 $\bar{x} \pm s$ 表示，组间差异采用单因素方差分析，$P < 0.05$ 为有统计学意义。

（二）天麻粉的浓度对吸收的影响

取禁食后的大鼠，按大鼠在体循环灌流实验方法操作，分别考察质量浓度为 2.5、5.0、10.0mg/mL 的天麻细粉、天麻极细粉、天麻超微粉Ⅱ中天麻素等 4 种成分的 K_a 和 3h 累积吸收率。低、中、高（2.5、5、10mg/mL）质量浓度下天麻细粉、天麻极细粉、天麻超微粉Ⅱ中天麻素等 4 种成分的 3h 累积吸收率 A 和 K_a 值见表 8–13～8–15、图 8–6。结果表明，在考察浓度范围内，浓度对天麻素 3h 的累积吸收转化率（A）和吸收速率常数（K_a）无明显影响（$P > 0.05$）。天麻素的 A 和 K_a 值随浓度的增加而增加，不存在饱和的现象，提示天麻素在肠道的吸收机制可能为被动扩散。巴利森苷类化合物的 A 和 K_a 值随浓度的增加不增加，在高浓度条件下存在饱和现象，提示其体内过程可能为主动转运。

同一浓度下，3 种天麻粉中天麻素的累积吸收转化率（A）和吸收速率常数（K_a）无明显差异，其中天麻超微粉Ⅱ的累积吸收转化率（A）略高于天麻细粉、天麻极细粉。在低、中浓度时，巴利森苷 A 的累积吸收转化率（A），天麻极细粉高于天麻细粉、天麻超微粉Ⅱ；在高浓度时，天麻超微粉Ⅱ的累积吸收转化率（A）高于天麻细粉、天麻极细粉。在低浓度时，天麻超微粉Ⅱ、天麻极细粉中巴利森苷 B 的累积吸收转化率（A）高于天麻细粉；在中浓度时，3 种粉末中巴利森苷 B 的累积吸收转化率（A）无明显差别；在高浓度时，天麻超微粉Ⅱ、天麻细粉中巴利森苷 B 的累积吸收转化率（A）高于天麻极细粉。在低浓度时，3 种粉末中巴利森苷 C 的累积吸收转化率（A），天麻细粉高于天麻细粉、天麻超微粉Ⅱ；在中浓度时，天麻极细粉高于天麻细粉、天麻超微粉Ⅱ；在高浓度时，天麻超微粉Ⅱ高于天麻细粉、天麻极细粉。

表 8–13　不同浓度下天麻细粉中 4 种成分在 3h 时的肠吸收情况（$\bar{x} \pm s$，$n=5$）

化合物	低浓度		中浓度		高浓度	
	累积吸收转化率（%）	吸收速率常数（h^{-1}）	累积吸收转化率（%）	吸收速率常数（h^{-1}）	累积吸收转化率（%）	吸收速率常数（h^{-1}）
天麻素	54.73±9.36	0.275±0.025	58.12±7.55	0.287±0.052	60.24±7.96	0.309±0.102
巴利森苷 A	33.53±2.32	0.133±0.038	32.55±4.08	0.125±0.028	28.71±3.81	0.128±0.031
巴利森苷 B	26.20±1.16*	0.091±0.005**	38.17±7.42	0.129±0.025	40.64±8.12	0.170±0.031
巴利森苷 C	35.89±8.79	0.228±0.047**	34.29±6.48	0.129±0.007	28.5±4.22	0.122±0.026

注：与高浓度组比较，A：*$P < 0.05$，K_a：**$P < 0.05$。

表 8-14　不同浓度下天麻极细粉中 4 种成分在 3h 时的肠吸收情况（$\bar{x}\pm s$，$n=5$）

化合物	低浓度		中浓度		高浓度	
	累积吸收转化率（%）	吸收速率常数（h^{-1}）	累积吸收转化率（%）	吸收速率常数（h^{-1}）	累积吸收转化率（%）	吸收速率常数（h^{-1}）
天麻素	55.17±4.12	0.220±0.042**	59.60±8.29	0.313±0.055	61.35±9.54	0.326±0.099
巴利森苷 A	40.48±9.19*	0.123±0.03**	37.82±3.56*	0.140±0.008**	17.37±1.52	0.069±0.011
巴利森苷 B	37.82±6.15*	0.130±0.023	37.18±2.94*	0.140±0.032	25.24±4.06	0.102±0.017
巴利森苷 C	30.82±2.20	0.112±0.027	41.83±4.09*	0.151±0.028	34.03±3.96	0.108±0.021

注：与高浓度组比较，A：*$P < 0.05$，K_a：**$P < 0.05$。

表 8-15　不同浓度下天麻超微粉Ⅱ中 4 种成分在 3h 时的肠吸收情况（$\bar{x}\pm s$，$n=5$）

化合物	低浓度		中浓度		高浓度	
	累积吸收转化率（%）	吸收速率常数（h^{-1}）	累积吸收转化率（%）	吸收速率常数（h^{-1}）	累积吸收转化率（%）	吸收速率常数（h^{-1}）
天麻素	55.68±1.77*	0.245±0.022	63.82±8.71	0.278±0.089	64.50±3.84	0.286±0.043
巴利森苷 A	25.04±1.54*	0.104±0.021	30.55±4.37	0.084±0.013	33.73±5.04	0.115±0.026
巴利森苷 B	41.63±1.84	0.158±0.021	41.64±3.83	0.205±0.015	44.90±9.21	0.179±0.044
巴利森苷 C	31.19±3.62	0.118±0.016	37.87±7.04	0.151±0.028	36.06±4.62	0.141±0.019

注：与高浓度组比较，A：*$P < 0.05$，K_a：**$P < 0.05$。

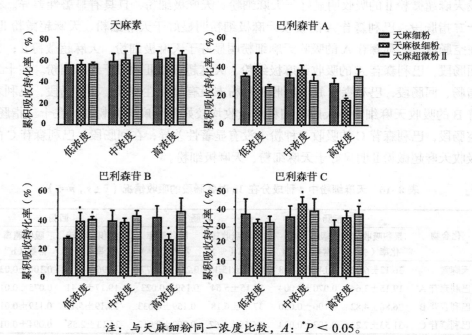

注：与天麻细粉同一浓度比较，A：*$P < 0.05$。

图 8-6　不同浓度下不同粒径天麻粉中 4 种成分在 3h 时的累积转化率（$\bar{x}\pm s$，$n=5$）

（三）不同肠段对天麻粉吸收的影响

取禁食后大鼠，按大鼠在体循环灌流实验方法操作，对大鼠各肠段分别进行结扎。选择 5mg/mL 的天麻细粉溶液 50mL 作为肠灌流液，分别对不同肠段进行回流，考察各肠段的吸收情况。选择 5mg/mL 的天麻细粉、天麻极细粉、天麻超微粉Ⅱ溶液作为肠灌流液，考察大鼠各肠段的吸收情况，结果见表 8-16～8-18、图 8-7。

结果表明，3 种天麻粉中天麻素在空肠的吸收均较好，其吸收趋势为空肠＞十二指肠＞回肠。天麻细粉中巴利森苷 A、巴利森苷 B 在空肠的吸收较好，在十二指肠、回肠的吸收没有显著性差异；巴利森苷 C 在十二指肠的吸收较好，在空肠、回肠没有显著性差异。天麻极细粉中巴利森苷 A、巴利森苷 C 在十二指肠的吸收好于空肠、回肠；巴利森苷 B 在空肠的吸收较好，在十二指肠、回肠的吸收没有显著性差异。天麻超微粉Ⅱ中巴利森苷 A、巴利森苷 B 在各肠段的吸收没有显著性差异；巴利森苷 C 在回肠的吸收好于十二指肠、空肠。总体来说，天麻素的吸收趋势为空肠＞十二指肠＞回肠，巴利森苷 B 的主要吸收部位是空肠。

天麻超微粉Ⅱ在各肠段的吸收略好于天麻细粉、天麻极细粉，其中在空肠段天麻超微粉Ⅱ的吸收明显好于天麻细粉、天麻极细粉，且具有显著性差异。在十二指肠段，巴利森苷 A 的吸收天麻极细粉明显好于天麻细粉、天麻超微粉Ⅱ；在空肠段，巴利森苷 A 的吸收天麻细粉明显好于天麻极细粉、天麻超微粉Ⅱ；在回肠段，巴利森苷 A 的吸收天麻极细粉、天麻超微粉Ⅱ均好于天麻细粉。在十二指肠、回肠段，巴利森苷 B 的吸收 3 种粉末没有显著性差异；在空肠段，巴利森苷 B 的吸收天麻细粉、天麻极细粉的吸收均较好于天麻超微粉Ⅱ。在十二指肠、空肠段，巴利森苷 C 的吸收 3 种粉末没有显著性差异；在回肠段，巴利森苷 C 的吸收天麻超微粉Ⅱ明显好于天麻细粉、天麻极细粉。

表 8-16　天麻细粉中 4 种成分在 3h 时各肠段的吸收情况（$\bar{x} \pm s$，$n=5$）

化合物	十二指肠		空肠		回肠	
	累积吸收转化率（%）	吸收速率常数（h^{-1}）	累积吸收转化率（%）	吸收速率常数（h^{-1}）	累积吸收转化率（%）	吸收速率常数（h^{-1}）
天麻素	36.12±6.72	0.142±0.018	45.81±13.13*	0.224±0.077**	24.96±4.17*	0.100±0.030
巴利森苷 A	19.15±3.64	0.070±0.004	38.15±5.64*	0.159±0.023**	19.17±2.41	0.075±0.012
巴利森苷 B	26.86±4.82	0.106±0.030	37.00±6.18*	0.159±0.033	29.19±5.11	0.119±0.013
巴利森苷 C	31.53±7.23	0.102±0.034	26.19±1.67	0.092±0.012	24.13±2.58*	0.094±0.015

注：与十二指肠相比，A：*$P < 0.05$，K_a：**$P < 0.05$。

表 8-17　天麻极细粉中 4 种成分在 3h 时各肠段的吸收情况（$\bar{x}\pm s$，n=5）

化合物	十二指肠		空肠		回肠	
	累积吸收转化率（%）	吸收速率常数（h^{-1}）	累积吸收转化率（%）	吸收速率常数（h^{-1}）	累积吸收转化率（%）	吸收速率常数（h^{-1}）
天麻素	37.88±2.11	0.154±0.008	45.69±5.38*	0.195±0.029	21.86±3.03*	0.084±0.017
巴利森苷 A	37.17±5.02	0.154±0.017	25.97±2.82*	0.116±0.007	26.74±1.28*	0.121±0.021
巴利森苷 B	21.63±4.28	0.084±0.016	33.69±2.55*	0.141±0.011	23.33±1.95	0.098±0.024
巴利森苷 C	30.22±2.56	0.119±0.024	23.24±5.08*	0.070±0.012	22.54±2.91*	0.084±0.01

注：与十二指肠相比，A：$^{*}P < 0.05$，K_a：$^{**}P < 0.05$。

表 8-18　天麻超微粉Ⅱ中 4 种成分在 3h 时各肠段的吸收情况（$\bar{x}\pm s$，n=5）

化合物	十二指肠		空肠		回肠	
	累积吸收转化率（%）	吸收速率常数（h^{-1}）	累积吸收转化率（%）	吸收速率常数（h^{-1}）	累积吸收转化率（%）	吸收速率常数（h^{-1}）
天麻素	37.83±3.96	0.105±0.018	56.83±11.91*	0.321±0.097**	30.69±3.23*	0.110±0.014
巴利森苷 A	24.00±2.62	0.067±0.015	26.50±3.05	0.249±0.317**	25.35±2.60	0.094±0.013
巴利森苷 B	25.58±5.47	0.105±0.018	24.40±2.84	0.108±0.018	24.63±1.04	0.084±0.005
巴利森苷 C	26.24±4.12	0.095±0.021	29.06±1.37	0.117±0.021	34.02±3.06*	0.136±0.022

注：与十二指肠相比，A：$^{*}P < 0.05$，K_a：$^{**}P < 0.05$。

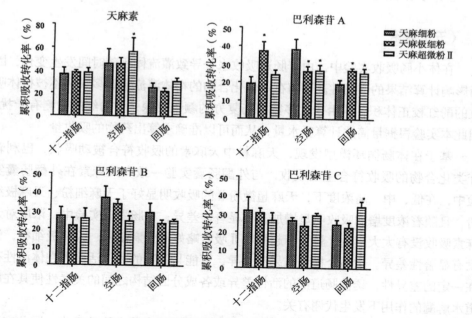

注：与天麻细粉同一肠段比较，A：$^{*}P < 0.05$。

图 8-7　不同粒径天麻粉 4 种成分在 3h 时各肠段的累积吸收转化率（$\bar{x}\pm s$，n=5）

（四）胆汁对天麻粉肠吸收的影响

取禁食后大鼠，按大鼠在体循环灌流实验方法操作，不结扎胆管，选择 10mg/mL 的天麻细粉溶液 50mL 作为肠灌流液，考察胆汁对天麻粉各肠段吸收的影响。选择 10mg/mL 的天麻细粉溶液为肠灌流液，考察胆汁对天麻粉吸收的影响，结果见表 8-19。结果表明，与结扎胆管组比较，胆汁对天麻素的影响不大，但均能促进巴利森苷类化合物的吸收，因此实验前需结扎胆管，以排除胆汁对各成分吸收的影响，确保实验数据可靠。

表 8-19　胆汁对天麻粉吸收的影响（$\bar{x} \pm s$，$n=5$）

化合物	对照组（结扎胆管）		胆汁组	
	累积吸收转化率（%）	吸收速率常数（h^{-1}）	累积吸收转化率（%）	吸收速率常数（h^{-1}）
天麻素	60.24 ± 7.96	0.309 ± 0.102	59.77 ± 10.33	0.311 ± 0.098
巴利森苷 A	28.71 ± 3.81	0.128 ± 0.031	$31.06 \pm 5.51^{*}$	0.128 ± 0.033
巴利森苷 B	40.64 ± 8.12	0.170 ± 0.031	$43.14 \pm 5.52^{*}$	0.182 ± 0.015
巴利森苷 C	28.50 ± 4.22	0.122 ± 0.026	$36.46 \pm 8.12^{*}$	0.155 ± 0.041

注：与对照组比较，A：$^{*}P < 0.05$，K_{a}：$^{**}P < 0.05$。

（五）讨论

在体小肠吸收实验中，由于肠道吸收水分导致灌流体积随时间发生变化，因而影响计算结果的准确性。目前在单体化合物的在体灌流实验多采用不被机体吸收的酚红校正体积，但由于大多数中药复方的颜色较深，对酚红的检测有干扰，因此本实验根据量筒法计算吸水量，从而可以准确求算出药物的吸收量。

基于在体肠循环模型发现，天麻粉中天麻素的吸收符合被动吸收，巴利森苷类化合物的吸收符合主动吸收，与外翻肠囊实验一致。天麻素在外翻肠囊实验中，在低、中、高浓度下，天麻超微粉 Ⅱ 的吸收明显好于天麻细粉、天麻极细粉，且随着浓度增加吸收明显增加，有显著性差异；在肠灌流实验中，浓度对天麻素吸收没有太大影响，且天麻超微粉 Ⅱ 吸收略好于天麻细粉、天麻极细粉，但没有显著性差异。这两个模型结果有差异，可能与肠道的离体活性和在体活性存在一定的差异性，诱使肠道酶的活性差异或各成分因结构之间的关联性使其在肠道水解酶的作用下发生代谢有关。

本部分实验表明，胆汁能促进天麻粉中巴利森苷类化合物的吸收，因此实验前需结扎胆管，以排除胆汁对各成分吸收的影响，保证实验数据可靠。

巴利森苷类化合物在各肠段、不同浓度下没有表现出明显的吸收趋势，且不同粒径天麻粉巴利森苷类化合物在各肠段的吸收也不一样，说明小肠对中药成分的吸收具有选择性，而非简单的半透膜被动吸收。不同粒径天麻粉巴利森苷类化合物在小肠的吸收差异较大，可能是由于巴利森苷类化合物的结构式由天麻素和柠檬酸组成，其在 $3 <$ pH 值 < 6 时最稳定；在 pH 值 < 3 或 pH 值 > 6 时，均有可能发生降解。其降解途径表现为酯碱的断裂及天麻素残基的不断丢失，由于小肠不同部位环境的 pH 值、肠道酶不同，巴利森苷类化合物在相应部位发生的变化也不清楚，有待进一步研究。

第三节 药代动力学研究

本部分实验是在明确了天麻超微粉Ⅱ（400 目，37μm）具有较好的体外溶出度和肠吸收的基础上，为进一步了解天麻超微粉Ⅱ中主要成分的大鼠体内药动学特征而进行的。本部分实验以天麻抗脑缺血损伤的有效剂量为给药剂量，以天麻素、巴利森苷 B、巴利森苷 C、巴利森苷 E 为指标成分，研究大鼠灌胃天麻超微粉Ⅱ后 4 个指标成分的体内动力学特征，揭示这 4 个成分的经时动态变化规律和消除特征，为天麻超微粉Ⅱ临床应用的合理性提供实验依据。

一、色谱条件

Waters Van Guard BEH C_{18} 保护柱（2.1mm×5mm，1.7μm）；Waters BEH C_{18} 色谱柱（2.1mm×50mm，1.7μm）；柱温为 40 ℃；流速为 0.3mL/min；进样量 1μL；流动相为 0.1% 甲酸水（A）-0.1% 甲酸乙腈（B）。梯度洗脱条件见表 8-20。

表 8-20 天麻素等四种成分的色谱条件

时间（min）	流速（mL/min）	0.1% 甲酸水（%）	0.1% 甲酸乙腈（%）	曲线
初始	0.3	95	5	初始
0.5	0.3	95	5	6
2	0.3	80	20	6
5	0.3	70	30	6
5.5	0.3	5	90	6
6	0.3	5	90	6
6.5	0.3	95	5	6
7	0.3	95	5	1

二、质谱条件

电喷雾电离源，毛细管电离电压 2.5kV；离子源温度 150℃；喷雾气与反吹气为氮气；去溶剂气流速 1000L/h；去溶剂气温度 600℃，反吹气流速 50L/h；碰撞气为氩气，碰撞气流速 0.15mL/min；扫描方式为多反应离子监测（MRM）；质谱数据采集及处理软件为 MassLynx V4.1 工作站。天麻素等 4 种成分及内标用于定量分析的监测离子见表 8-21。

表 8-21　天麻素等 4 种成分的质谱条件

化合物名称	质谱条件					
	电离模式	母离子（m/z）	子离子（m/z）	锥孔电压（V）	碰撞能量（V）	驻留时间（s）
天麻素	ES⁻	331.00	122.90	35.00	21.00	0.100
巴利森苷 B	ES⁻	727.50	423.50	35.00	25.00	0.096
巴利森苷 C	ES⁻	727.50	423.50	35.00	25.00	0.096
巴利森苷 E	ES⁻	459.30	110.92	35.00	25.00	0.330
葛根素	ES⁺	417.00	267.00	50.00	30.00	0.096

三、血浆样品的处理

精密移取 100μL 大鼠血浆于 1.5mL 塑料离心管中，补加甲醇 50μL，再加入内标溶液葛根素（20ng/mL）20μL，涡旋 5min 混匀，加入 400μL 甲醇沉淀血浆蛋白，再涡混 5min，超声 10min，4℃、13000rpm 离心 10min，取上清液置于另一离心管中，在 37℃下 N_2 吹干，残渣加入 150μL 初始流动相溶解，涡混 5min，超声 10min，于相同条件下离心后，取上清液 UPLC-TQS 进样分析。

四、药代动力学研究

取健康雄性 SD 大鼠 5 只，体重 280±20g，灌胃给予天麻超微粉 Ⅱ 混悬液，给药剂量为 3.6g/kg，于给药前及给药后 0.17、0.25、0.5、1、1.5、2、2.5、3、4、6、8、10、12h 尾静脉取血，每次取血量约 0.3mL，置于涂有肝素的塑料离心管中，全血以 4℃、6000rpm 离心 6min，分离得到上层血浆，于 -20℃冰箱中保存，备用。

五、药动参数及数据处理软件

采用 DAS 2.0 数据处理软件进行药代动力学参数计算和数据拟合，根据 AIC 值最小原理，拟合非房室模型进行药代动力学参数 $AUC_{0 \to t}$、C_{max}、MRT 等的计算。

六、UPLC-TQS 分析方法的确证

（一）专属性

精密移取 100μL 大鼠空白血浆，补加甲醇 50μL，再加甲醇 20μL，涡混 5min，其余按"三、血浆样品的处理"项下方法操作，然后进样分析，获得空白血浆色谱图 A；将一定浓度的混合对照品溶液和内标溶液加入 100μL 空白血浆中，依同法操作，得含对照血浆色谱图 B；取大鼠给药后 60min 血浆样品，依同法操作，得含药血浆样品色谱图 C。结果见图 8-8。

结果表明，天麻素等 4 种成分及内标的保留时间分别为 0.89、1.90、2.28、2.34、2.45min，各成分的分离度良好，且峰与峰之间无干扰，血浆中内源性物质对待测物的测定也无干扰。

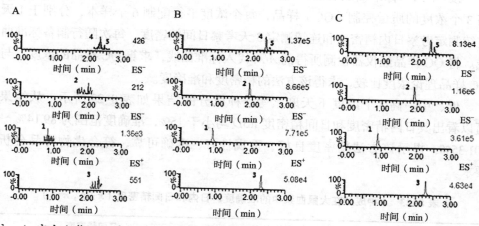

注：A. 空白血浆；B. 空白血浆加对照品溶液和内标；C. 口服给予天麻超微粉Ⅱ混悬液 60min 后的血浆样品。
1. 天麻素；2. 巴利森苷 E；3. 葛根素（内标）；4. 巴利森苷 B；5. 巴利森苷 C。

图 8-8　各成分的 UPLC-MS/MS 色谱图

（二）标准曲线和线性范围

取大鼠空白血浆 100μL，分别依次加入不同浓度的混合标准溶液 50μL，按"三、血浆样品的处理"项下操作后进样分析，以待测物的峰面积与内标峰面积之比（A/A_i）为纵坐标 y，各待测物浓度（C）为横坐标 x 进行直线回归，建立标准曲线方程。天麻素等 4 种成分的定量限（LOQ）定义为 S/N ≥ 10，检测限（LOD）定义为 S/N ≥ 3。天麻素等 4 种成分标准曲线及线性范围结果如表 8-22 所示，其相关系数 r 均大于 0.99，提示各成分在其线性范围内关系良好。

表 8-22　4 种成分的标准曲线及线性范围

化合物	回归方程	r	线性范围	定量限（ng/mL）	检测限（ng/mL）
天麻素	$y=0.0075x+0.0005$	0.9996	19.6308 ～ 2512.75	19.6300	4.7510
巴利森苷 B	$y=0.0304x+0.0057$	0.9994	0.6484 ～ 83.00	0.6484	0.1621
巴利森苷 C	$y=0.0673x+0.0062$	0.9985	0.3406 ～ 21.80	0.3406	0.1515
巴利森苷 E	$y=0.2417x+0.0300$	0.9994	0.6484 ～ 83.00	0.6484	0.1621

（三）精密度和准确度

按"（二）标准曲线和线性范围"项下操作分别配制含 4 种成分的低、中、高 3 个浓度的质量控制（QC）样品，每个浓度平行配制 6 个样本，分别于 1 天连续测定考察日内精密度和连续测定 3 天考察日间精密度，每次随行制备标准曲线。将 QC 样品经仪器检测所得的 A/A_i 代入标准曲线，求算 QC 样品的浓度，与 QC 样品理论浓度比较，求得该方法的精密度和准确度。

低、中、高 3 个浓度下天麻素等 4 种成分的结果如表 8-23 所示，从结果可以看出其日内精密度和日间精密度 RSD 均小于 15%，准确度范围为 89.14% ～ 101.35%，提示该方法精密度良好、重现性好、准确可靠，符合生物样品分析要求。

表 8-23　4 种成分在大鼠血浆中的准确度、日内和日间精密度（$\bar{x}\pm s$，$n=6$）

化合物	加入浓度（ng/mL）	日内精密度			日间精密度		
		Mean±SD（ng/mL）	精密度 RSD（%）	准确度（%）	Mean±SD（ng/mL）	精密度 RSD（%）	准确度（%）
	78.52	75.63±3.196	4.23	96.32	77.26±2.619	3.39	98.40
天麻素	314.1	306.3±6.807	2.22	97.53	308.9±7.151	2.31	98.35
	1256	1250±19.64	1.57	99.51	1175±54.11	4.60	93.59

（续表）

化合物	加入浓度	日内精密度			日间精密度		
		Mean±SD（ng/mL）	精密度 RSD（%）	准确度（%）	Mean±SD（ng/mL）	精密度 RSD（%）	准确度（%）
巴利森苷 B	2.593	2.532±0.0870	3.44	97.64	2.591±0.0540	2.08	99.91
	10.37	10.51±0.7078	6.73	101.3	9.589±0.1058	1.10	92.43
	41.5	40.16±1.555	3.87	96.77	36.88±1.178	1.24	90.44
巴利森苷 C	0.6813	0.6228±0.0351	5.64	91.41	0.6073±0.0205	3.37	89.14
	2.725	2.604±0.1747	6.71	95.56	2.662±0.1233	4.63	97.70
	10.9	10.04±0.6741	6.71	92.15	9.895±0.0589	0.60	90.77
巴利森苷 E	2.594	2.548±0.1000	3.92	98.22	2.524±0.1230	4.87	97.32
	10.38	10.12±0.6470	6.39	97.54	9.899±0.3772	3.81	95.42
	41.5	40.67±1.111	2.73	98.00	38.18±3.179	8.30	92.00

（四）提取回收率和基质效应

取大鼠空白血浆 100μL，按"（二）标准曲线和线性范围"项下操作分别配制含 4 种成分的低、中、高 3 个浓度的质量控制（QC）样品，每个浓度平行配制 6 样本，按"三、血浆样品的处理"项下操作（A 样品）。另取空白血浆 100μL，除不加混合标准溶液与内标外，其余按"三、血浆样品的处理"项下操作，于获得的上清液中加入相应低、中、高浓度的混合标准溶液和一定浓度的内标溶液，于 37℃下氮气吹干，残留物以 150μL 初始流动相溶解（B 样品）。另取上述低、中、高浓度的混合标准溶液与内标于 1.5mL 塑料 EP 管中，相同条件下直接吹干，残留物以 150μL 初始流动相溶解（C 样品）。B 样品与 A 样品色谱峰面积之比为提取回收率。基质效应计算方法为 B 样品与 C 样品的色谱峰面积之比。

天麻素等 4 种成分低、中、高 3 个浓度提取回收率在 83.74% ～ 96.80%（RSD 2.23% ～ 8.30%）、基质效应在 83.08% ～ 99.21%（RSD 1.51% ～ 9.35%），提示提取回收率良好，无明显基质效应干扰。结果见表 8-24。

表 8-24　4 种成分在大鼠血浆中的提取回收率和基质效应（$\bar{x} \pm s$，n=6）

化合物	加入浓度（ng/mL）	提取回收率（%）	提取回收率 RSD（%）	基质效应（%）	基质效应 RSD（%）
天麻素	78.52	87.26±7.24	8.30	91.62±6.29	6.87
	314.1	94.57±2.71	2.86	92.17±2.96	3.21
	1256	86.81±4.18	4.81	83.08±6.29	7.57

（续表）

化合物	加入浓度 （ng/mL）	提取回收率 （%）	提取回收率 RSD（%）	基质效应 （%）	基质效应 RSD（%）
	2.593	96.80±4.73	4.89	99.21±2.26	2.28
巴利森苷 B	10.37	86.77±5.22	6.02	85.95±7.06	8.21
	41.50	94.58±3.19	3.37	87.69±8.20	9.35
	0.6813	93.19±3.28	3.52	87.13±6.10	7.00
巴利森苷 C	2.725	95.28±2.12	2.23	91.16±1.38	1.51
	10.90	95.98±4.64	4.84	90.67±4.94	5.44
	2.594	93.43±6.02	6.44	88.73±6.99	7.88
巴利森苷 E	10.38	88.58±3.03	3.42	86.59±4.77	5.51
	41.50	83.74±5.08	6.06	87.61±1.51	1.73

（五）稳定性

按"（二）标准曲线和线性范围"项下分别配制天麻素等 4 种成分的大鼠血浆低、中、高 3 个浓度的质量控制（QC）样品，置于 –20℃贮存 1 个月，样品处理后，以每一浓度 6 样本进样分析。同法配制低、中、高 3 个浓度的血浆（QC）样品，测定样品反复冻融 3 次的稳定性。结果见表 8-25，各成分均较稳定。

表 8-25　4 种成分在大鼠血浆中的稳定性（$\bar{x}±s$，n=6）

化合物	加入浓度 （ng/mL）	–20℃下贮存 1 个月			反复冻融 3 次		
		Mean±SD （ng/mL）	准确度 （%）	准确度 RSD（%）	Mean±SD （ng/mL）	准确度 （%）	准确度 RSD（%）
	78.52	69.51±3.701	88.53	5.32	66.37±5.245	84.52	7.90
天麻素	314.1	298.1±10.58	94.92	3.55	292.2±10.44	93.04	3.57
	1256	1250±19.64	97.16	4.70	1208±119.9	96.14	9.93
	2.593	2.532±0.0870	97.64	3.44	2.591±0.0540	87.88	2.42
巴利森苷 B	10.37	10.52±0.7078	101.35	6.73	9.589±0.1058	92.43	1.10
	41.5	40.83±2.574	98.37	6.31	36.88±0.7969	93.59	2.05
	0.6813	0.5820±0.0115	81.93	2.06	0.5460±0.0352	80.14	6.45
巴利森苷 C	2.725	2.480±0.1246	91.01	5.02	2.565±0.0889	94.13	3.46
	10.9	10.56±1.397	96.91	13.22	10.43±0.4775	95.65	4.58
	2.594	2.343±0.2507	90.35	10.70	2.226±0.2183	85.80	9.81
巴利森苷 E	10.38	9.840±0.7174	94.85	7.29	9.888±0.2768	95.31	2.80
	41.5	41.55±2.588	100.12	6.23	40.79±0.5800	98.31	1.42

七、药动学研究

SD大鼠灌胃给予天麻超微粉Ⅱ混悬液后，得到天麻素等4种成分的平均血药浓度－时间曲线，如图8-9所示，药动学参数见表8-26。

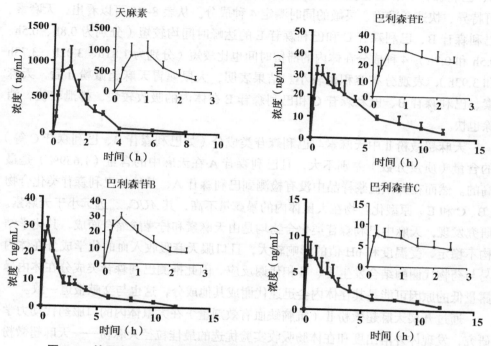

图8-9 给予大鼠天麻超微粉Ⅱ混悬液后4种成分的浓度－时间曲线（n=5）

表8-26 天麻超微粉Ⅱ中天麻素、巴利森苷B、巴利森苷C和巴利森苷E在大鼠体内的主要药代动力学参数（$\bar{x} \pm s$，n=5）

药代动力学参数	单位	天麻素	巴利森苷B	巴利森苷C	巴利森苷E
$AUC_{0\to t}$	(mg·h)/L	2092.03±147.01	74.40±9.12	29.27±5.92	153.60±15.66
$AUC_{0\to\infty}$	(mg·h)/L	2140.75±145.84	76.00±9.14	31.74±5.97	164.71±18.90
$MRT_{0\to t}$	h	1.81±0.13	3.02±0.27	3.73±0.42	3.93±0.56
$MRT_{0\to\infty}$	h	2.01±0.19	3.27±0.40	4.77±0.47	4.77±0.95
$t_{1/2}$	h	1.58±0.44	1.89±0.43	3.26±0.70	2.99±0.81
t_{max}	h	0.80±0.27	0.50±0.00	0.50±0.35	0.70±0.27
CL	L/(h·kg)	0.01±0.00	0.45±0.06	0.25±0.06	0.55±0.07
V	L/kg	0.03±0.01	1.22±0.33	1.14±0.24	2.36±0.54
C_{max}	mg/L	1162.94±67.87	30.21±4.21	8.55±1.08	31.53±2.51

八、讨论

本实验建立了 UPLC-TQS 测定大鼠灌胃天麻超微粉Ⅱ中天麻素、巴利森苷 B、巴利森苷 C 和巴利森苷 E 的药代动力学实验方法。通过方法学验证，此方法可特异、快速、准确、灵敏的同时测定 4 种成分。从表 8-26 可以看出，天麻素、巴利森苷 B、巴利森苷 C 和巴利森苷 E 的达峰时间均较短（分别为 0.8h、0.5h、0.5h 和 0.7h）；4 种成分在体内的滞留时间也比较短（分别为 1.81h、3.02h、3.73h 和 3.93h）；表观分布容积也较小。结果表明，大鼠灌胃天麻超微粉Ⅱ后，天麻素、巴利森苷 B、巴利森苷 C 和巴利森苷 E 在体内的吸收较快，排泄较快，消除也快。

天麻超微粉Ⅱ中天麻素与巴利森苷类成分（如巴利森苷 B、巴利森苷 C 等）的含量（质量分数）差别不大，且巴利森苷 A 在天麻中的含量（1.659%）是最高的。然而在大鼠血浆样品中没有检测到巴利森苷 A，其他的巴利森苷类化合物（B、C 和 E）原型化合物在大鼠体内的暴露量不高，其 $AUC_{0\to\infty}$ 远远小于天麻素。研究发现，天麻中巴利森苷类化合物均是由天麻素和柠檬酸缩合而成，其化学结构不稳定，受温度和 pH 值的影响较大，且口服天麻吸收入血的化学成分在体内易与药物代谢酶结合发生Ⅰ、Ⅱ相代谢反应。因此推测巴利森苷类成分在体内暴露量低的原因可能是其在体内会迅速代谢成其他成分，这也与文献报道一致。

通过开展天麻超微粉Ⅱ（抗脑缺血有效剂量）在大鼠体内的口服药代动力学研究，发现体外溶出度和在体肠吸收实验优选的最佳粒径天麻粉——天麻超微粉Ⅱ确实具有在大鼠体内吸收快的特点，这将为优化以天麻粉直接用药的制剂的制备工艺提供实验依据。

参考文献

[1] 国家药典委员会，中国药典 . 一部 [S] . 北京：中国医药科技出版社，2020：106-107.

[2] Zhan H D, Zhou H Y, Sui Y P, et al.The rhizome of Gastrodia elata Blume-An ethnopharmacological review [J] .Journal of Ethnopharmacology, 2016, 189：361-385.

[3] Li Z F, Wang Y W, Ouyang H, et al. A novel dereplication strategy for the identification of two new trace compounds in the extract of Gastrodia elata using UHPLC/Q-TOF-MS/MS [J] .J Chromatogr B Analyt Technol Biomed Life Sci, 2015, 988：45-52.

[4] Zeng X, Zhang S, Zhang L, et al.A study of the neuroprotective effect of the phenolic glucoside gastrodin during cerebral ischemia in vivo and in vitro [J] .Planta Medica,2006,72（15）：1359-1365.

［5］Kumar H，Kim I S，More S V，et al. Gastrodin protects apoptotic dopaminergic neurons in a toxin-induced Parkinson's disease model［J］.Evidence-Based Complementary and Alternative Medicine：eCAM，2013，514095.

［6］Zeng X，Zhang Y，Zhang S，et al.A microdialysis study of effects of gastrodin on neurochemical changes in the ischemic/reperfused rat cerebral hippocampus［J］.Biological & Pharmaceutical Bulletin，2007，30：801-804.

［7］Hsieh，C L，Chiang S Y，Cheng K S，et al.Anticonvulsive and free radical scavenging activities of Gastrodia elata Bl. in kainic acid-treated rats［J］.The American Journal of Chinese Medicine，2001，29：331-341.

［8］Ojemann L M，Nelson W L，Shin D S，et al.Tian ma，anancient Chinese herb，offers new options for the treatment of epilepsy and other conditions［J］.Epilepsy & Behavior，2006，8：376-383.

［9］Jung T Y，Suh S I，Lee H，et al.Protective effects of several components of Gastrodia elata on lipid peroxidation in gerbil brain homogenates［J］.Phytotherapy Research，2007，21：960-964.

［10］Chen P J，Hsieh C L，Su K P，et al. The antidepressant effect of Gastrodia elata Bl.On the forced-swimming test in rats［J］.The American Journal of Chinese Medicine，2008，36：95-106.

［11］Qiu F，Liu T T，Qu Z W，et al. Gastrodin inhibits the activity of acid-sensing ion channels in rat primary sensory neurons［J］. European Journal of Pharmacology，2014，731：50-57.

［12］Zhang Y，Li M，Kang R X，et al. NHBA isolated from Gastrodia elata exerts sedative and hypnotic effects in sodium pentobarbital-treated mice［J］. Pharmacology Biochemistry and Behavior，2012，102：450-457.

［13］张兆旺.中药药剂学［M］.北京：中国中医药出版社，2003：438.

［14］张梅君，王志强，黄学莉.固体制剂溶出度的研究进展［J］.中国药业,2009,18（8）：58-60.

［15］汪妮，李顺祥，等.超微粉碎技术对中药有效成分提取效果影响研究［J］.广州化工，2013，41（16）：63-65.

［16］江一唱，刘云海.超微粉碎对复方中药药效的影响［J］.中国药师，2011，14（9）：1352-1355.

［17］李德成，刘庆燕，韩传伟.中药超微粉碎技术在中药制剂中广泛应用的优越性［J］.世界中医药，2010，5（6）：430-431，439.

［18］陈思颖.基于多元指纹图谱技术的天麻药材质量控制研究［D］.贵阳：贵州医科大学，2014.

［19］刘智，王爱民，许祖超，等.全天麻胶囊特征指纹图谱研究［J］.中国实验方剂学杂志，2012，23（47）：4469-4471.

［20］刘智，王爱民，许祖超，等.一测多评技术在天麻药材质量评价中的应用［J］.中国药房，2012，23（47）：4469-4471.

［21］周建，陶陶，徐坚，等.天麻对缺氧引起大鼠大脑皮质神经元细胞凋亡的保护作用［J］.中华中医药杂志，2013，28（3）：640-644.

［22］陶陶，周建，徐坚，等.天麻对大鼠大脑皮质神经元细胞缺氧后超微结构及 Bax 和 Bcl-2 表达的影响［J］.中华中医药杂志，2013，28（4）：946-951.

［23］陶陶，徐坚，董佑忠，等.天麻超微粉与普通粉对大鼠脑缺血再灌注损伤神经细胞凋亡的研究［J］.中国医药学报，2004，19（7）：409-411.

［24］陶陶，曾可斌，胡常林.天麻超微粉对大鼠脑缺血再灌注损伤的神经保护作用［J］.中医杂志，2005，46（4）：294-296.

［25］刘帆.不同粒径天麻粉主要成分的溶出及吸收特性研究［D］.贵阳：贵州医科大学，2016.

［26］程琰，尤淋君，杨勇，等.中药活性成分吸收动力学研究进展［J］.药学研究，2016，35（06）：351-354，360.

［27］罗轶凡，任利翔，李晓红，等.药物肠道吸收研究方法概述［J］.药物评价研究，2017，40（5）706-710.

［28］何帅，蔺明煊，姜亦南，等.中药成分肠吸收模型研究进展与思考［J］.中医药学报，2018，46（3）：121-124.

［29］Zhang Y, Zhang M, Hu G, et al.Elevated system exposures of baicalin after combinatory oral administration of rhein and baicalin：Mainly related to breast cancer resistance protein（ABCG$_2$），not UDP-glucuronosyltransferases［J］.Journal of Ethnopharmacology，2020，250：112528.

［30］巩仔鹏，林朝展，韩立炜.从国家自然科学基金资助项目浅析中药药代动力学研究现状［J］.中国中药杂志，2021，46（4）：1010-1016.

［31］刘建平.生物药剂学与药物动力学［M］.北京：人民卫生出版社，2016：89.

［32］吴林霖，李梅，巩仔鹏，等.基于大鼠离体外翻肠囊模型考察杜仲提取物在正常和自发性高血压状态下的肠吸收特性差异［J］.中国实验方剂学杂志，2018，24（9）：15-21.

［33］Li X Z, Jun S, Xu W T, et al.Ex Vivo and In Situ Evaluation of 'Dispelling Wind' Chinese Medicine Herb-Drugs on Intestinal Absorption of Chlorogenic Acid［J］.Phytotherapy Research，2015，29（12）：1974-1981.

［34］He R, Xu Y S, Peng J J, et al.The effects of 18β-glycyrrhetinic acid and glycyrrhizin on intestinal absorption of paeoniflorin using the everted rat gut sac model［J］.Journal of Natural Medicines，2017，71（1）：198-207.

［35］巩仔鹏，李梅，侯靖宇，等.外翻肠囊法研究羊耳菊提取物在大鼠肠内的吸收［J］.中国中药杂志，2018，43（3）：609-617.

［36］Joshi G, Kumar A, Sawant K. Bioavailability enhancement, Caco-2 cells uptake and intestinal transport of orally administered lopinavir-loaded PLGA nanoparticles [J].Drug Delivery, 2016, 23 (9): 3492-3504.

[37] Bowlesa S L, Ntamoa Y, Malherbeb C J, et al.Intestinal transport and absorption of bioactive phenolic compounds from a chemically characterized aqueous extract of Athrixia phylicoides [J].Journal of Ethnopharmacology, 2017, 200: 45-50.

[38] 李丹慧, 王月, 李晗月, 等.3种三七样品中皂苷类成分的大鼠在体肠吸收特性比较 [J].中国实验方剂学杂志, 2017, 23 (15): 10-14.

[39] 杨武, 侯佳, 陆苑, 等.头花蓼提取物的大肠在体肠吸收研究 [J].中国中药杂志, 2015, 40 (21): 4281-4287.

[40] 李丁, 于飞千, 孙天慧.天麻素在大鼠小肠内吸收动力学的研究 [J].中国药剂学杂志, 2006, 4 (5): 217-221.

[41] 韩珂, 谢志远, 叶丽卡, 等.在体单向肠灌流模型研究槲皮素的大鼠肠吸收特性 [J].今日药学, 2014, 24 (3): 149-151.

[42] 黄勇, 唐丽, 刘跃, 等.野黄芩素在体肠吸收动力学研究 [J].中国新药杂志, 2014, 23 (4): 457-461.

[43] 田紫平, 肖慧, 冯舒涵, 等.天麻有效成分巴利森苷的降解规律分析 [J].中国实验方剂学杂志, 2017, 23 (23): 18-21.

[44] 陈艳.基于MCAO大鼠模型和脑部微透析技术研究天麻超微粉的药代动力学及其PK-PD模型 [D].贵阳: 贵州医科大学, 2018.

[45] 刘帆, 陈亭亭, 陈艳, 等.不同粒径天麻粉中有效成分的体外溶出度比较 [J].中国实验方剂学杂志, 2019, 25 (9): 124-129.

[46] Tang C L, Wang L, Liu X X, et al.Chemical fingerprint and metabolic profile analysis of ethyl acetate fraction of Gastrodia elata by ultra performance liquid chromatography/quadrupole-time of flight mass spectrometry [J].J Chromatogr B Analyt Technol Biomed Life Sci, 2016, 1011: 233-239.

[47] Holcapek M, Kolarova L, Nobilis M.High-performance liquid chromatography-tandem mass spectrometry in the identification and determination of phase I and phase II drug metabolites [J]. Analytical and Bioanalytical Chemistry, 2008, 391 (1): 59-78.

[48] Tang C L, Wang L, Cheng M C, et al.Rapid and sensitive analysis of parishin and its metabolites in rat plasma using ultra high performance liquid chromatography-fluorescence detection [J].J Chromatogr B Analyt Technol Biomed Life Sci, 2014, 973 C: 104-109.

第九章 黑骨藤

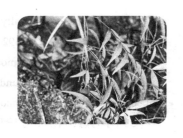

第一节 背景概述

黑骨藤为萝藦科杠柳属植物黑龙骨 *Periploca forrestii* Schltr. 的干燥根或全株，又名滇杠柳、西南杠柳、黑龙骨、青香藤等，大部分生长于阴暗潮湿有水源的峭壁之上，主要分布于我国的西部及南部地区，如贵州、广西、四川、青海、西藏等地。在我国的中草药方中常用草藤科类药材治疗闭合性软组织损伤、风湿与类风湿等疾病。黑骨藤是草藤科类中最有效的治疗风湿病的草药，有"万藤之王"的称号。

目前关于黑骨藤化学成分的研究报道很多，其化学成分主要有强心苷类、萜类、黄酮类、C_{21}甾类、蒽醌类、苯丙素类、低聚糖、挥发油等。随着对黑骨藤药理作用研究的不断深入，其在许多方面的独特药理活性逐步被发现。其药理作用主要有抗炎、镇痛、抗类风湿、强心及抗肿瘤，因而广泛用于治疗风湿及类风湿关节炎。此外，其还有抑菌、免疫抑制及促进伤口愈合等作用。

类风湿关节炎（RA）是一种以关节慢性反复发作性炎症为主的全身性疾病，伴随着复杂的炎症介质导致的关节损害、软骨和骨质损坏，最终导致关节畸形和功能障碍，致残率非常高。RA 的全球发病率达 1%，且其病因迄今尚未完全明了，属于难治性疾病。西医对本病尚无特效疗法，应用较多的为非甾体抗炎药（NSAID）、糖皮质激素类药，副作用较大，严重影响患者的生活质量，不适宜长期使用。因此，研制安全有效的抗 RA 药物已成为医学界的重要课题。

类风湿关节炎属于中医"痹证"范畴，如《素问·痹论》指出"不与风寒湿气合，故不为痹"，认为其是由风、寒、湿、热之邪侵袭人体所引起的。雷公藤多苷、白芍总苷、青藤碱、黄连解毒汤等治疗 RA 具有一定优势，既能抗炎、镇痛，又有免疫抑制及调节作用，还具有远期疗效好、副作用小等优点，特别在改善全身症状、提高生活质量等方面有着不可替代的作用。因此，从中草药中研发抗 RA 新药已成为当前研究的热点。

黑骨藤为贵州苗族常用药材之一，其苗语药名为"vob monbg dleib"（近似汉译音"蛙莽塞"），具有祛风除湿、舒筋活血、消炎解毒的功效，收载于《中华本草·苗药卷》《苗族医药学》《贵州省中药材、民族药材质量标准》（2003年版）中，在贵州苗族地区常用于治疗风湿麻木、类风湿关节炎等痹证。临床应用结果显示，黑骨藤及其复方制剂对风湿病、类风湿病有较好的疗效。目前，以黑骨藤为主药的上市贵州民族药品种有"黑骨藤追风活络胶囊""枫荷除痹酊""黑骨藤追风活骨膏""生龙驱风药酒""黑骨藤伸筋透骨液"等。临床研究表明，黑骨藤追风活络胶囊对于治疗风湿、类风湿关节炎等痹证的有效率为91.5%。由黑骨藤、延胡索等中药制成的复方制剂黑骨藤伸筋透骨喷雾剂，经研究证明对疼痛、肿胀等症状缓解有效。通过药理研究发现，以黑骨藤为主料的药物制剂具有治疗风湿、类风湿的功效。

近年来，已有不少学者对黑骨藤的生药、化学成分、药理作用进行了深入研究，并以黑骨藤为主药开发了一系列产品。从临床应用看，黑骨藤及其复方制剂具有良好的治疗效果和应用价值，特别是对于风湿、类风湿的治疗，显示出良好的发展前景。因此，有必要对苗药黑骨藤进行全面、深入、细致地研究和开发利用，使之朝着产业化方向发展。

第二节　血清药物化学研究

中药成分复杂，口服给药后能真正入血的成分才有可能是中药的药效物质基础，因而分析和寻找口服后能够入血的原型成分及代谢产物，才能够为阐明其药效物质基础提供一定依据。近年来，血清药物化学研究方法已被广泛应用于中药药效物质基础研究。通过中药血清药物化学研究，可以确定中药在体内的直接作用物质，进而为中药及其复方的药效物质基础提供可靠的实验依据。因此，本实验利用UPLC–Q–TOF–MS技术分析黑骨藤血中移行成分，以阐明其在体内的直接作用物质基础，为黑骨藤的药代动力学和质量控制研究提供参考。

一、分析条件

（一）色谱条件

Agilent RRHD Eclipse Plus C_{18} 色谱柱（2.1mm×100mm，1.8μm），流动相为0.1%甲酸水溶液（A）–0.1%甲酸乙腈溶液（B）。梯度洗脱条件：0～1min，5%～8%（B）；1～2min，8%～10%（B）；2～8min，10%～15%（B）；8～14min，15%～28%（B）；14～16min，28%～90%（B）；16～17min，90%（B）；17～18min，90%～5%（B）。流速0.25mL/min；柱温40℃；进样量1μL。

（二）质谱条件

电喷雾离子源，扫描方式为负离子扫描（m/z 100 ~ 1000），毛细管电压 4.5kV，锥孔电压 150V，离子源温度 110℃，雾化气（N_2）压力 0.12MPa，雾化气温度 200℃，流速 8.0mL/min；准确质量测定采用甲酸钠校正标准液；利用 Data Analysis 和 Metabolite Detect 软件进行数据分析。

二、黑骨藤提取物的制备

本课题组前期的药效学实验优选并确定了黑骨藤提取物的制备工艺。取黑骨藤药材 6kg，加 8 倍量 70% 乙醇提取 3 次，提取时间分别为 1.5、1.0、1.0h，过滤，合并滤液，减压浓缩至 1g/mL（以生药量计），加 1 倍量水饱和的正丁醇溶液萃取 3 次，合并正丁醇液，减压回收正丁醇，45℃真空干燥，即得黑骨藤提取物。

三、分析样品的制备

（一）供试品溶液的制备

取黑骨藤提取物粉末（过三号筛，下同）0.1g，精密称定，加入 50% 甲醇 10mL，超声 10min，12000rpm 低温离心 10min，取上清液，即得。

（二）对照品溶液的制备

精密称取杠柳毒苷等对照品适量，分别置于 10mL 量瓶中，加入甲醇，超声使溶解，定容，得到 3–O–咖啡酰基奎宁酸、5–O–咖啡酰基奎宁酸、4–O–咖啡酰基奎宁酸、3,4–O–二咖啡酰基奎宁酸、3,5–O–二咖啡酰基奎宁酸、4,5–O–二咖啡酰基奎宁酸、杠柳毒苷的质量浓度分别为 1.110、1.032、1.026、1.032、1.038、1.204、1.058g/L 的对照品溶液，置于 –20℃冰箱保存，备用。

（三）血清的制备

取清洁级 SD 大鼠，雌雄各半，随机分成空白组和给药组，每组 6 只，禁食 12h，但自由饮水。根据《贵州省中药材、民族药材质量标准》（2003 年版）、《中华本草·苗药卷》记载的黑骨藤临床常用剂量和课题组前期开展的药效学实验，以及血清药物化学预实验的结果，本实验选择 116g/kg（生药量）作为给药剂量灌胃给予黑骨藤提取物，每日 2 次，连续给药 3 日，于末次给药 45min 后股动脉取血，取全血置于37℃水浴保温至上层有淡黄色液体析出，取出后于4℃离心机中3000rpm离心10min，取上层血清。将同一组大鼠的血清混合，以消除个体差异，置于 –20℃冰箱保存，备用。

（四）血清样品的处理

取含药血清和空白血清各600μL，依次加入10%甲酸水溶液120μL和甲醇2.4mL，涡旋混合2min，超声5min，低温离心（12000rpm，10min，下同），随后取上清液置氮吹仪中于37℃下吹干，残留物加入50%甲醇150μL复溶，涡旋1min，超声10min，低温离心，取含药血清样品、空白血清样品，供血清药物化学研究。

四、黑骨藤入血成分的分析与鉴定

（一）图谱的采集和分析

采用负离子模式对黑骨藤提取物、含药血清和空白血清等样品进行数据采集，见图9-1。根据已确定的检测条件，利用Metabolite Detect软件比较黑骨藤提取物样品液、黑骨藤提取物含药血清和空白血清的差异色谱图发现，黑骨藤含药血清中出现了17个入血成分，结合对照品比对及文献报道，确认其中10个为原型成分、7个为代谢产物，并鉴定出了吸收入血的7个原型成分，见表9-1。

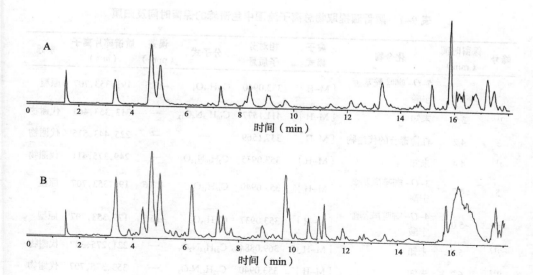

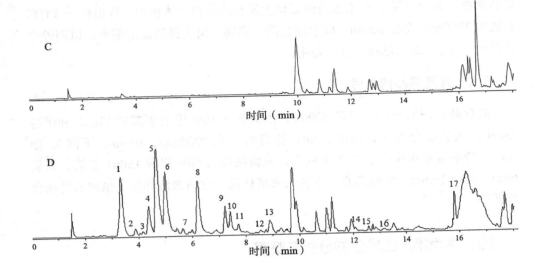

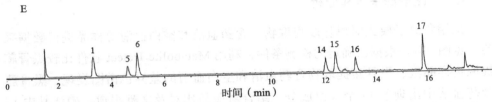

A. 黑骨藤提取物；B. 含药血清；C. 空白血清；D.B 与 C 的差异图谱；E. 混合对照品。

图 9-1　黑骨藤提取物末次给药 45min 后血清的总离子流图

表 9-1　黑骨藤提取物总离子流图中色谱峰的保留时间及归属

峰号	保留时间（min）	化合物	离子模式	相对分子质量	分子式	误差（ppm）	质谱碎片离子（m/z）	来源
1	3.4	5-O-咖啡酰基奎宁酸	[M-H]⁻	353.0940	$C_{16}H_{18}O_9$	-17.6	191,353,707	原型
2[1]	3.9	未知	[M-H]⁻	411.1577	$C_{10}H_{28}N_4O_{13}$	—	313,353,463	代谢物
3	4.2	杠柳毒苷的代谢物	[M-H]⁻	337.1569	—	—	225,443,515	代谢物
4[1]	4.4	未知	[M-H]⁻	353.0935	$C_7H_{10}N_{14}O_4$	—	249,375,411	代谢物
5	4.7	3-O-咖啡酰基奎宁酸	[M-H]⁻	353.0940	$C_{16}H_{18}O_9$	-17.6	191,353,707	原型
6	5.0	4-O-咖啡酰基奎宁酸	[M-H]⁻	353.0937	$C_{16}H_{18}O_9$	-16.7	179,353,707	原型
7[1]	5.7	未知	[M-H]⁻	369.0884	$C_{22}H_{14}N_2O_4$	—	221,275,397	代谢物
8[1]	6.2	未知	[M-H]⁻	353.0940	$C_{22}H_{14}N_2O_3$	—	353,375,707	代谢物
9[1]	7.2	未知	[M-H]⁻	547.1735	$C_{17}H_{32}N_4O_{16}$	—	385,437,489	原型

（续表）

峰号	保留时间（min）	化合物	离子模式	相对分子质量	分子式	误差（ppm）	质谱碎片离子（m/z）	来源
10[1)]	7.4	未知	[M−H]⁻	547.1732	$C_{17}H_{32}N_4O_{16}$	—	293,439,489	原型
11	7.7	未知	[M−H]⁻	437.2094		—	325,367,533	代谢物
12	8.6	单取代咖啡酰基奎宁酸或双取代奎宁酸类水解后甲基化产物	[M−H]⁻	367.1086	$C_{17}H_{20}O_9$	−14.1	225,321,439	代谢物
13	8.9	3−O−咖啡酰基4−O−芥子酰基奎宁酸	[M−H]⁻	559.1539	$C_{27}H_{28}O_{13}$	−14.6	335,353,489	原型
14	12.1	3,4−O−二咖啡酰基奎宁酸	[M−H]⁻	515.1290	$C_{25}H_{24}O_{12}$	−18.5	353,379,515	原型
15	12.6	3,5−O−二咖啡酰基奎宁酸	[M−H]⁻	515.1211	$C_{25}H_{24}O_{12}$	−3.1	353,417,515	原型
16	13.3	4,5−O−二咖啡酰基奎宁酸	[M−H]⁻	515.1296	$C_{25}H_{24}O_{12}$	−0.2	353,393,515	原型
17	15.8	杠柳毒苷	[M+HCOO]⁻	741.3836	$C_{36}H_{56}O_{13}$	−18.0	480,695,741	原型

注：[1)] 通过 Data Analysis 软件对未知化合物的推测。

（二）黑骨藤入血成分的鉴定

化合物 1、5、6 均产生准分子离子峰 m/z 353.09 [M−H]⁻，可知其分子式为 $C_{16}H_{18}O_9$。通过保留时间和对照品比对，将化合物 1、5、6 分别准确鉴定为 5−O−咖啡酰基奎宁酸、3−O−咖啡酰基奎宁酸和 4−O−咖啡酰基奎宁酸。

化合物 14、15、16 均产生准分子离子峰 m/z 515.12 [M−H]⁻。根据所获得的高分辨质谱精确相对分子质量可推断其分子式为 $C_{25}H_{24}O_{12}$。失去 1 分子咖啡酸得到单咖啡酰基奎宁酸去质子化碎片 m/z 353 [M−H−$C_{16}H_{17}O_9$]⁻。由此推断这 3 个化合物为双咖啡酰基奎宁酸。通过与对照品的保留时间、质谱准分子离子峰等信息进行比对，可将化合物 14、15、16 准确鉴定为 3,4−二咖啡酰基奎宁酸、3,5−二咖啡酰基奎宁酸和 4,5−二咖啡酰基奎宁酸。

化合物 12 在保留时间为 8.6min 的准分子离子为 m/z 367.1086 [M−H]⁻，由 Smart Formula 预测其化学式为 $C_{17}H_{20}O_9$，与单取代奎宁酸类原型化合物 m/z 353.09 [M−H]⁻ 相比减少了 14Da，为失去 1 个亚甲基，且其保留时间较单取代奎宁酸类长，亲水性降低，可能是单取代奎宁酸类甲基化的结果，或者可能是双取代奎宁酸类化合物失去 1 分子咖啡酸转变成单取代奎宁酸类再甲基化的结果，故推测化合物 12 是单取代奎宁酸类甲基化代谢产物。但本实验的数据并不能说明其具体甲基化的位置，有待进一步研究确认。

化合物 13 用 Data Analysis 软件进行预测，在保留时间为 8.9min 时的准分子离子峰 *m/z* 559.1539［M–H］$^-$，其容易失去一分子芥子酸得到碎片离子为 *m/z* 353［M–H–$C_{11}H_{12}O_5$+H_2O］$^-$，故推测化合物 13 为 3–*O*– 咖啡酰基 4–*O*– 芥子酰基奎宁酸。

化合物 17 保留时间为 15.8min 色谱峰的准分子离子峰为 *m/z* 741.3836［M+HCOO］$^-$，主要碎片离子为 *m/z* 695［M–H］$^-$，与杠柳毒苷对照品相同，故鉴定化合物 17 为杠柳毒苷。

（三）黑骨藤入血成分可能的代谢途径分析

黑骨藤入血成分可能的代谢途径为单取代奎宁酸类化合物的甲基化，或由双取代奎宁酸类化合物失去 1 分子咖啡酸转变成单取代奎宁酸类再甲基化，或由杠柳毒苷脱去两分子葡萄糖再去羟基化。（图 9–2 ～ 9–4）

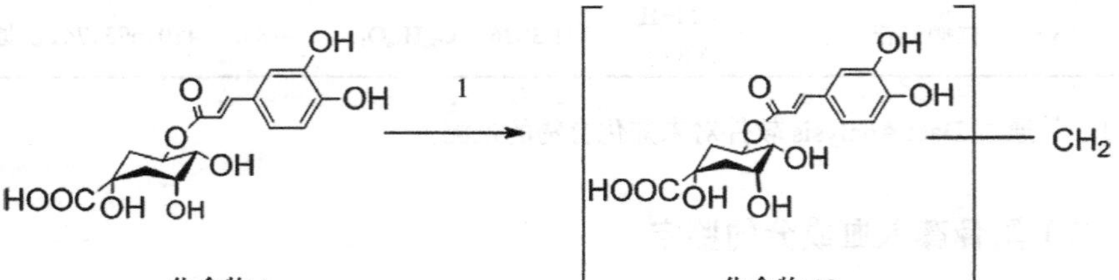

化合物 1　化合物 12

1. 甲基化。

图 9–2　5–*O*– 咖啡酰基奎宁酸可能的生物转化途径

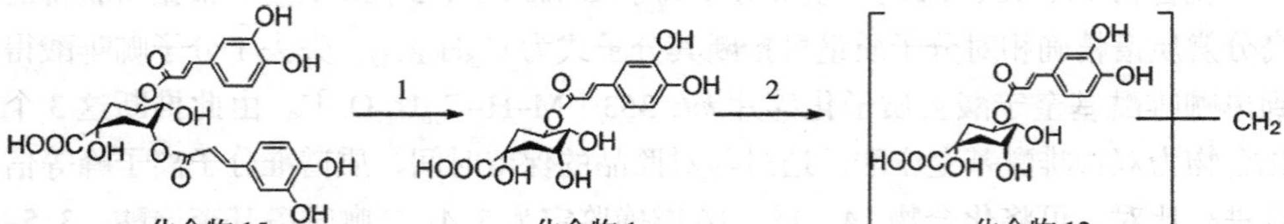

化合物 15　化合物 1　化合物 12

1. 水解；2. 甲基化。

图 9–3　3，5–*O*– 二咖啡酰基奎宁酸可能的生物转化途径

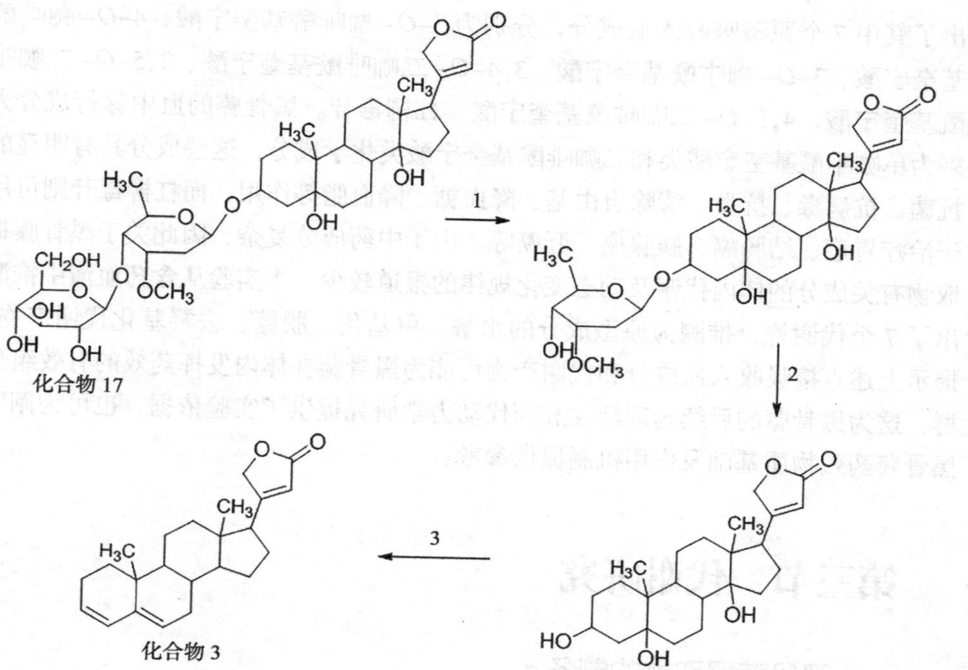

化合物 17

化合物 3

1.脱糖；2.脱糖；3.去羟基。

图 9-4 杠柳毒苷可能的生物转化途径

五、讨论

本实验建立了 UPLC-Q-TOF-MS 检测黑骨藤含药血清的方法，合理地将超高效液相色谱强大的分离能力和质谱的高分辨特点运用于复方中药体系中，具有离子传输效率高、灵敏度高、重复性高等优点。大鼠灌胃黑骨藤提取物后，分别考察其 10、30、45、60、120min 血清的质谱信息，通过对不同样品的色谱图峰强度、峰数目及入血峰面积等结果进行对比，最终确定灌胃后的最佳采血时间点为 45min。预实验时分别采用了正、负离子扫描方式对黑骨藤提取物样品液进行全扫描，结果发现在负离子模式下黑骨藤提取物样品液中的化合物响应相对较高，并且各色谱峰之间实现了较好的分离，故本实验选择负离子扫描方。

本研究通过对比黑骨藤提取物、含药血清、空白血清及对照品等的指纹图谱，并运用 Data Analysis 和 Metabolite Detect 软件进行空白血清与含药血清的差异图谱分析，从血清中检测出 17 个入血成分，其中 10 个为原型成分、7 个为代谢产物。根据质谱所提供的保留时间、精确相对分子质量及对照品的比较，鉴定出了其中 7 个原型吸收入血成分，分别为 5-*O*- 咖啡酰基奎宁酸、4-*O*- 咖啡酰基奎宁酸、3-*O*- 咖啡酰基奎宁酸、3,4-*O*- 二咖啡酰基奎宁酸、3,5-*O*- 二咖啡酰基奎宁酸、4,5-*O*- 二咖啡酰基奎宁酸、杠柳毒苷。黑骨藤的血中移行成分大多为单咖啡酰基奎宁酸类和二咖啡酰基奎宁酸类化学成分，这些成分具有明显的抗菌、抗病毒、抗炎、清除自由基、降血糖、降血脂等作用；而杠柳毒苷则可用于治疗胃癌、结肠癌、胰腺癌、肝癌等。由于中药成分复杂，因此关于黑骨藤提取物有关成分的体内代谢及动态变化规律的报道较少。本实验从含药血清中推测出了 7 个代谢峰，推测为原型成分的水解、甲基化、脱糖、去羟基化代谢产物，提示上述直接吸收入血成分和代谢产物可能为黑骨藤在体内发挥药效的有效组分群，这为黑骨藤的后续药理活性和药代动力学研究提供了实验依据，也可为阐明黑骨藤药效物质基础及作用机制提供参考。

第三节　代谢研究

一、黑骨藤提取物的制备

黑骨藤药材 30kg，加 8 倍量 70% 乙醇提取 2 次，提取时间分别为 1.5、1.0h，过滤，合并滤液，减压浓缩至 1g/mL（以生药量计），45℃真空干燥，即得。提取率 7.68%。

二、分析条件

（一）色谱条件

Acquity UPLC BEH C$_{18}$ 色谱柱（2.1mm×100mm，1.8μm）；柱温 40 ℃；流速为 0.25mL/min；流动相为 0.01% 甲酸水（A）-0.01% 甲酸乙腈（B），梯度洗脱。洗脱梯度：0 ～ 2min，5%（B）；2 ～ 22min，5%（B）；22 ～ 28min，15% ～ 30%（B）；28 ～ 35min，30% ～ 98%（B）；35 ～ 37min，98% ～ 5%（B）。进样体积为 1μL。

（二）质谱条件

电喷雾离子源（ESI）；扫描方式为负离子扫描（ESI⁻，*m/z* 50 ～ 1200）；毛细管电压 4.5kV；离子源温度 120℃；雾化气（N$_2$）压力 1.2bar，去溶剂气温度 300℃；脱溶剂气流量 600L/h；锥孔气流量 50L/h；碰撞能量 15 ～ 32V；外标

（Lock Spray™）亮氨酸脑啡肽 *m/z* 554.2620 作为实时采集校正；质谱数据采集及处理软件为 MassLynx V4.1 工作站；扫描方式 MS^E Continuum 模式。

三、生物样品收集

（一）含药血浆的制备

取健康的雄性 SD 大鼠 12 只，体重 250±10g，正常饲养 1 周，随机分为 2 组（给药组和对照组），每组 6 只。末次给药前禁食 12h，不禁水。给药组给予黑骨藤提取物每次 87g/kg（以生药量计），连续给药 3 天，每天 2 次。对照组给予等体积的 0.5% CMC-Na 水溶液。取涂有肝素的抗凝 EP 管，分别于末次给药后 1h 于大鼠股动脉取血，所取全血 5000rpm 低温（4℃）离心 10min，分离血浆于 –20℃冰箱保存，备用。

（二）尿液及粪便的收集

取健康 SD 大鼠，体重 220±10g，正常饲养 1 周，分为 2 组（给药组和对照组），每组 6 只，分别饲养于代谢笼中。给药组实验前禁食 12h，不禁水，灌胃给予黑骨藤提取物每次 87g/kg（以生药量计），连续给药 3 天，每天 2 次。对照组给予等体积的 0.5% CMC-Na 水溶液。分别收集 0～12、12～24、24～36、36～48、48～72h 时间段的尿液及粪便，并记录各时间段的尿液体积及烘干后粪便的重量。所收集的尿液及粪便置于 –20℃冰箱保存，备用。

四、生物样品处理方法

（一）血浆样品处理方法

取大鼠血浆 1mL，置于 10mL 进口离心管中，加入 200μL10% 甲酸水溶液，涡混震荡 2min 后，加入 4mL 甲醇，涡混 3min，超声 5min，14000rpm 离心 10min，上清液于 37℃下 N₂ 吹干，残渣加入 1mL 甲醇二次沉淀，最后残渣加入 200μL 50% 甲醇水溶解，14000rpm 离心 10min，上清液 UPLC-Q-TOF-MS^E 进样检测分析。

（二）尿液样品处理方法

取大鼠尿液 1mL，置于 5mL 进口离心管中，加入 200μL 10% 的甲酸水溶液，涡混震荡 2min 后，超声 5min，加入甲醇 4mL，再涡混震荡 3min，超声 10min，8000rpm 离心 10min，取上清液于 37℃下氮气吹干，加入 1mL 甲醇溶液于吹干的样品中，按上述处理方法二次沉淀蛋白。将吹干样品加入 400μL 50% 甲醇水溶解，涡混，超声溶解残留物，8000rpm 离心 10min，上清液 UPLC–Q–TOF–MS^E 进样检测分析。

（三）粪便样品处理方法

取烘干后大鼠粪便 0.5g，置于 10mL 离心管中，用生理盐水配置成 25% 的匀浆液，超声混匀，离心取上层液体 500μL，加入 2mL 甲醇溶液，涡混震荡 5min，超声 10min，8000rpm 离心 10min，取上清液于 37℃下氮气吹干，加入 1mL 甲醇溶液于吹干的样品中，按上述处理方法二次沉淀蛋白。将吹干样品加入 400μL 50% 甲醇水溶解，涡混，超声溶解残留物，14000rpm 离心 10min，取上清液 UPLC–Q–TOF–MS^E 进样检测分析。

五、代谢产物分析

通过运用 UPLC–Q–TOF–MS^E 对各生物样品进行检测，可以在一个质谱周期内对高、低碰撞能量进行全扫描，可以简便、快速地获得各组分的母离子及子离子信息。根据得到的质谱数据结合 UNIFI 代谢产物预测、筛查软件，并结合文献报道，能够得到其可能的代谢产物，进而推测出黑骨藤提取物中各效应组分在体内可能的代谢途径，从而反映黑骨藤提取物在体内的整体代谢特征。

（一）黑骨藤提取物在大鼠血浆中的代谢产物鉴定分析

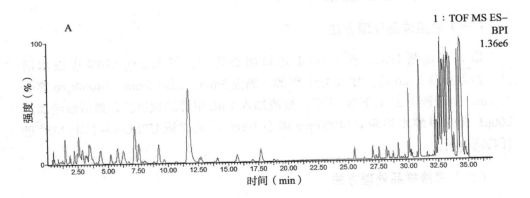

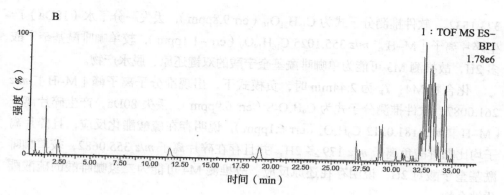

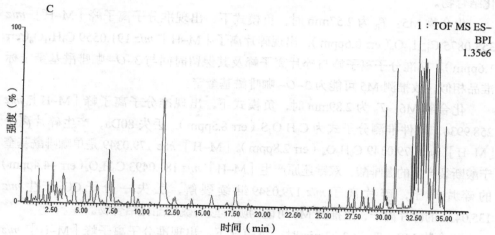

A. 含药血浆；B. 空白血浆；C. 含药血浆与空白血浆的差异图谱。

图 9-5 黑骨藤提取物在正常大鼠血浆中的代谢产物 ESI⁻ 基峰图

化合物 M1：T_R 为 0.84min 时，负模式下，出现准分子离子峰 [M–H]⁻ m/z 277.0025 $C_9H_9O_8S$（err 2.5ppm），丢失一分子 CO_2，产生 [M–H]⁻ m/z 233.0125 $C_8H_9O_6S$（err 2.1ppm）的碎片离子，现准分子离子峰 [M–H]⁻ m/z 277.0025 丢失 80Da 产生 [M–H]⁻ m/z 197.0461 $C_9H_9O_5$（err 5.6ppm）的碎片离子，说明存在硫酸酯化反应，而 [M–H]⁻ m/z 197.0461 较 [M–H]⁻ m/z 179.0348 $C_9H_7O_4$（err 2.2ppm）（咖啡酸）多 18Da，故推测 M1 可能是咖啡酸发生水合反应及硫酸酯化反应的产物。

化合物 M2：T_R 为 1.43min 时，负模式下，出现准分子离子峰 [M–H]⁻ m/z 353.0885 $C_{16}H_{17}O_9$（err 3.4ppm），出现碎片离子 [M–H]⁻ m/z 191.056（err 2.1ppm），其准分子离子峰与碎片离子峰及其保留时间与 5-O- 咖啡酰基奎宁酸标准品相似，故推测 M2 可能为 5-O- 咖啡酰基奎宁酸。

化合物 M3：T_R 为 2.18min 时，负模式下，出现准分子离子峰 [M–H]⁻ m/z

373.1532，软件推测分子式为 $C_{16}H_{21}O_{10}$（err 9.8ppm），丢失一分子水（18Da）产生碎片离子 $[M-H]^-$ m/z 355.1025 $C_{16}H_{19}O_9$（err −1.1ppm），较单咖啡酰基奎宁酸多 2H，故推测 M3 可能为单咖啡酰基奎宁酸的双键还原、脱水产物。

化合物 M4：T_R 为 2.44min 时，负模式下，出现准分子离子峰 $[M-H]^-$ m/z 261.0087，软件推测分子式为 $C_9H_9O_7S$（err 6.9ppm），丢失 80Da，产生碎片离子 $[M-H]^-$ m/z 181.0512 $C_9H_9O_4$（err 6.1ppm），说明存在硫酸酯化反应；且碎片离子均比咖啡酸负离子 m/z 179 多 2H，并且存在碎片离子 m/z 355.0682，较单咖啡酰基奎宁酸对 2H，说明存在还原反应，故推测 M4 可能为二氢咖啡酸的硫酸酯化结合物。

化合物 M5：T_R 为 2.57min 时，负模式下，出现准分子离子峰 $[M-H]^-$ m/z 353.0875 $C_{16}H_{17}O_9$（err 0.6ppm），出现碎片离子 $[M-H]^-$ m/z 191.0559 $C_7H_{11}O_6$（err 1.6ppm）。其准分子离子峰与碎片离子峰及其保留时间与 3−O−咖啡酰基奎宁标准品相似，故推测 M5 可能为 3−O−咖啡酰基奎宁。

化合物 M6：T_R 为 2.89min 时，负模式下，出现准分子离子峰 $[M-H]^-$ m/z 258.9934，软件推测分子式为 $C_9H_7O_7S$（err 8.5ppm），丢失 80Da，产生碎片离子 $[M-H]^-$ m/z 179.0349 $C_9H_7O_4$（err 2.8ppm）。$[M-H]^-$ m/z 179.0349 是单咖啡酰基奎宁酸断裂产生的咖啡酸，双键还原产生 $[M-H]^-$ m/z 181.0493 $C_9H_9O_4$（err −4.4ppm）的碎片离子，碎片离子 m/z 179.0349 继续裂解，丢失一分子 CO_2 产生 m/z 135.0477 的碎片离子，故推测 M6 可能为咖啡酸的硫酸酯化结合物。

化合物 M7：T_R 为 3.23min 时，负模式下，出现准分子离子峰 $[M-H]^-$ m/z 353.0875 $C_{16}H_{17}O_9$（err 0.6ppm），出现碎片离子 $[M-H]^-$ m/z 179.0349 $C_9H_7O_4$（err 2.8ppm）。其准分子离子峰与碎片离子峰及保留时间与 4−O−咖啡酰基奎宁酸标准品相似，故推测 M7 可能为 4−O−咖啡酰基奎宁酸。

化合物 M8：T_R 为 6.23min 时，负模式下，出现准分子离子峰 $[M-H]^-$ m/z 137.0242，软件推测分子式为 $C_7H_5O_3$（err 2.2ppm）。其分子式与羟基苯甲酸一致，故推测 M8 可能为咖啡酸的水解产物羟基苯甲酸。本实验数据不能说明取代基的位置，有待进一步研究证实。

化合物 M9：T_R 为 7.21min 时，负模式下，出现准分子离子峰 $[M-H]^-$ m/z 165.0557 $C_9H_9O_3$（err 3.0ppm），丢失一个 CO_2 分子（44Da），产生 $[M-H]^-$ m/z 121.0652 C_8H_9O（err −0.8ppm）的碎片离子，故推测 M9 可能为间羟基苯甲酸。

化合物 M10：T_R 为 7.54min 时，负模式下，出现准分子离子峰 $[M-H]^-$ m/z 195.065 3$C_{10}H_{11}O_4$（err −2.1ppm），丢失 2H，产生 $[M-H]^-$ m/z 193.0492 $C_{10}H_9O_4$（err −4.7ppm）的碎片离子。$[M-H]^-$ m/z 193.0492 继续丢失一分子 CO，产生碎片离子 $[M-H]^-$ m/z 165.0545 $C_9H_9O_3$（err −4.2ppm），故推测 M10 可能为二氢阿魏酸。

化合物 M12：T_R 为 11.56min 时，负模式下，出现准分子离子峰［M–H］$^-$ m/z 167.0344 $C_8H_7O_4$（err –1.8ppm），丢失一分子 CO_2（44Da），产生［M–H］$^-$ m/z 123.0448 $C_7H_7O_2$（err 1.6ppm）的碎片离子，查阅参考文献，推测 M12 可能是香草酸。

化合物 M13：T_R 为 28.16min 时，负模式下，出现准分子离子峰［M–H］$^-$ m/z 543.2776 $C_{27}H_{43}O_{11}$（err –5.3ppm）。准分子离子［M–H］$^-$ m/z 543.2776 丢失 28Da，产生［M–H］$^-$ m/z 515.1187 $C_{25}H_{23}O_{12}$（err –0.6ppm），故推测 M13 可能为二咖啡酰基奎宁酸二甲基化产物。

表 9–2　UPLC–Q–TOF MS^E 检测黑骨藤提取物在大鼠血浆中的主要代谢产物

编号	保留时间（min）	离子模式	质荷比（计算值）	分子式	误差（ppm）	碎片离子	代谢物名称
M1	0.84	［M–H］$^-$	277.0025	$C_9H_9O_8S$	2.5	233.0125 197.0461	咖啡酸发生水合反应及硫酸酯化反应的产物
M2	1.43	［M–H］$^-$	353.0885	$C_{16}H_{17}O_9$	3.4	191.056	5–O–咖啡酰基奎宁酸
M3	2.18	［M–H］$^-$	337.1532	$C_{14}H_{25}O_9$	9.8	355.1025	单咖啡酰基奎宁酸双键还原、脱水产物
M4	2.44	［M–H］$^-$	261.0087	$C_9H_9O_7S$	6.9	181.0512	二氢咖啡酸的硫酸酯化结合物
M5	2.57	［M–H］$^-$	353.0875	$C_{16}H_{17}O_9$	0.6	191.0559	3–O–咖啡酰基奎宁
M6	2.89	［M–H］$^-$	258.9934	$C_9H_7O_7S$	8.5	179.0349 135.0477	咖啡酸的硫酸酯化结合物
M7	3.23	［M–H］$^-$	353.0875	$C_{16}H_{17}O_9$	0.6	179.0349	4–O–咖啡酰基奎宁酸
M8	6.23	［M–H］$^-$	137.0242	$C_7H_5O_3$	2.2	—	咖啡酸的水解产物羟基苯甲酸
M9	7.21	［M–H］$^-$	165.0557	$C_9H_9O_3$	3.0	121.0652	间羟基苯甲酸
M10	7.54	［M–H］$^-$	195.0653	$C_{10}H_{11}O_4$	–2.1	193.0492 165.0545	二氢阿魏酸
M11	8.69	［M–H］$^-$	163.0392	$C_9H_7O_3$	–1.8	119.0489	咖啡酸脱羟基产物
M12	11.56	［M–H］$^-$	167.0344	$C_8H_7O_4$	–1.8	123.0448	香草酸
M13	28.16	［M–H］$^-$	543.2776	$C_{27}H_{43}O_{11}$	–5.3	515.1187	二咖啡酰基奎宁酸二甲基化产物

（二）黑骨藤提取物在大鼠尿液中的代谢产物鉴定分析

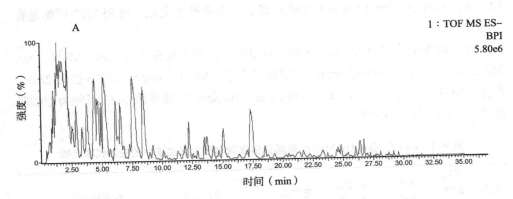

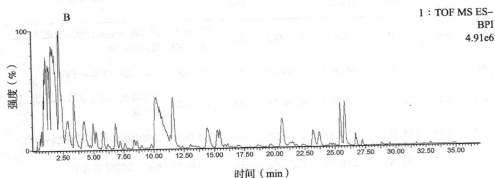

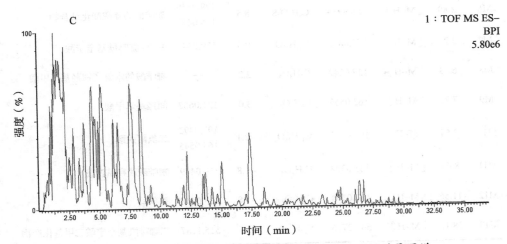

A. 含药尿液；B. 空白尿液；C. 含药尿液与空白尿液的差异图谱。

图9-6　黑骨藤提取物在正常大鼠尿液中的代谢产物 ESI⁻ 基峰图

化合物 M1：T_R 为 1.39min 时，负模式下，出现准分子离子峰 [M−H]⁻ m/z

305.0524 C$_8$H$_{17}$O$_{10}$S（err –3.9ppm），丢失 14Da，产生准分子离子 [M–H]$^-$ m/z 291.0379 C$_7$H$_{15}$O$_{10}$S（err –3.4ppm）的碎片离子，丢失一分子 H$_2$O，产生 [M–H]$^-$ m/z 273.0289 C$_7$H$_{13}$O$_9$S（err –5.5ppm），较 193.0595 多 80Da，故推测 M1 为单甲基阿魏酸硫酸酯化的水合物。

化合物 M2、M3：T_R 为 2.48min、2.90min，负模式下，出现准分子离子峰均为 [M–H]$^-$ m/z 341.0871 C$_{15}$H$_{17}$O$_9$（err –0.6ppm），较奎宁酸多 162Da，且出现 m/z 181.0493 C$_9$H$_9$O$_4$（err –4.4ppm）和 m/z 137.0593 C$_8$H$_9$O$_2$（err –7.3ppm）的碎片离子。这两种碎片离子均为二氢咖啡酸的特征碎片离子，故推测 M2、M3 可能为二氢咖啡酸的葡萄糖结合物。

化合物 M4：T_R 为 5.73min，负模式下，出现准分子离子峰 [M–H]$^-$ m/z 399.0931 C$_{17}$H$_{19}$O$_{11}$（err 1.0ppm），丢失一分子 CO$_2$，产生 m/z 355.1031 C$_{16}$H$_{19}$O$_9$（err 0.6ppm）。其准分子离子峰 [M–H]$^-$ m/z 399.0931 裂解产生 m/z 193.0722 C$_7$H$_{13}$O$_6$（err 5.2ppm），较奎宁酸多 2H，且故推测 M4 可能为单咖啡酰基奎宁酸的还原产物。

化合物 M5：T_R 为 7.67min，负模式下，出现准分子离子峰 [M–H]$^-$ m/z 357.1179 C$_{16}$H$_{21}$O$_9$（err 0.2ppm），较二咖啡酰基奎宁酸多 4H，且出现 [M–H]$^-$ m/z 181.0493 C$_9$H$_9$O$_4$（err –4.4ppm）的碎片离子，比咖啡酸多 2H，说明存在还原反应，故推测 M5 可能为单咖啡酰基奎宁酸的还原产物。

化合物 M6：T_R 为 13.60min，负模式下，出现准分子离子峰 [M–H]$^-$ m/z 595.0756 C$_{25}$H$_{23}$O$_{15}$S（err –0.3ppm），丢失 80Da，产生 m/z 515.1175 C$_{25}$H$_{23}$O$_{12}$（err –2.9ppm）的碎片离子，说明存在硫酸酯化反应，故推测 M6 可能为二咖啡酰基奎宁酸的硫酸酯化反应产物。

化合物 M7：T_R 为 19.45min，负模式下，出现准分子离子峰 [M–H]$^-$ m/z 273.0061 C$_{10}$H$_9$O$_7$S（err –2.3ppm），丢失 80Da，产生 m/z 193.0510 C$_{10}$H$_9$O$_4$（err 4.7ppm）的碎片离子，说明存在硫酸酯化反应。m/z 193.0510 丢失一分子 CH$_2$，产生 m/z 179.0349，故推测 M7 可能为咖啡酸甲基化后的硫酸酯化反应产物。

化合物 M8：T_R 为 22.76min，负模式下，出现准分子离子峰 [M–H]$^-$ m/z 343.1027 C$_{15}$H$_{19}$O$_{19}$（err –0.6ppm），丢失 162Da，产生 m/z 181.0511 C$_9$H$_9$O$_4$（err 5.5ppm）的碎片离子。m/z 181.0511 继续丢失一分子 44Da，产生 m/z 137.0612 C$_8$H$_9$O$_2$（err 6.6ppm）的碎片离子。m/z 181.0511 和 m/z 137.0612 是咖啡酸还原后的特征碎片离子，故推测 M8 可能为二氢咖啡酸的葡萄糖结合物。

化合物 M9、M10：T_R 为 24.58min、24.90min，负模式下，均出现准分子离子峰 [M–H]$^-$ m/z 397.1355 C$_{15}$H$_{25}$O$_{12}$（err 2.3ppm），丢失 176Da，产生 m/z 221.1021 C$_9$H$_{17}$O$_6$（err –1.8ppm）的碎片离子，说明存在葡萄糖醛酸化反应。m/z

221.1021 继续丢失 28Da，产生 m/z $C_7H_{13}O_6$（err 5.2ppm）的碎片离子，较奎宁酸多 2H，故推测 M9、M10 可能为二氢奎宁酸双甲基化后的葡萄糖醛酸化产物。

表 9-3　UPLC-Q-TOF MS^E 检测黑骨藤提取物在大鼠尿液中的主要代谢产物

编号	保留时间（min）	离子模式	质荷比（计算值）	分子式	误差（ppm）	碎片离子	代谢物名称
M1	1.39	［M-H］$^-$	305.0524	$C_8H_{17}O_{10}S$	5.9	291.0379 273.0289	单甲基阿魏酸硫酸酯化的水合物
M2	2.48	［M-H］$^-$	341.0871	$C_{15}H_{17}O_9$	-0.6	181.0493	二氢咖啡酸的葡萄糖结合物
M3	2.90	［M-H］$^-$	341.0871	$C_{15}H_{17}O_9$	-0.6	181.0493	二氢咖啡酸的葡萄糖结合物
M4	5.73	［M-H］$^-$	399.0931	$C_{17}H_{19}O_{11}$	1.0	355.1031 193.0722 137.0593	单咖啡酰基奎宁酸的还原产物
M5	7.67	［M-H］$^-$	357.1179	$C_{16}H_{21}O_9$	2.0	181.0493	单咖啡酰基奎宁酸的还原产物
M6	13.60	［M-H］$^-$	595.0756	$C_{25}H_{23}O_{15}S$	-0.3	515.1175	二咖啡酰基奎宁酸的硫酸酯化反应产物
M7	19.45	［M-H］$^-$	273.0061	$C_{10}H_9O_7S$	-2.3	193.0510 179.0349	咖啡酸甲基化后的硫酸酯化反应产物
M8	22.76	［M-H］$^-$	343.1027	$C_{15}H_{19}O_{19}$	-0.6	181.0511 137.0612	二氢咖啡酸的葡萄糖结合物
M9	24.58	［M-H］$^-$	397.1355	$C_{15}H_{25}O_{12}$	2.3	221.1021	二氢奎宁酸双甲基化后的葡萄糖醛酸化产物
M10	24.90	［M-H］$^-$	397.1355	$C_{15}H_{25}O_{12}$	2.3	221.1021	二氢奎宁酸双甲基化后的葡萄糖醛酸化产物

（三）黑骨藤提取物在大鼠粪便中的代谢产物鉴定分析

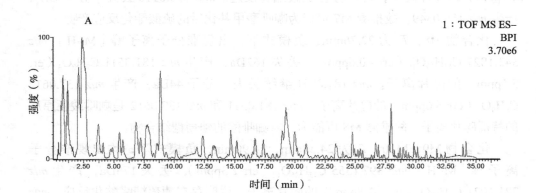

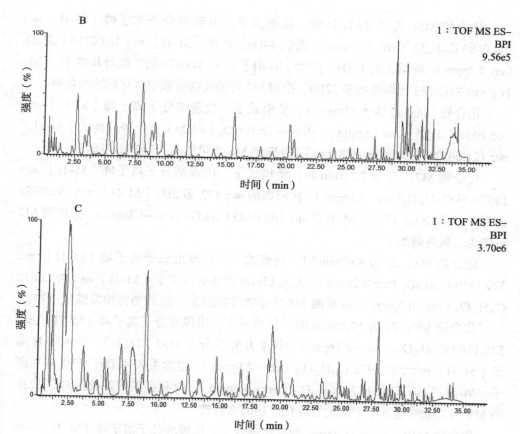

A. 含药粪便；B. 空白粪便；C. 含药粪便与空白粪便的差异图谱。

图 9-7 黑骨藤提取物在正常大鼠粪便中的代谢产物 ESI⁻ 基峰图

化合物 M1、M3、M4：T_R 为 1.15min、2.06min、2.34min 时，负模式下，出现准分子离子峰 [M–H]⁻ m/z 355.1042 $C_{16}H_{19}O_9$（err 3.7ppm）、[M–H]⁻ m/z 355.1041 $C_{16}H_{19}O_9$（err 3.4ppm）、[M–H]⁻ m/z 355.1045 $C_{16}H_{19}O_9$（err 4.5ppm），均产生准分子离子 [M–H]⁻ m/z 353.0872 $C_{16}H_{17}O_9$（err –0.3ppm），均较准分子离子 [M–H]⁻ m/z 355 少 2H，说明存在还原反应，且产生 [M–H]⁻ m/z 181.0548 $C_9H_9O_4$（err 4.4ppm）、m/z 181.0493 $C_9H_9O_4$（err –4.4ppm）、m/z 181.0490 $C_9H_9O_4$（err –6.1ppm）的碎片离子，故推测 M1、M3、M4 为单咖啡酰基奎宁酸的还原产物。

化合物 M2：T_R 为 1.59min 时，负模式下，出现准分子离子峰 [M–H]⁻ m/z 261.0054 $C_9H_9O_7S$（err –5.7ppm），丢失 80Da，产生 [M–H]⁻ m/z 181.0493 $C_9H_9O_4$（err –4.4ppm）的碎片离子，说明存在硫酸酯化反应，而碎片离子 m/z 181.0493 均比咖啡酸负离子 m/z 179 多 2H，[M–H]⁻ m/z 181.0493 继续丢失一分子 CO_2，产生 137.0593 $C_8H_9O_2$（err –7.3ppm），故推测 M2 为二氢咖啡酸的硫酸酯化产物。

化合物 M5：T_R 为 3.67min 时，负模式下，出现准分子离子峰 [M–H]⁻ m/z 211.0589 $C_{10}H_{11}O_5$（err –8.1ppm），丢失 44Da，产生 [M–H]⁻ m/z 167.0710 $C_9H_{11}O_3$（err 4.2ppm），继续丢失 16Da，产生 [M–H]⁻ m/z 151.0426 的二级碎片离子。[M–H]⁻ m/z 211.0589 比咖啡酸多 32Da，推测 M5 可能是咖啡酸甲基化后的水合物。

化合物 M6：T_R 为 6.81min 时，负模式下，出现准分子离子峰 [M–H]⁻ m/z 165.0558 $C_9H_9O_3$（err 3.6ppm），丢失一分子 CO_2（44Da）产生碎片离子 [M–H]⁻ m/z 121.0652 C_8H_9O（err –0.8ppm），故推测 M6 为可能是间羟基苯甲酸。

化合物 M7：T_R 为 7.21min 时，负模式下，出现准分子离子峰 [M–H]⁻ m/z 195.0653 $C_{10}H_{11}O_4$（err –2.1ppm），比阿魏酸 m/z 193 多 2H。[M–H]⁻ m/z 195.0653 丢失一分子 CO_2，产生 [M–H]⁻ m/z 165.0545 $C_9H_9O_3$（err –4.2ppm），故推测 M7 可能为二氢阿魏酸。

化合物 M8：T_R 为 8.60min 时，负模式下，出现准分子离子峰 [M–H]⁻ m/z 529.1210 $C_{22}H_{25}O_{15}$（err 3.2ppm），丢失 176Da 产生碎片离子 [M–H]⁻ m/z 353.0872 $C_{16}H_{17}O_9$（err –0.3ppm），故推测 M8 为单咖啡酰基奎宁酸的葡萄糖醛酸化产物。

化合物 M9：T_R 为 10.15min 时，负模式下，出现准分子离子峰 [M–H]⁻ m/z 575.1389 $C_{27}H_{27}O_{14}$（err –2.1ppm），中性丢失一分子 H_2O（18Da），产生碎片离子 [M–H]⁻ m/z 557.1972 $C_{27}H_{25}O_{13}$（err –2.9ppm），继续丢失 42Da，产生碎片离子 [M–H]⁻ m/z 515.1187 $C_{25}H_{23}O_{12}$（err –0.6ppm），说明存在甲基化反应，故推测 M9 为二咖啡酰基奎宁酸的乙酰化产物的水合物。

化合物 M10：T_R 为 11.45min 时，负模式下，出现准分子离子峰 [M–H]⁻ m/z 515.1187 $C_{25}H_{23}O_{12}$（err –0.6ppm），水解产生 [M–H]⁻ m/z 353.0872 $C_{16}H_{17}O_9$（err –0.3ppm）的碎片离子，与二咖啡酰基奎宁酸的分子式和质谱信息相似，但保留时间不相同，故推测 M10 为二咖啡酰基奎宁酸的异构体。

化合物 M11：T_R 为 12.36min 时，负模式下，出现准分子离子峰 [M–H]⁻ m/z 561.1622 $C_{27}H_{29}O_{13}$（err 2.5ppm），丢失一分子 H_2O，产生碎片离子 [M–H]⁻ m/z 543.1509 $C_{27}H_{27}O_{12}$（err 1.1ppm），继续丢失 28Da，产生碎片离子 [M–H]⁻ m/z 515.1187 $C_{25}H_{23}O_{12}$（err –0.6ppm），故推测 M11 为二咖啡酰基奎宁酸二甲基化的水合物。

化合物 M12：T_R 为 12.95min 时，负模式下，出现准分子离子峰 [M–H]⁻ m/z 531.1487 $C_{26}H_{27}O_{12}$（err 3.0ppm），丢失 2Da，产生碎片离子 [M–H]⁻ m/z 529.1351 $C_{26}H_{25}O_{12}$（err 0.9ppm），[M–H]⁻ m/z 529.1351 继续丢失 14Da，产生碎片离子 [M–H]⁻ m/z 515.1187 $C_{25}H_{23}O_{12}$（err –0.6ppm），说明存在甲基化，故推测 M12 可能为二咖啡酰基奎宁酸双键还原后的甲基化产物。

化合物 M13、M14：T_R 为 13.32min、19.99min 时，负模式下，出现准分子离子峰 [M–H]⁻ m/z 519.1475 $C_{25}H_{27}O_{12}$（err –5.4ppm）、[M–H]⁻ m/z 519.1522 $C_{25}H_{27}O_{12}$

（err 3.7ppm），丢失 4Da，产生［M–H］⁻ 表示为 *m/z* 515.1187 C₂₅H₂₃O₁₂（err –0.6ppm）、［M–H］⁻ *m/z* 515.1234 C₂₅H₂₄O₁₂（err 0.4ppm）的碎片离子，说明存在还原反应，继续断裂出现［M–H］⁻ *m/z* 353.0872、［M–H］⁻ *m/z* 355.0991 的碎片离子，故推测 M13、M14 为二咖啡酰基奎宁酸的双键还原产物。

化合物 M15：T_R 为 20.89min 时，负模式下，出现准分子离子峰［M–H］⁻ *m/z* 375.1309 C₁₆H₂₃O₁₀（err 6.4ppm），丢失一分子 H₂O（18Da），产生碎片离子［M–H］⁻ *m/z* 357.1166 C₁₆H₂₁O₉（err –5.6ppm），继续失去 4H，产生碎片离子［M–H］⁻ *m/z* 353.0872 C₁₆H₁₇O₉（err –0.3ppm），说明存在还原反应，故推测 M15 可能为单咖啡酰基奎宁酸双键还原后的水合物。

化合物 M16：T_R 为 26.51min 时，负模式下，出现准分子离子峰［M–H］⁻ *m/z* 719.1796 C₃₃H₃₅O₁₈（err –3.8ppm），丢失 176Da，产生碎片离子［M–H］⁻ *m/z* 543.1534 C₂₇H₂₇O₁₂（err 5.7ppm）的碎片离子，且［M–H］⁻ *m/z* 543.1534 比二咖啡酰基奎宁酸多 C₂H₄。继续丢失 CH₂，得到［M–H］⁻ *m/z* 515.1094 的碎片离子，说明存在两个碎片离子，故推测 M16 可能为二甲基化二咖啡酰基奎宁酸的葡萄糖醛酸化产物。

化合物 M17：T_R 为 27.95min 时，负模式下，出现准分子离子峰［M–H］⁻ *m/z* 543.1521 C₂₇H₂₇O₁₂（err 3.3ppm），丢失一分子 44Da，产生碎片离子［M–H］⁻ *m/z* 515.1187 C₂₅H₂₃O₁₂（err –0.6ppm）的碎片离子，故推测 M17 可能为单咖啡酰基奎宁酸的双甲基化产物。

表 9–4　UPLC–Q–TOF MS^E 检测大鼠口服黑骨藤提取物后粪便中的主要代谢产物

编号	保留时间（min）	离子模式	质荷比（计算值）	分子式	误差（ppm）	碎片离子	代谢产物名称
M1	1.15	［M–H］⁻	355.1042	C₁₆H₁₉O₉	3.7	181.0548	单咖啡酰基奎宁酸的还原产物
M2	1.59	［M–H］⁻	261.0054	C₉H₉O₇S	2.3	181.0493 137.0593	二氢咖啡酸的硫酸酯化产物
M3	2.06	［M–H］⁻	355.1041	C₁₆H₁₉O₉	3.4	181.0493	单咖啡酰基奎宁酸的还原产物
M4	2.34	［M–H］⁻	355.1045	C₁₆H₁₉O₉	4.5	181.0490	单咖啡酰基奎宁酸的还原产物
M5	3.67	［M–H］⁻	211.0589	C₁₀H₁₁O₅	–8.1	167.0710 151.0426	咖啡酸甲基化后的水合物
M6	6.81	［M–H］⁻	165.0558	C₉H₉O₃	3.6	121.0652	间羟基苯甲酸
M7	7.21	［M–H］⁻	195.0653	C₁₀H₁₁O₄	–2.1	165.0545	二氢阿魏酸
M8	8.60	［M–H］⁻	529.1210	C₂₂H₂₅O₁₅	3.2	353.0872	单咖啡酰基奎宁酸的葡萄糖醛酸化产物

（续表）

编号	保留时间（min）	离子模式	质荷比（计算值）	分子式	误差（ppm）	碎片离子	代谢产物名称
M9	10.15	[M-H]⁻	575.1389	$C_{27}H_{27}O_{14}$	-2.1	557.1972 515.1187	二咖啡酰基奎宁酸的乙酰化产物的水合物
M10	11.45	[M-H]⁻	515.1187	$C_{25}H_{23}O_{12}$	-0.6	353.0872	二咖啡酰基奎宁酸的异构体
M11	12.36	[M-H]⁻	561.1622	$C_{27}H_{29}O_{13}$	2.5	543.1509 515.1187	二咖啡酰基奎宁酸二甲基化的水合物
M12	12.95	[M-H]⁻	531.1487	$C_{26}H_{27}O_{12}$	3.0	529.1351 515.1187	二咖啡酰基奎宁酸双键还原后的甲基化产物
M13	13.32	[M-H]⁻	519.1475	$C_{25}H_{27}O_{12}$	-5.4	515.1187 353.0872	二咖啡酰基奎宁酸的双键还原产物
M14	19.99	[M-H]⁻	519.1522	$C_{25}H_{27}O_{12}$	3.7	515.1234 355.0991	二咖啡酰基奎宁酸的双键还原产物
M15	20.89	[M-H]⁻	375.1309	$C_{16}H_{23}O_{10}$	6.4	357.1166 353.0872	单咖啡酰基奎宁酸双键还原后的水合物
M16	26.51	[M-H]⁻	719.1796	$C_{33}H_{35}O_{18}$	-3.8	543.1534 515.1094	二甲基化二咖啡酰基奎宁酸的葡萄糖醛酸化产物
M17	27.95	[M-H]⁻	543.1521	$C_{27}H_{27}O_{12}$	3.3	515.1187	单咖啡酰基奎宁酸的双甲基化产物

六、讨论

通过比较空白血浆和含药血浆的差异图谱，在正常大鼠血浆中共分析鉴定了9个化学成分，包括2个原型成分和7个代谢产物。黑骨藤提取物在血浆中的代谢途径主要是Ⅰ相代谢中的还原、水解、甲基化和Ⅱ相代谢中的硫酸酯化反应。通过比较空白尿液和含药尿液的差异图谱，在正常大鼠尿液中共分析鉴定了10个代谢产物。黑骨藤提取物在大鼠尿液中的代谢途径主要是Ⅰ相代谢中的还原、水解、甲基化和Ⅱ相代谢中的硫酸酯化、葡萄糖醛酸化反应。通过比较空白粪便和含药粪便的差异图谱，在正常大鼠粪便中共分析鉴定了17个代谢产物。黑骨藤提取物在大鼠粪便中的代谢途径主要是Ⅰ相代谢中的还原、水解、甲基化和Ⅱ相代谢中的硫酸酯化、葡萄糖醛酸化、乙酰化反应。

黑骨藤提取物在正常大鼠体内可发生较广泛的Ⅰ相代谢（还原、水解、甲基化）和Ⅱ相代谢（硫酸酯化、葡萄糖醛酸化、乙酰化）。黑骨藤提取物中主要含有咖啡酰基奎宁酸类成分，如3-O-咖啡酰基奎宁酸、4-O-咖啡酰基奎宁酸、5-O-咖啡酰基奎宁酸、二咖啡酰基奎宁酸等。研究表明，该类成分进入体内后主要的代谢方式是甲基化反应、水合反应、水解反应、还原反应、葡萄糖醛酸化反应、硫酸酯化反应、乙酰化反应等。单咖啡酰基奎宁酸在体内容易水解，主要水解为咖啡酸和奎宁酸，并在此基础上进一步发生二次反应。在大鼠血浆、尿液和粪便中的代谢产物主要有二氢咖啡酸的硫酸酯化、咖啡酸的硫酸酯化、二氢阿魏酸、二氢咖啡酸的葡萄糖结合物，单咖啡酰基奎宁酸的还原、二咖啡酰基奎宁酸的还原、二咖啡酰基奎宁酸的硫酸酯化、单咖啡酰基奎宁酸的还原产物，间羟基苯甲酸、二咖啡酰基奎宁酸的异构体等。

第四节　药代动力学研究

　　微透析（Microdialysis，MD）是以膜透析原理为基础的微量生物活体动态连续取样技术，可以对不同组织或体液的多个位点进行监测，包括内源性及外源性物质，样品纯净，可不经预处理。MD 常与 UPLC–MS/MS 分析技术联用，实现对体内药物浓度的准确、实时、在线监测。其相较于传统血药浓度法操作过程简单、取样过程不减少血容量，且实验过程对动物本身的生理状态影响不大，因此可以在不干扰药物药代动力学行为的情况下进行长期取样。

　　目前有关的文献报道中，黑骨藤主要含有甾类、强心苷、黄酮类等化学成分。现代药理研究表明，黑骨藤具有抗类风湿关节炎、强心、抗肿瘤及免疫抑制等作用。据文献报道，3–O– 咖啡酰基奎宁酸、4–O– 咖啡酰基奎宁酸、5–O– 咖啡酰基奎宁酸这三种成分为黑骨藤的主要原型入血成分，同时也可能是黑骨藤在体内发挥抗炎作用的药效物质。在此基础上，选择这三种成分作为指标性成分进行药动学研究。本研究在建立 UPLC–MS/MS 定量黑骨藤中 3 个有效成分的基础上，测定相应的微透析探针体外回收率，为微透析取样技术应用于黑骨藤体内过程提供参考，并从药动学的角度揭示黑骨藤主要有效成分的体内动力学过程特征，为黑骨藤药材资源的进一步研究开发及创新药物研制提供实验基础。

一、分析条件

（一）色谱条件

Waters BEH C$_{18}$ 色谱柱（2.1mm×100mm，1.7μm）；Waters Van Guard BEH C$_{18}$ 保护柱（2.1mm×5mm，1.7μm）；流速 0.30mL/min，柱温 40℃，进样器的温度 25℃；流动相为 0.2% 甲酸水（A）–0.2% 甲酸乙腈（B）。梯度洗脱条件：0 ～ 0.5min，5%（B）；0.5 ～ 1min，5% ～ 15%（B）；1 ～ 3.8min，15% ～ 18%（B）；3.8 ～ 4min，18% ～ 90%（B）；4 ～ 5min，90% ～ 5%（B）；5 ～ 5.5min，5%（B）。进样量 1μL。

（二）质谱条件

采用电喷雾电离源（ESI），正、负模式同时扫描，毛细管电离电压 3kV，离子源温度 120℃；喷雾气与反吹气为 N_2，去溶剂气流速 650L/h，去溶剂气温度 350℃；扫描模式为多反应监测（multiple reaction monitor，MRM）模式；质谱数据采集及处理软件为 Masslynx V4.1 质谱工作站。三种成分用于定量分析的检测离子见表 9-5。

表 9-5　三种成分和内标的质谱条件

化合物	母离子质荷比（m/z）	子离子质荷比（m/z）	锥孔电压（V）	碰撞能量（V）	ESI
3-O- 咖啡酰基奎宁酸	353.10	191.10	35	15	−
4-O- 咖啡酰基奎宁酸	353.20	172.90	35	15	−
5-O- 咖啡酰基奎宁酸	353.30	178.80	25	20	−
葛根素（内标）	417.00	267.00	40	30	+

二、溶液的配制

（一）标准溶液及质控样品的配制

分别称取 3-O- 咖啡酰基奎宁酸、4-O- 咖啡酰基奎宁酸、5-O- 咖啡酰基奎宁酸对照品 11.82、14.00、10.80mg，分别置于 10mL 量瓶中，加甲醇溶解稀释至刻度，配成 1.18、1.40、1.08mg/mL 的标准储备液，备用。分别精密量取适量的三种对照品储备液，用 50% 甲醇按梯度稀释至所需要浓度，即得混合系列对照品溶液。

取大鼠空白灌流液 50μL，加入 50μL 混合对照品溶液，按样品处理方法操作，制备含三种咖啡酸的低（11.82、7.00、10.08ng/mL）、中（67.50、35.00、54.00ng/mL）、高（147.75、87.50、135.00ng/mL）浓度质控（QC）样品。

（二）供试品溶液的配制

分别量取适量 3-O- 咖啡酰基奎宁酸、4-O- 咖啡酰基奎宁酸、5-O- 咖啡酰基奎宁酸对照品储备液于同一量瓶中，用林格液定容至刻度，再逐级稀释，得到质量浓度分别为 25.16、25.58、27.73ng/mL（记为 A 组），50.31、51.16、54.60ng/mL（记为 B 组），75.47、76.74、76.58ng/mL（记为 C 组）的 3 种混合对照品溶液，置于 4℃ 冰箱低温保存，备用。

（三）内标溶液的配制

精密称取葛根素适量，用甲醇定容至 10mL，获得葛根素（0.495mg/mL）储备液。取内标储备液适量至 100mL 量瓶中，用 50% 甲醇定容至刻度，配制成 20.02ng/mL 的内标溶液，置于 -20℃冰箱保存，备用。

（四）黑骨藤提取物的制备

取黑骨藤药材 30kg，加入 10 倍量 70% 乙醇提取 3 次，提取时间分别为 1.5、1.0、1.0h，过滤后，合并滤液，减压浓缩至 1g/mL（以生药量计），45℃真空干燥后，得到黑骨藤提取物。

三、动物实验

（一）样本采集

取 SD 大鼠，实验前 12h 禁食，不禁水。大鼠用 20% 的乌拉坦腹腔麻醉。将已麻醉的大鼠固定在手术板上，固定四肢和头部，将血液探针浸泡在 1mg/mL 的肝素钠溶液中 15min，并将肝素钠溶液以 2μL/min 的流速灌流探针，防止探针在植入过程中凝血。剪开大鼠皮毛，钝性分离颈静脉，用眼科剪剪出一个 "V" 形切口后，将备好的探针（充满肝素钠液）沿切口植入大鼠的颈静脉约 2.5cm，固定好探针后缝合伤口。用空白灌流液以 2μL/min 的流速平衡 1h 后，灌胃给药，给药剂量为 73.12g/kg（以生药量计），给药后于不同时间点（10、30、60、90、120、150、180、240、300、360、420、480min）收集样品。

（二）体内回收率测定

血液探针植入平衡后，将灌流液换成 B 组混合供试品溶液，以 2.0μL/min 的流速灌注探针，开始收集样品，时间间隔为 30min，连续收集 3 份作为探针体内回收率的样品。按公式 $RL_{体内} = (C_{灌流液} - C_{透析液})/C_{灌流液}$ 计算得到三种咖啡酸在探针体内的回收率。

（三）样品处理

取 50μL 样品置于 1.5mL EP 管中，加入 50μL 20.02ng/mL 的葛根素内标液，再加入 50μL 50% 的甲醇溶液，涡旋 30s 混匀，进样检测。根据标准曲线计算 3-O-咖啡酰基奎宁酸、4-O-咖啡酰基奎宁酸、5-O-咖啡酰基奎宁酸透析液中的药物质量浓度（$C_{测得}$），并用相应的体内回收率将其换算成血液中的实际游离药物质量浓度（$C_{实际}$）。按公式 $C_{实际} = C_{测得}/RL_{体内}$计算。

四、方法学确证

（一）专属性

将血液探针植入大鼠颈静脉后，以 2.0μL/min 的体积流量灌流空白林格液，得到空白透析液。取空白透析液、混合对照品溶液与给药后血液微透析液，在选定的色谱条件和质谱条件下进样分析，考察空白透析液对待测物是否有干扰。结果表明，各成分间分离好，且空白透析液不干扰样品中待测物的测定。结果如图 9-8 所示。

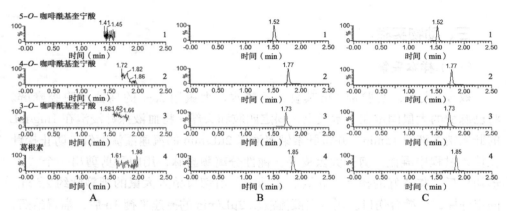

A. 空白透析液；B. 混合对照品；C. 血液透析液。

图 9-8 大鼠微透析样品中三种成分和内标的 UPLC–MS/MS 图

（二）标准曲线及定量下限

取 50μL 空白透析液，加入 50μL 混合对照品溶液，按透析样品处理方法操作，得到三种待测成分在血液微透析中线性范围及线性回归方程（表 9-6）。结果显示，大鼠血液微透析液中 3-O- 咖啡酰基奎宁酸等三种成分在其线性范围内的线性关系良好，各成分标准曲线相关系数（R^2）均大于 0.995。

表 9-6 三种成分的回归方程、线性范围和定量限

化合物	线性回归方程	R^2	线性范围（ng/mL）	定量限（ng/mL）
3-O- 咖啡酰基奎宁酸	$y=23.497x+123.86$	0.9992	5.91～591.00	5.91
4-O- 咖啡酰基奎宁酸	$y=17.561x+76.172$	0.9986	3.50～350.00	3.50
5-O- 咖啡酰基奎宁酸	$y=49.167x+238.28$	0.9999	5.40～540.00	5.40

（三）精密度和准确度

配制低、中、高质量浓度的质量控制（QC）样品，按透析样品处理方法操作，每个浓度各 5 份，连续测定 3 天，考察日内、日间精密度和准确度。结果显示，3-O-咖啡酰基奎宁酸、4-O-咖啡酰基奎宁酸、5-O-咖啡酰基奎宁酸的 RSD 值均小于 15%，且准确度范围在 80.00% ～ 101.20%，提示该方法准确、可靠、重现性好，符合分析方法的要求。结果见表 9-7。

表 9-7　精密度和准确度考察（$\bar{x}\pm s$，n=5）

化合物	质量浓度（ng/mL）	日内精密度			日间精密度		
		测定值（ng/mL）	精密度 RSD（%）	准确度（%）	测定值（ng/mL）	精密度 RSD（%）	准确度（%）
3-O-咖啡酰基奎宁酸	11.82	10.17±0.42	4.1	86.04	10.44±0.14	1.4	88.32
	67.50	66.71±2.21	3.3	98.82	66.95±2.24	3.3	99.18
	147.75	146.16±5.10	3.5	98.92	148.46±2.37	1.6	100.5
4-O-咖啡酰基奎宁酸	7.00	5.60±0.61	10	80.00	6.31±0.47	7.4	90.14
	35.00	33.44±1.25	3.7	95.54	33.82±1.06	3.2	96.63
	87.50	85.01±3.33	3.9	97.15	82.90±4.30	5.2	94.74
5-O-咖啡酰基奎宁酸	10.80	10.54±1.06	10	97.59	10.93±0.87	8.0	101.2
	54.00	51.84±1.64	3.2	96.00	52.36±2.93	5.6	96.96
	135.00	126.44±7.92	6.3	93.66	127.30±4.89	3.8	94.30

（四）稳定性

配制低、中、高质量浓度的 QC 样品，每个浓度 3 组，每组 5 份，第 1 组样品于 4℃放置 24h，第 2 组样品室温下放置 24h，第 3 组样品于 -80℃反复冻融 3 次，分别记录峰面积。结果表明，三种不同条件对待样品的测定均无显著性影响。

表 9-8　稳定性考察（$\bar{x}\pm s$，n=5）

化合物	质量浓度（ng/mL）	4℃放置 24h		室温放置 24h		-80℃反复冻融 3 次	
		精密度 RSD（%）	准确度（%）	精密度 RSD（%）	准确度（%）	精密度 RSD（%）	准确度（%）
3-O-咖啡酰基奎宁酸	11.82	6.71	84.26	4.21	98.31	4.36	98.05
	67.5	3.83	98.49	4.49	100.33	3.60	97.05
	147.75	3.18	98.72	3.52	97.74	3.60	98.29

（续表）

化合物	质量浓度 (ng/mL)	4℃放置 24h		室温放置 24h		−80℃反复冻融 3 次	
		精密度 RSD（%）	准确度 （%）	精密度 RSD（%）	准确度 （%）	精密度 RSD（%）	准确度 （%）
4-O- 咖啡酰基奎宁酸	7.00	3.79	94.71	7.19	102.71	4.55	97.14
	35.00	3.56	97.49	3.22	99.40	2.79	100.89
	87.50	2.11	98.37	2.61	96.70	2.71	97.03
5-O- 咖啡酰基奎宁酸	10.80	6.60	100.65	4.28	88.06	7.29	89.91
	54.00	3.53	95.61	1.71	97.52	1.50	97.57
	135.00	3.32	96.65	5.24	101.58	3.48	100.75

（五）基质效应

分别制备 A、B 两种样本。A 样本：取空白血透析液，加入 3-O- 咖啡酰基奎宁酸、4-O- 咖啡酰基奎宁酸、5-O- 咖啡酰基奎宁酸及葛根素，配制成低、中、高三个浓度的 QC 样本，按透析样品处理方法操作，每个浓度平行测定 5 次。B 样本：另取上述低、中、高三种浓度的混合对照品溶液与葛根素内标，按透析样品处理方法操作，每种浓度平行测定 5 次。记录峰面积并计算峰面积比（A/B）。结果显示 3-O- 咖啡酰基奎宁酸等 3 种成分在低、中、高三个质量浓度中的基质效应分别为 98.17% ～ 100.70%、97.80% ～ 99.12%、98.03% ～ 105.79%，提示实验过程中基质效应可以忽略。

五、体外回收率研究

（一）流速对回收率的影响

1. 增量法（相对回收率）测定 将探针浸入混合供试品溶液（B 组）中，用空白林格液以不同流速（1.5、2.0、2.5μL/min）灌流，每种流速取 3 份透析液。用已建立的分析方法测定透析液中 3 种成分的浓度并计算其体外相对回收率（relative recovery，RR），$RR = C_{dialysate}/C_{perfusate}$（式中 $C_{dialysate}$ 为透析液待测药物浓度，$C_{perfusate}$ 为灌流液中待测药物浓度）。

2. 减量法（相对释放率）测定 将探针浸入空白林格液中，用 B 组混合对照品溶液作为灌流液，其余操作同增量法，测定透析液中 3 种成分的浓度并计算其相对释放率（relative loss，RL），$RL = (C_{perfusate} - C_{dialysate})/C_{perfusate}$。

结果显示，探针回收率随着流速的增大而减小，在 1.5 ～ 2.5μL/min 范围内，随着灌流速度的增大，血液微透析探针的回收率下降，结果见图 9-9。

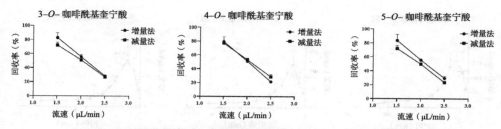

图 9-9　血液探针中流速对黑骨藤各成分 RR 和 RL 的影响（$n=3$）

（二）浓度对回收率的影响

1.增量法　将探针分别浸入 A、B、C 三组药液中，用空白林格液以 2.0μL/min 的流速开始灌流，每种浓度取 3 份透析液。

2.减量法　将探针浸入空白林格液中，分别用 A、B、C 三组药液以 2.0μL/min 的流速灌流，每种浓度取 3 份透析液。计算方法同流速对回收率影响的增量法及减量法。

结果表明，当以 2.0μL/min 的流速灌注探针时，在 A、B、C 三组不同质量浓度混合供试品的林格液中，探针的体外回收率均无显著性差异，且三种目标分析物的血液探针回收率和损失率均较稳定并基本相等，说明浓度对血液探针的回收率与损失率影响不大。结果见图 9-10。

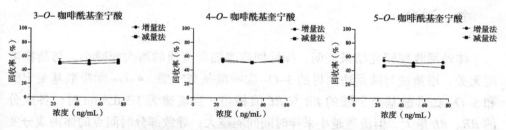

图 9-10　血液探针中浓度对黑骨藤各成分 RR 和 RL 的影响（$n=3$）

六、药动学研究

采用 WinNonlin 8.2 数据处理软件对黑骨藤提取物中 3 个咖啡酸的药动学参数进行非房室模型拟合，药时曲线采用 GraphPad Prism 8.0 作图。各个目标分析物的平均血药浓度－时间曲线见图 9-11。

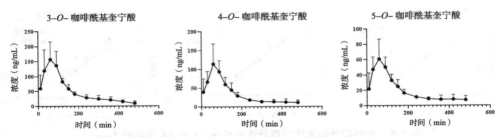

图 9-11　3 种成分的平均血药浓度 - 时间曲线图（$\bar{x} \pm s$，$n=5$）

表 9-9　给予黑骨藤提取物后大鼠透析液中 3 种成分的药代动力学参数（$\bar{x} \pm s$，$n=5$）

参数	3-O- 咖啡酰基奎宁酸	4-O- 咖啡酰基奎宁酸	5-O- 咖啡酰基奎宁酸
C_{max}（μg/L）	170.66±58.02	121.61±48.14	69.69±18.23
t_{max}（min）	60.00±21.21	60.00±21.21	54.00±25.10
$t_{1/2}$（min）	235.17±153.57	164.22±66.68	175.31±95.12
$AUC_{0 \to t}$［（μg·min）/L］	23911.23±5679.67	16688.43±3448.45	9677.02±1606.74
$AUC_{0 \to \infty}$［（μg·min）/L］	30573.70±11715.63	19575.00±3662.93	12078.70±3397.77
$MRT_{0 \to t}$（min）	140.10±18.78	146.62±17.78	148.21±21.89
V（L/kg）	1858.92±1283.16	756.59±303.17	1553.55±546.34
CL［L/（min·kg）］	5.97±1.88	3.22±0.64	6.84±2.04

七、讨论

体外回收率研究结果表明，探针回收率随着流速的增大而减小，与药物浓度无关，增量法与减量法测得的 3-O- 咖啡酰基奎宁酸、4-O- 咖啡酰基奎宁酸和 5-O- 咖啡酰基奎宁酸的 RR 与 RL 值相当；当流速为 1.5μL/min 时，各成分的 RR、RL 最大，但流速越小采样时间间隔越大，导致部分时间点的体内成分变化情况无法监测，对实验结果造成一定影响。灌流速度高时，回收率降低，因药物在体内透析窗两侧平衡时间减少，因此本研究选用 2.0μL/min 作为体内采样流速。

药动学结果揭示，大鼠灌胃给予黑骨藤提取物后，3-O- 咖啡酰基奎宁酸等三种咖啡酸的 C_{max}、AUC 的大小顺序依次为 3-O- 咖啡酰基奎宁酸 > 4-O- 咖啡酰基奎宁酸 > 5-O- 咖啡酰基奎宁酸，说明 3-O- 咖啡酰基奎宁酸在体内的吸收量较多。3 个目标分析物的达峰时间 t_{max} 在 60min 左右，半衰期（$t_{1/2}$）在 164.22 ~ 235.17min，平均滞留时间（$MRT_{0 \to t}$）在 145min 左右，提示黑骨藤提取物中三种咖啡酸在大鼠体内吸收、消除快，滞留时间短。传统的血浆药代动力学采样方法会使动物体液损失严重，其生理状态与正常机体存在一定差异，并且血浆中的内源性物质会对样品的测定产生干扰，而用微透析技术采集到的游离型药物的浓度是与药理作用密切相关的药物真实浓度，所以微透析反映的药物浓度更有价值。

本实验建立了快速分析黑骨藤提取物中 3-O-咖啡酰基奎宁酸等 3 种化学成分的方法，并采用 MRM 模式检测，专属性更强、灵敏度更高。本实验将微透析技术在活体、实时、连续取样的特点与质谱技术的快速、灵敏、特异性强等优点运用于复方中药体系中，有效解决了中药体系复杂、内源性干扰多、活性成分及代谢物在生物样品中浓度较低等问题。

参考文献

[1] 李雪峰，刘育辰，刘刚，等.苗药黑骨藤化学成分及药理作用研究进展 [J].中成药，2018，40（4）：904-912.

[2] Li Y, Liu Y B, Yu S S, et al.Cytotoxic cardenolides from the stems of Periploca forrestii[J]. Steroids，2012，77（5）：375-381.

[3] Chen L, Tang S, Li X, et al.A review on traditional usages, chemical constituents and pharmacological activities of periploca forrestii schltr [J].Journal of Ethnopharmacology, 2021, 271: 113892.

[4] Chen H, Liang Q, Zhou X, et al.Preparative separation of the flavonoid fractions from Periploca forrestii Schltr. ethanol extracts using macroporous resin combined with HPLC analysis and evaluation of their biological activities [J].Journal of Separation Science, 2019, 42（3）：650-661.

[5] 覃小丽，陈浩，李奎，等.UPLC-Q-TOF-MS 法分析苗药黑骨藤提取物中的化学成分 [J].中国药房，2018，29（21）：2949-2953.

[6] Huang M, Shen S, Luo C, et al. Genus Periploca（Apocynaceae）: A Review of Its Classification, Phytochemistry, Biological Activities and Toxicology [J].Molecules, 2019, 24（15）: 2749.

[7] 马雪，何燕玲，刘文静，等.HPLC 法同时测定苗药黑骨藤中 6 种咖啡酰基奎宁酸成分含量及指纹图谱研究 [J].中国新药杂志，2020，29（9）：1052-1058.

[8] 黄烈军，罗波，穆淑珍，等.黔产黑骨藤挥发油成分的 GC-MS 分析 [J].贵州科学，2006，26（4）：25-26.

[9] Feng J Q, Zhang R J, Zhou Y, et al.Immunosuppressive pregnane glycosides from periploca sepium and periploca forrestii [J].Phytochemistry, 2008, 69（15）: 2716-2723.

[10] 何燕玲，李小双，马雪，等.苗药黑骨藤的化学成分研究（Ⅱ）[J].中药材，2019，42（2）：311-314.

[11] Huang M, Shen S, Luo C, et al.Genus Periploca（Apocynaceae）: A Review of Its

Classification，Phytochemistry，Biological Activities and Toxicology［J］.Molecules，2019，24（15）：2749.

［12］Long J L，Zhang N，Wu Y，et al.The complete chloroplast genome of Periploca forrestii（Apocynaceae），a traditional Chinese medicinal plant［J］.Mitochondrial DNA B Resources，2022，7（3）：468-470.

［13］Liu H，Chen H，Qin X L，et al.Simultaneous Determination of 5 Active Components of *Periploca forrestii* Schltr Extract in Rat Plasma by UPLC-MS and Its Application to Pharmacokinetic Studies in Normal and Adjuvant-Induced Arthritis Model Rats［J］.Natural Product Communications，2020，15（12）：1-10.

［14］Dong L，Zhang Y，Wang X，et al.In vivo and in vitro anti-inflammatory effects of ethanol fraction from Periploca forrestii Schltr［J］.Chinese Journal of Integrative Medicine，2017，23（7）：528-534.

［15］宋国斌，席国萍，郁建平，等.黑骨藤石油醚提取物成分及抑菌活性研究［J］.时珍国医国药，2013，24（5）：1085-1087.

［16］孙文娟，龙毅.不同浓度乙醇溶液对黑骨藤提取物的影响［J］.山地农业生物学报，2022，41（2）：88-92.

［17］Chen L，Jiang P，Li J，et al.Periplocin promotes wound healing through the activation of Src/ERK and PI3K/Akt pathways mediated by Na/K-ATPase［J］.Phytomedicine，2019，57：72-83.

［18］Chen L，Li J，Ke X，et al.The therapeutic effects of Periploca forrestii Schltr. Stem extracts on collagen-induced arthritis by inhibiting the activation of Src/NF-κB signaling pathway in rats［J］.Journal of Ethnopharmacology，2017，202：12-19.

［19］Gong Y，Yu Z，Wang Y，et al.Effect of Moxibustion on HIF-1α and VEGF Levels in Patients with Rheumatoid Arthritis［J］.Pain Research & Management，2019，4705247.

［20］Jia N，Chu W，Li Y，et al.Iridoid glycosides from the flowers of Gentiana macrophylla Pall. ameliorate collagen-induced arthritis in rats［J］.Journal of Ethnopharmacology，2016，189：1-9.

［21］Liu T，Wang X，He Y L，et al.In Vivo and In Vitro Anti-Arthritic Effects of Cardenolide-Rich and Caffeoylquinic Acid-Rich Fractions of Periploca forrestii［J］.Molecules，2018，23（8）：1988.

［22］龙洁，王涛，曲晨，等.雷公藤多苷片联合甲氨蝶呤治疗类风湿关节炎的效果［J］.中国医药导报，2019，16（7）：71-75.

［23］马运锋，韩小飞，苏国磊，等.白芍总苷对类风湿关节炎滑膜细胞增殖、凋亡和炎性因子的影响［J］.沈阳药科大学学报，2022，39（6）：677-683.

［24］张二兵，刘文亮，胡胜涛，等.盐酸青藤碱治疗类风湿关节炎新剂型研究进展［J］.中成药，2022，44（4）：1214-1218.

［25］揭珊珊，孙慧娟，刘建鑫，等.黄连解毒汤调控炎性免疫抗类风湿关节炎机制［J］.

中国实验方剂学杂志，2022，28（13）：28-33.

［26］国家中医药管理局《中华本草》编委会，中华本草·苗药卷［M］.贵阳：贵州科技出版社，2005：526-527.

［27］贵州省中医研究所.苗族医药学［M］.贵阳：贵州民族出版社，1992：193.

［28］贵州省药品监督管理局.贵州省中药材、民族药材质量标准［S］.贵阳：贵州科技出版社，2003：381.

［29］包喜文，李振英，吴霞，等.黑骨藤追风活络胶囊对胶原诱导性关节炎大鼠IL-1β、IFN-γ、IL-15的影响［J］.中国中医急症，2018，27（2）：293-295.

［30］杨波，张建锋.苗药黑骨藤研究进展［J］.中国现代中药，2019，21（8）：1122-1126.

［31］王和鸣，葛继荣，陈治英.黑骨藤追风活络胶囊治疗痹病的临床研究［J］.中国中医骨伤科，1999（2）：14-16.

［32］曹晴晴，沈霖，杨艳萍，等.黑骨藤伸筋透骨喷雾剂治疗急性软组织损伤（气滞血瘀证）的Ⅲ期临床研究［J］.中西医结合研究，2009，1（5）：244-246.

［33］李嘉杰.苗药黑骨藤追风液外搽配合推拿治疗慢性腰肌劳损30例［J］.云南中医中药杂志，2010，31（11）：19-20.

［34］邱德文，杜江.贵州十大苗药研究［M］.北京：中医古籍出版社，2008：423.

［35］王刘烨，魏文峰，霍金海，等.基于UPLC-Q-TOF-MS技术的芩百清肺浓缩丸血清药物化学初步研究［J］.中国中药杂志，2017，42（3）：572-579.

［36］袁梦，孙国东，刘华石，等.基于血清药物化学及网络药理学探究大青龙汤药效物质基础［J］.中国中药杂志，2022，47（14）：3876-3886.

［37］Xiong H，Li N，Zhao L，et al.Integrated Serum Pharmacochemistry，Metabolomics，and Network Pharmacology to Reveal the Material Basis and Mechanism of Danggui Shaoyao San in the Treatment of Primary Dysmenorrhea［J］.Frontiers in Pharmacology，2022，13：942955.

［38］李月婷，李靖，肖婷婷，等.基于中药血清药物化学及血清药理学方法探讨蕴草保护心肌细胞氧化损伤的物质基础［J］.中国实验方剂学杂志，2013，19（2）：158-162.

［39］王霞，杨建，宋菲，等.苗药黑骨藤中咖啡酰基奎宁酸类部位对人类风湿性关节炎成纤维样滑膜细胞MH7A增殖及炎症因子分泌的影响［J］.中国药房，2017，28（28）：3949-3951.

［40］王莉梅，金向群.中药血清化学在中药及中药复方研究中的应用［J］.中国实验方剂学杂志，2009，15（1）：77-80.

［41］汪培钧，叶飞.基于液相色谱质谱联用的复方鱼腥草合剂化学成分分析及特征图谱研究［J］.药物分析杂志，2015，35（4）：659-665.

［42］张丽媛，李遇伯，李利新，等.RRLC-Q-TOF/MS分析金银花的化学成分［J］.中南药学，2012，10（3）：204-208.

［43］常晋霞，刘文虎，王仕宝，等.基于GC-MS代谢组学分析刺五加总苷提取物的降

糖作用 [J].中国实验方剂学杂志，2017，23（16）：101–107.

[44] Etemadi–Tajbakhsh N, Faramarzi M A, Delnavazi M R.1, 5–dicaffeoylquinic acid, an α–glucosidase inhibitor from the root of Dorema ammoniacum D. Don [J].Research in Pharmaceutical Science，2020，15（5）：429–436.

[45] 夏涛，王昌权，李奎，等.黑骨藤提取物中 3 种活性成分在 AA 模型大鼠体内的药代动力学研究 [J].中国药理学通报，2020，36（9）：1270–1275.

[46] 王霞，蒋礼，何燕玲，等.黑骨藤中咖啡酰基奎宁酸类化合物体外抗类风湿关节炎机制研究 [J].中国药理学通报，2018，34（10）：1362–1367.

[47] 巩仔鹏，吴林霖，伍萍，等.羊耳菊提取物在大鼠粪便中的代谢产物分析 [J].中国实验方剂学杂志，2017，23（24）：100–105.

[48] 赵珊，张宝，熊丹丹，等.苗药黑骨藤的化学成分研究 [J].中草药，2017，48（8）：1513–1518.

[49] Zhao L M, Li L, Huang Y, et al.Antitumor Effect of Periplocin in TRAIL–Resistant gastric cancer cells via upregulation of death receptor through activating ERK1/2–EGR1 pathway[J]. Molecular Carcinogenesis，2019，58（6）：1033–1045.

[50] 刘亚娜.杠柳苷元诱导结肠癌细胞凋亡的作用及机制研究 [D].太原：山西大学，2020.

[51] Xie G, Sun L, Li Y, et al.Periplocin inhibits the growth of pancreatic cancer by inducing apoptosis via AMPK–mTOR signaling [J].Cancer Medicine，2021，10（1）：325–336.

[52] 张丽杰，鹿刚，张引娟，等.香加皮提取物杠柳苷抑制 SMMC–7721 细胞 Stat3 信号通路诱导细胞凋亡的研究 [J].第三军医大学学报，2008，30（15）：1448–1451.

[53] Hendrickx S, Uğur D Y, Yilmaz I T, et al.A sensitive capillary LC–UV method for the simultaneous analysis of olanzapine, chlorpromazine and their FMO–mediated N–oxidation products in brain microdialysates [J].Talanta，2017，162：268–277.

[54] 杨盟，杨帝顺，顾永卫，等.基于皮肤、血液双位点同步微透析技术的雷公藤甲素纳米乳体内药动学研究 [J].中国药学杂志，2018，53（11）：894–899.

[55] Deng R, Wang W, Wu H, et al.A Microdialysis in adjuvant arthritic rats for pharmacokinetics–pharmacodynamics modeling study of geniposide with determination of drug concentration and efficacy levels in dialysate [J].Molecules，2018，23（5）：987.

[56] 李涛，赵小亮，高天乐，等.大鼠血液和脑组织液中游离型青藤碱、川芎嗪、加巴喷丁、扑热息痛、普瑞巴林和阿米替林的微透析液取样及 HPLC–MS/MS 定量方法研究 [J].药学学报，2020，55（9）：2198–2206.

[57] 晏娜，徐宇琦，汤湛，等.阿魏酸体内外微透析回收率及其乳剂的经皮皮肤药动学研究 [J].中国药学杂志，2021，56（2）：115–121.

[58] Yeniceli D, Sener E, Korkmaz O T, et al.A simple and sensitive LC–ESI–MS（ion trap）method for the determination of bupropion and its major metabolite, hydroxybupropion in rat

plasma and brain microdialysates［J］.Talanta，2011，84（1）：19-26.

［59］安兰兰，刘育辰，刘刚，等.苗药黑骨藤研究进展及其质量标志物的预测分析［J］. 中华中医药学刊，2021，39（1）：136-141.

［60］潘洁，王昌权，李奎，等.基于大鼠类风湿性关节炎模型建立黑骨藤的 PK-PD 模型 ［J］.中草药，2020，51（20）：5194-5200.

［61］杨婉珠，刘育辰，杨虹，等.苗药黑骨藤醇提物乙酸乙酯部位对离体蛙心功能的影 响［J］.中国药房，2019，30（19）：2650-2655.

［62］张鹰，赵芡，李轩豪，等.基于网络药理学的苗药黑骨藤防治肺癌分子机制研究 ［J］.中药材，2019，42（2）：399-404.

［63］鲍春梅，孙广臣.黑骨藤皂苷对特应性皮炎小鼠的治疗作用及对 Th1 型免疫反应的 影响［J］.山东医药，2017，57（13）：32-35.

［64］覃小丽，陈浩，夏涛，等.基于 UPLC-Q-TOF-MS 技术的黑骨藤血清药物化学分析 ［J］.中国实验方剂学杂志，2019，25（6）：125-129.

［65］王昌权，夏涛，覃小丽，等.HPLC-MS/MS 法测定大鼠血浆中黑骨藤的 3 个指标成 分及其药动学研究［J］.中国新药杂志，2020，29（17）：2021-2026.

［66］吉恋英，杨志宏，候丛颂，等.脑微透析与自动采血技术联用研究丹参素的药动学 特性［J］.中国中药杂志，2013，38（21）：3758-3762.

第十章　红禾麻

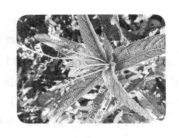

第一节　背景概述

红禾麻是荨麻科植物珠芽艾麻 *La portea bulbifera*（Sieb.et Zucc.）Wedd. 的新鲜或干燥全草，又名红活麻、珠芽艾麻、野绿麻、华中艾麻等，收载于《苗族医药学》《中华本草·苗药卷》和《贵州省中药、民族药质量标准》（2003 年版）中，具有祛风除湿、活血化瘀之功效。民间常以其全草或根入药，用于风湿麻木、跌仆损伤等的治疗，疗效确切。目前，以红禾麻为原料药的制剂已上市的有润燥止痒胶囊、复方伤复宁膏等。这些制剂自上市以来，不仅提高了患者的治疗效果，而且创造了良好的经济效益。近年来，已有学者对红禾麻的化学成分、药理作用等进行了系统研究。课题组通过前期药效实验及相关文献挖掘得出，红禾麻对于类风湿关节炎（Rheumatoid Arthritis，RA）具有明显的治疗效果，其 70% 乙醇提取物正丁醇部位是发挥抗炎作用的活性部位，而苯丙素类、黄酮类化合物是其主要活性成分。

RA 属于中医"痹证"范畴。中药治疗 RA 可以从多层次、多环节发挥免疫调节作用，疗效好，副作用少，特别在改善患者全身症状、提高生活质量等方面有着不可替代的作用。红禾麻作为贵州省重点培育发展的民族药材之一，其药用经验丰富、地域资源独特，对于 RA 治疗药物的研发具有潜在优势。为充分发挥中医药整体调节和多环节综合治疗的特点，以红禾麻为原料药开发防治 RA 的中药制剂将为临床 RA 的治疗带来新的契机。

剂型与药物的吸收情况密切相关，因此临床用药时应根据药物性质、释放速率、吸收方式等选择合适的剂型，以便更好地发挥疗效。目前，关于红禾麻化学成分、药理作用、临床应用的研究等已有较多报道，但因其成分复杂，对于其在体内发挥疗效的物质基础的研究较为缺乏，活性成分的吸收特征尚不明确，因而限制了红禾麻相关中药制剂的开发和利用。小肠是口服药物的主要吸收部位。药物溶解性、渗透性、转运蛋白、胃肠环境等是影响药物吸收的主要因素。药物肠吸收在一定程度上能反映药物口服后的整体吸收情况。因此，开展红禾麻活性成分的肠吸收动力学研究，获得其在肠道的吸收方式、有效吸收部位、吸收影响因素等信息，对于红禾麻治疗 RA 的中药制剂剂型的设计及临床应用具有一定指导意义。

　　评价口服药物肠吸收动力学的方法主要有 Caco-2 细胞模型法、离体外翻肠囊法、在体肠灌流法等。Caco-2 细胞模型法简单易行，结果重现性好，与人体的相关性好，且细胞形态、酶的表达、膜通透性与小肠类似，常被用于药物的摄取、跨膜转运机制的研究；缺点是 Caco-2 细胞缺少与小肠相似的黏液层和部分代谢酶，与小肠上皮细胞的真实环境有差异。离体外翻肠囊法是一种体外模拟肠道环境、检测药物吸收程度的技术。该方法简单快速，方便观察不同肠段的药物吸收情况；缺点是只有药物累积过程，没有分布、排泄过程，而且肠组织易失活、损伤。在体循环肠灌流法更加接近动物体内的真实吸收情况，并且不切断肠道神经，确保了动物模型的生物活性；缺点是动物个体差异大，且受多种因素影响，因此实验结果重现性较差。由于药物吸收是一个复杂的过程，单一的方法并不能准确预测药物的吸收特征，通常需要结合两个或两个以上的肠吸收方法来进行研究，优势互补、互相印证，确保研究结果的可靠性。

第二节　血清药物化学研究

　　红禾麻中主要含有黄酮类、内酯类、鞣质及糖类等成分，但其药效物质需进一步研究证实。中药的成分比较复杂，经适当的途径给药后，在体内会经过吸收、分布、代谢等过程，可能形成含有中药的原型成分、代谢产物及机体药物作用下产生的新的内源性生物活性物质的成分群，通过血液运输到各个组织器官或靶点，并在达到一定的血药浓度后才能发挥药效，所以说含药血清才是真正起作用的"制剂"。因此，本部分实验采用血清药理学和血清药物化学联用的方法，以体内直接作用物质为切入点，选择人类风湿关节炎滑膜成纤维细胞系（MH7A）对制备的含药血清进行药理活性筛选，以具有活性的含药血清为研究对象，采用谱效关系的分析方法探讨血清中的有效成分，进而阐明红禾麻的药效物质基础。

一、红禾麻提取物的制备

　　取 5kg 红禾麻药材，加 70% 乙醇回流提取 2h，滤过，残渣加 70% 乙醇回流提取 1.5h，滤过，残渣加 70% 乙醇再回流提取 1.5h，滤过之后合并滤液，浓缩至无乙醇味并稀释至浓度为 1g/mL（以生药量计），用水饱和正丁醇按等体积

（1:1）萃取 3 次，合并，回收正丁醇，残留物微波真空干燥，得到用正丁醇萃取的红禾麻提取物，提取率为 4.03%。

二、含药血清的采集

取健康 SD 大鼠，随机分为雷公藤多苷片组（TWP 组，101.6mg/kg）、红禾麻提取物灌胃药液组（136g/kg，以生药量计）、空白对照组，禁食 12h（自由饮水）后，分别灌胃给药，每天 2 次，连续给药 3 天，空白对照组灌胃等体积 0.5% 的羧甲基纤维素钠。各组分别于末次给药 60min 后股动脉取血，取全血置于 37℃水浴中至上层有黄色液体析出，5000rpm 离心 10min，取上层血清。将同组血清混合以消除个体差异，置于 −20℃冰箱保存，备用。

三、血清样品的制备

分别取含药血清及空白血清各 1mL，加入 0.4mL 1% 甲酸和 4mL 甲醇，涡混 3min，超声 10min，12000rpm 离心 10min，取上清液在 37℃下氮气吹干。残留物继续加入 1mL 甲醇溶解，按上述处理方法二次沉淀蛋白，在 37℃下氮气吹干后，加入 200μL 甲醇溶解残渣，涡混 3min，超声 10min，13000rpm 低温离心 20min，取上清液进 UHPLC–Q–TOF–MS 分析。

四、色谱条件

Agilent Eclipse Plus C_{18} RRHD 色谱柱（2.1mm×100mm，1.8μm），柱温 40℃；流动相为 0.1% 甲酸水（A）–0.1% 甲酸乙腈（B）。梯度洗脱条件：0 ～ 1.5min，5%（B）；1.5 ～ 6min，5% ～ 9%（B）；6 ～ 9min，9%（B）；9 ～ 19min，9% ～ 20%（B）；19 ～ 20min，20% ～ 95%（B）；20 ～ 21min，95% ～ 5%（B）；21 ～ 22min，5%（B）。流速为 0.25mL/min；进样量 1μL。

五、质谱条件

电喷雾（ESI）离子源，负离子模式全程扫描，数据采集范围 m/z 50 ～ 1000，毛细管电压 4.5kV；雾化气（N_2）压力 1.2bar，去溶剂气 N_2 流速 8L/min，去溶剂气温度 200℃；质谱数据采集和处理分别采用 Hystar 3.2q 及 Data Analysis 软件。

六、口服红禾麻提取物吸收后的入血成分分析

在相同条件下，将大鼠口服红禾麻提取物后制备的含药血清，与空白血清、红禾麻提取物总离子流色谱图对比，见图 10-1。运用 Metabolite Detect 软件将空白血清色谱图从含药血清色谱中图扣除，得到其差异图谱。通过比较红禾麻提取物样品液、红禾麻提取物含药血清、空白血清及其差异色谱图（图 10-1D）发现，除去血清中的固有成分，共在红禾麻含药血清中检测到 30 个体内移行成分。其中有 15 个色谱峰同时在红禾麻提取样品液的指纹图谱中被检测到，即 3、7、8、9、14、15、18、19、20、21、22、23、24、25、27 号色谱峰（图 10-1A、D）；并进一步运用 UHPLC-Q-TOF-MS 技术对红禾麻提取物含药血清中以上 15 个移行成分进行研究，采用对照品对照，通过分析比较二级碎片离子信息，确定以上 8 个色谱峰所表征的化学成分为原型吸收入血成分，即 3、7、8、19、20、21、24、25 号色谱峰依次为新绿原酸、绿原酸、隐绿原酸、芦丁、异槲皮苷、木犀草苷、山奈酚 -3-O- 芸香糖苷、槲皮苷；9、14、15、18、22、23 和 27 号为未知原型化合物。其他 15 个色谱峰（m1、m2、m3、m4、m5、m6、m7、m8、m9、m10、m11、m12、m13、m14 和 m15）所表征的成分推测可能为大鼠口服红禾麻后在体内转化的代谢产物或机体对药物产生的应激成分。初步质谱表征数据见表 10-1。

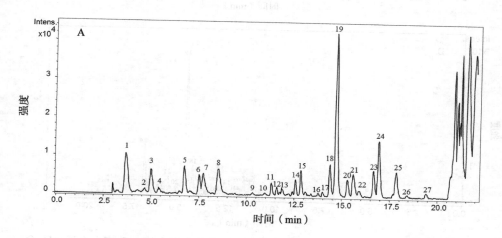

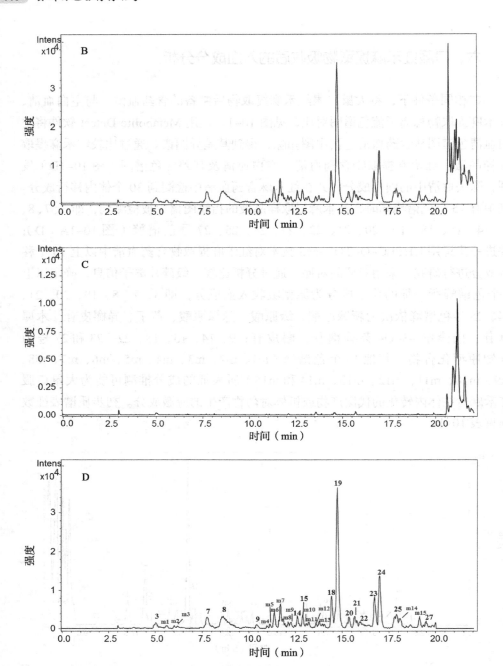

A. 红禾麻提取物；B. 末次灌胃红禾麻提取物 60min 后的含药血清；C. 空白血清；D. 含药血清与空白血清的差异图谱。

图 10-1　总离子流色谱图

表 10-1 红禾麻含药血清总离子流色谱图色谱峰归属

峰号	保留时间（min）	化学式	[M−H]⁻	误差（ppm）	化合物
3	5.1	$C_{16}H_{17}O_9$	353.0884	−1.8	新绿原酸
m1	5.6	$C_{12}H_{19}O_7$	275.1150	−4.9	Unknown
m2	6	$C_{15}H_{15}O_9$	339.0709	3.6	Unknown
m3	6.2	$C_{12}H_{13}O_8$	285.0616	−0.8	Unknown
7	7.8	$C_{16}H_{17}O_9$	353.0890	−3.3	绿原酸
8	8.7	$C_{16}H_{17}O_9$	353.0886	−2.1	隐绿原酸
9	10.4	$C_{18}H_{25}O_{10}$	401.1454	−0.2	未知化合物 1
m4	11	$C_{18}H_{25}O_{10}$	401.1448	1.3	Unknown
m5	11.1	$C_{19}H_{27}O_9$	399.1671	−2.7	Unknown
m6	11.4	$C_{20}H_{31}O_{10}$	431.1923	−0.1	Unknown
m7	11.7	$C_{17}H_{23}O_9$	371.1361	−1.5	Unknown
m8	12.1	$C_{13}H_{15}O_7$	283.0815	3.1	Unknown
m9	12.3	$C_{17}H_{19}O_9$	367.1043	−4.9	Unknown
14	12.6	$C_{27}H_{29}O_{17}$	625.1410	−4.2	未知化合物 2
15	12.9	$C_{27}H_{29}O_{17}$	625.1429	−3.0	未知化合物 3
m10	13.1	$C_{17}H_{29}O_{10}$	393.1781	−3.7	Unknown
m11	13.2	$C_{17}H_{29}O_{10}$	393.1779	−5.5	Unknown
m12	13.6	$C_{19}H_{27}O_9$	399.1677	3.2	Unknown
m13	13.8	$C_{20}H_{33}O_{21}$	609.1513	1.2	Unknown
18	14.4	$C_{27}H_{29}O_{16}$	609.1491	−4.8	未知化合物 4
19	14.8	$C_{27}H_{29}O_{16}$	609.1493	−5.3	芦丁
20	15.3	$C_{21}H_{19}O_{12}$	463.0888	−4.6	异槲皮苷
21	15.6	$C_{21}H_{19}O_{11}$	447.0958	−4.5	木犀草苷
22	15.9	$C_{27}H_{29}O_{15}$	593.1545	−5.7	未知化合物 5
23	16.7	$C_{27}H_{29}O_{16}$	609.1490	−4.8	未知化合物 6
24	16.9	$C_{27}H_{29}O_{15}$	593.1540	−4.7	山柰酚 -3-O- 芸香糖苷
25	17.8	$C_{21}H_{19}O_{11}$	447.0973	4.1	槲皮苷
m14	18.1	$C_{21}H_{21}O_9$	417.1207	−3.8	Unknown
m15	19.1	$C_{34}H_{49}O_{15}$	697.3119	−6.1	Unknown
27	19.5	$C_{27}H_{29}O_{15}$	593.1531	−3.1	未知化合物 7

七、红禾麻入血成分谱效相关性分析

利用 SPSS 18.0 软件的双变量（bivariate）相关分析方法，分析来源于不同采血时间点样品的 30 个入血成分峰面积与生物活性指标的相关性。实验结果显示，26 个入血成分与细胞增殖抑制率指标呈正相关，4 个入血成分与细胞增殖抑制率指标呈负相关，其中 3、7、8、14、18、19、21、23、24 号色谱峰，以及 m6、m7 和 m15 号色谱峰与细胞增殖抑制率指标相关性显著，结果见表 10-2。研究结果提示，红禾麻产生活性的贡献成分可能还包括 3、7、8、14、18、19、21、23、24、m6、m7 和 m15 号色谱峰等。

表 10-2　各色谱峰与生物活性指标的相关系数

特征峰峰号	相关性		特征峰峰号	相关性	
	Correlation	Sig.		Correlation	Sig.
3	0.934**	0.000	m10	0.091	0.815
m1	0.156	0.688	m11	0.112	0.774
m2	−0.335	0.379	m12	0.254	0.310
m3	0.331	0.384	m13	0.249	0.371
7	0.889**	0.000	18	0.779**	0.000
8	0.812**	0.001	19	0.783**	0.000
9	0.640	0.063	20	0.552	0.063
m4	−0.487	0.183	21	0.645*	0.024
m5	0.473	0.075	22	0.257	0.504
m6	0.670*	0.016	23	0.567*	0.034
m7	0.577*	0.012	24	0.777**	0.000
m8	−0.243	0.331	25	0.566	0.055
m9	−0.053	0.892	m14	0.556	0.057
14	0.594*	0.021	m15	0.623*	0.026
15	0.232	0.548	27	0.265	0.340

八、讨论

本实验通过采用不同的给药方案、不同的采血时间来研究红禾麻的血清药物化学，结果发现多次给药得到的指纹图谱信息量明显比单次给药得到的指纹图谱信息量丰富，因此选择多次给药法（每天 2 次，连续给药 3 天）、末次给药后 1h 取血为最佳的血清制备方案，并对其进行血清移行成分的分析。UHPLC-Q-TOF-MS 具有高选择性、高灵敏度等特点，目前在体内药物分析中被广泛采用。为了去除大鼠体内内源性物质的干扰，本实验采用 Metabolite Detect 软件将空白血清色谱图从含药血清色谱图中扣除，以得到红禾麻的含药血清差异图谱。红禾麻的血清药化分析结果表明，其含药血清中有 30 个代谢成分，其中 8 个原型吸收入血成分，分别是新绿原酸、绿原酸、隐绿原酸、芦丁、异槲皮苷、木犀草苷、山奈酚 -3-O- 芸香糖苷和槲皮苷。其中相对含量较高的成分是黄酮类成分。

而 1、5、6、11 等峰在体内均未发现原型吸收，可能是由于其在体内产生药效的形式为代谢产物（如葡萄糖醛酸化、硫酸酯化等形式）或其代表的原型成分不能吸收入血。同时，通过利用双变量相关分析方法对来源于不同时间点含药血清样品中 30 个特征色谱峰与生物活性指标的相关性进行研究发现：30 个特征色谱峰中 3 号新绿原酸，7 号绿原酸，8 号隐绿原酸，14、18、19 号芦丁，21 号木犀草苷，23 号山柰酚 –3–O– 芸香糖苷，以及 m6、m7 和 m15 号色谱峰所表征的化学成分与细胞增殖抑制率指标呈正相关，提示上述成分可能为红禾麻产生活性的贡献成分。在含药血清中还发现了 m1 ～ m15 15 个代谢成分，它们可能为大鼠口服红禾麻后在体内转化的代谢产物或机体对药物产生的应激成分。对于在红禾麻含药血清中找到的大量移行成分，推测其可能是红禾麻在以体内发挥药效的有效组分群。

第三节　吸收研究

一、红禾麻活性成分在 Caco–2 细胞的吸收特性研究

本部分实验采用 MTS 法确定红禾麻提取物在 Caco–2 细胞模型中的安全浓度，通过建立 UPLC–MS/MS 分析技术测定红禾麻提取物中新绿原酸等 8 个活性成分在 Caco–2 细胞中的含量，探究不同因素（浓度、时间、pH 值、温度、外排转运蛋白抑制剂）对其摄取、跨膜转运的影响，从而明确红禾麻活性成分的体外吸收特性及其影响因素，为红禾麻提取物的口服制剂开发提供实验参考。

（一）红禾麻提取物储备液的制备

取干燥后的红禾麻药材，加 70% 乙醇回流提取 2h，滤过，药渣加 70% 乙醇回流提取 1.5h，滤过，药渣加 70% 乙醇再回流提取 1.5h，滤过之后合并滤液，浓缩至无醇味并用蒸馏水稀释至浓度为 1.0g/mL（以生药量计）。浓缩液用水饱和正丁醇等体积（1 : 1）萃取 3 次，合并回收正丁醇，萃取液浓缩至浸膏，微波真空干燥，即得红禾麻提取物（提取率为 2.87%）。

取上述提取物适量，加入适量的 HBSS 缓冲液，超声 30min 溶解，6000rpm 离心 10min，取上清液，用 0.22μm 微孔滤膜过滤，即得 100mg/mL 的红禾麻提取物储备液。经 UPLC–MS/MS 法测定，红禾麻提取物中各成分的含量分别为新绿原酸（2.32%）、绿原酸（6.54%）、隐绿原酸（4.68%）、芦丁（11.45%）、槲皮苷（0.63%）、异槲皮苷（2.15%）、山柰酚 –3–O– 芸香糖苷（2.30%）、木犀草苷（1.04%）。

（二）色谱条件

Waters BEH C$_{18}$ 色谱柱（2.1mm×50mm，1.7μm）；Waters Van Guard BEH C$_{18}$ 保护柱（2.1mm×5mm，1.7μm）；流速 0.35mL/min；柱温 45℃；进样器温度 25℃；流动相 0.1% 甲酸乙腈（A）–0.1% 甲酸水（B）；进样体积 3μL；梯度洗脱条件见表 10-3。

表 10-3　新绿原酸等 8 种成分的色谱条件

时间（min）	有机相（%）	水相（%）	曲线
Initial	5	95	—
0.5	9	91	6
2	15	85	6
4	20	80	6
4.5	95	5	6
5	5	95	1

（三）质谱条件

电喷雾电离源（ESI）；毛细管电压 3kV；离子源温度 150℃；去溶剂气温度 400℃；去溶剂气（N$_2$）流速 800L/h；反吹气（N$_2$）流速 50L/h；质谱数据采集及处理软件为 MassLynx V4.1 工作站；扫描方式为选择性离子监测（SIM）。各离子条件如表 10-4 所示。

表 10-4　新绿原酸等 8 种成分及内标的质谱条件

化合物	ESI	母离子质荷比（m/z）	锥孔电压（V）
新绿原酸	–	353.3	25
绿原酸	–	353.1	35
隐绿原酸	–	353.2	35
芦丁	–	609.1	50
异槲皮苷	–	463.0	45
槲皮苷	+	449.1	30
山奈酚 -3-O- 芸香糖苷	–	593.0	50
木犀草苷	–	447.3	35
葛根素（内标）	+	417.0	30

（四）时间依赖性试验

将红禾麻提取物（5.0mg/mL）于Caco-2细胞中分别培养15、30、60、90、120、180min，测定细胞悬液中各成分的含量并计算细胞摄入量，结果如表10-5、图10-2所示。新绿原酸、绿原酸、隐绿原酸在60min后吸收趋于饱和，其余5种成分在Caco-2细胞中的吸收具有时间依赖性。综合考虑，选择60min作为最佳摄取时间进行后续实验。

表 10-5　红禾麻提取物不同时间对 Caco-2 细胞摄取的影响（$\bar{x}\pm s$，n=6）

检测成分	摄取量（mg/g）					
	15min	30min	60min	90min	120min	180min
新绿原酸	0.100±0.008	0.133±0.029	0.154±0.025	0.133±0.023	0.138±0.018	0.146±0.013
绿原酸	0.149±0.016	0.203±0.039	0.242±0.023	0.211±0.027	0.224±0.027	0.246±0.040
隐绿原酸	0.126±0.012	0.167±0.029	0.190±0.030	0.164±0.022	0.166±0.018	0.180±0.024
芦丁	0.593±0.055	0.811±0.170	0.855±0.112	0.904±0.123	0.915±0.120	1.126±0.124
异槲皮苷	0.048±0.002	0.058±0.010	0.066±0.007	0.071±0.009	0.067±0.010	0.084±0.009
槲皮苷	0.022±0.003	0.025±0.003	0.028±0.005	0.031±0.006	0.030±0.008	0.040±0.006
山柰酚-3-O-芸香糖苷	0.077±0.004	0.098±0.018	0.105±0.013	0.109±0.014	0.105±0.015	0.127±0.013
木犀草苷	0.082±0.005	0.111±0.021	0.134±0.020	0.161±0.019	0.162±0.025	0.211±0.020

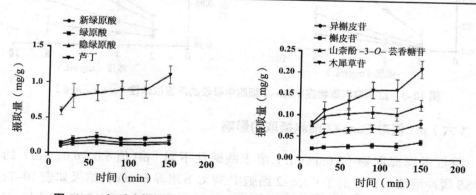

图 10-2　红禾麻提取物在 Caco-2 细胞中吸收的时间依赖性（$\bar{x}\pm s$，n=6）

（五）浓度依赖性试验

将不同浓度的红禾麻提取物溶液（2.0、4.0、8.0mg/mL），分别于Caco-2细胞中培养60min，结果如表10-6、图10-3所示。新绿原酸等8种成分的摄取量随浓度的增加而呈线性增加，表明红禾麻提取物中 8 种代表成分的摄取方式为被动扩散。

表 10-6　红禾麻提取物不同浓度对 Caco-2 细胞摄取的影响（$\bar{x} \pm s$，$n=6$）

检测成分	摄取量（mg/g）		
	2.0mg/mL	4.0mg/mL	8.0mg/mL
新绿原酸	0.030±0.010	0.056±0.014	0.120±0.024
绿原酸	0.052±0.016	0.119±0.026	0.284±0.063
隐绿原酸	0.032±0.010	0.077±0.017	0.199±0.044
芦丁	0.126±0.043	0.312±0.061	0.701±0.150
异槲皮苷	0.019±0.006	0.028±0.004	0.051±0.010
槲皮苷	0.011±0.002	0.015±0.001	0.023±0.008
山柰酚 -3-O- 芸香糖苷	0.027±0.009	0.047±0.008	0.095±0.020
木犀草苷	0.034±0.011	0.059±0.010	0.110±0.023

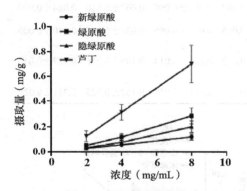 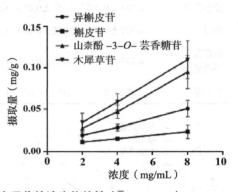

图 10-3　红禾麻提取物在 Caco-2 细胞中吸收的浓度依赖性（$\bar{x} \pm s$，$n=6$）

（六）pH 值对 Caco-2 细胞摄取的影响

将红禾麻提取物（5.0mg/mL）溶于酸碱性不同（pH 值 5.0、6.0、7.4）的 HBSS 缓冲溶液中，分别于 Caco-2 细胞中 37℃下培养 60min，结果如表 10-7、图 10-4 所示。新绿原酸等 8 种成分在 pH 值 5.0 和 pH 值 6.0 时的吸收特性与 pH 值 7.4 时有显著性差异（$P < 0.05$），各成分在酸性（pH 值 5.0～6.0）条件下吸收较好，表明酸性条件有利于 8 种活性成分的吸收。综合考虑选择 pH 值 6.0 进行后续实验。

表 10-7　红禾麻提取物不同 pH 值对 Caco-2 细胞摄取的影响（$\bar{x} \pm s$，$n=6$）

检测成分	摄取量（mg/g）		
	pH 值 5.0	pH 值 6.0	pH 值 7.4
新绿原酸	0.155±0.011*	0.183±0.051**	0.104±0.013
绿原酸	0.263±0.014**	0.311±0.098**	0.118±0.016
隐绿原酸	0.179±0.010**	0.227±0.073**	0.089±0.015
芦丁	1.256±0.096**	1.416±0.210**	0.743±0.046
异槲皮苷	0.091±0.006**	0.117±0.023**	0.060±0.003
槲皮苷	0.084±0.014**	0.111±0.023**	0.038±0.002
山柰酚 -3-O- 芸香糖苷	0.140±0.008**	0.152±0.041**	0.097±0.005
木犀草苷	0.264±0.016**	0.316±0.057**	0.186±0.015

注：与 pH 值 7.4 相比，*$P < 0.05$，**$P < 0.01$。

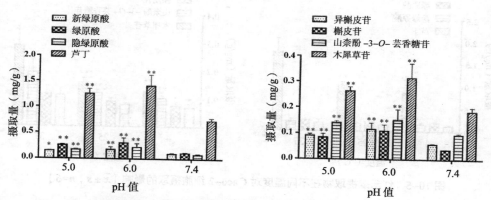

图 10-4　红禾麻提取物在不同 pH 值下对 Caco-2 细胞摄取的影响（$\bar{x} \pm s$，$n=6$）

（七）温度对 Caco-2 细胞摄取的影响

将红禾麻提取物溶液（pH 值 6.0，5.0mg/mL）分别于不同温度（4、25、37℃）下与 Caco-2 细胞共同培养 60min，结果如表 10-8、图 10-5 所示。8 种成分在 37℃的吸收最好，综合考虑选择 37℃进行后续实验。

表 10-8　红禾麻提取物不同温度对 Caco-2 细胞摄取的影响（$\bar{x} \pm s$，$n=6$）

检测成分	摄取量（mg/g）		
	4℃	25℃	37℃
新绿原酸	0.130±0.026	0.145±0.014	0.174±0.075
绿原酸	0.192±0.043	0.210±0.039	0.235±0.107

（续表）

检测成分	摄取量（mg/g）		
	4℃	25℃	37℃
隐绿原酸	0.162±0.035	0.171±0.025	0.191±0.064
芦丁	0.856±0.185**	1.008±0.094**	1.759±0.299
异槲皮苷	0.068±0.013*	0.078±0.007*	0.111±0.024
槲皮苷	0.075±0.013*	0.090±0.013	0.115±0.028
山柰酚 -3-O- 芸香糖苷	0.102±0.021**	0.119±0.011**	0.190±0.049
木犀草苷	0.127±0.023**	0.155±0.017**	0.287±0.066

注：与 37℃相比，$^*P < 0.05$，$^{**}P < 0.01$。

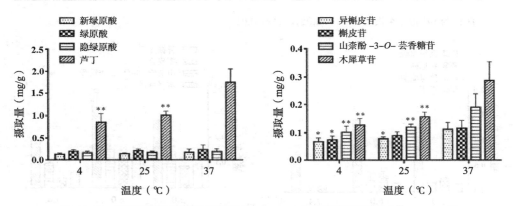

图 10-5　红禾麻提取物在不同温度对 Caco-2 细胞摄取的影响（$\bar{x}\pm s$，$n=6$）

（八）P-gp、MRP2、BCRP 抑制剂对 Caco-2 细胞摄取的影响

将含 P-gp 抑制剂维拉帕米（50μg/mL）、环孢菌素 A（10μg/mL），MRP2 抑制剂 MK571（50μmol/L），BCRP 抑制剂 Ko143（10μmol/L）的红禾麻提取物（5.0mg/mL，pH 值 6.0），于 37℃、5%CO_2 培养箱中共同培养 60min 后测定各成分摄取量的变化，结果如表 10-9、图 10-6 所示。与对照组相比，加入环孢菌素 A 后，新绿原酸、绿原酸的 Caco-2 细胞摄取量增加，但无显著性差异，其余成分加入 P-gp 抑制剂维拉帕米、环孢菌素 A 后细胞摄取量降低。加入 MK571、Ko143 后，新绿原酸等成分的摄取量显著降低（$P < 0.01$）。提示 8 种活性成分可能不是 P-gp、MRP2 和 BCRP 的底物。

表 10-9　P-gp、MRP2、BCRP 抑制剂对 Caco-2 细胞摄取的影响（$\bar{x} \pm s$，n=6）

检测成分	摄取量（mg/g）				
	对照组	维拉帕米 ＋提取物	环孢菌素 A ＋提取物	MRP2 抑制剂 MK571+ 提取物	BCRP 抑制剂 Ko143+ 提取物
新绿原酸	0.092±0.016	0.086±0.031	0.093±0.033	0.028±0.006[**]	0.019±0.004[**]
绿原酸	0.183±0.024	0.163±0.050	0.215±0.073	0.075±0.020	0.055±0.004[**]
隐绿原酸	0.144±0.014	0.120±0.035	0.142±0.050	0.058±0.015[**]	0.044±0.003[**]
芦丁	0.701±0.160	0.463±0.174	0.579±0.215	0.085±0.020[**]	0.081±0.017[**]
异槲皮苷	0.057±0.007	0.045±0.014	0.049±0.019	0.045±0.009	0.036±0.001[**]
槲皮苷	0.030±0.005	0.020±0.006	0.028±0.015	0.025±0.013[**]	0.039±0.034[**]
山柰酚 -3-O- 芸香糖苷	0.105±0.016	0.077±0.025	0.086±0.032	0.056±0.009[**]	0.043±0.003[**]
木犀草苷	0.129±0.027	0.094±0.031	0.117±0.045	0.047±0.010[**]	0.040±0.003[**]

注：与对照组相比，[*]$P < 0.05$，[**]$P < 0.01$。

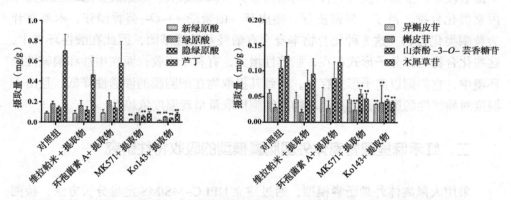

图 10-6　P-gp、MRP2、BCRP 抑制剂对 Caco-2 细胞摄取的影响（$\bar{x} \pm s$，n=6）

（九）讨论

P- 糖蛋白（P-gp）、多药耐药蛋白（MRP2）、乳腺癌耐药蛋白（BCRP）在人的空肠和 Caco-2 细胞中表达丰富。通常口服给药的药物透过小肠上皮细胞后才能进入血液和组织，而药物转运蛋白作为选择性屏障，可将药物外排至肠腔中，进而导致药物透膜吸收减少，生物利用度降低，而 P-gp、MRP2、BCRP 抑制剂可抑制这三种转运蛋白的表达，增加药物吸收。

实验表明，与对照组相比，加入环孢菌素 A 后，新绿原酸、绿原酸的 Caco-2 细胞摄取量增加，但无显著性差异，其余成分加入维拉帕米、环孢菌

A 后细胞摄取量降低。加入 MK571、Ko143 后，新绿原酸等成分的摄取量显著降低（$P < 0.01$），提示 8 种活性成分可能不是 P–gp、MRP2 和 BCRP 的底物。

在 Caco–2 单层模型中，常用表观渗透系数（P_{app}）和药物外排比（ER）来评价药物在肠道的吸收情况。$P_{app} > 1 \times 10^{-5} cm/s$ 时，说明药物吸收良好；$P_{app} < 1 \times 10^{-6} cm/s$ 时，说明药物吸收较差；P_{app} 介于（$1 \times 10^{-6} \sim 1 \times 10^{-5}$）$cm/s$ 时，为中等吸收的药物。文献表明，ER 处于 0.5 ~ 1.5 且双向 P_{app} 无显著性差异时，药物以被动转运为主；$ER > 1.5$ 时，则可能存在主动转运，有外排蛋白的参与。红禾麻中 5 种提取物在 Caco–2 细胞模型中的转运存在一定的浓度及时间依赖性，其 $P_{app} > 1 \times 10^{-6} cm/s$，说明红禾麻为中等吸收的药物；$ER$ 处于 0.5 ~ 1.5，提示 5 种成分在 Caco–2 细胞模型的转运机制主要是被动扩散。随着温度的增加，细胞内酶的活性增加，P_{app} 也随之增加。

药物的透膜吸收主要以分子的形式进行，肠道内的酸碱度会影响药物的解离情况，进一步影响药物的肠道吸收。在不同的 pH 环境下，药物的解离程度也不一样。本实验结果表明，红禾麻提取物中各成分在酸性环境（pH 值 5.0 ~ 6.0）下摄取较好，推测可能与化合物的结构有关。新绿原酸、绿原酸、隐绿原酸为苯丙素类化合物，芦丁、异槲皮苷、槲皮苷、山奈酚 –3–O– 芸香糖苷、木犀草苷为黄酮类化合物。这 8 种化合物本身含有酚羟基酸性基团，因此在酸性环境中，这些化合物均以分子形式存在，脂溶性增大，有利于吸收；而在中性和偏碱性的环境中，它们则以离子形式存在，导致其提取物在细胞膜的渗透性降低；且由于温度对酶活性的影响，使其提取物的细胞摄取量呈现温度依赖性。

二、红禾麻提取物离体外翻肠囊模型的吸收特性研究

采用大鼠离体外翻肠囊模型，通过建立 UPLC–MS/MS 定量分析方法，检测正常大鼠肠吸收样品中新绿原酸、绿原酸、隐绿原酸、芦丁、山奈酚 –3–O– 芸香糖苷、木犀草苷、槲皮苷、异槲皮苷 8 种活性成分的含量，以考察红禾麻提取物不同浓度、大鼠不同肠段对各成分肠吸收的影响。

（一）红禾麻提取物供试液的制备

取干燥后的红禾麻药材，加 70% 乙醇回流提取 2h，滤过，药渣加 70% 乙醇回流提取 1.5h，滤过，药渣加 70% 乙醇再回流提取 1.5h，滤过，合并滤液，浓缩至无醇味并用蒸馏水稀释至浓度为 1.0g/mL（以生药量计）。浓缩液用等体积水饱和正丁醇（1：1）萃取 3 次，合并回收正丁醇，萃取液浓缩至浸膏，微波真空干燥，即得红禾麻提取物（提取率为 2.87%）。取红禾麻提取物适量，加入

适量的 Tyrode 营养液，超声 30min 溶解，5000rpm 离心 10min，取上清液，即得 2.5、5.0、10.0μg/mL 的红禾麻提取物供试液。

（二）样品处理方法

取样品 200μL，加入 20μL 葛根素（1.0mg/L）内标溶液，加入 0.1% 甲酸水溶液 40μL，再加入 400μL 甲醇，涡混 3min，超声（80Hz）10min，12000rpm 离心 10min，取上清液于 37℃ 下氮气流下吹干，残渣加入 100μL 50% 甲醇水溶解，涡混 3min，超声（80Hz）10min，12000rpm 离心 10min，取上清液 UPLC–MS/MS 进样分析。

（三）大鼠外翻肠囊实验

将实验前禁食 12h 的大鼠称重后，断颈椎处死，沿腹中线剪开腹腔，迅速取出目标肠段（十二指肠为幽门 1cm 至下 10cm；空肠为幽门 15cm 至下 10cm；回肠为盲肠上端 20cm 至下 10cm；结肠为盲肠下端至下 10cm）。将剪下的肠段放入 37℃ Tyrode 液中冲洗，至无肠内容物为止。将自制硅胶套管软端插入肠管，用丝线结扎，小心将肠道翻转，用 37℃ Tyrode 液冲洗内表面，将另一端用丝线结扎成囊状。将肠管放入盛有 10mL 37℃ 恒温 Tyrode 液的麦氏浴管中，开始供混合气体（95%O_2、5%CO_2）。在肠管中注入 2mL Tyrode 液平衡 5min，然后将 Tyrode 液换成质量浓度分别为 2.5、5.0、10.0mg/mL 的供试液，分别在 15、30、45、60、90、120min 取样 200μL，取样同时补充等体积的 37℃ Tyrode 液。所取样品放入干净的 EP 管中，–20℃ 保存，备用。实验结束后将各肠管纵向剖开，摊于滤纸上测量被考察肠段的长度（L）和内径（r）。

（四）数据分析

药物累积吸收量（Q）的计算：

$$Q = 0.2 C_n \times \frac{V_{平衡}}{V_{取样}} + 0.2 \sum_{i=1}^{n-1} C_i \tag{10-1}$$

吸收速率常数（K_a）的计算：

$$K_a = \frac{L}{A} \tag{10-2}$$

式中 C_n 表示各时间点取样的实际检测质量浓度，$V_{平衡}$ 为平衡前肠管中加入的台氏液体积，$V_{取样}$ 为每次取样的体积，L 为药物 Q 对时间进行线性回归得到的斜率，A 为肠段的表面积。结果用 $\bar{x} \pm SD$ 表示，利用统计学软件 SPSS 23.0 进行分析，多组比较采用方差分析，两组比较采用独立样本 t 检验，$P < 0.05$ 表示差异具有统计学意义。

（五）红禾麻提取物不同浓度下各活性成分在大鼠肠道不同部位的吸收特征

剪取大鼠十二指肠、空肠、回肠及结肠各肠段，分别置于浓度为 2.5、5.0、10.0mg/mL 的红禾麻提取物溶液中，按照样品制备方法和大鼠外翻肠囊实验方法进行操作，计算新绿原酸等 8 种活性成分在 120min 内各肠段的累积吸收量（Q）和药物吸收速率常数（K_a），绘制 $Q-t$ 曲线。其吸收情况见图 10-7 和表 10-11 ~ 10-16。

结果表明，红禾麻提取物中 8 种成分均可吸收进入肠囊，且在低、中、高浓度检测的线性范围内，各成分的累积吸收量 - 时间曲线均为上升趋势，未呈饱和现象，提示 8 种成分在 120min 内的吸收未达到饱和状态。通过回归分析，其回归相关系数（R^2）均大于 0.92，表明低、中、高浓度下，8 种成分均为线性吸收，且符合零级速率过程，各成分的 K_a 随着供试药液浓度的增大而增大，表明新绿原酸等 8 种成分的吸收机制可能为被动扩散。

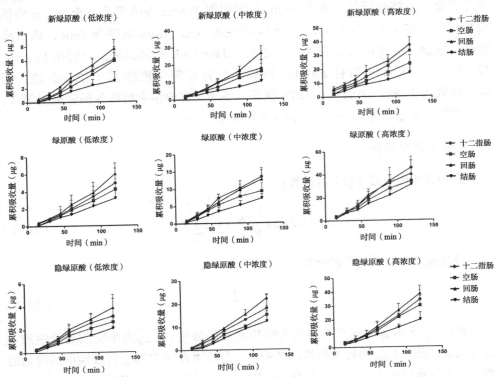

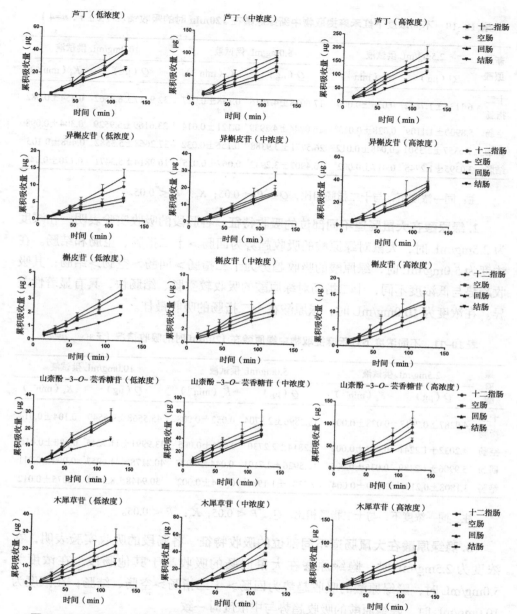

图10-7　三个浓度下红禾麻提取物中8种成分在大鼠各肠段的累积吸收量－时间曲线

1. 新绿原酸在大鼠肠道不同部位的吸收特征　各肠段的吸收实验表明，在浓度为2.5mg/mL时，回肠对新绿原酸的吸收高于十二指肠、空肠和结肠；在浓度为5.0mg/mL时，新绿原酸在结肠的Q和K_a具有显著性差异；在浓度为10.0mg/mL时，新绿原酸在回肠的吸收最佳。

表 10-10   不同浓度下红禾麻提取物中新绿原酸在 120min 时的吸收情况（$\bar{x} \pm s$，$n=4$）

新绿原酸	2.5mg/mL 供试液		5.0mg/mL 供试液		10.0mg/mL 供试液	
	Q（μg）	K_a（min^{-1}）	Q（μg）	K_a（min^{-1}）	Q（μg）	K_a（min^{-1}）
十二指肠	6.1135±1.7832	0.036±0.009	17.6038±4.7016	0.138±0.027	32.9417±8.6562	0.354±0.082
空肠	5.8900±1.1109*	0.028±0.013#	16.0744±4.2959	0.121±0.014	23.6169±5.9529	0.304±0.098
回肠	7.6357±2.3501	0.048±0.012	26.5771±3.9388*	0.156±0.032	37.2668±5.3582*	0.408±0.105#
结肠	3.0395±1.2745*	0.017±0.002#	10.4907±3.2932*	0.067±0.025#	16.9814±5.3471*	0.170±0.048

注：同一浓度下，与十二指肠相比，Q：*$P < 0.05$；K_a：#$P < 0.05$。

2. 绿原酸在大鼠肠道不同部位的吸收特征   各肠段的吸收实验表明，在浓度为 2.5mg/mL 时，大鼠对绿原酸的吸收趋势为回肠＞十二指肠、空肠和结肠。在浓度为 5.0mg/mL 时，绿原酸的吸收趋势为十二指肠＞回肠＞空肠＞结肠；其吸收趋势与低浓度不同，十二指肠对绿原酸的吸收较空肠、结肠快，具有显著性差异。在浓度为 10.0mg/mL 时，绿原酸在十二指肠的吸收最佳。

表 10-11   不同浓度下红禾麻提取物中绿原酸在 120min 时的吸收情况（$\bar{x} \pm s$，$n=4$）

绿原酸	2.5mg/mL 供试液		5.0mg/mL 供试液		10.0mg/mL 供试液	
	Q（μg）	K_a（min^{-1}）	Q（μg）	K_a（min^{-1}）	Q（μg）	K_a（min^{-1}）
十二指肠	4.9287±0.7117	0.028±0.006	13.3896±2.5704	0.052±0.008	45.5568±9.6549	0.104±0.014
空肠	4.2032±1.2241	0.013±0.002	9.2814±2.2730*	0.014±0.005#	33.9991±11.7245*	0.088±0.016#
回肠	5.9906±1.2489	0.035±0.005	12.5926±2.7191	0.044±0.007	40.2178±11.6953*	0.092±0.011
结肠	3.1808±0.2190*	0.009±0.004#	7.2331±1.1986*	0.014±0.002#	30.9448±8.3471	0.075±0.012

注：同一浓度下，与十二指肠相比，Q：*$P < 0.05$；K_a：#$P < 0.05$。

3. 隐绿原酸在大鼠肠道不同部位的吸收特征   各肠段的吸收实验表明，在浓度为 2.5mg/mL 时，隐绿原酸在大鼠回肠的吸收高于其他肠段；在浓度为 5.0mg/mL 时，隐绿原酸的吸收趋势为回肠＞十二指肠＞空肠、结肠；在浓度为 10.0mg/mL 时，隐绿原酸的吸收趋势与中浓度时一致。

表 10-12   不同浓度下红禾麻提取物中隐绿原酸在 120min 时的吸收情况（$\bar{x} \pm s$，$n=4$）

隐绿原酸	2.5mg/mL 供试液		5.0mg/mL 供试液		10.0mg/mL 供试液	
	Q（μg）	K_a（min^{-1}）	Q（μg）	K_a（min^{-1}）	Q（μg）	K_a（min^{-1}）
十二指肠	3.1614±1.3729	0.064±0.022	18.0296±5.7016	0.122±0.012	34.2332±6.5606	0.167±0.013

（续表）

隐绿原酸	2.5mg/mL 供试液		5.0mg/mL 供试液		10.0mg/mL 供试液	
	Q（μg）	K_a（min^{-1}）	Q（μg）	K_a（min^{-1}）	Q（μg）	K_a（min^{-1}）
空肠	2.6569±0.4293	0.052±0.009	15.1882±3.9388	0.106±0.086	30.0523±6.5981	0.105±0.028
回肠	3.8754±0.8115*	0.075±0.015#	22.3980±1.7162*	0.154±0.032#	38.4357±5.5956*	0.179±0.013
结肠	2.1241±0.5115*	0.023±0.005#	12.3701±4.2932	0.055±0.003#	19.7695±5.1999*	0.082±0.013#

注：同一浓度下，与十二指肠相比，Q：*$P < 0.05$；K_a：#$P < 0.05$。

4. 芦丁在大鼠肠道不同部位的吸收特征　各肠段的吸收实验表明，在浓度为2.5mg/mL 时，芦丁在大鼠肠道的吸收趋势为回肠＞十二指肠、空肠＞结肠，各肠段的 K_a 值无显著性差异；空肠、结肠的 Q 值低于其他肠段。在浓度为 5.0mg/mL 和 10.0mg/mL 时，大鼠各肠段对芦丁的吸收趋势为回肠＞十二指肠＞空肠＞结肠。

表 10-13　不同浓度下红禾麻提取物中芦丁在 120min 时的吸收情况（$\bar{x} \pm s$，$n=4$）

芦丁	2.5mg/mL 供试液		5.0mg/mL 供试液		10.0mg/mL 供试液	
	Q（μg）	K_a（min^{-1}）	Q（μg）	K_a（min^{-1}）	Q（μg）	K_a（min^{-1}）
十二指肠	38.1811±3.5007	0.372±0.051	86.9928±11.4277	0.772±0.116	153.9543±10.8205	0.842±0.096
空肠	39.5889±4.7628*	0.345±0.014	73.0908±12.8674*	0.675±0.005#	136.2547±2.7875	0.705±0.056
回肠	41.8377±6.1469	0.356±0.062	95.0052±13.7836*	0.896±0.018#	187.4732±23.5387*	0.956±0.025#
结肠	24.0970±4.4981*	0.308±0.022	62.4980±8.7204	0.446±0.008	112.6567±10.5891	0.627±0.013

注：同一浓度下，与十二指肠相比，Q：*$P < 0.05$；K_a：#$P < 0.05$。

5. 异槲皮苷在大鼠肠道不同部位的吸收特征　实验结果表明，在浓度为2.5mg/mL 时，异槲皮苷在大鼠回肠和十二指肠的吸收较好；在浓度为 5.0mg/mL 时，异槲皮苷在大鼠回肠的吸收较其他肠段好，差异无统计学意义；在浓度为10.0mg/mL 时，异槲皮苷在大鼠不同肠段的吸收趋势为回肠＞十二指肠、空肠＞结肠。

表 10-14　不同浓度下红禾麻提取物中异槲皮苷在 120min 时的吸收情况（$\bar{x} \pm s$，$n=4$）

异槲皮苷	2.5mg/mL 供试液		5.0mg/mL 供试液		10.0mg/mL 供试液	
	Q（μg）	K_a（min^{-1}）	Q（μg）	K_a（min^{-1}）	Q（μg）	K_a（min^{-1}）
十二指肠	9.9783±1.5247	0.034±0.008	18.4935±3.2391	0.072±0.005	36.4197±4.2505	0.159±0.036

（续表）

异槲皮苷	2.5mg/mL 供试液		5.0mg/mL 供试液		10.0mg/mL 供试液	
	Q（μg）	K_a（min^{-1}）	Q（μg）	K_a（min^{-1}）	Q（μg）	K_a（min^{-1}）
空肠	6.5671±0.8415	0.039±0.005	17.6032±4.8519	0.033±0.008	34.0743±5.8247	0.105±0.021
回肠	12.7818±2.3397[*]	0.068±0.012[#]	25.5526±5.8128[*]	0.124±0.002[#]	38.9929±6.4249[*]	0.163±0.034[#]
结肠	5.5438±1.2251	0.032±0.006	16.9129±2.3417	0.089±0.006	32.6396±7.1127[*]	0.092±0.012[#]

注：同一浓度下，与十二指肠相比，Q：[*]$P < 0.05$；K_a：[#]$P < 0.05$。

6. 槲皮苷在大鼠肠道不同部位的吸收特征　各肠段的吸收实验表明，在浓度为 2.5mg/mL 时，大鼠不同肠段对槲皮苷的吸收趋势为回肠＞十二指肠＞空肠＞结肠；在浓度为 5.0mg/mL 时，大鼠不同肠段的吸收趋势为回肠、十二指肠、空肠＞结肠，其中空肠与回肠段比较具有显著性差异；在浓度为 10.0mg/mL 时，槲皮苷在回肠的吸收较好。

表 10-15　不同浓度下红禾麻提取物中槲皮苷在 120min 时的吸收情况（$\bar{x} \pm s$，n=4）

槲皮苷	2.5mg/mL 供试液		5.0mg/mL 供试液		10.0mg/mL 供试液	
	Q（μg）	K_a（min^{-1}）	Q（μg）	K_a（min^{-1}）	Q（μg）	K_a（min^{-1}）
十二指肠	3.3645±1.0578	0.007±0.001	5.9144±2.5314	0.015±0.004	12.8065±3.8407	0.033±0.005
空肠	2.5307±0.3278	0.005±0.002[#]	4.8666±1.1515[*]	0.011±0.002[#]	10.6588±1.0257	0.026±0.003
回肠	3.7418±0.3833	0.008±0.002[#]	6.8701±2.0326[*]	0.018±0.005[#]	13.7429±2.0244	0.039±0.006
结肠	1.9140±0.1056[*]	0.003±0.001[#]	4.1884±0.5572	0.007±0.001	8.6160±1.9312[*]	0.015±0.002[#]

注：同一浓度下，与十二指肠相比，Q：[*]$P < 0.05$；K_a：[#]$P < 0.05$。

7. 山奈酚 -3-O- 芸香糖苷在大鼠肠道不同部位的吸收特征　各肠段的实验结果表明，在浓度为 2.5mg/mL 时，山奈酚 -3-O- 芸香糖苷在大鼠回肠的吸收好于其他肠段；在浓度为 5.0mg/mL 时，山奈酚 -3-O- 芸香糖苷在不同肠段的吸收趋势为回肠＞十二指肠＞空肠＞结肠；在浓度为 10.0mg/mL 时，山奈酚 -3-O- 芸香糖苷在不同肠段的吸收趋势为回肠吸收最好。

表 10-16　不同浓度下红禾麻提取物中山奈酚 -3-O- 芸香糖苷在 120min 时的吸收情况（$\bar{x} \pm s$，n=4）

山奈酚 -3-O- 芸香糖苷	2.5mg/mL 供试液		5.0mg/mL 供试液		10.0mg/mL 供试液	
	Q（μg）	K_a（min^{-1}）	Q（μg）	K_a（min^{-1}）	Q（μg）	K_a（min^{-1}）
十二指肠	26.7538±2.7166	0.109±0.023	55.1470±2.7404	0.318±0.042	95.8507±10.4578	0.686±0.108

（续表）

山柰酚－3－O－芸香糖苷	2.5mg/mL 供试液		5.0mg/mL 供试液		10.0mg/mL 供试液	
	Q（μg）	K_a（min^{-1}）	Q（μg）	K_a（min^{-1}）	Q（μg）	K_a（min^{-1}）
空肠	25.9415±2.6751	0.108±0.021	48.6055±2.5343	0.315±0.004	83.6689±9.4212	0.525±0.067#
回肠	28.2151±4.4029	0.122±0.018	64.1271±3.3178	0.425±0.101	108.9764±12.2924*	0.838±0.059#
结肠	14.2232±1.6442*	0.068±0.011#	45.0481±2.1450*	0.211±0.003#	64.1156±8.0277	0.449±0.102

注：同一浓度下，与十二指肠相比，Q：*$P < 0.05$；K_a：#$P < 0.05$。

8. 木犀草苷在大鼠肠道不同部位的吸收特征 结果表明，在浓度为 2.5mg/mL、5.0mg/mL、10.0mg/mL 时，木犀草苷在大鼠肠道不同部位的吸收趋势均为回肠＞十二指肠＞空肠＞结肠。

表 10-17 不同浓度下红禾麻提取物中木犀草苷在 120min 时的吸收情况（$\bar{x}±s$，$n=4$）

木犀草苷	2.5mg/mL 供试液		5.0mg/mL 供试液		10.0mg/mL 供试液	
	Q（μg）	K_a（min^{-1}）	Q（μg）	K_a（min^{-1}）	Q（μg）	K_a（min^{-1}）
十二指肠	22.5262±4.1950	0.098±0.014	46.2282±4.8336	0.225±0.024	73.0524±12.1054	0.262±0.048
空肠	18.9486±3.2432	0.087±0.016	38.5424±2.8051	0.219±0.006#	67.7436±6.1251	0.255±0.013
回肠	26.4066±6.1259	0.102±0.023	53.6401±4.8630*	0.234±0.012	84.9498±13.1958	0.347±0.025
结肠	12.0070±2.2135*	0.055±0.008#	24.1705±3.5612	0.115±0.005	52.9870±8.0935*	0.219±0.041

注：同一浓度下，与十二指肠相比，Q：*$P < 0.05$；K_a：#$P < 0.05$。

（六）讨论

在低、中、高 3 个不同浓度下，红禾麻各活性成分在大鼠体内的累积吸收量－时间曲线均为上升趋势，未呈饱和现象，提示 8 种成分的吸收方式均为被动扩散，与体外细胞实验的结果一致。除绿原酸外，其余各成分在回肠的吸收最好。

三、红禾麻提取物在体肠吸收特性研究

本部分实验在前期 Caco-2 细胞实验和离体外翻肠囊实验的基础上，结合大鼠在体循环肠灌流模型，在不切断血管和神经的状态下，从在体的角度研究红

禾麻提取物中 8 种活性成分的吸收机制，并考察不同因素（浓度、肠段、pH 值、胆汁及 P-gp 抑制剂）对各活性成分肠吸收的影响。

（一）样品处理方法

取样品 200μL，加入葛根素（1.0μg/mL）内标溶液 20μL，加入 0.1% 甲酸水溶液 40μL，加入甲醇 400μL，涡混 3min，超声（80Hz）10min，12000rpm 离心 10min，取上清液于 37℃氮气下吹干，残渣加入 100μL 50% 甲醇水溶解，涡混 3min，超声（80Hz）10min，12000rpm 离心 10min，取上清液 UPLC-MS/MS 进样分析。

（二）在体循环肠灌流实验

正常大鼠禁食不禁水 12h，麻醉（腹腔注射 10% 水合氯醛，3.7mL/kg）后固定于手术台上，沿腹中线打开腹腔，分别在肠段两端切一小口，插入硅胶管，用线扎紧。用 37℃的生理盐水缓缓冲净肠内容物，将硅胶管与蠕动泵相连，硅胶管另一端置于量筒中，形成循环通路后启动蠕动泵，使实验肠段与恒流泵形成回路。取 37℃红禾麻提取物溶液 50mL，以 5mL/min 流速循环 15min 后，将流速调节为 2.5mL/min，立刻读出肠循环液的体积并从循环液量筒中取样 1mL，作为零时间样品。另需向量筒中补加 37℃ K-R 营养液 1mL，其后于 30、60、90、120、150、180min 时同法读数，取样并补加 K-R 液，循环 3h 后终止。待循环完毕后，用空气排净管路和肠道内液体，并量取其体积，即为管路、肠道的死体积。死体积加上各时间点的量筒读数体积即为该时间点的循环液体积。以此方法进行肠循环液的体积校正，进而计算各时间点药物的量，即剩余药量 P_{t_n}（μg）。

（三）数据分析

红禾麻提取物肠剩余药量（P_{t_n}）的计算：

$$P_{t_n} = C_{t_n} \times V_{t_n} + 1.0 \times \sum_{i=1}^{n-1} C_{t_i} \qquad (10-3)$$

累积吸收转化率（A）的计算：

$$A = \frac{\left(P_{t_0} - P_{t_3}\right)}{P_{t_0}} \times 100\% \qquad (10-4)$$

其中，P_{t_n} 为 t_n 时刻循环液中的剩余药量；C_{t_1} 为循环液药物初始浓度；V_{t_1} 为循环液初始体积；C_{t_n}（$i=n$）为 t_n 时刻肠循环液药物浓度；V_{t_n} 为 t_n 时刻肠循环液体积；P_{t_0} 为 0h 时的剩余药量；P_{t_3} 为 3h 时的剩余药量；A 为 3h 累积吸收转化率。以剩余药量的自然对数对取样时间 t 作图，所得的直线斜率即为吸收速率常数（K_a）。

数据以 mean±SD 表示，用统计学软件 SPSS 23.0 进行分析，多组比较采用方差分析，两组比较采用独立样本 t 检验，$P < 0.05$ 认为差异具有统计学意义。

（四）红禾麻提取物的 pH 值对肠吸收的影响

取 SD 大鼠 16 只，每组 4 只，选择 5.0mg/mL 红禾麻提取物溶液作为肠灌流液，考察大鼠在不同 pH 值（5.0、6.0、6.8、7.4）红禾麻提取物中各成分的 A 和 K_a（表 10–18、图 10–8）。结果表明，各成分的吸收均受 pH 值的影响；pH 值为 6.0 时各成分的 A 和 K_a 较大，故选择 pH 值为 6.0 的红禾麻提取物进行后续实验。

表 10–18 pH 值对红禾麻提取物中 8 种成分肠吸收的影响（$\bar{x} \pm s$，$n=4$）

化合物	pH 值 5.0		pH 值 6.0		pH 值 6.8		pH 值 7.4	
	A（%）	K_a（min⁻¹）	A（%）	K_a（min⁻¹）	A（%）	K_a（min⁻¹）	A（%）	K_a（min⁻¹）
新绿原酸	30.2±3.1	0.182±0.200	35.9±2.3	0.229±0.025	24.3±1.5	0.154±0.025	28.3±2.0	0.113±0.014*
绿原酸	27.2±2.6*	0.098±0.098	30.4±1.2	0.123±0.012	33.6±1.0	0.133±0.014	18.6±1.0*	0.087±0.013
隐绿原酸	28.5±2.0	0.252±0.290	28.1±3.5	0.346±0.009	26.8±2.1*	0.126±0.030	14.9±2.5*	0.065±0.021
芦丁	29.6±1.1	0.198±0.625*	34.9±2.1	0.915±0.022	22.9±1.2	0.522±0.003*	23.0±1.2	0.552±0.009*
异槲皮苷	39.4±4.2	0.307±0.257	43.9±8.7	0.373±0.043	36.1±3.5	0.270±0.016	28.5±5.2*	0.222±0.016
槲皮苷	17.4±1.1*	0.251±0.094*	21.9±3.1	0.113±0.089	16.9±2.8*	0.095±0.015	13.5±3.0	0.080±0.023*
山奈酚-3-O-芸香糖苷	26.1±2.6	0.313±0.222	36.3±2.2	0.316±0.013	22.7±2.6	0.126±0.026*	34.1±2.8	0.065±0.009
木犀草苷	32.1±3.2	0.254±0.072*	44.0±3.3	0.327±0.025	36.6±2.0	0.043±0.005*	26.1±2.1	0.026±0.010

注：与 pH 值 6.0 相比，*$P < 0.05$。

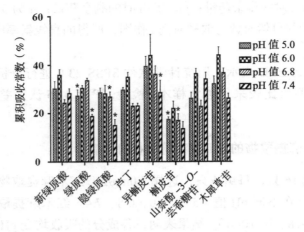

图 10-8　红禾麻提取物不同 pH 值对大鼠吸收的影响（$\bar{x} \pm s$，$n=4$）

（五）不同浓度红禾麻提取物对大鼠肠吸收的影响

取禁食后的 SD 大鼠，每组 4 只，分别考察质量浓度为 2.5、5.0、10.0mg/mL（pH 值 6.0）的红禾麻提取物中新绿原酸等 8 种成分的 K_a 和 A（表 10-19、图 10-9）。结果表明，在考察浓度范围内，槲皮苷存在高浓度饱和现象，表明其在体内的吸收方式为主动转运，其余 7 种成分的 A 和 K_a 均随浓度的增加而增大，提示其余 7 种成分的吸收机制可能为被动扩散。

表 10-19　不同浓度对红禾麻提取物中 8 种成分肠吸收的影响（$\bar{x} \pm s$，$n=4$）

化合物	低浓度		中浓度		高浓度	
	A（%）	K_a（min^{-1}）	A（%）	K_a（min^{-1}）	A（%）	K_a（min^{-1}）
新绿原酸	20.8±3.2[*]	0.128±0.005[*]	35.9±2.3	0.228±0.025	37.3±5.2	0.447±0.005
绿原酸	14.1±2.8	0.416±0.025[*]	30.4±1.2	0.123±0.012	36.5±4.2	0.529±0.012
隐绿原酸	23.6±4.1[*]	0.117±0.005	28.1±3.5[*]	0.346±0.009	33.1±4.7	0.419±0.026
芦丁	31.4±5.1	0.824±0.046	34.9±2.1	0.915±0.022[*]	59.5±7.1	1.068±0.004
异槲皮苷	37.3±2.4	0.225±0.009[*]	63.9±8.7[*]	0.873±0.043	72.8±8.9	0.402±0.022
槲皮苷	23.4±1.0[*]	0.151±0.012[*]	21.9±3.1[*]	0.113±0.089	21.5±3.1	0.102±0.020
山柰酚-3-O-芸香糖苷	25.7±3.3	0.219±0.053[*]	36.3±2.2[*]	0.315±0.013[*]	58.0±5.1	0.475±0.005
木犀草苷	26.9±2.1[*]	0.129±0.035	44.0±3.3	0.327±0.025	60.2±4.1	0.664±0.010

注：与高浓度组相比，[*]$P < 0.05$。

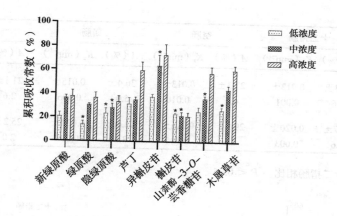

图 10-9　红禾麻提取物浓度对大鼠肠吸收的影响（$\bar{x} \pm s$，n=4）

（六）不同肠段对红禾麻提取物吸收的影响

取禁食后的 SD 大鼠 4 只，对大鼠各肠段分别进行结扎（十二指肠段为自幽门 1cm 处开始向下 10cm 处，空肠段为自幽门 15cm 开始向下 10cm 处，回肠段为盲肠上行 20cm 处开始向下 10cm 处，结肠段为盲肠下端向下 10cm 处），选择 5.0mg/mL（pH 值 6.0）的红禾麻提取物溶液 50mL 作为肠灌流液，分别对不同肠段进行回流，考察大鼠各肠段的吸收情况（表 10-20、图 10-10）。结果表明，不同肠段对各成分的总体吸收趋势为回肠＞十二指肠＞空肠＞结肠。

表 10-20　不同肠段对红禾麻提取物中 8 种成分肠吸收的影响（$\bar{x} \pm s$，n=4）

化合物	十二指肠		空肠		回肠		结肠	
	A（%）	K_a（min⁻¹）	A（%）	K_a（min⁻¹）	A（%）	K_a（min⁻¹）	A（%）	K_a（min⁻¹）
新绿原酸	26.1± 2.2	0.054± 0.011	24.3± 3.6	0.052± 0.005	27.6± 2.6	0.072± 0.013	19.4± 3.1	0.042± 0.011
绿原酸	20.7± 5.4	0.044± 0.007	13.5± 3.4*	0.037± 0.014*	16.6± 1.6*	0.041± 0.012	8.2± 1.0*	0.026± 0.005
隐绿原酸	25.2± 5.5	0.066± 0.012	19.2± 3.6*	0.057± 0.005	20.1± 3.8*	0.062± 0.009*	17.8± 2.2	0.042± 0.003*
芦丁	28.7± 3.0	0.172± 0.020	22.1± 1.1*	0.167± 0.026*	32.9± 4.0	0.180± 0.005	18.8± 2.5*	0.143± 0.010
异槲皮苷	40.9± 4.1	0.074± 0.009	38.3± 2.6	0.064± 0.010	45.4± 6.3*	0.085± 0.002*	26.1± 2.0	0.053± 0.005*
槲皮苷	18.3± 2.2	0.036± 0.001	18.3± 1.2	0.035± 0.009*	23.6± 3.2	0.042± 0.002	15.0± 1.6	0.026± 0.004*

（续表）

化合物	十二指肠		空肠		回肠		结肠	
	A（%）	K_a（min^{-1}）	A（%）	K_a（min^{-1}）	A（%）	K_a（min^{-1}）	A（%）	K_a（min^{-1}）
山柰酚-3-O-芸香糖苷	32.3±3.6	0.013±0.001	27.3±4.9*	0.013±0.010	36.4±5.0*	0.015±0.006*	21.1±2.6*	0.010±0.001
木犀草苷	36.7±4.6	0.020±0.003	29.5±2.1	0.016±0.005	42.6±3.6	0.024±0.008	25.2±2.0*	0.012±0.006

注：与十二指肠相比，*$P < 0.05$。

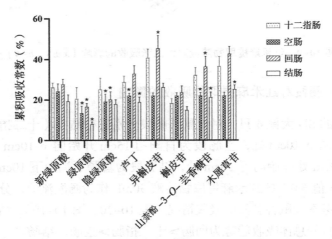

图 10-10　不同肠段对红禾麻提取物吸收的影响（$\bar{x} \pm s$，$n=4$）

（七）胆汁和 P-gp 抑制剂对红禾麻提取物肠吸收的影响

取 SD 大鼠 12 只，每组 4 只，分为对照组（结扎胆总管，不加 P-gp 抑制剂）、不结扎组（不结扎胆总管，不加 P-gp 抑制剂）、P-gp 抑制剂组（结扎胆总管，加 P-gp 抑制剂维拉帕米）。选择 5.0mg/mL（pH 值 6.0）红禾麻提取物溶液作为肠灌流液，以全肠段为目标肠段，通过方差分析比较 A 和 K_a，考察胆汁及 P-gp 抑制剂对红禾麻提取物吸收的影响（表 10-21、图 10-11）。结果表明，与结扎胆总管后的对照组相比，胆汁对绿原酸、芦丁、木犀草苷有显著抑制作用，对槲皮苷有显著促进作用，故实验之前需进行胆管结扎，以排除胆汁对各成分的影响，保证实验数据可靠。与未加 P-gp 抑制剂的对照组相比，各成分的肠吸收均受维拉帕米的影响，其中绿原酸的 A 和 K_a 值均有所减小，但槲皮苷的吸收明显增加，推测槲皮苷可能是 P-gp 的底物。

表 10-21　胆汁和 P-gp 抑制剂对红禾麻提取物中 8 种成分肠吸收的影响（$\bar{x} \pm s$，$n=4$）

化合物	对照组		不结扎组		P-gp 抑制剂组	
	A（%）	K_a（min^{-1}）	A（%）	K_a（min^{-1}）	A（%）	K_a（min^{-1}）
新绿原酸	35.9±2.3	0.229±0.025	27.6±1.5	0.117±0.013	24.8±1.8	0.085±0.011
绿原酸	30.4±1.2	0.123±0.012	27.7±2.3*	0.083±0.010*	21.9±2.0*	0.106±0.010*
隐绿原酸	28.1±3.5	0.346±0.009	20.9±1.0	0.253±0.012	20.4±2.5	0.246±0.043
芦丁	34.9±2.1	0.915±0.022	18.4±1.7*	0.067±0.010	22.3±3.2	0.841±0.015
异槲皮苷	43.9±8.7	0.373±0.043	57.0±5.9	0.512±0.026*	35.2±4.0*	0.311±0.027
槲皮苷	21.9±3.1	0.113±0.089	45.6±3.4*	0.323±0.064*	48.6±2.2*	0.319±0.022*
山柰酚-3-O-芸香糖苷	36.3±2.2	0.316±0.013	32.3±2.6	0.205±0.009	27.4±1.9	0.112±0.007
木犀草苷	44.0±3.3	0.327±0.025	37.8±1.0*	0.303±0.013	28.2±2.6	0.205±0.014

注：与对照组相比，*$P < 0.05$。

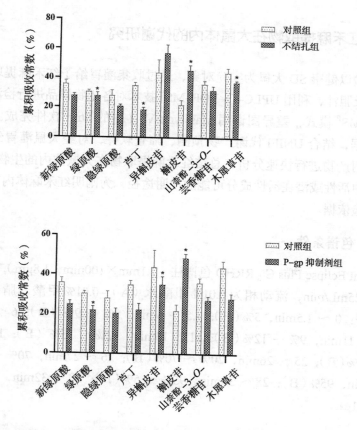

图 10-11　胆汁和 P-gp 抑制剂对红禾麻提取物中 8 种成分肠吸收的影响（$\bar{x} \pm s$，$n=4$）

（八）讨论

在体循环灌流模型既保证了实验动物血液和淋巴液的供应，又提高了实验动物各肠段的生物活性，且该模型能较好地模拟人体内环境，更接近生物体本身，因而能够真实地反映药物的吸收情况。但该方法也有一定的局限性：①在探讨肠段对红禾麻提取物肠吸收的过程中，通过结扎各肠段来形成灌流通路，以等浓度的药物灌流液进行实验，但在实际情况中，药物口服后依次经过十二指肠、空肠、回肠及结肠，到达各肠段的药物浓度往往不同，会使实验结果发生偏倚；②在体循环实验中，灌流时间较长，可能对肠黏膜造成损伤，导致实验结果产生误差。

第四节　代谢研究

一、红禾麻提取物在大鼠体内的代谢研究

本实验以健康 SD 大鼠为实验对象，通过收集灌胃给予红禾麻提取物后的粪便、尿液及胆汁，利用 UPLC–Q–TOF–MS^E 技术对各生物样品进行检测。样品采集模式为 MS^E 模式，差异图谱用 Masslynx V4.1 中的 Strip 软件完成。根据得到的质谱数据，结合 UNIFI 代谢产物预测、筛查软件，对经大鼠灌胃红禾麻提取物后的代谢产物进行快速分析，总结红禾麻提取物在大鼠体内的生物转化规律，推测药物中活性或潜在活性成分可能的代谢途径，为阐明红禾麻体内直接作用物质提供实验依据。

（一）色谱条件

Agilent Eclipse Plus C$_{18}$ RRHD 色谱柱（2.1mm×100mm，1.8μm），柱温40℃，流速为 0.25mL/min，流动相为 0.01% 甲酸水（A）–0.01% 甲酸乙腈（B）。梯度洗脱条件：0～1.5min，5%（B）；1.5～6min，5%～9%（B）；6～9min，9%（B）；9～11min，9%～12%（B）；11～13min，12%～15%（B）；13～25min，15%～20%（B）；25～26min，20%～70%（B）；26～27min，70%～95%（B）；27～28min，95%（B）；28～30min，95%～5%（B）；30～32min，5%（B）。进样体积为 1μL。

（二）质谱条件

电喷雾离子源（ESI），扫描方式为负离子扫描（ESI⁻，m/z 50 ～ 1000），毛细管电压 ESI⁻（4.5kV），离子源温度 120℃，雾化气（N_2）压力 1.2bar，去溶剂气温度 300℃，去溶剂气流量 600L/h，锥孔气流量 50L/h，碰撞能量 15 ～ 32V；外标（Lock Spray™）亮氨酸脑啡肽 m/z 554.2620 作为实时采集校正；质谱数据采集及处理软件 MassLynx V4.1 工作站，扫描方式为 MS^EContinuum 模式。

（三）收集生物样品

1. 尿液及粪便 取健康 SD 大鼠，体重 220±10g，正常饲养 1 周。实验时分为 2 组（给药组和空白对照组），每组 6 只，分别饲养于代谢笼中。给药组实验前禁食 12h（不禁水），灌胃给予红禾麻提取物每次 136g/kg（以生药量计），连续灌胃给药 3 天，每天 2 次。空白对照组给予灌胃等体积的 0.5% 羧甲基纤维素钠。分别收集 0 ～ 12、12 ～ 24、24 ～ 36、36 ～ 48、48 ～ 60、60 ～ 72h 时间段的尿液及粪便，并记录各时间段尿液的体积及烘干后粪便的重量。所收集的尿液及粪便置于 –20℃冰箱保存，备用。

2. 胆汁 取健康 SD 大鼠，体重 220±10g，正常饲养 1 周。实验时分为 2 组（给药组和空白对照组），每组 6 只，分别饲养于代谢笼中。给药组实验前禁食 12h（不禁水），灌胃给予红禾麻提取物每次 136g/kg（以生药量计），连续灌胃给药 3 天，每天 2 次。空白对照组灌胃给予等体积的 0.5% 羧甲基纤维素钠。末次给药后 30min，用 10% 水合氯醛麻醉大鼠，仰卧固定，在剑突下方纵行开腹 2 ～ 3cm，在幽门下方约 2cm 处找到一根由肝脏通向十二指肠的透明胆管，实施胆管插管手术。胆管切口，选用内径小的橡胶管（内径 0.56mm，外径 0.86mm）插入胆管，固定胆管插管并缝合，将插管牵引至大鼠后背，然后用手术缝合线固定。用 5mL EP 管分段收集 0 ～ 2、2 ～ 4、4 ～ 8、8 ～ 12、12 ～ 24h 时间点的胆汁样品。将收集的样品置于 –20℃冰箱中保存，备用。

（四）样品处理方法

1. 尿液样品处理方法 取大鼠尿液 1mL，置于 5mL 进口离心管中，加入 200μL 1% 的甲酸水溶液，涡混震荡 2min，超声 5min，用乙酸乙酯溶液按体积 1：3 的比例萃取，再涡混震荡 3min，超声 8min，8000rmp 离心 5min，取上清液于 37℃氮气下吹干，加入 1mL 乙酸乙酯溶液于吹干的样品中，按上述处理方法萃取 3 次。将吹干的样品加入 400μL 50% 的甲醇水溶液，涡混、超声溶解残留物，13000rpm 离心 10min，上清液 UPLC–Q–TOF–MS^E 进样检测分析。

2. 粪便样品处理方法 取烘干后大鼠粪便 0.5g，加入 4mL 50% 甲醇水溶液，涡混震荡 2min，超声 30min，8000rpm 离心 5min，取上清液稀释一定量，涡混，超声提取，13000rpm 离心 10min，取上清液 UPLC–Q–TOF–MS^E 进样检测分析。

3. 胆汁样品处理方法 取胆汁样品 1mL，置于 5mL 进口离心管中，加入 200μL 1% 的甲酸水溶液，涡混震荡 2min，超声 5min，加入 4mL 甲醇沉淀蛋白，再涡混震荡 3min 后，超声 8min，8000rpm 离心 5min，取上清液于 37℃氮气下吹干，加入 1mL 甲醇于吹干的样品中，按上述处理方法三次沉淀蛋白。将吹干的样品加入 400μL 50% 的甲醇水溶液，涡混、超声溶解残留物，13000rmp 离心 10min，UPLC–Q–TOF–MS^E 进样检测分析。

（五）运用 UPLC–Q–TOF–MS^E 技术对代谢物进行分析

运用 UPLC–Q–TOF–MS^E 对各生物样品进行检测。MS^E 采集方法可以在一个质谱周期内进行高、低碰撞能量全扫描，从而简便、快速地获得组分的母离子及子离子信息，并根据得到的质谱数据结合 UNIFI 代谢产物预测、筛查软件，进而得到其可能的代谢产物，依此推测出红禾麻提取物中各效应组分在体内可能的代谢途径，从而反映红禾麻提取物中各效应组分的体内代谢整体特征。

（六）红禾麻提取物在大鼠粪便中的代谢产物鉴定分析

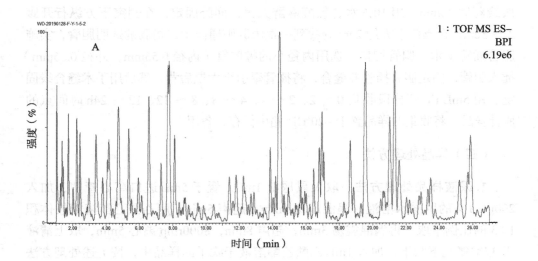

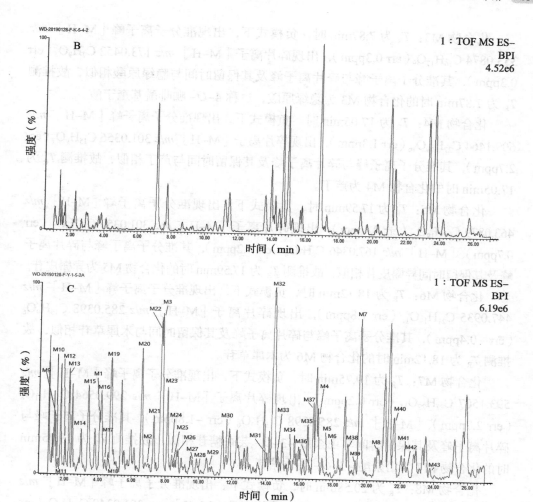

A.含药粪便；B.空白粪便；C.含药粪便与空白粪便的差异图谱。

图 10–12　红禾麻提取物在大鼠粪便中的代谢产物 ESI 基峰图

1. 原型产物　化合物 M1：T_R 为 4.02min 时，负模式下，出现准分子离子峰 [M–H]⁻ m/z 353.0882 $C_{16}H_{17}O_9$（err 2.5ppm），出现碎片离子 [M–H]⁻ m/z 191.0561 $C_7H_{11}O_6$（err 2.6ppm），其准分子离子峰与碎片离子峰及其保留时间与新绿原酸相似，故推测 T_R 为 4.02min 时的化合物 M1 为新绿原酸，也称 5–O–咖啡酰基奎宁酸。

化合物 M2：T_R 为 6.97min 时，负模式下，出现准分子离子峰 [M–H]⁻ m/z 353.0878 $C_{16}H_{17}O_9$（err 1.4ppm），出现碎片离子 [M–H]⁻ m/z 191.0558 $C_7H_{11}O_6$（err 1.0ppm），其准分子离子峰与碎片离子峰及其保留时间与绿原酸相似，故推测 T_R 为 6.97min 时的化合物 M2 为绿原酸，也称 3–O–咖啡酰基奎宁酸。

化合物 M3：T_R 为 7.87min 时，负模式下，出现准分子离子峰［M–H］⁻ m/z 353.0874 $C_{16}H_{17}O_9$（err 0.3ppm），出现碎片离子［M–H］⁻ m/z 173.0452 $C_7H_9O_5$（err 0.3ppm），其准分子离子峰与碎片离子峰及其保留时间与隐绿原酸相似，故推测 T_R 为 7.87min 时的化合物 M3 为隐绿原酸，也称 4–O– 咖啡酰基奎宁酸。

化合物 M4：T_R 为 17.05min 时，负模式下，出现准分子离子峰［M–H］⁻ m/z 609.1464 $C_{27}H_{29}O_{16}$（err 1.3ppm），出现碎片离子［M–H］⁻ m/z 301.0356 $C_{15}H_9O_7$（err 2.7ppm），其准分子离子峰与碎片离子峰及其保留时间与芦丁相似，故推测 T_R 为 17.05min 时的化合物 M4 为芦丁。

化合物 M5：T_R 为 17.59min 时，负模式下，出现准分子离子峰［M–H］⁻ m/z 463.0879 $C_{21}H_{19}O_{12}$（err 0.4ppm），出现碎片离子［M–H］⁻ m/z 301.0350 $C_{15}H_9O_7$（err 0.7ppm）、［M–H］⁻ m/z 167.0346 $C_8H_7O_4$（err 1.2ppm），其准分子离子峰与碎片离子峰及其保留时间异槲皮苷相似，故推测 T_R 为 17.59min 时的化合物 M5 为异槲皮苷。

化合物 M6：T_R 为 18.12min 时，负模式下，出现准分子离子峰［M–H］⁻ m/z 447.0935 $C_{21}H_{19}O_{11}$（err 1.8ppm），出现碎片离子［M–H］⁻ m/z 285.0398 $C_{15}H_9O_6$（err –0.4ppm），其准分子离子峰与碎片离子峰及其保留时间与木犀草苷相似，故推测 T_R 为 18.12min 时的化合物 M6 为木犀草苷。

化合物 M7：T_R 为 19.75min 时，负模式下，出现准分子离子峰［M–H］⁻ m/z 593.1507 $C_{27}H_{29}O_{15}$（err 0.2ppm），出现碎片离子［M–H］⁻ m/z 299.0564 $C_{16}H_{11}O_6$（err 2.7ppm）、［M–H］⁻ m/z 285.0398 $C_{15}H_9O_6$（err –1.8ppm），其准分子离子峰与碎片离子峰及其保留时间与山柰酚 –3–O– 芸香糖苷相似，故推测 T_R 为 19.75min 时的化合物 M7 为山柰酚 –3–O– 芸香糖苷。

化合物 M8：T_R 为 20.58min 时，负模式下，出现准分子离子峰［M–H］⁻ m/z 447.0937 $C_{21}H_{19}O_{11}$（err 2.2ppm），出现碎片离子［M–H］⁻ m/z 301.0349 $C_{15}H_9O_7$（err 0.3ppm），其准分子离子峰与碎片离子峰及其保留时间与槲皮苷相似，故推测 T_R 为 20.58min 时的化合物 M8 为槲皮苷。

2. 代谢产物 化合物 M9：T_R 为 1.47min 时，负模式下，出现准分子离子峰［M–H］⁻ m/z 435.0603 $C_{16}H_{19}O_{12}S$（err 1.4ppm），出现碎片离子［M–H］⁻ m/z 419.0655 $C_{16}H_{19}O_{11}S$（err 1.7ppm）、［M–H］⁻ m/z 191.0553 $C_7H_{11}O_6$（err –1.6ppm）。由碎片离子信息可见，碎片离子峰［M–H］⁻ m/z 191 为奎尼酸，由单咖啡酰基奎宁酸裂解产生的碎片离子，准分子离子峰［M–H］⁻ m/z 435 较单咖啡酰基奎宁酸［M–H］⁻ m/z 353 多 82Da，结合软件推算分子式可推测准分子离子可能的代谢途径为单咖啡酰基奎宁酸还原、硫酸酯化产物，即［M–H–2H–SO₃］⁻ m/z 353 为单咖啡酰基奎宁酸，故推测 T_R 为 1.47min 时的化合物 M9 可能是由化合物单咖啡酰基奎宁酸还原、硫酸酯化的代谢产物。

化合物 M10：T_R 为 1.56min 时，负模式下，出现准分子离子峰 [M−H]⁻ m/z 371.0979 $C_{16}H_{19}O_{10}$（err 0.3ppm），出现碎片离子 [M−H]⁻ m/z 191.0549 $C_7H_{11}O_6$（err −3.7ppm）。由碎片离子信息可见，碎片离子峰 [M−H]⁻ m/z 191 为奎尼酸，由单咖啡酰基奎宁酸裂解产生的碎片离子，准分子离子峰 [M−H]⁻ m/z 371 较单咖啡酰基奎宁酸 [M−H]⁻ m/z 353 多 16Da，结合软件推算分子式可推测准分子离子可能的代谢途径为单咖啡酰基奎宁酸还原、羟基化产物，即 [M−H−2H−O]⁻ m/z 353 为单咖啡酰基奎宁酸，故推测 T_R 为 1.56min 时的化合物 M10 可能是由化合物单咖啡酰基奎宁酸还原、羟基化的代谢产物。

化合物 M11：T_R 为 1.63min 时，负模式下，出现准分子离子峰 [M−H]⁻ m/z 379.1031 $C_{18}H_{19}O_9$（err 0.5ppm），出现碎片离子 [M−H]⁻ m/z 353.0896 $C_{16}H_{17}O_9$（err 0.0ppm）。由碎片离子信息可见，碎片离子峰 [M−H]⁻ m/z 353 为单咖啡酰基奎宁酸，准分子离子峰 [M−H]⁻ m/z 379 较单咖啡酰基奎宁酸 [M−H]⁻ m/z 353 多 26Da，根据软件推算分子式可推测准分子离子可能的代谢途径为单咖啡酰基奎宁酸还原、乙酰化、脱水化产物，即 [M−H−H₂O+2H+C₂H₂O]⁻ m/z 353 为单咖啡酰基奎宁酸，与文献报道一致，故推测 T_R 为 1.63min 时的化合物 M11 可能是由化合物单咖啡酰基奎宁酸还原、乙酰化、脱水化的代谢产物。

化合物 M12：T_R 为 2.02min 时，负模式下，出现准分子离子峰 [M−H]⁻ m/z 435.0600 $C_{16}H_{19}O_{12}S$（err −0.7ppm），出现碎片离子 [M−H]⁻ m/z 417.0477 $C_{16}H_{17}O_{11}S$（err 1.2ppm）、[M−H]⁻ m/z 355.1027 $C_{16}H_{19}O_9$（err 0.6ppm）。由碎片离子信息可见，碎片离子峰 [M−H]⁻ m/z 355 较单咖啡酰基奎宁酸 [M−H]⁻ m/z 353 多 2Da，为单咖啡酰基奎宁酸还原产物，准分子离子峰 [M−H]⁻ m/z 435 较单咖啡酰基奎宁酸多 82Da，结合软件推算分子式可推测准分子离子可能的代谢途径为单咖啡酰基奎宁酸还原、硫酸酯化产物，即 [M−H−2H−SO₃]⁻ m/z 353 为单咖啡酰基奎宁酸，故推测 T_R 为 2.02min 时的化合物 M12 可能是由化合物单咖啡酰基奎宁酸还原、硫酸酯化的代谢产物。

化合物 M13、M15：T_R 为 2.26、3.39min 时，负模式下，出现准分子离子峰 [M−H]⁻ m/z 261.0082 $C_9H_9O_7S$（err 5.0ppm）、[M−H]⁻ m/z 261.0080 $C_9H_9O_7S$（err 4.2ppm），出现碎片离子 [M−H−SO₃−CH₂]⁻ m/z 167.0352 $C_8H_7O_4$（err 4.8ppm）、[M−H−SO₃−CH₂]⁻ m/z 167.0350 $C_8H_7O_4$（err 3.6ppm）。由碎片离子信息可见，准分子离子峰 [M−H]⁻ m/z 261 较碎片离子峰 [M−H−SO₃−CH₂]⁻ m/z 167 多 94Da，即 [M−H−SO₃−CH₂]⁻ m/z 为 167，结合软件拟合分子式，可推测准分子离子可能的代谢途径为槲皮素 O−C₂ 键裂解、甲基化、硫酸酯化产物，故推测 T_R 为 2.26、3.39min 时的化合物 M13、M15 可能是由化合物槲皮素 O−C₂ 键裂解、甲基化、硫酸酯化的代谢产物。

化合物 M14：T_R 为 2.94min 时，负模式下，出现准分子离子峰［M–H］⁻ m/z 197.0451 $C_9H_9O_5$（err 0.5ppm），出现碎片离子［M–H］⁻ m/z 181.0505 $C_9H_9O_4$（err 2.2 ppm）、［M–H］⁻ m/z 167.0342 $C_8H_7O_4$（err –1.2ppm）。由碎片离子信息可见，准分子离子峰［M–H］⁻ m/z 197 较碎片离子峰［M–H］⁻ m/z 181 多 16Da，即［M–H–O］⁻ m/z 181，碎片离子峰［M–H］⁻ m/z 181 较碎片离子峰［M–H］⁻ m/z 167 多 14Da，结合软件预算分子式可推测准分子离子峰可能的代谢途径为槲皮素 O–C2 键开环裂解、甲基化、羟基化产物，即［M–H–O–CH_2］⁻ m/z 167，与文献报道一致，故推测 T_R 为 2.94min 时的化合物 M14 可能是由化合物槲皮素 O–C2 键开环裂解、甲基化、羟基化的代谢产物。

化合物 M16、M20、M21：T_R 为 4.17、6.58、7.30min 时，负模式下，出现准分子离子峰［M–H］⁻ m/z 355.1042 $C_{16}H_{19}O_9$（err 3.7ppm）、［M–H］⁻ m/z 355.1042 $C_{16}H_{19}O_9$（err 3.7ppm）、［M–H］⁻ m/z 355.1035 $C_{16}H_{19}O_9$（err 1.7ppm），出现碎片离子［M–H］⁻ m/z 353.0882 $C_{16}H_{17}O_9$（err 2.5ppm）、［M–H］⁻ m/z 353.0879 $C_{16}H_{17}O_9$（err 1.7ppm）、［M–H］⁻ m/z 353.0873 $C_{16}H_{17}O_9$（err 0.0ppm）、191.0561 $C_7H_{11}O_6$（err 2.6ppm）、191.0563 $C_7H_{11}O_6$（err 3.7ppm）、191.0559 $C_7H_{11}O_6$（err 2.6ppm）、［M–H］⁻ m/z 181.0507 $C_9H_9O_4$（err 3.3ppm）、181.0505 $C_9H_9O_4$（err –1.1ppm）、［M–H］⁻ m/z 173.0456 $C_7H_9O_5$（err 3.5ppm）。由碎片离子信息可见，根据碎片离子［M–H］⁻ m/z 353 是单咖啡酰基奎宁酸，准分子离子［M–H］⁻ m/z 355 较碎片离子［M–H］⁻ m/z 353 多 2Da，根据软件推算分子式可推测准分子离子可能的代谢途径为单咖啡酰基奎宁酸还原产物，而碎片离子［M–H］⁻ m/z 191、181、173 均为单咖啡酰基奎宁酸的特征碎片离子，故推测 T_R 为 4.17、6.58、7.30min 时的化合物 M16、M20、M21 分别为三个单咖啡酰基奎宁酸双键还原的代谢产物。

化合物 M17：T_R 为 4.41min 时，负模式下，出现准分子离子峰［M–H］⁻ m/z 397.1144 $C_{18}H_{21}O_{10}$（err 2.3ppm），出现碎片离子［M–H］⁻ m/z 355.1038 $C_{16}H_{19}O_9$（err 2.5ppm）。由碎片离子信息可见，碎片离子峰［M–H］⁻ m/z 355 为单咖啡酰基奎宁酸还原产物，准分子离子峰［M–H］⁻ m/z 397 较碎片离子峰［M–H］⁻ m/z 355 多 42Da，根据软件推算分子式可推测准分子离子可能的代谢途径为单咖啡酰基奎宁酸还原、乙酰化产物，即［M–H–C_2H_2O］⁻ m/z 355，故推测 T_R 为 4.41min 时的化合物 M17 可能是由化合物单咖啡酰基奎宁酸还原、乙酰化的代谢产物。

化合物 M18：T_R 为 4.65min 时，负模式下，出现准分子离子峰［M–H］⁻ m/z 181.0501 $C_9H_9O_4$（err 0.6ppm），出现碎片离子［M–H］⁻ m/z 167.0344 $C_8H_7O_4$（err 0.6ppm）。由碎片离子信息可见，准分子离子峰［M–H］⁻ m/z 181 较碎片离子峰多 14Da，结合软件预算分子式可推测准分子离子峰可能的代谢途径为槲皮素 O–C2 键开环裂解、甲基化产物，即［M–H–CH_2］⁻ m/z 167，与文献报道一致，

故推测 T_R 为 4.56min 时的化合物 M18 可能是由化合物槲皮素 O—C_2 键开环裂解、甲基化的代谢产物。

化合物 M19：T_R 为 4.73min 时，负模式下，出现准分子离子峰［M–H］⁻ m/z 479.1183 $C_{22}H_{23}O_{12}$（err –1.5ppm），出现碎片离子［M–H］⁻ m/z 181.0503 $C_9H_9O_4$（err 1.1ppm）、［M–H］⁻ m/z 167.0347 $C_8H_7O_4$（err 1.8ppm）。由碎片离子信息可见，m/z 为 167 的碎片离子是由槲皮素 O—C_2 键开环裂解产生的碎片，而准分子离子峰［M–H］⁻ m/z 479.1183 较槲皮素增加 178Da，根据软件推算分子式可推测准分子离子可能的代谢途径为槲皮素 C_2—C_3 双键还原、葡萄糖醛酸化产物，即［M–H–$C_6H_8O_6$–2H］⁻ m/z 167，与文献报道一致，故推测 T_R 4.73min 时的化合物 M19 可能是由化合物槲皮素 C_2—C_3 双键还原、葡萄糖醛酸化的代谢产物。

化合物 M22：T_R 为 7.73min 时，负模式下，出现准分子离子峰［M–H］⁻ m/z 181.0508 $C_9H_9O_4$（err 3.9ppm），出现碎片离子［M–H］⁻ m/z 179.0350 $C_9H_7O_4$（err 3.4ppm）。由碎片离子信息可见，碎片离子［M–H］⁻ m/z 179 为单咖啡酰基奎宁酸裂解产物，准分子离子峰［M–H］⁻ m/z 181 较碎片离子峰［M–H］⁻ m/z 179 多 2Da，结合软件预算分子式可推测准分子离子可能的代谢途径为单咖啡酰基奎宁酸裂解、还原产物，即［M–H–2H］⁻ m/z 179 为咖啡酸，准分子离子峰可能的代谢途径为单咖啡酰基奎宁酸裂解、还原产物，与文献报道一致，故推测 T_R 为 7.73min 时的化合物 M22 可能是由化合物单咖啡酰基奎宁酸裂解、还原的代谢产物。

化合物 M23：T_R 为 8.10min 时，负模式下，出现准分子离子峰［M–H］⁻ m/z 499.1092 $C_{21}H_{23}O_{14}$（err 0.8ppm），出现碎片离子［M–H］⁻ m/z 181.0503 $C_9H_9O_4$（err 1.1ppm）、［M–H］⁻ m/z 167.0344 $C_8H_7O_4$（err 0.0ppm）、［M–H］⁻ m/z 151.0397 $C_8H_7O_3$（err 0.0ppm）、［M–H］⁻ m/z 121.0299 $C_7H_5O_2$（err 7.4ppm）。由碎片离子信息可见，碎片离子信息为黄酮类化合物典型碎片离子，准分子离子峰［M–H］⁻ m/z 499.1092 较异槲皮苷多 36Da，即［M–H–2H_2O］⁻ m/z 463 为异槲皮苷，准分子离子峰可能的代谢途径为异槲皮苷加两分子水的产物，故推测 T_R 为 8.10min 时的化合物 M23 可能是由化合物异槲皮苷加两分子水的代谢产物。

化合物 M24：T_R 为 8.37min 时，负模式下，出现准分子离子峰［M–H］⁻ m/z 547.1688 $C_{23}H_{31}O_{15}$（err 4.6ppm），出现碎片离子［M–H］⁻ m/z 369.1187 $C_{17}H_{21}O_9$（err 0.3ppm）、［M–H］⁻ m/z 195.0650 $C_{10}H_{11}O_4$（err –3.6ppm）、［M–H］⁻ m/z 179.0339 $C_9H_7O_4$（err –2.8ppm）、［M–H］⁻ m/z 165.0503 $C_9H_9O_3$（err –5.5ppm）。由碎片离子信息可见，碎片离子信息为咖啡酰基奎宁酸典型碎片离子峰且［M–H］⁻ m/z 179 为咖啡酸，由单咖啡酰基奎宁酸裂解产生的碎片离子，碎片离子［M–H］⁻ m/z 369 为化合物甲基单咖啡酰基奎宁酸，准分子离子峰［M–H］⁻ m/z 547 较碎片离子峰［M–H］⁻ m/z 369 多 178Da，即［M–H–2H–$C_6H_8O_6$］⁻ m/z 为 369，结合软件预算分

子式可推测准分子离子可能的代谢途径为单咖啡酰基奎宁酸还原、甲基化、葡萄糖醛酸化产物，故推测 T_R 为 8.37min 时的化合物 M24 可能是由化合物单咖啡酰基奎宁酸还原、甲基化、葡萄糖醛酸化的代谢产物。

化合物 M25：T_R 为 8.48min 时，负模式下，出现准分子离子峰 [M–H]$^-$ m/z 179.0350 $C_9H_7O_4$（err 0.9ppm），准分子离子峰可能的代谢途径为单咖啡酰基奎宁酸裂解产物咖啡酸，结合软件预算分子式可推测准分子离子可能的代谢途径为单咖啡酰基奎宁酸裂解产物，与文献报道一致，故推测 T_R 为 8.48min 时的化合物 M25 可能是由化合物单咖啡酰基奎宁酸裂解的代谢产物。

化合物 M26：T_R 为 8.75min 时，负模式下，出现准分子离子峰 [M–H]$^-$ m/z 339.1082 $C_{16}H_{19}O_8$（err 1.2ppm），出现碎片离子 [M–H]$^-$ m/z 181.0500 $C_9H_9O_4$（err –0.6ppm）、[M–H]$^-$ m/z 121.0292 $C_7H_5O_2$（err 1.7ppm）。由碎片离子信息可见，碎片离子 [M–H]$^-$ m/z 181 为单咖啡酰基奎宁酸裂解咖啡酸还原产物，准分子离子峰 [M–H]$^-$ m/z 339 较单咖啡酰基奎宁酸 [M–H]$^-$ m/z 353 少 14Da，根据软件推算分子式可推测准分子离子可能的代谢途径为单咖啡酰基奎宁酸还原去羟基化产物，即 [M–H–2H+O]$^-$ m/z 353 为单咖啡酰基奎宁酸，故推测 T_R 为 8.75min 时的化合物 M26 可能是由化合物单咖啡酰基奎宁酸还原、去羟基化的代谢产物。

化合物 M27：T_R 为 9.60min 时，负模式下，出现准分子离子峰 [M–H]$^-$ m/z 367.1032 $C_{17}H_{19}O_9$（err 0.8ppm），出现碎片离子 [M–H]$^-$ m/z 311.1141 $C_{15}H_{19}O_7$（err 3.2ppm）、[M–H]$^-$ m/z 193.0499 $C_{10}H_9O_4$（err –1.0ppm）、[M–H]$^-$ m/z 181.0499 $C_9H_9O_4$（err –1.1ppm）。由碎片离子信息可见，碎片离子峰 [M–H]$^-$ m/z 181 为单咖啡酰基奎宁酸裂解产生的化合物咖啡酸还原产物，准分子离子峰 [M–H]$^-$ m/z 367 较单咖啡酰基奎宁酸 [M–H]$^-$ m/z 353 少 14Da，即 [M–H–CH$_2$]$^-$ m/z 353 为单咖啡酰基奎宁酸，根据软件推算分子式可推测准分子离子可能的代谢途径为单咖啡酰基奎宁酸甲基化产物，碎片离子 [M–H]$^-$ m/z 311、193、181 为单咖啡酰基奎宁酸特征离子峰，故推测 T_R 为 9.60min 时的化合物 M27 可能是由化合物单咖啡酰基奎宁酸甲基化的代谢产物。

化合物 M28：T_R 为 9.97min 时，负模式下，出现准分子离子峰 [M–H]$^-$ m/z 477.1037 $C_{22}H_{21}O_{12}$（err 0.8ppm），出现碎片离子 [M–H]$^-$ m/z 463.0907 $C_{21}H_{19}O_{12}$（err 6.5ppm）。由碎片离子信息可见，有碎片离子信息 [M–H]$^-$ m/z 463 为异槲皮苷，准分子离子峰 [M–H]$^-$ m/z 477.1037 比异槲皮苷多 14Da，即 [M–H–CH$_2$]$^-$ m/z 463 为异槲皮苷，故推测 T_R 为 9.97min 时的化合物 M28 可能是由化合物异槲皮苷甲基化的代谢产物。

化合物 M29：T_R 为 10.65min 时，负模式下，出现准分子离子峰 [M–H]$^-$ m/z 377.1252 $C_{19}H_{21}O_8$（err 4.2ppm），出现碎片离子 [M–H]$^-$ m/z 331.1189 $C_{18}H_{19}O_6$（err

2.1ppm）、[M–H]⁻ 记作 m/z 181.0500 $C_9H_9O_4$（err –0.6ppm）。由碎片离子信息可见，碎片离子峰 [M–H]⁻ m/z 181 为单咖啡酰基奎宁酸裂解产生的化合物咖啡酸还原产物，化合物 M11 [M–H]⁻ m/z 为 379；较 M29 多 2Da，根据软件推算分子式，可推测准分子离子可能的代谢途径为单咖啡酰基奎宁酸还原、乙酰化、脱水化、脱羟基、甲基化产物，故推测 T_R 为 10.65min 时的化合物 M29 可能是由化合物单咖啡酰基奎宁酸还原、乙酰化、脱水化、脱羟基、甲基化的代谢产物。

化合物 M30：T_R 为 11.62min 时，负模式下，出现准分子离子峰 [M–H]⁻ m/z 369.1196 $C_{17}H_{21}O_9$（err 2.7ppm），出现碎片离子 [M–H]⁻ m/z 191.0546 $C_7H_{11}O_6$（err –5.2ppm）、[M–H]⁻ m/z 173.0451 $C_7H_9O_5$（err 0.6ppm）。由碎片离子信息可见，碎片离子峰 [M–H]⁻ m/z 191 为奎尼酸，由单咖啡酰基奎宁酸裂解产生的碎片离子，准分子离子峰 [M–H]⁻ m/z 369 较单咖啡酰基奎宁酸 [M–H]⁻ m/z 353 多 16Da，结合软件推算分子式可推测准分子离子可能的代谢途径为单咖啡酰基奎宁酸还原、甲基化产物，即 [M–H–2H–CH₂]⁻ m/z 353 为单咖啡酰基奎宁酸，故推测 T_R 为 11.62min 时的化合物 M30 可能是由化合物单咖啡酰基奎宁酸还原、甲基化的代谢产物。

化合物 M31：T_R 为 14.03min 时，负模式下，出现准分子离子峰 [M–H]⁻ m/z 367.1040 $C_{17}H_{19}O_9$（err 0.5ppm），出现碎片离子 [M–H]⁻ m/z 335.0776 $C_{16}H_{15}O_8$（err 2.7ppm）、[M–H]⁻ m/z 为 191.0558 $C_7H_{11}O_6$（err 1.0ppm）。由碎片离子信息可见，碎片离子峰 [M–H]⁻ m/z 191 为单咖啡酰基奎宁酸裂解产生的化合物奎尼酸，准分子离子峰 [M–H]⁻ m/z 367 较单咖啡酰基奎宁酸 [M–H]⁻ m/z 353 多 14Da，即 [M–H–CH₂]⁻ 353 为单咖啡酰基奎宁酸，结合软件推算分子式可推测准分子离子可能的代谢途径为单咖啡酰基奎宁酸甲基化产物，故推测 T_R 为 14.03min 时的化合物 M31 可能是由化合物单咖啡酰基奎宁酸甲基化的代谢产物。

化合物 M32、M33：T_R 为 14.52、14.65min 时，负模式下，出现准分子离子峰 [M–H]⁻ m/z 165.0556 $C_9H_9O_3$（err 1.2ppm）、[M–H]⁻ m/z 165.0551 $C_9H_9O_3$（err –0.6ppm），出现碎片离子 [2M–H]⁻ 331.1185 $C_{18}H_{19}O_6$（err –0.9ppm）、[2M–H]⁻ 331.1187 $C_{18}H_{19}O_6$（err 1.5ppm）、[M–H]⁻ m/z 121.0655 C_8H_9O（err 1.7ppm）、[M–H]⁻ m/z 121.0654 C_8H_9O（err 0.8ppm）。由碎片离子信息结合文献中报道，故推测 T_R 为 14.51、14.65min 时的化合物 M32、M33 可能是化合物对羟基苯丙酸。M32、M33 互为立体异构体，是槲皮素 O–C₂ 键开环裂解、去羟基甲基化的代谢产物。

化合物 M34：T_R 为 15.44min 时，负模式下，出现准分子离子峰 [M–H]⁻ m/z 315.0515 $C_{16}H_{11}O_7$（err 3.2ppm），出现碎片离子 [M–H]⁻ m/z 301.0352 $C_{15}H_9O_7$（err 1.3ppm）。由碎片离子信息可见，[M–H]⁻ m/z 301 为槲皮素，准分子离子峰 [M–H]⁻ m/z 315.0519 比槲皮素多 14Da，根据软件预算分子式可推测准分子离子

可能的代谢途径为槲皮素甲基化产物，即［M–H–CH$_2$］$^-$ m/z 301 为槲皮素，故推测 T_R 为 15.44min 时的化合物 M34 可能是由化合物槲皮素甲基化的代谢产物。

化合物 M35：T_R 为 16.44min 时，负模式下，出现准分子离子峰［M–H］$^-$ m/z 637.1406 C$_{28}$H$_{29}$O$_{17}$（err 0.2ppm），出现碎片离子［M–H］$^-$ m/z 609.1454 C$_{27}$H$_{29}$O$_{16}$（err –0.3ppm）。由碎片离子信息可见，碎片离子［M–H］$^-$ m/z 609 为芦丁，准分子离子峰［M–H］$^-$ m/z 637 较芦丁［M–H］$^-$ m/z 609 多 28Da，结合软件预算分子式可推测准分子离子可能的代谢途径为芦丁羰基化产物，即［M–H–CO］$^-$ m/z 为 609，与参考文献报道一致，故推测 T_R 为 16.44min 时的化合物 M35 可能是由化合物芦丁羰基化的代谢产物。

化合物 M36：T_R 为 16.54min 时，负模式下，出现准分子离子峰［M–H］$^-$ m/z 380.9924 C$_{15}$H$_9$O$_{10}$S（err 2.1ppm），较槲皮素 m/z 301 多 80Da，即［M–H–SO$_3$］$^-$，且准分子离子峰碎片信息与文献中报道一致，故推测 T_R 为 16.54min 时的化合物 M36 可能是化合物槲皮素硫酸酯化的代谢产物。

化合物 M37、M38、M40：T_R 为 16.80、18.78、21.61min 时，负模式下，出现准分子离子峰［M–H］$^-$ m/z 329.0666 C$_{17}$H$_{13}$O$_7$（err 1.5ppm）、［M–H］$^-$ m/z 329.0667 C$_{17}$H$_{13}$O$_7$（err 1.8ppm）、［M–H］$^-$ m/z 329.0667 C$_{17}$H$_{13}$O$_7$（err 1.8ppm），出现碎片离子［M–H］$^-$ m/z 315.0492 C$_{16}$H$_{11}$O$_7$（err –4.1ppm）、［M–H］$^-$ m/z 315.0507 C$_{16}$H$_{11}$O$_7$（err 0.7ppm）、［M–H］$^-$ m/z 315.0509 C$_{16}$H$_{11}$O$_7$（err 1.3ppm）。由碎片离子可见，碎片离子［M–H］$^-$ m/z 315 为槲皮素甲基化产物，由准分子离子峰［M–H］$^-$ m/z 329 较槲皮素［M–H］$^-$ m/z 301 多了 28Da，即［M–H–2CH$_2$］$^-$ m/z 301 为槲皮素，根据准分子离子峰信息结合软件拟合分子式与文献报道一致，故推测 T_R 为 16.80、18.78、21.61min 时的化合物 M37、M38、M40 可能是槲皮素二甲基化的代谢产物。

化合物 M39、M41：T_R 为 19.27、22.22min 时，负模式下，出现准分子离子峰［M–H］$^-$ m/z 519.1143 C$_{24}$H$_{23}$O$_{13}$（err –0.8ppm）、［M–H］$^-$ m/z 519.1146 C$_{24}$H$_{23}$O$_{13}$（err 1.3ppm），出现碎片离子［M–H］$^-$ m/z 343.0822 C$_{18}$H$_{15}$O$_7$（err 1.2ppm）、［M–H］$^-$ m/z 343.0822 C$_{18}$H$_{15}$O$_7$（err 1.2ppm）。由碎片离子信息，准分子离子峰［M–H］$^-$ m/z 519 比碎片离子峰 343 多 176Da，根据软件推算分子式可推测准分子离子可能的代谢途径为槲皮素三甲基葡萄糖醛酸化产物，即［M–H–C$_6$H$_8$O$_6$］$^-$ m/z 343，与文献报道一致，故推测 T_R 为 19.27、22.22min 时的化合物 M39、M41 可能是槲皮素三甲基葡萄糖醛酸化的代谢产物。

化合物 M42：T_R 为 22.39min 时，负模式下，出现准分子离子峰［M–H］$^-$ m/z 269.0457 C$_{15}$H$_9$O$_5$（err 2.1ppm），准分子离子峰较［M–H］$^-$ m/z 301 槲皮素少 32Da，即［M–H–2O］$^-$ m/z 269，根据软件预测分子式及参考文献，可推测准分

子离子可能由槲皮素脱两分子羟基的产物，故推测 T_R 为 22.39min 时的化合物 M42 可能是由槲皮素去羟基化的代谢产物。

化合物 M43：T_R 为 23.72min 时，负模式下，出现准分子离子峰［M–H］⁻ m/z 491.0836 $C_{22}H_{19}O_{13}$（err 2.0ppm），出现碎片离子［M–H］⁻ m/z 285.0405 $C_{15}H_9O_6$（err 2.1ppm）。由碎片离子信息可见，碎片离子［M–H］⁻ m/z 285 较槲皮素少 16Da，即［M–H–OH］⁻ 285 为山柰酚，准分子离子峰［M–H］⁻ m/z 491.0836 比槲皮素多 190Da，结合软件对准分子离子峰的化学式的预测，推测准分子离子峰可能的代谢途径为槲皮素甲基化、葡萄糖醛酸化产物，即［M–H–$C_6H_8O_6$–CH_2］⁻ m/z 301 为槲皮素，与文献报道一致，故推测 T_R 为 23.72min 时的化合物 M43 可能是由化合物槲皮素甲基化、葡萄糖醛酸化的代谢产物。

（七）红禾麻提取物在大鼠尿液中的代谢产物鉴定分析

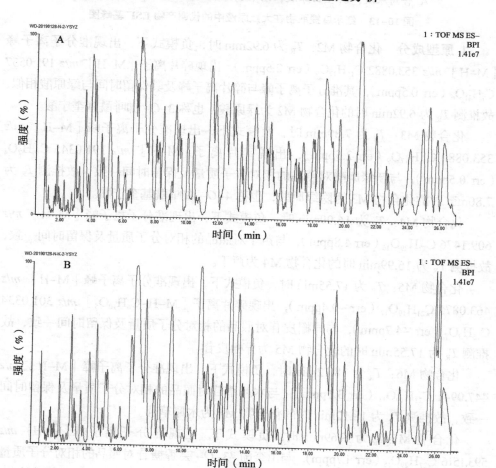

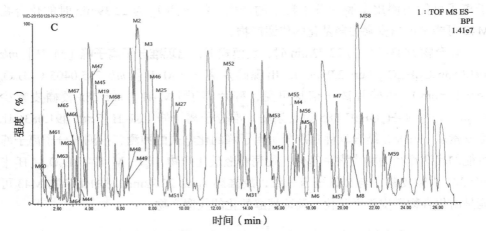

A. 含药尿液；B. 空白尿液；C. 含药尿液与空白尿液的差异图谱。

图 10-13　红禾麻提取物在大鼠尿液中的代谢产物 ESI⁻ 基峰图

1. 原型成分　化合物 M2：T_R 为 6.92min 时，负模式下，出现准分子离子峰 [M–H]⁻ m/z 353.0882 $C_{16}H_{17}O_9$（err 2.5ppm），出现碎片离子 [M–H]⁻ m/z 191.0557 $C_7H_{11}O_6$（err 0.5ppm），其准分子离子峰与碎片离子峰及其保留时间与绿原酸相似，故推测 T_R 为 6.92min 时的化合物 M2 为绿原酸，也称 3–O– 咖啡酰基奎宁酸。

化合物 M3：T_R 为 7.80min 时，负模式下，出现准分子离子峰 [M–H]⁻ m/z 353.0882 $C_{16}H_{17}O_9$（err 2.5ppm），出现碎片离子 [M–H]⁻ m/z 191.0345 $C_{10}H_7O_4$（err 0.5ppm），与新绿原酸对照品的相对分子质量及保留时间一致，故推测 T_R 为 7.80min 时的化合物 M3 为隐绿原酸，也称 4–O– 咖啡酰基奎宁酸。

化合物 M4：T_R 为 16.99min 时，负模式下，出现准分子离子峰 [M–H]⁻ m/z 609.1476 $C_{27}H_{29}O_{16}$（err 4.8ppm），与芦丁对照品的相对分子质量及保留时间一致，故推测 T_R 为 16.99min 时的化合物 M4 为芦丁。

化合物 M5：T_R 为 17.55min 时，负模式下，出现准分子离子峰 [M–H]⁻ m/z 463.0875 $C_{21}H_{19}O_{12}$（err –0.4ppm），出现碎片离子 [M–H–$C_6H_{10}O_5$]⁻ m/z 301.0334 $C_{15}H_9O_7$（err –4.7ppm），与异槲皮苷对照品的相对分子质量及保留时间一致，故推测 T_R 为 17.55min 时的化合物 M5 为异槲皮苷。

化合物 M6：T_R 为 18.12min 时，负模式下，出现准分子离子峰 [M–H]⁻ m/z 447.0941 $C_{21}H_{19}O_{11}$（err 3.1ppm），与木犀草苷对照品的相对分子质量及保留时间一致，故推测 T_R 为 18.12min 时的化合物 M6 为木犀草苷。

化合物 M7：T_R 为 19.69min 时，负模式下，出现准分子离子峰 [M–H]⁻ m/z 593.1516 $C_{27}H_{29}O_{15}$（err 1.7ppm），与山柰酚 –3–O– 芸香糖苷对照品的相对分子质量及保留时间一致，故推测 T_R 为 19.69min 时的化合物 M7 为山柰酚 –3–O– 芸香糖苷。

化合物 M8：T_R 为 20.50min 时，负模式下，出现准分子离子峰［M–H］$^-$ m/z 447.0940 $C_{21}H_{19}O_{11}$（err 2.9ppm），出现碎片离子［M–H］$^-$ m/z 301.0337 $C_{15}H_9O_7$（err –3.7ppm），其准分子离子峰与碎片离子峰及其保留时间与槲皮苷相似，故推测 T_R 为 20.50min 时的化合物 M8 为槲皮苷。

2. 代谢产物 化合物 M19：T_R 为 4.73min 时，负模式下，出现准分子离子峰［M–H］$^-$ m/z 479.1183 $C_{22}H_{23}O_{12}$（err –1.5ppm），出现碎片离子［M–H］$^-$ m/z 181.0510 $C_9H_9O_4$（err 5.0ppm）、［M–H］$^-$ m/z 167.0343 $C_8H_7O_4$（err –0.6ppm）。由碎片离子信息可见，m/z 为 167 的碎片离子是由槲皮素 O–C_2 键开环裂解产生的碎片，而准分子离子峰 479.1183 较槲皮素增加 178Da，即［M–H–$C_6H_8O_6$–2H］$^-$ 而得，与文献报道一致，故推测 T_R 为 4.73min 时的化合物 M19 可能是由化合物槲皮素 C_2–C_3 双键还原、葡萄糖醛酸化的代谢产物。

化合物 M25：T_R 为 8.43min 时，负模式下，出现准分子离子峰［M–H］$^-$ m/z 179.0352 $C_9H_7O_4$（err 4.5ppm），准分子离子峰可能的代谢途径为单咖啡酰基奎宁酸裂解产物咖啡酸，与文献报道一致，故推测 T_R 为 8.43min 时的化合物 M25 可能是由化合物单咖啡酰基奎宁酸裂解的代谢产物。

化合物 M27：T_R 为 9.60min 时，负模式下，出现准分子离子峰［M–H］$^-$ m/z 367.1041 $C_{17}H_{19}O_9$（err 3.3ppm），出现碎片离子［M–H］$^-$ m/z 353.0841 $C_{15}H_{17}O_8$（err –9.1ppm）、［M–H］$^-$ m/z 181.0515 $C_9H_9O_4$（err 7.7ppm）。由碎片离子信息可见，碎片离子峰［M–H］$^-$ m/z 353 为单咖啡酰基奎宁酸，准分子离子峰［M–H］$^-$ m/z 367 较单咖啡酰基奎宁酸［M–H］$^-$ m/z 353 多 14Da，即［M–H–CH_2］$^-$ m/z 353 为单咖啡酰基奎宁酸，根据软件推算分子式可推测准分子离子可能的代谢途径为单咖啡酰基奎宁酸甲基化产物，［M–H］$^-$ m/z 181 为单咖啡酰基奎宁酸特征碎片离子，故推测 T_R 为 9.60min 时的化合物 M27 可能是由化合物单咖啡酰基奎宁酸甲基化的代谢产物。

化合物 M31：T_R 为 14.03min 时，负模式下，出现准分子离子峰［M–H］$^-$ m/z 367.1026 $C_{17}H_{19}O_9$（err –0.8ppm），出现碎片离子［M–H］$^-$ m/z 335.0761 $C_{16}H_{15}O_8$（err –1.8ppm）、［M–H］$^-$ m/z 179.0342 $C_9H_7O_4$（err –1.1ppm）。由碎片离子信息可见，碎片离子峰［M–H］$^-$ m/z 179 为单咖啡酰基奎宁酸裂解产生的化合物咖啡酸，准分子离子峰［M–H］$^-$ m/z 367 较单咖啡酰基奎宁酸［M–H］$^-$ m/z 353 多 14Da，即［M–H–CH_2］$^-$ m/z 353 为单咖啡酰基奎宁酸，根据软件推算分子式可推测准分子离子可能的代谢途径为单咖啡酰基奎宁酸甲基化产物，故推测 T_R 为 14.03min 时的化合物 M31 可能是由化合物单咖啡酰基奎宁酸甲基化的代谢产物。

化合物 M60：T_R 为 1.64min 时，负模式下，出现准分子离子峰［M–H］$^-$ m/z 167.0346 $C_8H_7O_4$（err 1.2ppm），出现碎片离子［M–H］$^-$ m/z 121.0292 $C_7H_5O_2$（err

1.7ppm），碎片离子为槲皮素［M–H］⁻ m/z 301 的特征碎片离子，结合软件预算分子式可推算准分子离子峰代谢途径可能由槲皮素 m/z 301 O–C2 键开环裂解而得，故推测 T_R 为 1.64min 时的化合物 M61 为槲皮素 m/z 301 O–C2 键开环裂解的代谢产物。

化合物 M61：T_R 为 1.81min 时，负模式下，出现准分子离子峰［M–H］⁻ m/z 169.0137 $C_7H_5O_5$（err 4.7ppm），出现碎片离子［M–H］⁻ m/z 125.0245 $C_6H_5O_3$（err 4.8ppm），碎片离子［M–H］⁻ m/z 125 为准分子离子峰［M–H］⁻ m/z 169 脱羧基的碎片离子，结合软件预算分子式可推算准分子离子峰代谢途径可能由槲皮素 O–C2 键开环裂解、O– 脱甲基化、羟基化而得，与文献报道一致，故推测 T_R 为 1.81min 时的化合物 M61 为槲皮素 O–C2 键开环裂解、O– 脱甲基化、羟基化的代谢产物。

化合物 M62：T_R 为 2.74min 时，负模式下，出现准分子离子峰［M–H］⁻ m/z 187.0613 $C_8H_{11}O_5$（err 4.3ppm），出现碎片离子［M–H］⁻ m/z 169.0498 $C_8H_9O_4$（err –1.8ppm）。由碎片离子信息可见，碎片离子［M–H］⁻ m/z 169 较化合物 M60［M–H］⁻ m/z 167 多 2Da，即为化合物 M60 还原产物，准分子离子峰［M–H］⁻ m/z 187 较碎片离子［M–H］⁻ m/z 169 多 18Da，结合软件预算分子式可推算，准分子离子峰代谢途径可能由化合物 M60 还原、羟基化而得，故推测 T_R 为 2.67min 时的化合物 M62 为化合物 M60 还原、羟基化的代谢产物。

化合物 M63：T_R 为 2.51min 时，负模式下，出现准分子离子峰［M–H］⁻ m/z 246.9920 $C_8H_7O_7S$（err 2.8ppm），出现碎片离子［M–H］⁻ m/z 187.0611 $C_8H_{11}O_5$（err 2.7ppm）、［M–H］⁻ m/z 167.0347 $C_8H_7O_4$（err 1.8ppm）。由碎片离子信息可见，碎片离子［M–H］⁻ m/z 167 为化合物 M60 碎片离子，准分子离子峰［M–H］⁻ m/z 246.9 较碎片离子［M–H］⁻ m/z 167 多 80Da，结合软件预算分子式可推算，准分子离子峰代谢途径可能由化合物 M60 硫酸酯化而得，即［M–H–SO₃］⁻ m/z 167 为化合物 60，故推测 T_R 为 2.51min 时的化合物 M63 为化合物 M60 硫酸酯化的代谢产物。

化合物 M64：T_R 为 3.09min 时，负模式下，出现准分子离子峰［M–H］⁻ m/z 216.9813 $C_7H_5O_6S$（err 2.8ppm），出现碎片离子［M–H］⁻ m/z 153.0192 $C_7H_5O_4$（err 2.6ppm）、［M–H］⁻ m/z 137.0239 $C_7H_5O_3$（err 3.6ppm）、［M–H］⁻ m/z 121.0290 $C_7H_5O_2$（err 3.3ppm）。由碎片离子信息可见，准分子离子［M–H］⁻ m/z 216 较碎片离子［M–H］⁻ m/z 137 多 80Da，结合软件预算分子式可推算准分子离子峰为碎片离子［M–H］⁻ m/z 137 硫酸酯化的产物，碎片离子［M–H］⁻ m/z 137 较化合物 M60［M–H］⁻ m/z 167 少 30Da，结合软件预算分子式可推测由化合物 M60 脱甲基脱羟基而得，推测准分子离子峰代谢途径可能由化合物 M60 O– 脱甲基化、

去羟基化、硫酸酯化而得，故推测 T_R 为 3.09min 时的化合物 M64 为化合物 M60 O– 脱甲基化、去羟基化、硫酸酯化的代谢产物。

化合物 M65、M66：T_R 为 3.21、3.32min 时，负模式下，出现准分子离子峰 [M–H]⁻ m/z 232.9769 $C_7H_5O_7S$（err 4.7ppm）、[M–H]⁻ m/z 232.9767 $C_7H_5O_7S$（err 4.7 ppm），出现碎片离子 [M–H]⁻ m/z 216.9817 $C_7H_5O_6S$（err 4.6ppm）、[M–H]⁻ m/z 216.9815 $C_7H_5O_6S$（err 3.7ppm）。由碎片离子信息可见，碎片离子 [M–H]⁻ m/z 216 为化合物 M64，准分子离子 [M–H]⁻ m/z 232 较碎片离子多 16Da，结合软件预算分子式，推测准分子离子峰代谢途径可能由化合物 M64 羟基化而得，故推测 T_R 为 3.21、3.32min 时的化合物 M65、M66 为化合物 M64 羟基化的代谢产物。

化合物 M67：T_R 为 3.78min 时，负模式下，出现准分子离子峰 [M–H]⁻ m/z 246.9922 $C_8H_7O_7S$（err 4.0ppm），出现碎片离子 [M–H]⁻ m/z 153.0195 $C_7H_5O_4$（err 4.6ppm）、[M–H]⁻ m/z 167.0352 $C_8H_7O_4$（err 4.8ppm）。由碎片离子信息可见，碎片离子 [M–H]⁻ m/z 167 为化合物 M60 碎片离子，准分子离子峰 [M–H]⁻ m/z 246.9 较碎片离子 [M–H]⁻ m/z 167 多 80Da，结合软件预算分子式可推算，准分子离子峰代谢途径可能由化合物 M60 硫酸酯化而得，即 [M–H–SO₃]⁻ m/z 167 为化合物 M60，故推测 T_R 为 2.51min 时的化合物 M67 为化合物 M60 硫酸酯化的代谢产物。

化合物 M68：T_R 为 5.12min 时，负模式下，出现准分子离子峰 [M–H]⁻ m/z 505.0598 $C_{22}H_{17}O_{14}$（err 4.0ppm），准分子离子峰 [M–H]⁻ m/z 505 较化合物 M47 [M–H]⁻ m/z 329 $C_{16}H_9O_8$ 多 176Da，结合软件预算分子式可推算，准分子离子峰代谢途径可能由化合物 M47 葡萄糖醛酸化而得，即 [M–H–$C_6H_8O_6$]⁻ m/z 329 为化合物 M47，故推测 T_R 为 5.12min 时的化合物 M68 为化合物 M47 葡萄糖醛酸化的代谢产物。

化合物 M44：T_R 为 3.43min 时，负模式下，出现准分子离子峰 [M–H]⁻ m/z 343.0660 $C_{14}H_{15}O_{10}$（err –1.5ppm），出现碎片离子 [M–H–$C_6H_8O_8$]⁻ m/z 167.0350 $C_8H_7O_4$（err 3.6ppm）。由碎片离子信息可见，碎片离子 [M–H–$C_6H_8O_8$]⁻ m/z 167 为化合物 M46，准分子离子峰 [M–H]⁻ m/z 343 比化合物 M46 多 176Da，即 [M–H–$C_6H_8O_6$]⁻ m/z 167，可能的代谢途径为化合物 M31 葡萄糖醛酸化产物，与文献报道一致，故推测 T_R 为 3.43min 时的化合物 M44 可能是由槲皮素经 O–C_2 开环裂解、葡萄糖醛酸化的代谢产物。

化合物 M45：T_R 为 4.61min 时，负模式下，出现准分子离子峰 [M–H]⁻ m/z 181.0505 $C_9H_9O_4$（err 1.7ppm），出现碎片离子 [M–H]⁻ m/z 167.0345 $C_8H_7O_4$（err 0.6ppm）。由碎片离子信息可见，有碎片离子信息与槲皮素一致，准分子离子峰 [M–H]⁻ m/z 181 比碎片离子 [M–H]⁻ m/z 167 多 14Da，结合软件预算分子式可推

测准分子离子峰的可能代谢途径为槲皮素二甲基化而得，即 [M−H−CH$_2$]$^-$ m/z 167，故推测 T_R 4.61min 时的化合物 M45 可能是由化合物槲皮素经 O−C2 开环裂解、甲基化的代谢产物。

化合物 M46：T_R 为 8.07min 时，负模式下，出现准分子离子峰 [M−H]$^-$ m/z 167.0347 C$_8$H$_7$O$_4$（err 1.8ppm），准分子离子峰 [M−H]$^-$ m/z 167 较槲皮素 [M−H+C$_7$H$_2$O$_3$]$^-$ m/z 301 少 134Da，结合软件预算分子式可推算，准分子离子峰代谢途径可能由槲皮素 [M−H+C$_7$H$_2$O$_3$]$^-$ m/z 301 O−C2 开环断裂而得，故推测 T_R 为 8.07min 时的化合物 M46 为槲皮素经 O−C2 开环裂解的代谢产物。

化合物 M47：T_R 为 4.26min 时，负模式下，出现准分子离子峰 [M−H]$^-$ m/z 329.0288 C$_{16}$H$_9$O$_8$（err −2.7ppm），准分子离子峰 [M−H]$^-$ m/z 329 较槲皮素 m/z 301 多 28Da，结合软件预测分子式，推测准分子离子峰的可能代谢途径为槲皮素羰基化而得，即 [M−H−2CH$_2$]$^-$ m/z 301，故推测 T_R 为 4.26min 时的化合物 M47 可能是由化合物槲皮素羰基化的代谢产物。

化合物 M48：T_R 为 6.39min 时，负模式下，出现准分子离子峰 [M−H]$^-$ m/z 339.0717 C$_{15}$H$_{15}$O$_9$（err 0.3ppm），出现碎片离子 [M−H]$^-$ m/z 181.0503 C$_9$H$_9$O$_4$（err 1.1ppm）。由碎片离子信息可见，有碎片离子 [M−H]$^-$ m/z 181 为单咖啡酰基奎宁酸裂解后咖啡酸的还原产物，准分子离子峰 [M−H]$^-$ m/z 339 较单咖啡酰基奎宁酸 m/z 353 少 14Da，结合软件预测分子式，推测准分子离子峰的可能代谢途径为单咖啡酰基奎宁酸 O− 脱甲基化而得，即 [M−H+CH$_2$]$^-$ m/z 353，故推测 T_R 为 6.39min 时的化合物 M48 可能是由化合物单咖啡酰基奎宁酸 O− 脱甲基化的代谢产物。

化合物 M49、M56：T_R 为 6.50、17.34min 时，负模式下，出现准分子离子峰 [M−H]$^-$ m/z 261.0072 C$_9$H$_9$O$_7$S（err 2.2ppm）、[M−H]$^-$ m/z 261.0080 C$_9$H$_9$O$_7$S（err 4.2ppm），出现碎片离子 [M−H]$^-$ m/z 181.0510 C$_9$H$_9$O$_4$（err 5.0ppm）。由碎片离子信息可见，碎片离子 [M−H]$^-$ m/z 181 为化合物 M27，准分子离子峰 [M−H]$^-$ m/z 261 较碎片离子峰 [M−H]$^-$ m/z 181 多 80Da，结合软件预测分子式，推测准分子离子峰的可能代谢途径为化合物 M27 硫酸酯化而得，即 [M−H−SO$_3$]$^-$ m/z 181 为化合物 M27，故推测 T_R 为 6.50、17.34min 时的化合物 M49、M56 可能是由化合物槲皮素 O−C2 开环键裂解、甲基化、硫酸酯化的代谢产物。

化合物 M50：T_R 为 7.57min 时，负模式下，出现准分子离子峰 [M−H]$^-$ m/z 353.0867 C$_{16}$H$_{17}$O$_9$（err −1.7ppm），出现碎片离子 [M−H]$^-$ m/z 191.0357 C$_{10}$H$_7$O$_4$（err 5.7ppm）、[M−H]$^-$ m/z 181.0502 C$_{10}$H$_7$O$_4$（err 0.6ppm）。由碎片离子可见，准分子离子 [M−H]$^-$ m/z 353 与单咖啡酰基奎宁酸相同，碎片离子 [M−H]$^-$ m/z 191、[M−H]$^-$ m/z 181 为单咖啡酰基奎宁酸特征碎片离子，故推测 T_R 为 7.57min

时的化合物 M50 为单咖啡酰基奎宁酸异构体。

化合物 M51：T_R 为 9.06min 时，负模式下，出现准分子离子峰 [M−H]⁻ m/z 335.0774 $C_{16}H_{15}O_8$（err 2.1ppm），出现碎片离子 [M−H]⁻ m/z 181.0505 $C_9H_9O_4$（err 2.2ppm）、[M−H]⁻ m/z 179.0341 $C_9H_7O_4$（err −1.7ppm）。由碎片离子信息可见，碎片离子 [M−H]⁻ m/z 181 为化合物 M27，碎片离子 [M−H]⁻ m/z 179 为单咖啡酰基奎宁酸的特征碎片离子，准分子离子峰 [M−H]⁻ m/z 335 较 [M−H]⁻ m/z 353 少 18Da，结合软件预测分子式，推测准分子离子峰的可能代谢途径为单咖啡酰基奎宁酸脱水而得，即 [M−H−H₂O]⁻ m/z 353 为单咖啡酰基奎宁酸，故推测 T_R 为 9.06min 时的化合物 M51 可能是由化合物单咖啡酰基奎宁酸脱水化的代谢产物。

化合物 M27、M52：T_R 为 9.58、12.82min 时，负模式下，出现准分子离子峰 [M−H]⁻ m/z 367.1031 $C_{17}H_{19}O_9$（err 0.6ppm）、[M−H]⁻ m/z 367.1041 $C_{17}H_{19}O_9$（err 3.3ppm），出现碎片离子 [M−H]⁻ m/z 181.0503 $C_9H_9O_4$（err 1.1ppm）、[M−H]⁻ m/z 181.0506 $C_9H_9O_4$（err 2.8ppm）。由碎片离子信息可见，碎片离子峰 [M−H]⁻ m/z 181 为单咖啡酰基奎宁酸裂解产生的化合物咖啡酸还原产物，准分子离子峰 [M−H]⁻ m/z 367 较单咖啡酰基奎宁酸 [M−H]⁻ m/z 353 多 14Da，即 [M−H−CH₂]⁻ 353 为单咖啡酰基奎宁酸，根据软件推算分子式可推测准分子离子可能的代谢途径为单咖啡酰基奎宁酸甲基化产物，故推测 T_R 为 9.60、12.82min 时的化合物 M27、M52 可能是由化合物单咖啡酰基奎宁酸甲基化的代谢产物。

化合物 M53：T_R 为 15.45min 时，负模式下，出现准分子离子峰 [M−H]⁻ m/z 591.1710 $C_{28}H_{31}O_{14}$（err −0.7ppm），准分子离子峰 [M−H]⁻ m/z 591 较化合物 M10 m/z 593 少 2Da，根据软件预算分子式可推算，准分子离子峰代谢途径可能由化合物 M10 去羟基加甲基而得，即 [M−H+O−CH₂]⁻ m/z 为 593，故推测 T_R 为 15.45min 时的化合物 M53 为化合物 M10 羟基化、甲基化的代谢产物。

化合物 M54：T_R 为 15.95min 时，负模式下，出现准分子离子峰 [M−H]⁻ m/z 431.0981 $C_{21}H_{19}O_{10}$（err 1.2ppm），准分子离子峰 [M−H]⁻ m/z 431 较 [M−H]⁻ m/z 285 多 146Da，结合软件预测分子式，推测准分子离子峰的可能代谢途径为山奈酚加鼠李糖苷而得，即 [M−H−C₆H₁₀O₄]⁻ m/z 285 为山奈酚，故推测 T_R 为 15.95min 时的化合物 M54 可能是由化合物山奈酚加鼠李糖苷化的代谢产物。

化合物 M55：T_R 为 16.89min 时，负模式下，出现准分子离子峰 [M−H]⁻ m/z 477.0680 $C_{21}H_{17}O_{13}$（err 2.3ppm），出现碎片离子峰 [M−H]⁻ m/z 461.0732 $C_{21}H_{17}O_{12}$（err 2.6ppm）。由碎片离子可见，碎片离子 [M−H]⁻ m/z 461 为化合物 M85 山奈酚葡萄糖醛酸化产物，准分子离子峰 [M−H]⁻ m/z 477 较碎片离子峰 [M−H]⁻ m/z 461 多 16Da，结合软件预算分子式可推算，准分子离子峰代谢途径可能由山奈酚经葡萄糖醛酸化、羟基化而得，故推测 T_R 为 16.89min 时的化合物

M55 为山柰酚经葡萄糖醛酸化、羟基化的代谢产物。

化合物 M57: T_R 为 19.45min 时，负模式下，出现准分子离子峰 [M-H]⁻ m/z 461.0729 $C_{21}H_{17}O_{12}$ (err 2.0ppm)，出现碎片离子峰 [M-H-$C_6H_8O_6$]⁻ m/z 285.0405 $C_{15}H_9O_6$ (err 2.1ppm)。由碎片离子可见，碎片离子峰 [M-H-$C_6H_8O_6$]⁻ m/z 285 为山柰酚，准分子离子峰 [M-H]⁻ m/z 461 较碎片离子峰 [M-H-$C_6H_8O_6$]⁻ m/z 285 多 176Da，结合软件预算分子式可推算，准分子离子峰代谢途径可能由山柰酚经葡萄糖醛酸化而得，故推测 T_R 为 19.45min 时的化合物 M57 为山柰酚经葡萄糖醛酸化的代谢产物。

化合物 M58: T_R 为 20.98min 时，负模式下，出现准分子离子峰 [M-H]⁻ m/z 491.0837 $C_{22}H_{19}O_{13}$ (err 2.2ppm)，出现碎片离子 [M-H-$C_6H_8O_8$]⁻ m/z 315.0517 $C_{16}H_{11}O_7$ (err 3.8ppm)。由碎片离子信息可见，碎片离子 [M-H-$C_6H_8O_8$]⁻ m/z 315 为甲基槲皮素，准分子离子峰 [M-H]⁻ m/z 491 比甲基槲皮素多 176Da，即为 [M-H-$C_6H_8O_6$]⁻ m/z 315 为甲基槲皮素，可能的代谢途径为甲基槲皮素的葡萄糖醛酸化产物，与文献报道一致，故推测 T_R 为 20.98min 时的化合物 M58 可能是由化合物甲基槲皮素经葡萄糖醛酸化的代谢产物。

化合物 M59: T_R 为 22.80min 时，负模式下，出现准分子离子峰 [M-H]⁻ m/z 327.0885 $C_{18}H_{15}O_6$ (err 4.9ppm)，出现碎片离子峰 [M-H-$C_6H_8O_6$]⁻ m/z 285.0405 $C_{15}H_9O_6$ (err 2.1ppm)，准分子离子峰 [M-H]⁻ m/z 327 较碎片离子峰 [M-H-$C_6H_8O_6$]⁻ m/z 285 多 42Da，结合软件预算分子式可推算，准分子离子峰代谢途径可能由山柰酚经三甲基化而得，故推测 T_R 为 22.80min 时的化合物 M59 为山柰酚经三甲基化的代谢产物。

（八）红禾麻提取物在大鼠胆汁中的代谢产物鉴定分析

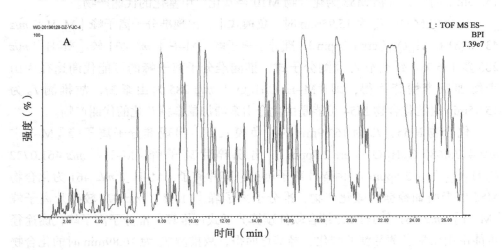

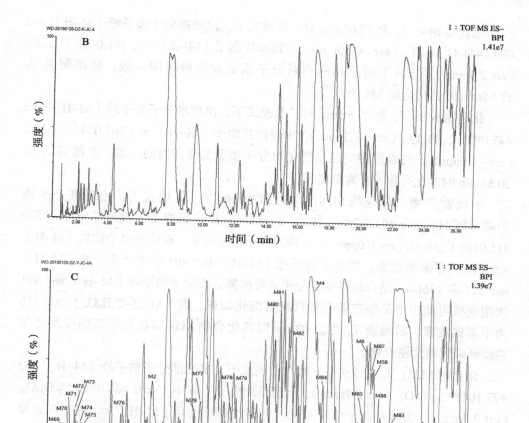

A. 含药胆汁；B. 空白胆汁；C. 含药胆汁与空白胆汁的差异图谱。

图 10–14　红禾麻提取物在大鼠胆汁中的代谢产物 ESI⁻ 基峰图

1.原型成分　化合物 M1：T_R 为 4.08min 时，负模式下，出现准分子离子峰［M–H］⁻ m/z 353.0856 $C_{16}H_{17}O_9$（err –4.8ppm），出现碎片离子峰［M–H］⁻ m/z 181.0500 $C_9H_9O_4$（err –0.6ppm）与［2M–H］⁻ 707.1806 $C_{32}H_{35}O_{18}$（err –2.4ppm）。碎片离子信息与新绿原酸对照品的相对分子质量及保留时间一致，故推测 T_R 为 4.08min 时的化合物 M1 为新绿原酸，也称 5–O– 咖啡酰基奎宁酸。

化合物 M2：T_R 为 7.00min 时，负模式下，出现准分子离子峰［M–H］⁻ m/z 353.0871 $C_{16}H_{17}O_9$（err –0.6ppm），出现碎片离子［M–H］⁻ m/z 191.0549 $C_7H_{11}O_6$（err –3.7ppm）。碎片离子信息与绿原酸对照品的相对分子质量及保留时间一致，故推测 T_R 为 7.00min 时的化合物 M2 为绿原酸，也称 3–O– 咖啡酰基奎宁酸。

化合物 M4：T_R 为 17.05min 时，负模式下，出现准分子离子峰 [M–H]⁻ m/z 609.1451 $C_{27}H_{29}O_{16}$（err –0.5ppm），出现碎片离子 [M–H]⁻ m/z 301.0355 $C_{15}H_9O_7$（err 2.3ppm），与芦丁对照品的相对分子质量及保留时间一致，故推测 T_R 为 17.05min 时的化合物 M4 为芦丁。

化合物 M8：T_R 为 20.56min 时，负模式下，出现准分子离子峰 [M–H]⁻ m/z 447.0921 $C_{21}H_{19}O_{11}$（err –1.3ppm），出现碎片离子 [M–H]⁻ m/z 301.0345 $C_{15}H_9O_7$（err –1.0ppm），与绿原酸对照品的相对分子质量及保留时间一致，故推测 T_R 为 20.56min 时的化合物 M8 为槲皮苷。

2. 代谢产物　化合物 M58：T_R 为 21.03min 时，负模式下，出现准分子离子峰 [M–H]⁻ m/z 491.0828 $C_{22}H_{23}O_{13}$（err 0.4ppm），出现碎片离子 [M–H]⁻ m/z 315.0505 $C_{16}H_{11}O_7$（err 0.0ppm）。由碎片离子信息可见，有碎片离子信息 [M–H]⁻ m/z 315 为甲基槲皮素，准分子离子峰 [M–H]⁻ m/z 491 较碎片离子峰 [M–H]⁻ m/z 315 多 176Da，结合软件预算分子式可推算，准分子离子峰 [M–H]⁻ m/z 491 代谢途径可能由甲基槲皮素经葡萄糖醛酸化而得，即 [M–H–$C_6H_8O_6$]⁻ m/z 315 为甲基槲皮素，故推测 T_R 为 21.03min 时的化合物 M58 可能是甲基槲皮素经葡萄糖醛酸化的代谢产物。

化合物 M28：T_R 为 9.97min 时，负模式下，出现准分子离子峰 [M–H]⁻ m/z 477.1043 $C_{22}H_{21}O_{12}$（err 2.1ppm），出现碎片离子 [M–H]⁻ m/z 463.0894 $C_{21}H_{19}O_{12}$（err 3.4ppm）。由碎片离子信息可见，有碎片离子信息 [M–H]⁻ m/z 为 463 为异槲皮苷，准分子离子峰 [M–H]⁻ m/z 477 比异槲皮苷 14Da，即 [M–H–CH_2]⁻ m/z 463 为异槲皮苷，故推测 T_R 为 9.97min 时的化合物 M28 可能是由化合物异槲皮苷甲基化的代谢产物。

化合物 M69、M70：T_R 为 1.61、1.77min 时，负模式下，出现准分子离子峰 [M–H]⁻ m/z 343.0663 $C_{14}H_{15}O_{10}$（err –0.6ppm）、[M–H]⁻ m/z 343.0667 $C_{14}H_{15}O_{10}$（err 0.6ppm），出现碎片离子 [M–H–$C_6H_8O_8$]⁻ m/z 167.0350 $C_8H_7O_4$（err –0.6ppm）、[M–H–$C_6H_8O_8$]⁻ m/z 167.0345 $C_8H_7O_4$（err 0.6ppm）。由碎片离子信息可见，碎片离子 [M–H–$C_6H_8O_8$]⁻ m/z 167 为化合物 M56，准分子离子峰 [M–H]⁻ m/z 343 较化合物 M54 多 176Da，即为 [M–H–$C_6H_8O_6$]⁻ m/z 167，可能的代谢途径为化合物 M54 葡萄糖醛酸化产物，与文献报道一致，故推测 T_R 为 1.61、1.77min 时的化合物 M69、M70 可能是由槲皮素经 O–C2 开环裂解、葡萄糖醛酸化的代谢产物。

化合物 M71、M72、M73：T_R 为 1.97、2.16、2.22min 时，负模式下，出现准分子离子峰 [M–H]⁻ m/z 345.0828 $C_{14}H_{17}O_{10}$（err 1.7ppm）、[M–H]⁻ m/z 345.0829 $C_{14}H_{17}O_{10}$（err 2.0ppm）、[M–H]⁻ m/z 345.0831 $C_{14}H_{17}O_{10}$（err 2.6ppm），出现碎片离子 [M–H]⁻ m/z 343.0672 $C_{14}H_{15}O_{10}$（err 2.0ppm）、[M–H]⁻ m/z 343.0677 $C_{14}H_{15}O_{10}$

（err 3.5ppm）、［M−H］⁻ *m/z* 343.0670 C₁₄H₁₅O₁₀（err 1.5ppm）、［M−H］⁻ *m/z* 167.0352 C₈H₇O₄（err 4.8ppm）、［M−H］⁻ *m/z* 167.0351 C₈H₇O₄（err 4.2ppm）、［M−H］⁻ *m/z* 167.0351 C₈H₇O₄（err 4.2ppm）。由碎片离子信息可见，碎片离子［M−H］⁻ *m/z* 343 为可能化合物 M69、M70，准分子离子峰［M−H］⁻ *m/z* 345 较碎片离子［M−H］⁻ *m/z* 343 多 2Da，结合软件预测化学式推测准分子离子可能的代谢途径为化合物 M69 或 M70 还原化产物，即为［M−H−2H］⁻ *m/z* 343，故推测 *T*ᵣ 为 1.97、2.16、2.22min 时的化合物 M71、M72、M73 可能是由槲皮素经 O−C₂ 开环裂解、葡萄糖醛酸化、还原的代谢产物。

化合物 M74、M75：*T*ᵣ 为 2.56、2.63min 时，负模式下，出现准分子离子峰［M−H］⁻ *m/z* 357.0825 C₁₅H₁₇O₁₀（err −0.3ppm）、［M−H］⁻ *m/z* 357.0821 C₁₅H₁₇O₁₀（err 0.8ppm），出现碎片离子［M−H］⁻ *m/z* 343.0665 C₁₄H₁₅O₁₀（err 0.0ppm）、［M−H］⁻ *m/z* 343.0673 C₁₄H₁₅O₁₀（err 2.3ppm）。由碎片离子信息可见，准分子离子峰［M−H］⁻ *m/z* 357 较碎片离子［M−H］⁻ *m/z* 343 多 14Da，结合软件预测化学式推测准分子离子可能的代谢途径为化合物 M69 或 M70 甲基化产物，即为［M−H−CH₂］⁻ *m/z* 343，故推测 *T*ᵣ 为 2.56、2.63min 时的化合物 M74、M75 可能是由化合物 M69 或 M70 甲基化的代谢产物。

化合物 M76：*T*ᵣ 为 5.30min 时，负模式下，出现准分子离子峰［M−H］⁻ *m/z* 371.0983 C₁₆H₁₉O₁₀（err 1.3ppm），准分子离子峰［M−H］⁻ *m/z* 371 较单咖啡酰基奎宁酸［M−H］⁻ *m/z* 353 多 18Da，结合软件预算分子式可推算，准分子离子峰［M−H］⁻ *m/z* 371 可能为单咖啡酰基奎宁酸还原、羟基化而得，即［M−H−2H−O］⁻ *m/z* 353 为单咖啡酰基奎宁酸，故推测 *T*ᵣ 为 5.30min 时的化合物 M76 可能是由单咖啡酰基奎宁酸还原、羟基化的代谢产物。

化合物 M77：*T*ᵣ 为 10.14min 时，负模式下，出现准分子离子峰［M−H］⁻ *m/z* 623.1265 C₂₇H₂₇O₁₇（err 2.7ppm），出现碎片离子［M−H］⁻ *m/z* 463.0882 C₂₁H₁₉O₁₂（err 1.1ppm）。由碎片离子信息可见，有碎片离子信息［M−H］⁻ *m/z* 为 463 为异槲皮苷，准分子离子峰［M−H］⁻ *m/z* 623 比异槲皮苷 160Da，结合软件预算分子式可推算，准分子离子峰［M−H］⁻ *m/z* 623 代谢途径可能由异槲皮苷葡萄糖醛酸化、脱羟基而得，即［M−H−C₆H₈O₆−O］⁻ *m/z* 463 为异槲皮苷，故推测 *T*ᵣ 为 10.14min 时的化合物 M77 可能是由异槲皮苷葡萄糖醛酸化、脱羟基的代谢产物。

化合物 M78：*T*ᵣ 为 11.93min 时，负模式下，出现准分子离子峰［M−H］⁻ *m/z* 667.1164 C₂₈H₂₇O₁₉（err 2.5ppm），出现碎片离子［M−H］⁻ *m/z* 491.0836 C₂₂H₁₉O₁₃（err 2.0ppm）、［M−H］⁻ *m/z* 315.0509 C₁₆H₁₁O₇（err 1.3ppm）。由碎片离子信息可见，有碎片离子信息［M−H］⁻ *m/z* 315 为甲基槲皮素，碎片离子峰［M−H］⁻ *m/z*

491 较碎片离子［M−H］⁻ *m/z* 315 多 176Da，准分子离子峰［M−H］⁻ *m/z* 667 较碎片离子峰［M−H］⁻ *m/z* 491 多 176Da，结合软件预算分子式可推算，准分子离子峰［M−H］⁻ *m/z* 667 代谢途径可能由甲基槲皮素二葡萄糖醛酸化而得，即［M−H−$C_6H_8O_6$−$C_6H_8O_6$］⁻ *m/z* 315 为甲基槲皮素，故推测 T_R 为 11.93min 时的化合物 M78 可能是由甲基槲皮素二葡萄糖醛酸化的代谢产物。

化合物 M79：T_R 为 12.73min 时，负模式下，出现准分子离子峰［M−H］⁻ *m/z* 369.1192 $C_{17}H_{21}O_9$（err 1.6ppm），出现碎片离子［M−H］⁻ *m/z* 355.1045 $C_{16}H_{19}O_9$（err 4.5ppm）。由碎片离子信息可见，有碎片离子信息［M−H］⁻ *m/z* 355 为单咖啡酰基奎宁酸还原产物，准分子离子峰［M−H］⁻ *m/z* 369 较碎片离子峰［M−H］⁻ *m/z* 355 多 14Da，结合软件预算分子式可推算，准分子离子峰［M−H］⁻ *m/z* 369 代谢途径可能由单咖啡酰基奎宁酸还原、甲基化而得，即［M−H−2H−CH_2］⁻ *m/z* 353 为单咖啡酰基奎宁酸，故推测 T_R 为 12.73min 时的化合物 M79 可能是由单咖啡酰基奎宁酸还原、甲基化的代谢产物。

化合物 M80：T_R 为 14.59min 时，负模式下，出现准分子离子峰［M−H］⁻ *m/z* 465.1028 $C_{21}H_{21}O_{12}$（err −1.1ppm），出现碎片离子［M−H］⁻ *m/z* 301.0355 $C_{15}H_9O_7$（err 2.3ppm）。由碎片离子信息可见，有碎片离子信息［M−H］⁻ *m/z* 301 为槲皮素，准分子离子峰［M−H］⁻ *m/z* 465 较碎片离子峰［M−H］⁻ *m/z* 301 多 164Da，结合软件预算分子式可推算，准分子离子峰［M−H］⁻ *m/z* 465 代谢途径可能由异槲皮苷还原而得，即［M−H−2H］⁻ *m/z* 463 为异槲皮苷，碎片离子［M−H］⁻ *m/z* 301 为其特征碎片离子峰，故推测 T_R 为 14.59min 时的化合物 M80 可能是异槲皮苷还原的代谢产物。

化合物 M81：T_R 为 15.15min 时，负模式下，出现准分子离子峰［M−H］⁻ *m/z* 673.1079 $C_{27}H_{29}O_{18}S$（err 0.6ppm），出现碎片离子峰［M−H−SO_3］⁻ *m/z* 593.1490 $C_{27}H_{29}O_{15}$（err −2.7ppm）。由碎片离子峰可见，碎片离子峰［M−H］⁻ *m/z* 593 为山奈酚 −3−*O*− 芸香糖苷，准分子离子峰［M−H］⁻ *m/z* 673 较碎片离子峰［M−H−SO_3］⁻ *m/z* 593 多 80Da，结合软件预算分子式可推算，准分子离子峰［M−H］⁻ *m/z* 673 代谢途径可能由山奈酚 −3−*O*− 芸香糖苷经硫酸酯化而得，即［M−H−SO_3］⁻ *m/z* 为 593，故推测 T_R 为 15.15min 时的化合物 M81 为山奈酚 −3−*O*− 芸香糖苷经硫酸酯化的代谢产物。

化合物 M82、M83：T_R 为 16.07、21.95min 时，负模式下，出现准分子离子峰［M−H］⁻ *m/z* 609.1441 $C_{27}H_{29}O_{16}$（err −2.6ppm）、［M−H］⁻ *m/z* 609.1438 $C_{27}H_{29}O_{16}$（err −3.0ppm），出现碎片离子峰［M−H］⁻ *m/z* 285.0407 $C_{15}H_9O_6$（err 2.8ppm）、［M−H］⁻ *m/z* 285.0405 $C_{15}H_9O_6$（err 2.1ppm）。由碎片离子峰可见，碎片离子峰［M−H］⁻ *m/z* 285 为山奈酚，准分子离子峰［M−H］⁻ *m/z* 609 较碎片离子峰［M−H］⁻ *m/z* 285

多 324Da，结合软件预算分子式可推算，准分子离子峰代谢途径可能由山柰酚 m/z 285 加一分子芸香糖苷再羟基化而得，即 $[M-H-O-C_6H_{10}O_5-C_6H_{10}O_4]^-$ m/z 为 285，故推测 T_R 为 16.07、21.95min 时的化合物 M82、M83 为山柰酚加一分子芸香糖苷再羟基化的代谢产物。

化合物 M84：T_R 为 17.85min 时，负模式下，出现准分子离子峰 $[M-H]^-$ m/z 637.1407 $C_{28}H_{29}O_{17}$（err 0.3ppm），出现碎片离子峰 $[M-H-COO]^-$ m/z 593.1508 $C_{27}H_{29}O_{15}$（err 0.3ppm）。由碎片离子峰可见，碎片离子峰 $[M-H]^-$ m/z 593 为山柰酚 $-3-O-$ 芸香糖苷，准分子离子峰 $[M-H]^-$ m/z 637 较碎片离子峰 $[M-H-COO]^-$ m/z 593 多 44Da，结合软件预算分子式可推算，准分子离子峰 $[M-H]^-$ m/z 637 代谢途径可能由山柰酚 $-3-O-$ 芸香糖苷加一分子甲酸根而得，即 $[M-H-COO]^-$ m/z 为 593，故推测 T_R 为 17.94min 时的化合物 M84 为山柰酚 $-3-O-$ 芸香糖苷经加甲酸根的代谢产物。

化合物 M85：T_R 为 20.42min 时，负模式下，出现准分子离子峰 $[M-H]^-$ m/z 623.1643 $C_{28}H_{31}O_{16}$（err 5.0ppm），出现碎片离子峰 $[M-H-CH_2]^-$ m/z 593.1491 $C_{27}H_{29}O_{15}$（err -2.5ppm）。由碎片离子可见，碎片离子峰 $[M-H-CH_2]^-$ m/z 593 为山柰酚 $-3-O-$ 芸香糖苷，准分子离子峰 $[M-H]^-$ m/z 623 较碎片离子 $[M-H-C_6H_8O_6]^-$ m/z 593 多 30Da，结合软件预算分子式可推算，准分子离子峰 $[M-H]^-$ m/z 623 代谢途径可能由山柰酚 $-3-O-$ 芸香糖苷羟基化、甲基化而得，即 $[M-H-C_6H_8O_6]^-$ m/z 593 为山柰酚 $-3-O-$ 芸香糖苷，故推测 T_R 为 20.42min 时的化合物 M85 为山柰酚 $-3-O-$ 芸香糖苷羟基化、甲基化的代谢产物。

化合物 M86：T_R 为 20.91min 时，负模式下，出现准分子离子峰 $[M-H]^-$ m/z 623.1635 $C_{28}H_{31}O_{16}$（err 3.7ppm），出现碎片离子 $[M-H]^-$ m/z 447.0928 $C_{21}H_{19}O_{11}$（err 0.2ppm）。由碎片离子信息可见，有碎片离子信息 $[M-H]^-$ m/z 447 为槲皮苷，准分子离子峰 $[M-H]^-$ m/z 623 较碎片离子峰 $[M-H]^-$ m/z 447 多 176Da，结合软件预算分子式可推算，准分子离子峰 $[M-H]^-$ m/z 623 代谢途径可能由槲皮苷葡萄糖醛酸化而得，即 $[M-H-C_6H_8O_6]^-$ m/z 447 为槲皮苷，故推测 T_R 为 20.91min 时的化合物 M86 可能是槲皮苷葡萄糖醛酸化的代谢产物。

化合物 M87：T_R 为 21.25min 时，负模式下，出现准分子离子峰 $[M-H]^-$ m/z 475.0888 $C_{22}H_{19}O_{12}$（err 2.3ppm），出现碎片离子 $[M-H]^-$ m/z 299.0556 $C_{16}H_{11}O_6$（err 3.7ppm）。由碎片离子信息可见，有碎片离子信息 $[M-H]^-$ m/z 299 为甲基山柰酚，准分子离子峰 $[M-H]^-$ m/z 475 较碎片离子峰 $[M-H]^-$ m/z 299 多 176Da，结合软件预算分子式可推算，准分子离子峰 $[M-H]^-$ m/z 475 代谢途径可能由甲基山柰酚葡萄糖醛酸化而得，即 $[M-H-C_6H_8O_6]^-$ m/z 299 为甲基山柰酚，故推测 T_R 为 21.25min 时的化合物 M87 可能是甲基山柰酚葡萄糖醛酸化的代谢产物。

表 10-22　UPLC-Q-TOF-MS^E 检测大鼠口服红禾麻提取物后粪便、尿液、
胆汁中的主要代谢产物

编号	保留 时间 （min）	离子 模式	测试值 m/z	分子式	误差 （ppm）	碎片 离子	代谢物名称	来源
M1	4.02	[M-H]$^-$	353.0882	C$_{16}$H$_{17}$O$_9$	2.5	191.0561	5-O-咖啡酰基奎宁酸（原型）	粪便、胆汁
M2	6.97	[M-H]$^-$	353.0878	C$_{16}$H$_{17}$O$_9$	1.4	191.0558	3-O-咖啡酰基奎宁酸（原型）	粪便、尿液、胆汁
M3	7.87	[M-H]$^-$	353.0874	C$_{16}$H$_{17}$O$_9$	0.3	173.0452	4-O-咖啡酰基奎宁酸（原型）	粪便、尿液
M4	17.05	[M-H]$^-$	609.1464	C$_{27}$H$_{29}$O$_{16}$	1.3	301.0356	芦丁（原型）	粪便、尿液、胆汁
M5	17.59	[M-H]$^-$	463.0879	C$_{21}$H$_{19}$O$_{12}$	0.4	301.0350 167.0346	异槲皮苷（原型）	粪便、尿液
M6	18.12	[M-H]$^-$	447.0935	C$_{21}$H$_{19}$O$_{11}$	1.8	285.0409	木犀草苷（原型）	粪便、尿液
M7	19.75	[M-H]$^-$	593.1507	C$_{27}$H$_{29}$O$_{15}$	0.2	299.0564 285.0398	山柰酚-3-O-芸香糖苷（原型）	粪便、尿液
M8	20.58	[M-H]$^-$	447.0937	C$_{21}$H$_{19}$O$_{11}$	2.2	301.0349	槲皮苷（原型）	粪便、尿液、胆汁
M9	1.47	[M-H]$^-$	435.0603	C$_{16}$H$_{19}$O$_{12}$S	1.4	419.0655 191.0553	单咖啡酰基奎宁酸还原、硫酸酯化	粪便
M10	1.56	[M-H]$^-$	371.0979	C$_{16}$H$_{19}$O$_{10}$	0.3	191.0549	单咖啡酰基奎宁酸还原、羟基化	粪便
M11	1.63	[M-H]$^-$	379.1030	C$_{18}$H$_{19}$O$_9$	0.5	353.0896	单咖啡酰基奎宁酸还原、乙酰化、脱水化	粪便
M12	2.02	[M-H]$^-$	435.0600	C$_{16}$H$_{19}$O$_{12}$S	-0.7	417.0477 355.1027	单咖啡酰基奎宁酸还原、硫酸酯化	粪便
M13	2.26	[M-H]$^-$	261.0082	C$_9$H$_9$O$_7$S	5.0	167.0352	槲皮素 O-C2 键裂解、甲基化、硫酸酯化	粪便
M14	2.94	[M-H]$^-$	197.0451	C$_9$H$_9$O$_5$	0.5	181.0505 167.0342	槲皮素 O-C2 键开环裂解、甲基化、羟基化	粪便
M15	3.39	[M-H]$^-$	261.0080	C$_9$H$_9$O$_7$S	4.2	167.0350	槲皮素 O-C2 键裂解、甲基化、硫酸酯化	粪便
M16	4.17	[M-H]$^-$	355.1042	C$_{16}$H$_{19}$O$_9$	3.7	181.0507 353.0882 191.0561	单咖啡酰基奎宁酸双键还原	粪便

（续表）

编号	保留时间（min）	离子模式	测试值 m/z	分子式	误差（ppm）	碎片离子	代谢物名称	来源
M17	4.41	[M–H]⁻	397.1144	$C_{18}H_{21}O_{10}$	2.3	355.1038	单咖啡酰基奎宁酸还原、乙酰化	粪便
M18	4.59	[M–H]⁻	181.0501	$C_9H_9O_4$	0.6	167.0344	槲皮素 O–C₂ 键开环裂解、甲基化	粪便
M19	4.73	[M–H]⁻	479.1183	$C_{22}H_{23}O_{12}$	–1.5	181.0503 167.0347	槲皮素 C₂–C₃ 双键还原、葡萄糖醛酸化	粪便、尿液
M20	6.58	[M–H]⁻	355.1042	$C_{16}H_{19}O_9$	3.7	181.0505 353.0879 191.0563	单咖啡酰基奎宁酸双键还原	粪便
M21	7.30	[M–H]⁻	355.1035	$C_{16}H_{19}O_9$	1.7	191.0559 353.0873 173.0456	单咖啡酰基奎宁酸双键还原	粪便
M22	7.73	[M–H]⁻	181.0508	$C_9H_9O_4$	3.9	179.0350	单咖啡酰基奎宁酸裂解、还原	粪便
M23	8.10	[M–H]⁻	499.1092	$C_{21}H_{23}O_{14}$	0.8	181.0503 167.0344 151.0397 121.0299	异槲皮苷加两分子水	粪便
M24	8.37	[M–H]⁻	547.1688	$C_{23}H_{31}O_{15}$	4.6	369.1187 195.0650 179.0339 165.0503	单咖啡酰基奎宁酸还原、甲基化、葡萄糖醛酸化	粪便
M25	8.48	[M–H]⁻	179.0350	$C_9H_7O_4$	0.9	—	单咖啡酰基奎宁酸裂解	粪便、尿液
M26	8.75	[M–H]⁻	339.1082	$C_{16}H_{19}O_8$	1.2	181.0500 121.0292	单咖啡酰基奎宁酸还原、去羟基化	粪便
M27	9.60	[M–H]⁻	367.1032	$C_{17}H_{19}O_9$	0.8	311.1141 193.0499 181.0499	单咖啡酰基奎宁酸甲基化	粪便、尿液
M28	9.97	[M–H]⁻	477.1037	$C_{22}H_{21}O_{12}$	0.8	463.0908	异槲皮苷甲基化	粪便、胆汁
M29	10.65	[M–H]⁻	377.1252	$C_{19}H_{21}O_8$	4.2	331.1189 181.0500	单咖啡酰基奎宁酸还原、乙酰化、脱水化、脱羟基、甲基化	粪便
M30	11.62	[M–H]⁻	369.1196	$C_{17}H_{21}O_9$	2.7	191.0546 173.0451	单咖啡酰基奎宁酸还原、甲基化	粪便
M31	14.03	[M–H]⁻	367.1040	$C_{17}H_{19}O_9$	0.5	335.0776 191.0558	单咖啡酰基奎宁酸甲基化	粪便、尿液

（续表）

编号	保留时间（min）	离子模式	测试值 m/z	分子式	误差（ppm）	碎片离子	代谢物名称	来源
M32	14.52	[M–H]⁻	165.0556	$C_9H_9O_3$	1.2	331.1185 121.0655	槲皮素 O–C₂ 键开环裂解、去羟基甲基化	粪便
M33	14.65	[M–H]⁻	165.0551	$C_9H_9O_3$	-0.6	331.1187 121.0654	槲皮素 O–C₂ 键开环裂解、去羟基甲基化	粪便
M34	15.44	[M–H]⁻	315.0515	$C_{16}H_{11}O_7$	3.2	301.0352	槲皮素甲基化	粪便
M35	16.44	[M–H]⁻	637.1406	$C_{28}H_{29}O_{17}$	0.2	609.1454	芦丁羰基化	粪便
M36	16.54	[M–H]⁻	380.9924	$C_{15}H_9O_{10}S$	2.1	—	槲皮素硫酸酯化	粪便
M37	16.8	[M–H]⁻	329.0666	$C_{17}H_{13}O_7$	1.5	315.0492	槲皮素二甲基化	粪便
M38	18.78	[M–H]⁻	329.0667	$C_{17}H_{13}O_7$	1.8	315.0507	槲皮素二甲基化	粪便
M39	19.27	[M–H]⁻	519.1143	$C_{24}H_{23}O_{13}$	-0.8	343.0822	槲皮素三甲基葡萄糖醛酸化	粪便
M40	21.61	[M–H]⁻	329.0667	$C_{17}H_{13}O_7$	1.8	315.0509	槲皮素二甲基化	粪便
M41	22.22	[M–H]⁻	519.1146	$C_{24}H_{23}O_{13}$	1.3	343.0822	槲皮素三甲基葡萄糖醛酸化	粪便
M42	22.39	[M–H]⁻	269.0457	$C_{15}H_9O_5$	2.1	—	槲皮素去二羟基化	粪便
M43	23.72	[M–H]⁻	491.0836	$C_{22}H_{19}O_{13}$	2.0	285.0405	槲皮素甲基化、葡萄糖醛酸化	粪便
M44	3.43	[M–H]⁻	343.0660	$C_{14}H_{15}O_{10}$	-1.5	167.0350	槲皮素经 O–C₂ 开环裂解、葡萄糖醛酸化	尿液
M45	4.61	[M–H]⁻	181.0505	$C_9H_9O_4$	1.7	167.0345	槲皮素经 O–C₂ 开环裂解、甲基化	尿液
M46	8.07	[M–H]⁻	167.0347	$C_8H_7O_4$	1.8	—	槲皮素经 O–C₂ 开环裂解	尿液
M47	4.26	[M–H]⁻	329.0288	$C_{16}H_9O_8$	-2.7	—	槲皮素羰基化	尿液
M48	6.39	[M–H]⁻	339.0717	$C_{15}H_{15}O_9$	0.3	181.0503	单咖啡酰基奎宁酸 O– 脱甲基化	尿液
M49	6.50	[M–H]⁻	261.0072	$C_9H_9O_7S$	2.2	181.0510	槲皮素 O–C₂ 开环键裂解、甲基化、硫酸酯化	尿液
M50	7.57	[M–H]⁻	353.0867	$C_{16}H_{17}O_9$	-1.7	191.0357 181.0502	单咖啡酰基奎宁酸异构体	尿液
M51	9.06	[M–H]⁻	335.0774	$C_{16}H_{15}O_8$	2.1	181.0505 179.0341	单咖啡酰基奎宁酸脱水化	尿液
M52	12.82	[M–H]⁻	367.1041	$C_{17}H_{19}O_9$	3.3	181.0506	单咖啡酰基奎宁酸甲基化	尿液

（续表）

编号	保留时间（min）	离子模式	测试值 m/z	分子式	误差（ppm）	碎片离子	代谢物名称	来源
M53	15.45	[M–H]⁻	591.1710	$C_{28}H_{31}O_{14}$	-0.7	—	化合物 M10 羟基化、甲基化	尿液
M54	15.95	[M–H]⁻	431.0981	$C_{21}H_{19}O_{10}$	1.2	—	山柰酚加鼠李糖苷化	尿液
M55	16.89	[M–H]⁻	477.0680	$C_{21}H_{17}O_{13}$	2.3	461.0732	山柰酚经葡萄糖醛酸化、羟基化	尿液
M56	17.34	[M–H]⁻	261.0080	$C_9H_9O_7S$	4.2	181.0505	槲皮素 O–C₂ 开环键裂解、甲基化、硫酸酯化	尿液
M57	19.45	[M–H]⁻	461.0729	$C_{21}H_{17}O_{12}$	2.0	285.0405	山柰酚经葡萄糖醛酸化	尿液
M58	20.98	[M–H]⁻	491.0837	$C_{22}H_{19}O_{13}$	2.2	315.0517	甲基槲皮素经葡萄糖醛酸化	尿液、胆汁
M59	22.8	[M–H]⁻	327.0885	$C_{18}H_{15}O_6$	4.9	285.0405	山柰酚经三甲基化	尿液
M60	1.64	[M–H]⁻	167.0346	$C_8H_7O_4$	1.2	121.0292	槲皮素 O–C₂ 键开环裂解的代谢产物	尿液
M61	1.81	[M–H]⁻	169.0137	$C_7H_5O_5$	4.7	125.0245	槲皮素 O–C₂ 键开环裂解、O– 脱甲基化、羟基化	尿液
M62	2.74	[M–H]⁻	187.0613	$C_8H_{11}O_5$	4.3	169.0498	化合物 M60 还原、羟基化	尿液
M63	2.51	[M–H]⁻	246.9920	$C_8H_7O_7S$	2.8	187.0611 163.0347	化合物 M60 硫酸酯化	尿液
M64	3.09	[M–H]⁻	216.9813	$C_7H_5O_6S$	2.8	153.0192 137.0239 121.0290	化合物 M60 O– 脱甲基化、去羟基化、硫酸酯化	尿液
M65	3.21	[M–H]⁻	232.9769	$C_7H_5O_7S$	4.7	216.9817	化合物 M64 羟基化	尿液
M66	3.32	[M–H]⁻	232.9767	$C_7H_5O_7S$	4.7	216.9815	化合物 M64 羟基化	尿液
M67	3.78	[M–H]⁻	246.9922	$C_8H_7O_7S$	4.0	167.0352 153.0195	化合物 M60 硫酸酯化	尿液
M68	5.12	[M–H]⁻	505.0598	$C_{22}H_{17}O_{14}$	4.0	—	化合物 M47 葡萄糖醛酸化	尿液
M69	1.61	[M–H]⁻	343.0663	$C_{14}H_{15}O_{10}$	-0.6	167.0350	槲皮素经 O–C₂ 开环裂解、葡萄糖醛酸化	胆汁
M70	1.77	[M–H]⁻	343.0667	$C_{14}H_{15}O_{10}$	0.6	167.0345	槲皮素经 O–C₂ 开环裂解、葡萄糖醛酸化	胆汁

（续表）

编号	保留时间（min）	离子模式	测试值 m/z	分子式	误差（ppm）	碎片离子	代谢物名称	来源
M71	1.97	[M-H]⁻	345.0828	$C_{14}H_{17}O_{10}$	1.7	343.0672 167.0352	槲皮素经 O-C₂ 开环裂解、葡萄糖醛酸化、还原	胆汁
M72	2.16	[M-H]⁻	345.0829	$C_{14}H_{17}O_{10}$	2.0	343.0677 167.0351	槲皮素经 O-C₂ 开环裂解、葡萄糖醛酸化、还原	胆汁
M73	2.22	[M-H]⁻	345.0831	$C_{14}H_{17}O_{10}$	2.6	343.0670 167.0351	槲皮素经 O-C₂ 开环裂解、葡萄糖醛酸化、还原	胆汁
M74	2.56	[M-H]⁻	357.0825	$C_{15}H_{17}O_{10}$	-0.3	343.0665	化合物 M69 或 M70 甲基化	胆汁
M75	2.63	[M-H]⁻	357.0821	$C_{15}H_{17}O_{11}$	0.8	344.0673	化合物 M69 或 M70 甲基化	胆汁
M76	5.30	[M-H]⁻	371.0983	$C_{16}H_{19}O_{10}$	1.3	—	单咖啡酰基奎宁酸还原、羟基化	胆汁
M77	10.14	[M-H]⁻	623.1265	$C_{27}H_{27}O_{17}$	2.7	463.0882	异槲皮苷葡萄糖醛酸化、脱羟基	胆汁
M78	11.93	[M-H]⁻	667.1164	$C_{28}H_{27}O_{19}$	2.5	491.0836 315.0509	甲基槲皮素二葡萄糖醛酸化	胆汁
M79	12.73	[M-H]⁻	369.1192	$C_{17}H_{21}O_9$	1.6	355.1045	单咖啡酰基奎宁酸还原、甲基化	胆汁
M80	14.59	[M-H]⁻	465.1028	$C_{21}H_{21}O_{12}$	-1.1	301.0355	异槲皮苷还原	胆汁
M81	15.15	[M-H]⁻	673.1079	$C_{27}H_{29}O_{18}S$	0.6	593.1490	山柰酚 -3-O- 芸香糖苷经硫酸酯化	胆汁
M82	16.07	[M-H]⁻	609.1441	$C_{27}H_{29}O_{16}$	-2.6	285.0407	加一分子芸香糖苷再羟基化	胆汁
M83	21.95	[M-H]⁻	609.1438	$C_{27}H_{29}O_{17}$	-3.0	285.0405	加一分子芸香糖苷再羟基化	胆汁
M84	17.85	[M-H]⁻	637.1407	$C_{28}H_{29}O_{17}$	0.3	593.1508	山柰酚 -3-O- 芸香糖苷经加甲酸根	胆汁
M85	20.42	[M-H]⁻	623.1643	$C_{28}H_{31}O_{16}$	5.0	593.1491	山柰酚 -3-O- 芸香糖苷羟基化、甲基化	胆汁
M86	20.91	[M-H]⁻	623.1635	$C_{28}H_{31}O_{16}$	3.7	447.0928	槲皮苷葡萄糖醛酸化	胆汁
M87	21.25	[M-H]⁻	475.0888	$C_{22}H_{19}O_{12}$	2.3	299.0556	甲基山柰酚葡萄糖醛酸化	胆汁

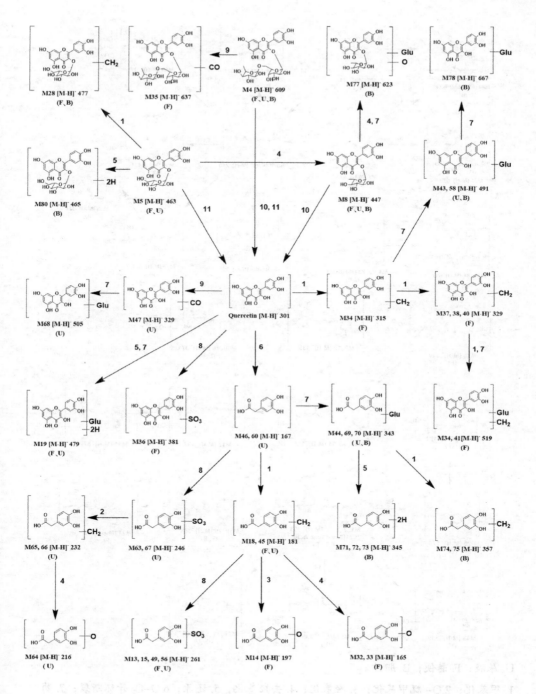

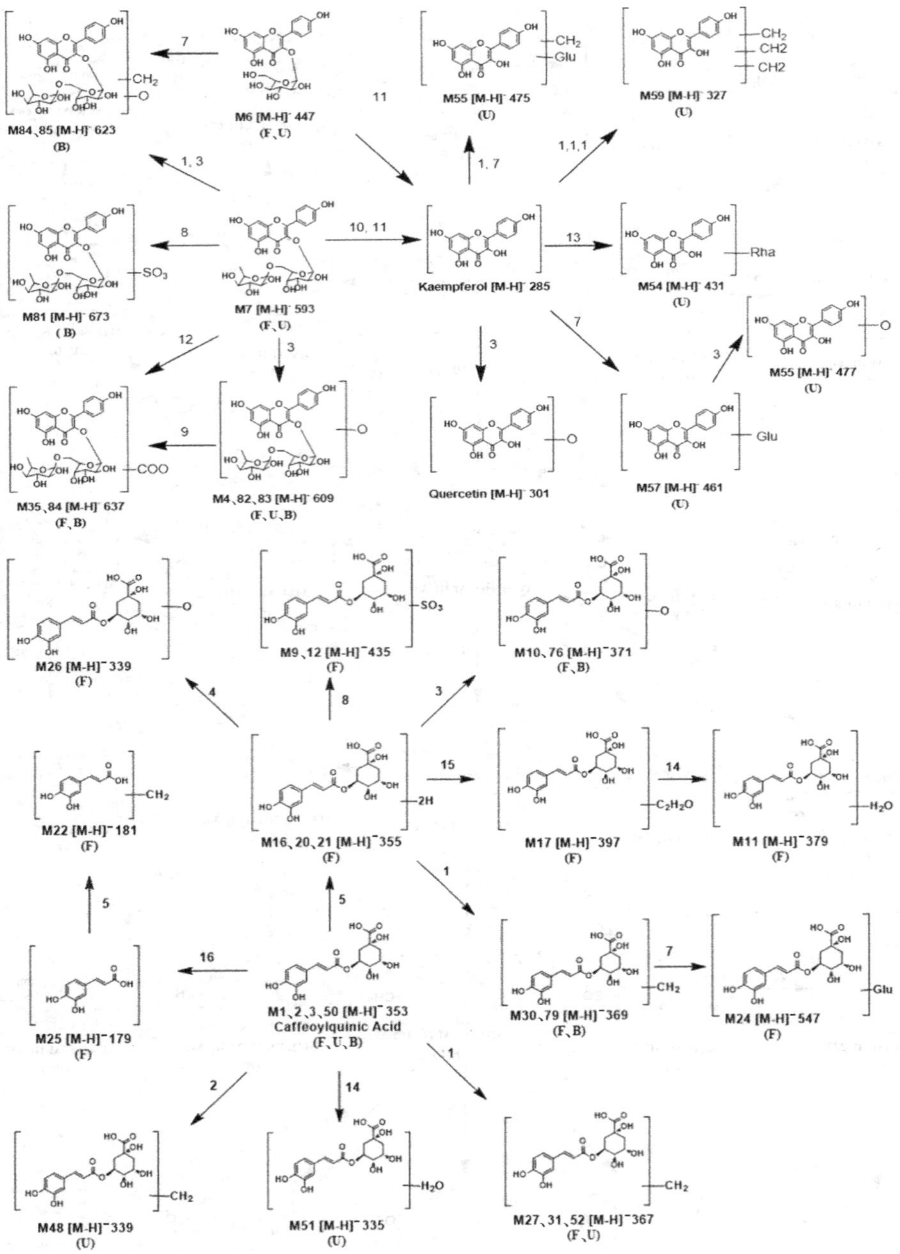

U. 尿液；F. 粪便；B. 胆汁。

1. 甲基化；2.O- 脱甲基化；3.羟基化；4.去羟基化；5.还原；6.O–C₂ 开环断裂；7.葡萄糖醛酸化；8.硫酸酯化；9.羧基化；10.脱鼠李糖苷；11.脱葡萄糖苷；12.加甲酸根；13.加葡萄糖苷；14.脱水；15.乙酰化；16.单咖啡酰基奎宁酸酯键断裂。

图 10–15　红禾麻提取物的代谢途径

（九）讨论

本文样品进样检测时选用甲酸钠溶液为高分辨质谱质量准确度校正标准液进行校正，外标（LockSpray™）用亮氨酸脑啡肽 m/z 554.2620 作为实时采集校正，测定的准分子化合物精确质量数准确度均在 5ppm 内，保证了数据准确性。检测代谢产物的采集方式与流程：MS^E 采集方法可以在一个质谱周期内，通过高、低碰撞能量全扫描，从而简便、快速地获得组分的母离子及子离子信息，但其高能量采集时是没有针对性的全扫描图谱，对同一出峰时间的所有物质均高能量打碎，造成了提供的碎片离子信息与单独 MS/MS 采集时有所不同。以 MS^E 采集方法得到的高能量图谱里面同一时间出峰的所有物质的碎片离子信息，分析代谢产物时增加了推断代谢物碎片断裂信息的难度，但运用 Waters 公司开发的 UNIFI 软件可适当降低其分析难度。该软件可以通过预先设定的原型化合物结构及原型化合物结构产生的碎片信息，预测出代谢产物及产物断裂的碎片离子。所以初步推测红禾麻提取物的代谢产物时，可以采用 MS^E 采集方法结合相应分析软件快速地获得相关信息，能够更好地提高效率，获得丰富的信息，此方法可作为中药代谢研究的实用模式。

本研究建立的分析大鼠粪便、尿液、胆汁的 UPLC-Q-TOF-MS^E 检测方法，具有离子传输效率高、传输离子质量范围宽、灵敏度高、错误率低、重现性高等优点，同时结合高灵敏度和基线稳定性的超高压液相（UPLC）也具有较好的分析能力。实验时 32min 即可完成复杂生物样品的检测，并可对检测样品色谱信息进行全采集，且各色谱峰分离较好，能为后期分析处理海量的代谢数据奠定基础。实验中分别采用 positive（正模式）、negtive（负模式）对样品进行检测，结果发现，生物样品在 negtive 模式下各色谱峰响应较好，能检测到的代谢产物信息更多，这可能与所检测到的色谱峰中含有多个羟基，且大量代谢峰中连有葡萄糖醛酸基团、硫酸基团等有关。

本实验在大鼠体内共检测分析出 87 个代谢产物峰，其中尿液、粪便、胆汁中分别为 43 个、36 个、25 个（含交叉成分）。

粪便样品中检测到的酚酸类原型成分有 5-O-咖啡酰基奎宁酸、3-O-咖啡酰基奎宁酸、4-O-咖啡酰基奎宁酸；代谢产物有单咖啡酰基奎宁酸还原、硫酸酯化，单咖啡酰基奎宁酸还原、羟基化，单咖啡酰基奎宁酸还原、去羟基化，单咖啡酰基奎宁酸还原、乙酰化，单咖啡酰基奎宁酸还原、乙酰化、脱水化，单咖啡酰基奎宁酸还原、乙酰化、脱水化、脱羟基、甲基化，单咖啡酰基奎宁酸双键还原，单咖啡酰基奎宁酸裂解，单咖啡酰基奎宁酸裂解、还原，单咖啡酰基奎宁酸还原、甲基化、葡萄糖醛酸化，单咖啡酰基奎宁酸甲基化，单咖啡酰基奎宁酸还原、甲基化。黄酮类原型成分有芦丁、异槲皮苷、木犀草苷、山奈酚–3-O-芸香糖苷、槲皮苷；代谢产物有异槲皮苷加两分子水，异槲皮苷甲基化，芦丁羰基化，槲皮素甲基化，槲皮素甲基化、葡萄糖醛酸化，槲皮素二甲基化，槲皮素三甲基葡萄糖醛酸化，槲皮素去二羟基化，槲皮素硫酸酯化，槲皮素 O-C_2 键裂解、甲基化、硫酸酯化，槲皮素 O-C_2 键开环裂解、甲基化，槲皮素 O-C_2 键开环裂解、甲基化、羟基化，槲皮素 C_2-C_3 双键还原、葡萄糖醛酸化，槲皮素 O-C_2 键开环裂解、去羟基甲基化等。

尿液样品中检测到的酚酸类原型成分有 3-O- 咖啡酰基奎宁酸（原型）、4-O- 咖啡酰基奎宁酸（原型）；代谢产物有单咖啡酰基奎宁酸裂解，单咖啡酰基奎宁酸甲基化，单咖啡酰基奎宁酸 O- 脱甲基化，单咖啡酰基奎宁酸异构体，单咖啡酰基奎宁酸脱水化。黄酮类原型成分有芦丁、异槲皮苷、木犀草苷、山奈酚 –3-O- 芸香糖苷、槲皮苷；代谢产物有山奈酚三甲基化，山奈酚加鼠李糖苷化，山奈酚葡萄糖醛酸化，山奈酚葡萄糖醛酸化、羟基化，槲皮素羰基化，槲皮素羰基化、葡萄糖醛酸化、甲基化，槲皮素葡萄糖醛酸化，槲皮素 C_2-C_3 双键还原、葡萄糖醛酸化，槲皮素 O-C_2 开环键裂解后甲基化、硫酸酯化，槲皮素 O-C_2 键开环裂解，槲皮素 O-C_2 开环裂解、甲基化，槲皮素 O-C_2 开环裂解、硫酸酯化，槲皮素 O-C_2 开环裂解、葡萄糖醛酸化，槲皮素 O-C_2 开环裂解、还原、羟基化，槲皮素 O-C_2 开环裂解、O- 脱甲基化、羟基化，槲皮素 O-C_2 开环裂解、O- 脱甲基化、去羟基化、硫酸酯化，槲皮素 O-C_2 开环裂解、O- 脱甲基化、去羟基化、硫酸酯化、羟基化代谢产物等。

胆汁样品中检测到的酚酸类原型成分有 5-O- 咖啡酰基奎宁酸、3-O- 咖啡酰基奎宁酸；代谢产物有单咖啡酰基奎宁酸还原、羟基化，单咖啡酰基奎宁酸还原、甲基化。黄酮类原型有成分有芦丁、槲皮苷；代谢产物有槲皮苷葡萄糖醛酸化，异槲皮苷还原，异槲皮苷甲基化，异槲皮苷葡萄糖醛酸化、脱羟基，山奈酚加两分子葡萄糖苷，山奈酚 –3-O- 芸香糖苷硫酸酯化，山奈酚 –3-O- 芸香糖苷经加甲酸根，山奈酚 –3-O- 芸香糖苷羟基化、甲基化、甲基化，山奈酚葡萄糖醛酸化、甲基化，槲皮素葡萄糖醛酸化、甲基化，槲皮素二葡萄糖醛酸化，槲皮素 O-C_2 开环裂解、葡萄糖醛酸化，槲皮素 O-C_2 开环裂解、葡萄糖醛酸化、还原，槲皮素 O-C_2 开环裂解、葡萄糖醛酸化、甲基化代谢产物等。

二、红禾麻提取物在大鼠及人肠道菌群代谢研究

传统中药的使用大多数是通过口服吸收而发挥药理作用的，而药物在生物体内作用不可避免地要与肠道菌群接触。肠道是一个庞大而富有活力的细菌菌

群栖息地，人和动物肠内菌丛的数量和种类繁多，且 99% 是厌氧性细菌，这些细菌统称为肠道菌群。其中拟杆菌族、链状细菌、螺菌属、消化链球菌等专性厌氧菌、乳酸菌及双歧杆菌占优势，它们共同构成了肠道的微生态系统。肠道菌群中也有许多种药物代谢酶，不同种类的细菌产生的代谢酶类型不同，而不同的药物代谢酶执行不同类型的药物代谢。肠道细菌主要有裂解酶、氧化还原酶、水解酶和转移酶等。人体与大鼠的肠道菌群分布特征比较相似，在人的胃、十二指肠、空肠、回肠上部细菌稀少，到达远端结肠时则细菌增多。肠道菌群是参与中药药效成分代谢的重要群体之一，中药药效成分可能在吸收入血之前就已经在肠道内与肠道菌群发生了相互作用，而这可能导致中药活性成分的减小或增加、有效或失活、毒性增加或减小，以及生物利用度的改变。肠道是口服药物成分吸收和代谢的前提条件，因此针对肠道菌群代谢的研究很有必要。本部分是在大鼠体内代谢研究的基础上，进行红禾麻提取物在大鼠及人的肠道菌群中发生的生物转化过程的研究，将有助于阐明红禾麻各成分在肠道中的代谢规律。

（一）厌氧培养液的配制

取厌氧培养液粉末 9g，加入 1L 的蒸馏水中，加热超声溶解，121℃高压蒸汽灭菌 20min，备用。

（二）供试品制备

红禾麻提取物 1g，加入 50% 甲醇水 100mL，加热超声 30min 充分溶解，8000rpm 离心 5min，取上清液水浴挥干，转移率为 60%。称取挥干后药材粉末，用生理盐水制备成浓度为 0.05g/mL 的红禾麻提取物溶液，备用。

（三）大鼠离体培养肠道菌群对红禾麻提取物的代谢

选取健康大鼠，体重为 220±10g，断颈处死，立即开腹，收集大鼠肠道内新鲜粪便。以 1g 粪便：4mL 0.9% 生理盐水的比例混合均匀，涡旋 3min，6000rpm（3790g）离心 5min，取上清液即为大鼠肠菌培养液。将 1mL 大鼠肠菌培养液加入 9mL 厌氧培养液中（已灭菌），混匀，迅速置于厌氧培养罐中，加入 1 个厌氧产气袋后盖上培养罐盖，置于 37℃恒温培养箱中培养 24h，使肠菌培养液中的肠道菌充分生长。实验分为 3 组，实验组、空白对照 A 组、空白对照 B 组。实验组是将离体肠道菌液与红禾麻提取物溶液 1mL，混合均匀，立即置于厌氧培养罐中，加入 1 个厌氧产气袋后迅速盖上培养罐盖，置于 37℃恒温培养箱，分别培养 2、4、6、8、10、24、36、48、72h 后，转移置 50mL EP 管中，

存入 –20℃ 冰箱保存，备用。空白对照 A 组样品即空白离体肠道菌液（不加红禾麻提取物）；空白对照 B 组样品即将厌氧培养液和红禾麻提取物溶液混合。将空白对照 A 组样品及空白对照 B 组样品按照实验组方法进行厌氧培养。所用器具均经 121℃ 高压蒸汽灭菌 20min。

（四）人离体培养肠道菌群对红禾麻提取物的代谢

取健康成人新鲜粪便，按照 1g 粪便：4mL 0.9% 生理盐水的比例混合均匀，涡旋 3min，6000rpm（3790g）离心 5min，取上清液即为人肠菌培养液。

（五）样品处理方案

将生物样品，分别转入 50mL 离心管中，取一半体积样品分别向其中加入 1 倍体积乙酸乙酯进行萃取，涡混震摇 3min，超声 8min，8000rpm 离心 5min，取出上清液下层再按同样方法提取 1 次，再向下层中加入 1 倍体积水饱和正丁醇进行萃取，同样的方法萃取 2 次，合并 4 次萃取液，于 37℃ 下 N_2 吹干。残渣加 500μL 50% 甲醇水，涡混，超声溶液溶解残留物，13000rpm 离心 10min，上清液 UPLC–Q–TOF–MS^E 进样分析。

（六）红禾麻提取物在大鼠离体肠道菌群中的代谢产物鉴定

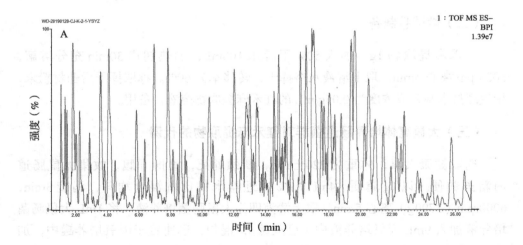

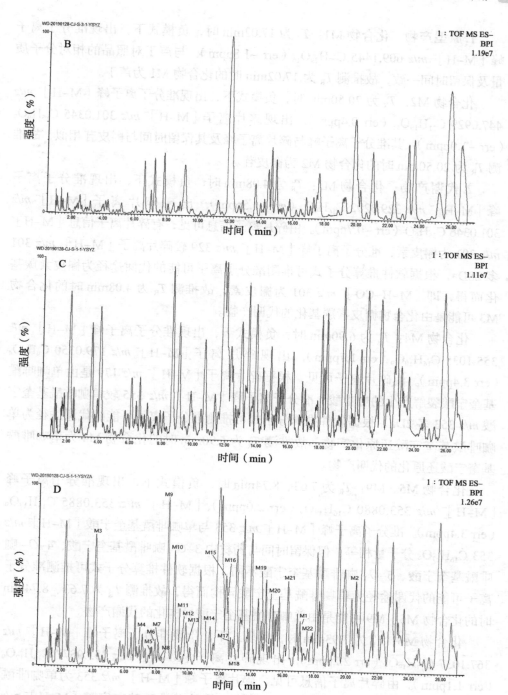

A.含药培养基；B.空白肠菌液；C.含药肠菌液；D.含药肠菌液与空白肠菌液、含药培养基的差异图谱。

图 10-16 红禾麻提取物在大鼠肠道菌群中的代谢产物 ESI 基峰图

1. 原型产物　化合物 M1：T_R 为 17.02min 时，负模式下，出现准分子离子峰［M–H］$^-$ m/z 609.1445 $C_{27}H_{29}O_{16}$（err –1.8ppm），与芦丁对照品的相对分子质量及保留时间一致，故推测 T_R 为 17.02min 时的化合物 M1 为芦丁。

化合物 M2：T_R 为 20.50min 时，负模式下，出现准分子离子峰［M–H］$^-$ m/z 447.0929 $C_{21}H_{19}O_{11}$（err 0.4ppm），出现碎片离子［M–H］$^-$ m/z 301.0345 $C_{15}H_9O_7$（err –1.0ppm），其准分子离子峰与碎片离子峰及其保留时间与槲皮苷相似，故推测 T_R 为 20.50min 时的化合物 M2 为槲皮苷。

2. 代谢产物　化合物 M3：T_R 为 4.08min 时，负模式下，出现准分子离子峰［M–H］$^-$ m/z 329.0292 $C_{16}H_9O_8$（err –1.5ppm），出现碎片离子［M–H］$^-$ m/z 301.0346 $C_{15}H_9O_7$（err –0.7ppm）。由碎片离子信息可见，有碎片离子信息［M–H］$^-$ m/z 301 为槲皮素，准分子离子峰［M–H］$^-$ m/z 329 较碎片离子［M–H］$^-$ m/z 301 多 28Da，根据软件推算分子式可推测准分子离子可能的代谢途径为槲皮素羰基化而得，即［M–H–CO］$^-$ m/z 301 为槲皮素，故推测 T_R 为 4.08min 时的化合物 M3 可能是由化合物槲皮素羰基化的代谢产物。

化合物 M4：T_R 为 6.90min 时，负模式下，出现准分子离子峰［M–H］$^-$ m/z 355.1035 $C_{16}H_{19}O_9$（err 1.7ppm），出现碎片离子［M–H］$^-$ m/z 179.0350 $C_9H_7O_4$（err 3.4ppm）。由碎片离子可见，根据碎片离子［M–H］$^-$ m/z 179 是由单咖啡酰基奎宁酸裂解产生的咖啡酸，准分子离子峰［M–H］$^-$ m/z 355 较单咖啡酰基奎宁酸 m/z 353 多 2Da，根据软件推算分子式可推测准分子离子可能的代谢途径为单咖啡酰基奎宁酸还原化产物，故推测 T_R 为 6.90min 时的化合物 M4 为单咖啡酰基奎宁酸还原化的代谢产物。

化合物 M5、M9：T_R 为 7.63、8.74min 时，负模式下，出现准分子离子峰［M–H］$^-$ m/z 353.0880 $C_{16}H_{17}O_9$（err 2.0ppm）、［M–H］$^-$ m/z 353.0885 $C_{16}H_{17}O_9$（err 3.4ppm）。准分子离子峰［M–H］$^-$ m/z 353 与单咖啡酰基奎宁酸［M–H］$^-$ m/z 353 $C_{16}H_{17}O_9$ 分子量相等，但保留时间与药材中 3–O– 咖啡酰基奎宁酸、4–O– 咖啡酰基奎宁酸、5–O– 咖啡酰基奎宁酸不同，根据软件推算分子式可推测准分子离子可能的代谢途径为单咖啡酰基奎宁酸异构而得，故推测 T_R 为 7.63、8.74min 时的化合物 M5、M9 可能是由单咖啡酰基奎宁酸异构化的代谢产物。

化合物 M6：T_R 为 7.93min 时，负模式下，出现准分子离子峰［M–H］$^-$ m/z 367.1037 $C_{17}H_{19}O_9$（err 2.2ppm），出现碎片离子［M–H］$^-$ m/z 353.0877 $C_{16}H_{17}O_9$（err 1.1ppm）。由碎片离子信息可见，碎片离子峰［M–H］$^-$ m/z 353 为单咖啡酰基奎宁酸，准分子离子峰［M–H］$^-$ m/z 367 较单咖啡酰基奎宁酸［M–H］$^-$ m/z 353 多 14Da，即［M–H–CH$_2$］$^-$ m/z 353 为单咖啡酰基奎宁酸，根据软件推算分子式可推测准分子离子可能的代谢途径为单咖啡酰基奎宁酸甲基化产物，故推测

T_R 为 7.93min 时的化合物 M6 可能是由化合物单咖啡酰基奎宁酸甲基化的代谢产物。

化合物 M7：T_R 为 8.11min 时，负模式下，出现准分子离子峰 $[M-H]^-$ m/z 181.0508 $C_9H_9O_4$（err 3.9ppm），出现碎片离子 $[M-H]^-$ 167.0350 $C_8H_7O_4$（err 3.6ppm）。由碎片离子信息可见，有碎片离子信息 $[M-H]^-$ m/z 167 为槲皮素 $O-C_2$ 键开环裂解而得，准分子离子峰 $[M-H]^-$ m/z 181 较碎片离子峰 $[M-H]^-$ m/z 167 多 14Da，根据软件推算分子式可推测准分子离子可能的代谢途径为槲皮素 $O-C_2$ 键开环裂解、甲基化而得，即 $[M-H-CH_2]^-$ m/z 为 167，故推测 T_R 为 8.11min 时的化合物 M7 可能是化合物槲皮素 $O-C_2$ 键开环裂解、甲基化的代谢产物。

化合物 M8：T_R 为 8.23min 时，负模式下，出现准分子离子峰 $[M-H]^-$ m/z 167.0349 $C_8H_7O_4$（err 3.0ppm），准分子离子峰 $[M-H]^-$ m/z 167 较槲皮素 m/z 301 少 134Da，根据软件推算分子式可推测准分子离子可能的代谢途径为槲皮素 $O-C_2$ 键开环裂解而得，故推测 T_R 为 8.23min 时的化合物 M8 可能是化合物槲皮素 $O-C_2$ 键开环裂解的代谢产物。

化合物 M10：T_R 为 9.10min 时，负模式下，出现准分子离子峰 $[M-H]^-$ m/z 195.0654 $C_{10}H_{11}O_4$（err −1.5ppm），出现碎片离子 $[M-H]^-$ m/z 181.0505 $C_9H_9O_4$（err 2.2ppm）、$[M-H]^-$ 167.0342 $C_8H_7O_4$（err −1.2ppm）。由碎片离子信息可见，有碎片离子信息 $[M-H]^-$ m/z 167 为槲皮素 $O-C_2$ 键开环裂解而得，碎片离子 $[M-H]^-$ m/z 181 为化合物 M7，准分子离子峰 $[M-H]^-$ m/z 195 较碎片离子峰 $[M-H]^-$ m/z 181 多 14Da，根据软件推算分子式可推测准分子离子可能的代谢途径为槲皮素 $O-C_2$ 键开环裂解、二甲基化而得，即 $[M-H-2CH_2]^-$ m/z 为 167，故推测 T_R 为 9.10min 时的化合物 M10 可能是化合物槲皮素 $O-C_2$ 键开环裂解、二甲基化的代谢产物。

化合物 M11：T_R 为 9.43min 时，负模式下，出现准分子离子峰 $[M-H]^-$ m/z 477.1036 $C_{22}H_{21}O_{12}$（err 0.6ppm），准分子离子峰 $[M-H]^-$ m/z 477 较异槲皮苷 m/z 463 多 14Da，根据软件推算分子式可推测准分子离子可能的代谢途径为异槲皮苷甲基化而得，即 $[M-H-CH_2]^-$ m/z 463 为异槲皮苷，故推测 T_R 为 9.43min 时的化合物 M11 可能是异槲皮苷甲基化的代谢产物。

化合物 M12：T_R 为 9.59min 时，负模式下，出现准分子离子峰 $[M-H]^-$ m/z 367.1032 $C_{17}H_{19}O_9$（err 0.8ppm），准分子离子峰 $[M-H]^-$ m/z 367 较单咖啡酰基奎宁酸 $[M-H]^-$ m/z 353 多 14Da，即 $[M-H-CH_2]^-$ m/z 353 为单咖啡酰基奎宁酸，根据软件推算分子式可推测准分子离子可能的代谢途径为单咖啡酰基奎宁酸甲基化产物，故推测 T_R 为 9.59min 时的化合物 M12 可能是由化合物单咖啡酰基奎宁酸甲基化的代谢产物。

化合物 M13：T_R 为 9.95min 时，负模式下，出现准分子离子峰 [M–H]⁻ m/z 477.1037 $C_{22}H_{21}O_{12}$（err 0.8ppm），出现碎片离子 [M–H]⁻ m/z 463.0892 $C_{21}H_{19}O_{12}$（err 3.2ppm）。由碎片离子信息可见，有碎片离子信息 [M–H]⁻ m/z 463 为异槲皮苷，准分子离子峰 [M–H]⁻ m/z 477 比异槲皮苷多 14Da，根据软件推算分子式可推测准分子离子可能的代谢途径为异槲皮苷甲基化产物，即 [M–H–CH₂]⁻ m/z 463 为异槲皮苷，故推测 T_R 为 9.95min 时的化合物 M13 可能是由化合物异槲皮苷甲基化的代谢产物。

化合物 M14：T_R 为 11.17min 时，负模式下，出现准分子离子峰 [M–H]⁻ m/z 339.0717 $C_{15}H_{15}O_9$（err 0.3ppm），准分子离子峰 [M–H]⁻ m/z 339 较单咖啡酰基奎宁酸 m/z 353 少 14Da，根据软件推算分子式可推测准分子离子可能的代谢途径为单咖啡酰基奎宁酸 O– 脱甲基化而得，即 [M–H–CH₂]⁻ m/z 353 为单咖啡酰基奎宁酸，故推测 T_R 为 11.17min 时的化合物 M14 可能是由化合物单咖啡酰基奎宁酸 O– 脱甲基化的代谢产物。

化合物 M15：T_R 为 12.35min 时，负模式下，出现准分子离子峰 [M–H]⁻ m/z 317.0667 $C_{16}H_{13}O_7$（err 1.9ppm），出现碎片离子 [M–H]⁻ m/z 301.0346 $C_{15}H_9O_7$（err –0.7ppm）、[M–H]⁻ m/z 299.0203 $C_{15}H_7O_7$（err 3.7ppm）、[M–H]⁻ m/z 273.0392 $C_4H_9O_6$（err 3.7ppm）、[M–H]⁻ m/z 255.0294 $C_{14}H_7O_5$（err 0.4ppm）。由碎片离子信息可见，有碎片离子信息 [M–H]⁻ m/z 301 为槲皮素，准分子离子峰 [M–H]⁻ m/z 317 较碎片离子 [M–H]⁻ m/z 301 多 16Da，根据软件推算分子式可推测准分子离子可能的代谢途径为槲皮素还原、甲基化而得，即 [M–H–2H–CH₂]⁻ m/z 301 为槲皮素，而碎片离子 m/z 299、273、255 为槲皮素的特征碎片离子，故推测 T_R 为 12.35min 时的化合物 M15 可能是由化合物槲皮素还原、甲基化的代谢产物。

化合物 M16：T_R 为 12.46min 时，负模式下，出现准分子离子峰 [M–H]⁻ m/z 317.0298 $C_{15}H_9O_8$（err 0.3ppm），出现碎片离子 [M–H]⁻ m/z 301.0358 $C_{15}H_9O_7$（err 3.3ppm）。由碎片离子信息可见，有碎片离子信息 [M–H]⁻ m/z 301 为槲皮素，准分子离子峰 [M–H]⁻ m/z 317 较碎片离子 [M–H]⁻ m/z 301 多 16Da，根据软件推算分子式可推测准分子离子可能的代谢途径为槲皮素羟基化而得，即 [M–H–O]⁻ m/z 301 为槲皮素，故推测 T_R 为 12.46min 时的化合物 M16 可能是由化合物槲皮素羟基化的代谢产物。

化合物 M17：T_R 为 12.62min 时，负模式下，出现准分子离子峰 [M–H]⁻ m/z 367.1044 $C_{17}H_{19}O_9$（err 4.1ppm），出现碎片离子 [M–H]⁻ m/z 191.0555 $C_7H_{11}O_6$（err –0.5ppm）、[M–H]⁻ m/z 179.0353 $C_9H_7O_4$（err 5.0ppm），准分子离子峰 [M–H]⁻ m/z 367 较单咖啡酰基奎宁酸 [M–H]⁻ m/z 353 多 14Da，即 [M–H–CH₂]⁻ m/z

353 为单咖啡酰基奎宁酸，碎片离子 [M−H]⁻ *m/z* 191、179 为单咖啡酰基奎宁酸的特征碎片离子，根据软件推算分子式可推测准分子离子可能的代谢途径为单咖啡酰基奎宁酸甲基化产物，故推测 T_R 为 12.62min 时的化合物 M17 可能是由化合物单咖啡酰基奎宁酸甲基化的代谢产物。

化合物 M18：T_R 为 12.93min 时，负模式下，出现准分子离子峰 [M−H]⁻ *m/z* 367.1043 $C_{17}H_{19}O_9$（err 3.8ppm），出现碎片离子 [M−H]⁻ *m/z* 173.0455 $C_7H_9O_5$（err 2.9ppm）、[M−H]⁻ *m/z* 179.0341 $C_9H_7O_4$（err −1.7ppm），准分子离子峰 [M−H]⁻ *m/z* 367 较单咖啡酰基奎宁酸 [M−H]⁻ *m/z* 353 多 14Da，即 [M−H−CH₂]⁻ 353 为单咖啡酰基奎宁酸，根据软件推算分子式可推测准分子离子可能的代谢途径为单咖啡酰基奎宁酸甲基化产物，碎片离子 [M−H]⁻ *m/z* 173、179 为单咖啡酰基奎宁酸的特征碎片离子，故推测 T_R 为 12.93min 时的化合物 M18 可能是由化合物单咖啡酰基奎宁酸甲基化的代谢产物。

化合物 M19：T_R 为 14.61min 时，负模式下，出现准分子离子峰 [M−H]⁻ *m/z* 607.1661 $C_{28}H_{31}O_{15}$（err −0.3ppm），出现碎片离子 [M−H]⁻ *m/z* 593.1516 $C_{27}H_{29}O_{15}$（err 0.2ppm）。由碎片离子信息可见，有碎片离子信息 [M−H]⁻ *m/z* 593 为山奈酚 −3−O− 芸香糖苷，准分子离子峰 [M−H]⁻ *m/z* 607 较碎片离子 [M−H]⁻ *m/z* 593 多 14Da，根据软件推算分子式可推测准分子离子可能的代谢途径山奈酚 −3−O− 芸香糖苷甲基化而得，即 [M−H−CH₂]⁻ *m/z* 593 为山奈酚 −3−O− 芸香糖苷，故推测 T_R 为 14.61min 时的化合物 M19 可能是由化合物山奈酚 −3−O− 芸香糖苷甲基化的代谢产物。

化合物 M20：T_R 为 15.09min 时，负模式下，出现准分子离子峰 [M−H]⁻ *m/z* 461.1089 $C_{22}H_{21}O_{11}$（err 1.1ppm），出现碎片离子 [M−H]⁻ *m/z* 447.0925 $C_{21}H_{19}O_{11}$（err −0.4ppm）。由碎片离子信息可见，有碎片离子信息 [M−H]⁻ *m/z* 447 为槲皮苷，准分子离子峰 [M−H]⁻ *m/z* 461 较碎片离子 [M−H]⁻ *m/z* 447 多 14Da，根据软件推算分子式可推测准分子离子可能的代谢途径为槲皮苷甲基化而得，即 [M−H−CH₂]⁻ *m/z* 447 为槲皮苷，故推测 T_R 为 15.09min 时的化合物 M20 可能是由化合物槲皮苷甲基化的代谢产物。

化合物 M21：T_R 为 16.27min 时，负模式下，出现准分子离子峰 [M−H]⁻ *m/z* 301.0345 $C_{15}H_9O_7$（err −1.0ppm），出现碎片离子 [M−H]⁻ *m/z* 273.0390 $C_{14}H_9O_6$（err −3.3ppm）、[M−H]⁻ *m/z* 245.0441 $C_{13}H_9O_5$（err −3.7ppm）、[M−H]⁻ *m/z* 151.0032 $C_7H_3O_4$（err 0.7ppm）。由碎片离子信息可见，有碎片离子信息 *m/z* 273、245、151 为槲皮素的典型碎片离子，根据软件推算分子式可推测准分子离子可能的代谢途径为芦丁、槲皮苷、异槲皮苷脱糖而得，故推测 T_R 为 16.27min 时的化合物 M21 可能是由化合物芦丁、槲皮苷、异槲皮苷脱糖的代谢产物槲皮素。

化合物 M22：T_R 为 17.55min 时，负模式下，出现准分子离子峰 [M-H]⁻ m/z 331.0443 $C_{16}H_{11}O_8$（err -3.3ppm），出现碎片离子 [M-H]⁻ m/z 301.0343 $C_{15}H_9O_7$（err -0.4ppm）。由碎片离子信息可见，有碎片离子信息 [M-H]⁻ m/z 301 为化合物 M6 槲皮素，准分子离子峰 [M-H]⁻ m/z 331 较碎片离子 [M-H]⁻ m/z 301 多 30Da，根据软件推算分子式可推测准分子离子可能的代谢途径为槲皮苷羟基化、甲基化而得，即 [M-H-CH₂-O]⁻ m/z 301 为槲皮素，故推测 T_R 为 17.55min 时的化合物 M22 可能是由化合物槲皮素羟基化、甲基化的代谢产物。

（七）红禾麻提取物在人离体肠道菌群中的代谢产物鉴定

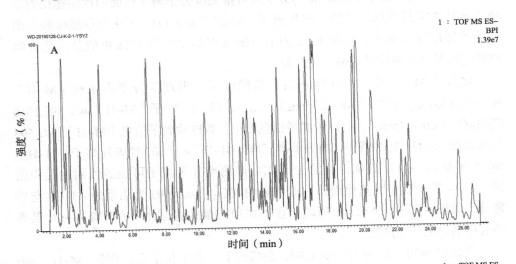

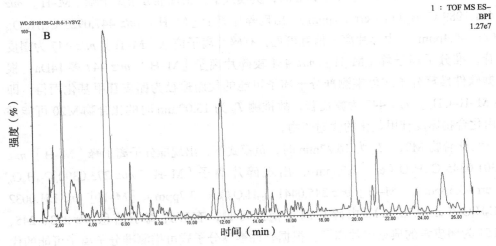

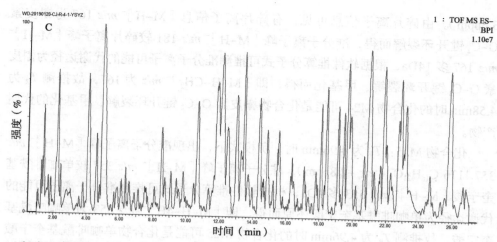

A. 含药培养基；B. 空白肠菌液；C. 含药肠菌液；D. 含药肠菌液与空白肠菌液、含药培养基的差异图谱。

图 10-17 红禾麻提取物在人肠道菌群中的代谢产物 ESI⁻ 基峰图

1. 原型产物 化合物 M1：T_R 为 16.99min 时，负模式下，出现准分子离子峰［M–H］⁻ m/z 609.1456 $C_{27}H_{29}O_{16}$（err 0.0ppm），与芦丁对照品的相对分子质量及保留时间一致，故推测 T_R 为 16.99min 时的化合物 M1 为芦丁。

化合物 M2：T_R 为 20.50min 时，负模式下，出现准分子离子峰［M–H］⁻ m/z 447.0929 $C_{21}H_{19}O_{11}$（err 0.4ppm），出现碎片离子［M–H］⁻ m/z 301.0345 $C_{15}H_9O_7$（err –1.0ppm），其准分子离子峰与碎片离子峰及其保留时间与槲皮苷相似，故推测 T_R 为 20.50min 时的化合物 M2 为槲皮苷。

化合物 M23：T_R 为 19.69min 时，负模式下，出现准分子离子峰［M–H］⁻ m/z 593.1535 $C_{27}H_{29}O_{15}$（err 4.5ppm），与山柰酚 –3–O– 芸香糖苷对照品的相对分子质量及保留时间一致，故推测 T_R 为 19.69min 时的化合物 M23 为山柰酚 –3–O– 芸香糖苷。

2. 代谢产物 化合物 M3：T_R 为 4.08min 时，负模式下，出现准分子离子峰［M–H］⁻ m/z 329.0292 $C_{16}H_9O_8$（err –1.5ppm），出现碎片离子［M–H］⁻ m/z 301.0346 $C_{15}H_9O_7$（err –0.7ppm）。由碎片离子信息可见，有碎片离子信息［M–H］⁻ m/z 301 槲皮素，准分子离子峰［M–H］⁻ m/z 329 较碎片离子［M–H］⁻ m/z 301 多 28Da，根据软件推算分子式可推测准分子离子可能的代谢途径为槲皮素羰基化而得，即［M–H–CO］⁻ m/z 301 为槲皮素，故推测 T_R 为 4.08min 时的化合物 M3 可能是由化合物槲皮素羰基化的代谢产物。

化合物 M24：T_R 为 4.58min 时，负模式下，出现准分子离子峰［M–H］⁻ m/z 181.0506 $C_9H_9O_4$（err 2.8ppm），出现碎片离子［M–H］⁻ 167.0350 $C_8H_7O_4$（err

3.6ppm）。由碎片离子信息可见，有碎片离子信息 [M–H]⁻ m/z 167 为槲皮素 O–C₂ 键开环裂解而得，准分子离子峰 [M–H]⁻ m/z 181 较碎片离子峰 [M–H]⁻ m/z 167 多 14Da，根据软件推算分子式可推测准分子离子可能的代谢途径为槲皮素 O–C₂ 键开环裂解、甲基化而得，即 [M–H–CH₂]⁻ m/z 为 167，故推测 T_R 为 4.58min 时的化合物 M24 可能是化合物槲皮素 O–C₂ 键开环裂解、甲基化的代谢产物。

化合物 M25：T_R 为 4.96min 时，负模式下，出现准分子离子峰 [M–H]⁻ m/z 357.1176 C₁₆H₂₁O₉（err –2.8ppm），准分子离子峰 [M–H]⁻ m/z 357 较单咖啡酰基奎宁酸 [M–H]⁻ m/z 353 多 4Da，根据软件推算分子式可推测准分子离子可能的代谢途径为单咖啡酰基奎宁酸还原而得，即 [M–H–4H]⁻ m/z 353 为单咖啡酰基奎宁酸，故推测 T_R 为 4.96min 时的化合物 M25 可能是化合物单咖啡酰基奎宁酸还原的代谢产物。

化合物 M5、M9：T_R 为 7.58、8.70min 时，负模式下，出现准分子离子峰 [M–H]⁻ m/z 353.0880 C₁₆H₁₇O₉（err 2.0ppm）、[M–H]⁻ m/z 353.0866 C₁₆H₁₇O₉（err –2.0ppm），准分子离子峰 [M–H]⁻ m/z 353 与单咖啡酰基奎宁酸 [M–H]⁻ m/z 353 C₁₆H₁₇O₉ 分子量相等，但保留时间与药材中 3-O- 咖啡酰基奎宁酸、4-O- 咖啡酰基奎宁酸、5-O- 咖啡酰基奎宁酸不同，根据软件推算分子式可推测准分子离子可能的代谢途径为单咖啡酰基奎宁酸异构而得，故推测 T_R 为 7.58、8.70min 时的化合物 M5、M9 可能是由单咖啡酰基奎宁酸异构化的代谢产物。

化合物 M6：T_R 为 7.94min 时，负模式下，出现准分子离子峰 [M–H]⁻ m/z 367.1020 C₁₇H₁₉O₉（err –2.5ppm），出现碎片离子 [M–H]⁻ m/z 179.0342 C₉H₇O₄（err –1.1ppm）。由碎片离子信息可见，碎片离子峰 [M–H]⁻ m/z 179 为单咖啡酰基奎宁酸裂解产生的咖啡酸碎片离子，准分子离子峰 [M–H]⁻ m/z 367 较单咖啡酰基奎宁酸 [M–H]⁻ m/z 353 多 14Da，根据软件推算分子式可推测准分子离子可能的代谢途径为单咖啡酰基奎宁酸甲基化产物，碎片离子 [M–H]⁻ m/z 179 为单咖啡酰基奎宁酸的特征碎片离子，即 [M–H–CH₂]⁻ 353 为单咖啡酰基奎宁酸，故推测 T_R 为 7.94min 时的化合物 M6 可能是化合物单咖啡酰基奎宁酸甲基化的代谢产物。

化合物 M26：T_R 为 8.10min 时，负模式下，出现准分子离子峰 [M–H]⁻ m/z 167.0352 C₈H₇O₄（err 4.8ppm），准分子离子峰 [M–H]⁻ m/z 167 较槲皮素 m/z 301 少 134Da，根据软件推算分子式可推测准分子离子可能的代谢途径为槲皮素 O–C₂ 键开环裂解而得，故推测 T_R 为 8.10min 时的化合物 M26 可能是化合物槲皮素 O–C₂ 键开环裂解的代谢产物。

化合物 M27：T_R 为 9.07min 时，负模式下，出现准分子离子峰 [M–H]⁻ m/z

195.0661 $C_{10}H_{11}O_4$（err 2.1ppm），出现碎片离子［M–H］$^-$ m/z 181.0503 $C_9H_9O_4$（err 1.1ppm）、［M–H］$^-$ 167.0340 $C_8H_7O_4$（err –2.4ppm）。由碎片离子信息可见，有碎片离子信息［M–H］$^-$ m/z 167 为槲皮素 O–C_2 键开环裂解而得，碎片离子［M–H］$^-$ m/z 181 为化合物 M7，准分子离子峰［M–H］$^-$ m/z 195 较碎片离子峰［M–H］$^-$ m/z 181 多 14Da，根据软件推算分子式可推测准分子离子可能的代谢途径为槲皮素 O–C_2 键开环裂解、二甲基化而得，即［M–H–2CH$_2$］$^-$ m/z 为 167，故推测 T_R 为 9.07min 时的化合物 M27 可能是化合物槲皮素 O–C_2 键开环裂解、二甲基化的代谢产物。

化合物 M28、M29：T_R 为 9.38、10.45min 时，负模式下，出现准分子离子峰［M–H］$^-$ m/z 339.1084 $C_{16}H_{19}O_8$（err 2.1ppm）、［M–H］$^-$ m/z 339.1088 $C_{16}H_{19}O_8$（err 2.4ppm），准分子离子峰［M–H］$^-$ m/z 339 较单咖啡酰基奎宁酸［M–H］$^-$ m/z 353 少 14Da，根据软件推算分子式可推测准分子离子可能的代谢途径为单咖啡酰基奎宁酸脱羟基、还原产物，即［M–H–2H+O］$^-$ m/z 353 为单咖啡酰基奎宁酸，故推测 T_R 为 9.38、10.45min 时的化合物 M28、M29 可能是由化合物单咖啡酰基奎宁酸脱羟基、还原的代谢产物。

化合物 M12：T_R 为 9.55min 时，负模式下，出现准分子离子峰［M–H］$^-$ m/z 367.1044 $C_{17}H_{19}O_9$（err 4.1ppm），准分子离子峰［M–H］$^-$ m/z 367 较单咖啡酰基奎宁酸［M–H］$^-$ m/z 353 多 14Da，即［M–H–CH$_2$］$^-$ 353 为单咖啡酰基奎宁酸，根据软件推算分子式可推测准分子离子可能的代谢途径为单咖啡酰基奎宁酸甲基化产物，故推测 T_R 为 9.55min 时的化合物 M12 可能是由化合物单咖啡酰基奎宁酸甲基化的代谢产物。

化合物 M13：T_R 为 9.91min 时，负模式下，出现准分子离子峰［M–H］$^-$ m/z 477.1047 $C_{22}H_{21}O_{12}$（err 2.9ppm），出现碎片离子［M–H］$^-$ m/z 463.0864 $C_{21}H_{19}O_{12}$（err –2.8ppm）。由碎片离子信息可见，有碎片离子信息［M–H］$^-$ m/z 为 463 为异槲皮苷，准分子离子峰［M–H］$^-$ m/z 477 比异槲皮苷多 14Da，根据软件推算分子式可推测准分子离子可能的代谢途径为异槲皮苷甲基化产物，即［M–H–CH$_2$］$^-$ m/z 463 为异槲皮苷，故推测 T_R 为 9.91min 时的化合物 M13 可能是化合物异槲皮苷甲基化的代谢产物。

化合物 M30：T_R 为 11.52min 时，负模式下，出现准分子离子峰［M–H］$^-$ m/z 625.1409 $C_{27}H_{29}O_{17}$（err 0.6ppm），出现碎片离子［M–H］$^-$ m/z 301.0349 $C_{15}H_9O_7$（err 0.3ppm）、［M–H］$^-$ m/z 135.0452 $C_8H_7O_2$（err 4.4ppm）。由碎片离子信息可见，有碎片离子信息［M–H］$^-$ m/z 301 槲皮素，准分子离子峰［M–H］$^-$ m/z 625 较芦丁［M–H］$^-$ m/z 609 $C_{27}H_{29}O_{16}$ 多 16Da，根据软件推算分子式可推测准分子离子可能的代谢途径为芦丁羟基化而得，即［M–H–O］$^-$ m/z 609 为芦丁，而碎片离子

m/z 301、135 为其特征碎片离子，故推测 T_R 为 11.52min 时的化合物 M30 可能是化合物芦丁羟基化的代谢产物。

化合物 M15：T_R 为 12.35min 时，负模式下，出现准分子离子峰［M–H］⁻ m/z 317.0667 $C_{16}H_{13}O_7$（err 1.9ppm），与大鼠肠道菌群中的代谢产物 M15 一致，故推测 T_R 为 12.35min 时的化合物 M15 可能是化合物槲皮素还原、甲基化的代谢产物。

化合物 M31：T_R 为 12.65min 时，负模式下，出现准分子离子峰［M–H］⁻ m/z 369.1184 $C_{17}H_{21}O_9$（err –0.5ppm），准分子离子峰［M–H］⁻ m/z 369 较单咖啡酰基奎宁酸［M–H］⁻ m/z 353 $C_{16}H_{17}O_9$ 多 16Da，根据软件推算分子式可推测准分子离子可能的代谢途径为单咖啡酰基奎宁酸还原、甲基化而得，即［M–H–2H–CH₂］⁻ m/z 353 为单咖啡酰基奎宁酸，故推测 T_R 为 12.65min 时的化合物 M31 可能是单咖啡酰基奎宁酸还原、甲基化的代谢产物。

化合物 M32、M34：T_R 为 15.40、16.35min 时，负模式下，出现准分子离子峰［M–H］⁻ m/z 607.1664 $C_{28}H_{31}O_{15}$（err 0.2ppm）、［M–H］⁻ m/z 607.1678 $C_{28}H_{31}O_{15}$（err 2.5ppm），出现碎片离子［M–H］⁻ m/z 593.1508 $C_{27}H_{29}O_{15}$（err 0.3ppm）、［M–H］⁻ m/z 593.1494 $C_{27}H_{29}O_{15}$（err –2.0ppm）、［M–H］⁻ m/z 315.0507 $C_{16}H_{11}O_7$（err 0.6ppm）、［M–H］⁻ m/z 301.0363 $C_{15}H_9O_7$（err 4.9ppm）、［M–H］⁻ m/z 301.0362 $C_{15}H_9O_7$（err 4.7ppm）。由碎片离子信息可见，有碎片离子信息［M–H］⁻ m/z 593 为山奈酚–3–O–芸香糖苷，准分子离子峰［M–H］⁻ m/z 607 较碎片离子［M–H］⁻ m/z 593 多 14Da，根据软件推算分子式可推测准分子离子可能的代谢途径为山奈酚–3–O–芸香糖苷甲基化而得，即［M–H–CH₂］⁻ m/z 593 为山奈酚–3–O–芸香糖苷，碎片离子为其特征碎片离子［M–H］⁻ m/z 301，故推测 T_R 为 15.40、16.35min 时的化合物 M32、M34 可能是化合物山奈酚–3–O–芸香糖苷甲基化的代谢产物。

化合物 M33：T_R 为 16.09min 时，负模式下，出现准分子离子峰［M–H］⁻ m/z 607.1669 $C_{28}H_{31}O_{15}$（err 1.0ppm），出现碎片离子［M–H］⁻ m/z 593.1507 $C_{27}H_{29}O_{15}$（err 0.2ppm）。由碎片离子信息可见，有碎片离子信息［M–H］⁻ m/z 593 为山奈酚–3–O–芸香糖苷，准分子离子峰［M–H］⁻ m/z 607 较碎片离子［M–H］⁻ m/z 593 多 14Da，根据软件推算分子式可推测准分子离子可能的代谢途径为山奈酚–3–O–芸香糖苷甲基化而得，即［M–H–CH₂］⁻ m/z 593 为山奈酚–3–O–芸香糖苷，故推测 T_R 为 16.09min 时的化合物 M33 可能是由化合物山奈酚–3–O–芸香糖苷甲基化的代谢产物。

化合物 M21：T_R 为 16.27min 时，负模式下，出现准分子离子峰［M–H］⁻ m/z 301.0354 $C_{15}H_9O_7$（err 2.0ppm），出现碎片离子［M–H］⁻ m/z 273.0403 $C_{14}H_9O_6$（err 1.5ppm）、［M–H］⁻ m/z 245.0450 $C_{13}H_9O_5$（err 4.9ppm）、［M–H］⁻ m/z 121.0295

$C_7H_5O_2$（err 4.1ppm）。由碎片离子信息可见，有碎片离子信息 m/z 273、245、121 为槲皮素典型碎片离子，根据软件推算分子式可推测准分子离子可能的代谢途径为芦丁、槲皮苷、异槲皮苷脱糖而得，故推测 T_R 为 16.27min 时的化合物 M21 可能是由化合物芦丁、槲皮苷、异槲皮苷脱糖的代谢产物槲皮素。

化合物 M35：T_R 为 17.15min 时，负模式下，出现准分子离子峰［M–H］$^-$ m/z 431.0986 $C_{21}H_{19}O_{10}$（err 1.9ppm），准分子离子峰［M–H］$^-$ m/z 431 较槲皮苷［M–H］$^-$ m/z 447 $C_{21}H_{19}O_{11}$ 少 16Da，根据软件推算分子式可推测准分子离子可能的代谢途径为槲皮苷去羟基化而得，即［M–H–O］$^-$ m/z 447 为槲皮苷，故推测 T_R 为 17.15min 时的化合物 M35 可能是槲皮苷去羟基化的代谢产物。

化合物 M22：T_R 为 17.55min 时，负模式下，出现准分子离子峰［M–H］$^-$ m/z 331.0461 $C_{16}H_{11}O_8$（err 2.1ppm），出现碎片离子［M–H］$^-$ m/z 301.0346 $C_{15}H_9O_7$（err –0.7ppm）。由碎片离子信息可见，有碎片离子信息［M–H］$^-$ m/z 301 槲皮素，准分子离子峰［M–H］$^-$ m/z 331 较碎片离子［M–H］$^-$ m/z 301 多 30Da，根据软件推算分子式可推测准分子离子可能的代谢途径为槲皮苷羟基化、甲基化而得，即［M–H–CH$_2$–O］$^-$ m/z 301 为槲皮素，故推测 T_R 为 17.55min 时的化合物 M22 可能是化合物槲皮素羟基化、甲基化的代谢产物。

表10–23　红禾麻提取物在大鼠及人肠道菌群孵育液中的代谢产物

编号	保留时间（min）	离子模式	测试值 m/z	分子式	误差（ppm）	碎片离子	代谢物名称	来源
M1	17.02	［M–H］$^-$	609.1445	$C_{27}H_{29}O_{16}$	–1.8	—	芦丁（原型）	大鼠、人
M2	20.50	［M–H］$^-$	447.0929	$C_{21}H_{19}O_{11}$	0.4	301.0345	槲皮苷（原型）	大鼠、人
M3	4.08	［M–H］$^-$	329.0292	$C_{16}H_9O_8$	–1.5	301.0346	槲皮素羰基化	大鼠、人
M4	6.90	［M–H］$^-$	355.1035	$C_{16}H_{19}O_9$	1.7	179.0550	单咖啡酰基奎宁酸还原化	大鼠
M5	7.63	［M–H］$^-$	353.0880	$C_{16}H_{17}O_9$	2.0	—	单咖啡酰基奎宁酸异构化	大鼠、人
M6	7.93	［M–H］$^-$	367.1037	$C_{17}H_{19}O_9$	2.2	353.0877	单咖啡酰基奎宁酸甲基化	大鼠、人
M7	8.11	［M–H］$^-$	181.0508	$C_9H_9O_4$	3.9	167.0350	槲皮素 O–C$_2$ 键开环裂解、甲基化	大鼠
M8	8.23	［M–H］$^-$	167.0349	$C_8H_7O_4$	3.0	—	槲皮素 O–C$_2$ 键开环裂解	大鼠
M9	8.74	［M–H］$^-$	353.0885	$C_{16}H_{17}O_9$	3.4	—	单咖啡酰基奎宁酸异构化	大鼠、人
M10	9.10	［M–H］$^-$	195.0654	$C_{10}H_{11}O_4$	–1.5	181.0505 167.0342	槲皮素 O–C$_2$ 键开环裂解、二甲基化	大鼠

（续表）

编号	保留时间（min）	离子模式	测试值 m/z	分子式	误差（ppm）	碎片离子	代谢物名称	来源
M11	9.43	[M-H]⁻	477.1036	$C_{22}H_{21}O_{12}$	0.6	—	异槲皮苷甲基化	大鼠
M12	9.59	[M-H]⁻	367.1032	$C_{17}H_{19}O_9$	0.8	—	单咖啡酰基奎宁酸甲基化	大鼠、人
M13	9.95	[M-H]⁻	477.1037	$C_{22}H_{21}O_{12}$	0.8	463.0892	异槲皮苷甲基化	大鼠、人
M14	11.17	[M-H]⁻	339.0717	$C_{15}H_{15}O_9$	0.3	—	单咖啡酰基奎宁酸 O- 脱甲基化	大鼠
M15	12.35	[M-H]⁻	317.0667	$C_{16}H_{13}O_7$	1.9	301.0346 299.0203 273.0392 255.0294	槲皮素还原、甲基化	大鼠、人
M16	12.46	[M-H]⁻	317.0298	$C_{15}H_9O_8$	0.3	301.0358	槲皮素羟基化	大鼠
M17	12.62	[M-H]⁻	367.1044	$C_{17}H_{19}O_9$	4.1	191.0555 179.0353	单咖啡酰基奎宁酸甲基化	大鼠
M18	12.93	[M-H]⁻	367.1043	$C_{17}H_{19}O_9$	3.8	173.0455 179.0341	单咖啡酰基奎宁酸甲基化	大鼠
M19	14.61	[M-H]⁻	607.1661	$C_{28}H_{31}O_{15}$	-0.3	593.1516	山柰酚 -3-O- 芸香糖苷甲基化	大鼠
M20	15.09	[M-H]⁻	461.1089	$C_{22}H_{21}O_{11}$	1.1	447.0925	槲皮苷甲基化	大鼠
M21	16.27	[M-H]⁻	301.0345	$C_{15}H_9O_7$	-1.0	273.0390 245.0441 151.0032	芦丁、槲皮苷、异槲皮苷脱糖的代谢产物槲皮素	大鼠、人
M22	17.55	[M-H]⁻	331.0443	$C_{16}H_{11}O_8$	-3.3	301.0343	槲皮素羟基化、甲基化	大鼠、人
M23	19.69	[M-H]⁻	593.1535	$C_{27}H_{29}O_{15}$	4.5	—	山柰酚 -3-O- 芸香糖苷（原型）	人
M24	4.58	[M-H]⁻	181.0506	$C_9H_9O_4$	2.8	167.0350	槲皮素 O-C₂ 键开环裂解、甲基化	人
M25	4.96	[M-H]⁻	357.1176	$C_{16}H_{21}O_9$	-2.8	—	单咖啡酰基奎宁酸还原	人
M26	8.10	[M-H]⁻	167.0353	$C_8H_7O_4$	4.8	—	槲皮素 O-C₂ 键开环裂解	人
M27	9.07	[M-H]⁻	195.0661	$C_{10}H_{11}O_4$	2.1	181.0503 167.0340	槲皮素 O-C₂ 键开环裂解、二甲基化	人
M28	9.38	[M-H]⁻	339.1084	$C_{16}H_{19}O_8$	2.1	—	单咖啡酰基奎宁酸脱羟基、还原	人

（续表）

编号	保留时间（min）	离子模式	测试值 m/z	分子式	误差（ppm）	碎片离子	代谢物名称	来源
M29	10.45	[M–H]⁻	339.1088	$C_{16}H_{19}O_8$	2.4	—	单咖啡酰基奎宁酸脱羟基、还原	人
M30	11.52	[M–H]⁻	625.1409	$C_{27}H_{29}O_{17}$	0.6	301.0349 135.0452	芦丁羟基化	人
M31	12.65	[M–H]⁻	369.1184	$C_{17}H_{21}O_9$	–0.5	—	单咖啡酰基奎宁酸还原、甲基化	人
M32	15.40	[M–H]⁻	607.1664	$C_{28}H_{31}O_{15}$	0.2	593.1508 315.0507 301.0363	山奈酚–3–O–芸香糖苷甲基化	人
M33	16.09	[M–H]⁻	607.1669	$C_{28}H_{31}O_{15}$	1.0	593.1507	山奈酚–3–O–芸香糖苷甲基化	人
M34	16.35	[M–H]⁻	607.1678	$C_{28}H_{31}O_{15}$	2.5	593.1494 301.0362	山奈酚–3–O–芸香糖苷甲基化	人
M35	17.15	[M–H]⁻	431.0986	$C_{21}H_{19}O_{10}$	1.9	—	槲皮苷去羟基化	人

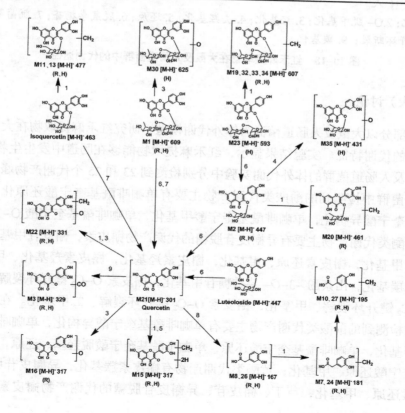

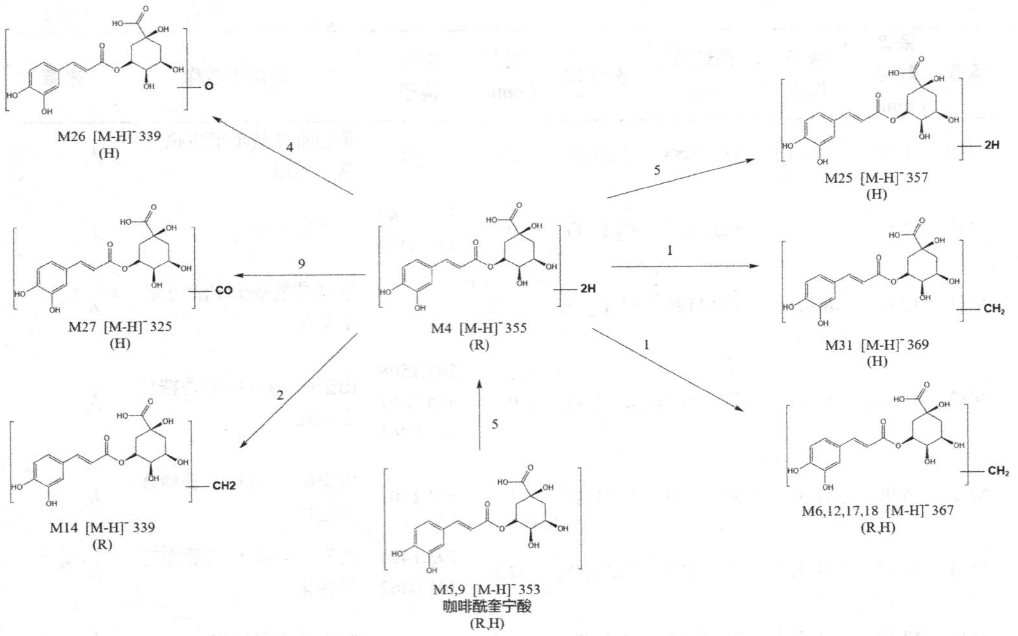

图 10-18 红禾麻提取物在大鼠及人肠道菌群中的代谢途径

R. 大鼠；H. 人。

1. 甲基化；2.O- 脱甲基化；3. 羟基化；4. 去羟基化；5. 还原；6. 脱鼠李糖苷；7. 脱葡萄糖苷；8.O-C_2 开环断裂；9. 羧基化。

（八）讨论

本部分以大鼠及人肠道菌群为体外代谢模型，研究红禾麻提取物在大鼠及人肠道中的代谢特征。实验结果显示，红禾麻提取物能够在肠道中发生生物转化。在大鼠及人肠道菌群的体外代谢实验中分别检测到 23 和 25 个代谢产物峰。在大鼠肠道菌群中检测到的酚酸类代谢产物主要有单咖啡酰基奎宁酸还原化，单咖啡酰基奎宁酸异构化，单咖啡酰基奎宁酸甲基化，单咖啡酰基奎宁酸 O- 脱甲基化；黄酮类代谢产物主要有异槲皮苷脱糖的代谢产物槲皮素，槲皮苷甲基化，异槲皮苷甲基化，槲皮素还原、甲基化，槲皮素羟基化，槲皮素羟基化、甲基化，槲皮素羧基化，山奈酚 -3-O- 芸香糖苷甲基化，槲皮素 O-C_2 键开环裂解，槲皮素 O-C_2 键开环裂解、甲基化，槲皮素 O-C_2 键开环裂解、二甲基化。在人肠道菌群中检测到的酚酸类代谢产物主要有单咖啡酰基奎宁酸异构化，单咖啡酰基奎宁酸甲基化，单咖啡酰基奎宁酸还原，单咖啡酰基奎宁酸脱羟基、还原，单咖啡酰基奎宁酸还原、甲基化；黄酮类代谢产物有槲皮素羧基化，异槲皮苷甲基化，槲皮素还原、甲基化，芦丁、槲皮苷、异槲皮苷脱糖的代谢产物槲皮素，槲皮素羟基化、甲基化，槲皮素 O–C$_2$ 键开环裂解，槲皮素 O–C$_2$ 键开环裂解、甲基化，槲皮素 O–C$_2$ 键开环裂解、二甲基化，芦丁羟基化，山奈酚 –3–O– 芸香糖苷甲基化，槲皮苷去羟基化。从大鼠、人肠道菌群体外代谢实验的代谢产物可以看出，红禾麻提取物在肠道菌群中主要以还原（氢化等）、氧化（羟基化等）、水解（O–C$_2$ 键开环裂解，芦丁、槲皮苷、异槲皮苷水解脱糖代谢成槲皮素等）等 I 相反应为主。

红禾麻提取物经口服给药后，经胃肠道吸收进入血液之前，在消化道中不可避免地与肠道菌群接触并发生新陈代谢转化，本研究结果表明，红禾麻提取物中酚酸类成分（5–O– 咖啡酰基奎宁酸、3–O– 咖啡酰基奎宁酸、4–O– 咖啡酰基奎宁酸）及黄酮类成分（芦丁、异槲皮苷、木犀草苷、山奈酚 –3–O– 芸香糖苷、槲皮苷）在大鼠、人肠道菌群中多发生羟基化、氢化、水解等 I 相反应，增加了其水溶性并改善生物利用度，有利于机体初步发挥作用并将其清除至体外。

第五节 药代动力学研究

本研究根据前期研究结果，选择红禾麻提取物血清药物化学和血清药理学研究结果确定的新绿原酸、绿原酸、隐绿原酸、芦丁和山奈酚 –3–O– 芸香糖苷 5 个药代动力学标志物（PK markers）作为指标成分，开展红禾麻提取物的药动学研究。

一、色谱条件

Phenomenex ACE Excel 3 C$_{18}$–PFP 色谱柱（150mm×4.6mm，3μm），Phenomenex CE 3 C$_{18}$–PFP Analytical Grd Cart 保护柱，流速 0.6mL/min，柱温 40℃，进样器的温度为室温，流动相为 0.1% 甲酸水（A）– 乙腈（B），进样体积为 1μL，洗脱梯度见表 10–24。

表 10–24 梯度洗脱条件

时间（min）	流动相 A（%）	流动相 B（%）
0	85	15
1	85	15
7	10	90
8	10	90

二、质谱条件

采用 Applied Biosystem/MDS SCIEX API 5500Q–Trap® 三重四级杆线性离子阱质谱仪，电喷雾电离源（TurboIon Spray™ source），扫描方式为多反应监测（MRM），离子喷雾电压 5.5kV（正离子监测模式）、–4.5kV（负离子监测模式），离子源温度 600℃，雾化气体为氮气、55psi，TurboGas 为氮气、55psi，气帘气体为氮气、35psi，质量分解四级 Q1 和 Q3 设置为单位质量分辨率。质谱数据采集及处理软件为 AB SCIEX 工作站。5 种指标成分及内标成分用于定量分析的监测离子见表 10–25，结构式见图 10–19。

表 10–25　指标成分与内标成分的质谱参数

被测成分	母离子质荷比（m/z）	子离子质荷比（m/z）	去簇电压（V）	入口电压（V）	碰撞能量（eV）	碰撞出口电压（V）
新绿原酸	353.2	191.0	–51	–7	–19	–8
绿原酸	353.2	191.0	–70	–7	–24	–7
隐绿原酸	353.21	173.1	–80	–5	–21	–10
芦丁	609.1	301.0	–198	–13	–43	–9
山奈酚 –3–O– 芸香糖苷	593.1	285.0	–140	–3	–43	–13
葛根素（内标）	417.1	267.1	110	7	35	6

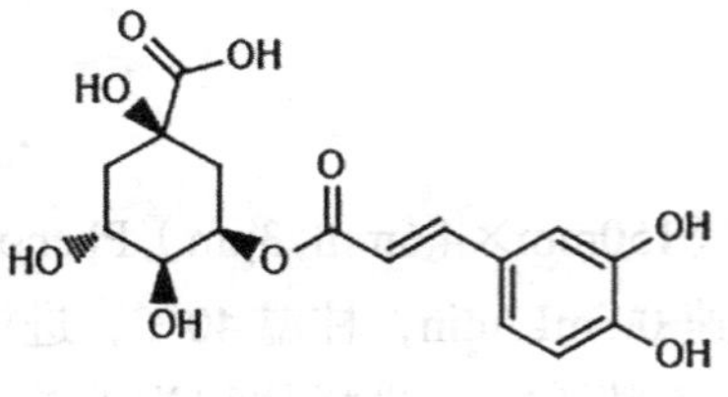

A

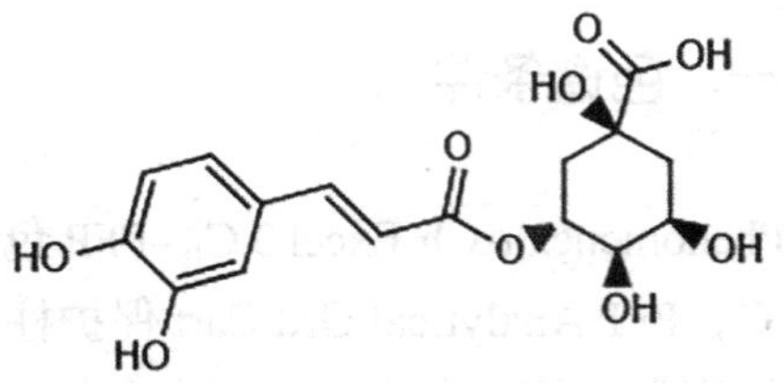

B

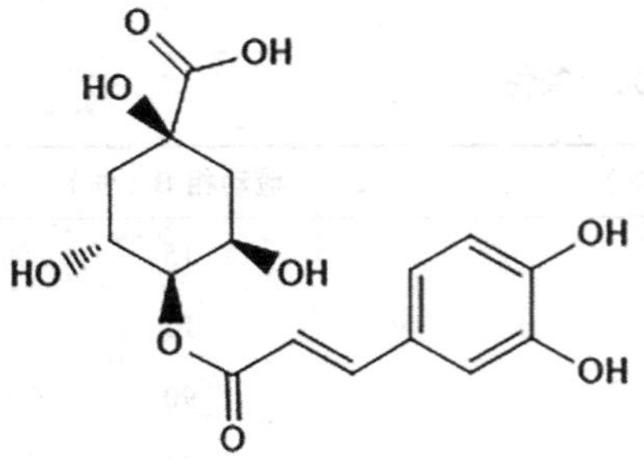

C

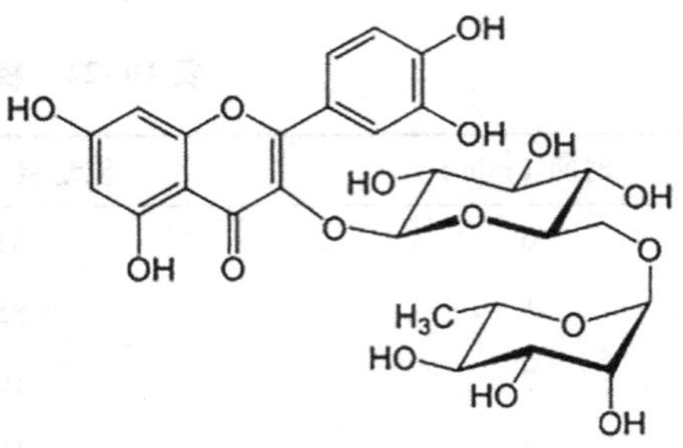

D

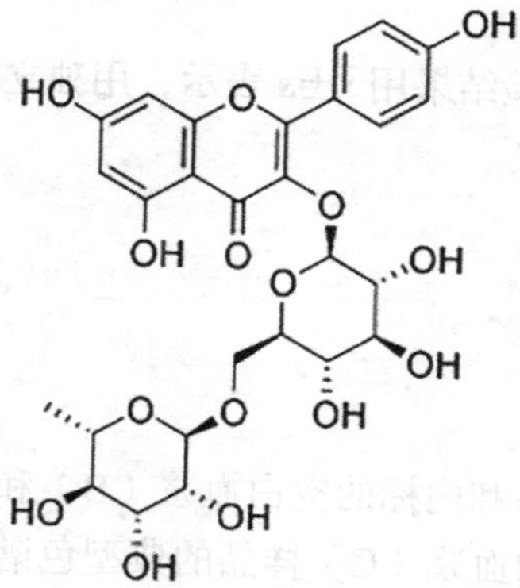

A. 新绿原酸；B. 绿原酸；C. 隐绿原酸；D. 芦丁；E. 山奈酚 –3–*O*– 芸香糖苷；F. 葛根素
（内标）。

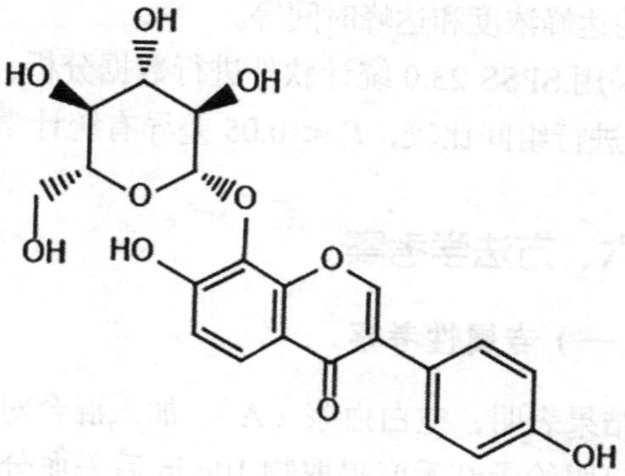

图 10–19　5 种指标成分和内标成分的结构式

三、血浆样品处理方法

在 100μL 各大鼠血浆样品中加入 20μL 内标溶液（葛根素甲醇溶液，12.80ng/mL）和 40μL 1% 的甲酸溶液，涡旋 3min。取大鼠血浆样品、对照品溶液和质控样品加入 400μL 甲醇超声提取 5min 沉淀蛋白后，4℃、12000rpm 离心 10min，取上清液，在 37℃下氮气吹干，残留物用 100μL 50% 甲醇水溶液溶解，HPLC–QTRAP–MS/MS 进样分析。

四、红禾麻提取物在大鼠体内的药动学研究

取健康 SD 大鼠 6 只，雄性，体重为 220 ～ 250g。灌胃给予红禾麻提取物溶液 1 次，给药剂量为 8.300g/kg，于给药后 0、0.08、0.17、0.5、1、1.5、2、4、6、8、10、12、24h 分别从右颈外静脉采血约 300μL，放入肝素化的 EP 管中，将获得的全血以 6000rpm 离心 5min，取血浆 100μL 于 –20℃冰箱中保存，备用。

五、数据处理

采用 Phoenix WinNonlin 6.4 数据处理软件中的非房室模型（Non-compartmental methods，NCA）分析方法拟合血药浓度 – 时间曲线和各药动学参数，包括药时曲线下面积、吸收半衰期、消除半衰期、清除率、表观分布容积、每个药物

剂量的达峰浓度和达峰时间等。

采用 SPSS 23.0 统计软件进行数据分析，实验结果用 $\bar{x}\pm s$ 表示，用独立样本 t 检验进行组间比较，$P < 0.05$ 差异有统计学意义。

六、方法学考察

（一）专属性考察

结果表明，空白血浆（A）、加入混合对照品和内标的空白血浆（B）和正常大鼠口服给予红禾麻提取物 10min 后采血分离的血浆（C）样品的典型色谱图如图 10–20 所示。新绿原酸、绿原酸、隐绿原酸、芦丁、山柰酚 –3–O– 芸香糖苷和葛根素（内标）的保留时间分别为 4.37、5.38、5.41、5.98、5.81 和 5.46min。在 HPLC–QTRAP–MS/MS 条件下，各被测物峰型良好，血浆中内源性物质对检测物质没有干扰，检测成分响应值较高，方法专属性良好。

（二）标准曲线、线性范围和最低定量限

各被测物的标准曲线、线性范围、相关系数（R^2）及最低定量限测定结果见表 10–26。各被测物在相应的浓度范围内线性关系良好。

表 10–26　5 个被测成分的标准曲线、线性范围、相关系数（R^2）及最低定量限

被测成分	线性范围（ng/mL）	线性回归方程	R^2	最低定量限（ng/mL）
新绿原酸	5.03 ～ 1228.80	$y=0.0489x+0.5465$	0.9988	0.05
绿原酸	8.21 ～ 2005.20	$y=0.0984x+1.4592$	0.9970	0.08
隐绿原酸	4.91 ～ 1199.94	$y=0.0626x+0.3424$	0.9977	0.05
芦丁	2.46 ～ 600.19	$y=0.0450x+0.1079$	0.9993	0.02
山柰酚 –3–O– 芸香糖苷	2.04 ～ 199.66	$y=0.2801x+2.4731$	0.9919	0.02

（三）精密度和准确度实验

精密度和准确度实验结果显示（见表 10–27），5 个被测成分的日内精密度 RSD 为 3.35% ～ 10.79%，其准确度 RE 为 –9.91% ～ –0.70%；日间准确度 RSD 为 3.47% ～ 7.14%，其准确度 RE 为 –9.11% ～ –2.21%，均符合生物样品分析方法的要求。

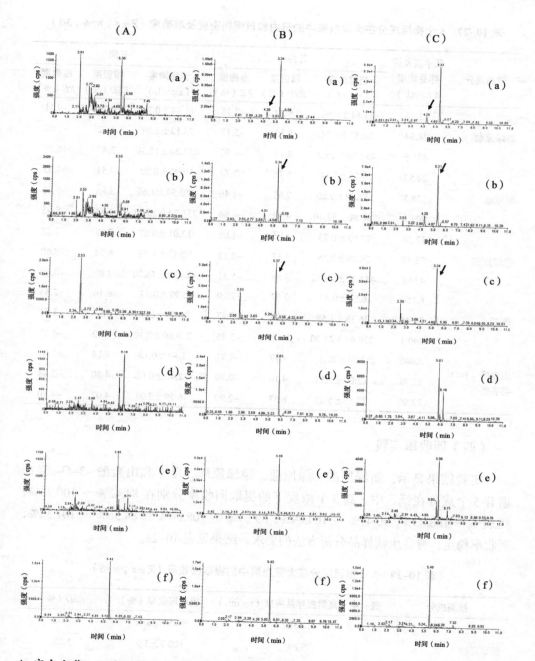

A. 空白血浆；B. 加入混合对照品和内标的空白血浆；C. 红禾麻提取物给药 10min 血浆样品。

a. 新绿原酸；b. 绿原酸；c. 隐绿原酸；d. 芦丁；e. 山奈酚 –3–O– 芸香糖苷；f. 葛根素。

图 10–20　HPLC–QTRAP–MS/MS 典型色谱图

表 10-27　5 个指标成分在大鼠血浆中的日内和日间精密度及准确度（$\bar{x} \pm s$，$n=6$，3d）

被测成分	低中高质控样品浓度（ng/mL）	日内			日间		
		测定浓度（ng/mL）	精密度 RSD（%）	准确度 RE（%）	测定浓度（ng/mL）	精密度 RSD（%）	准确度 RE（%）
新绿原酸	12.58	11.61±0.96	8.29	-7.75	11.44±0.78	6.79	-9.11
	78.64	74.58±6.04	8.10	-5.17	73.12±3.01	4.12	-7.02
	491.5	457.50±19.2	4.19	-6.92	451.20±15.70	3.47	-8.21
绿原酸	20.53	19.77±1.14	5.78	-3.70	19.90±0.90	4.51	-3.63
	128.3	122.60±9.60	7.63	-4.46	119.50±4.60	3.86	-6.86
	802.1	748.80±37.40	4.99	-6.64	731.20±35.40	4.84	-8.95
隐绿原酸	12.28	12.05±0.73	6.05	-1.88	12.01±0.67	5.59	-2.21
	76.73	70.50±2.36	3.35	-8.12	70.13±4.73	6.74	-8.60
	479.6	454.10±16.70	3.68	-5.31	438.90±16.70	3.80	-8.49
芦丁	6.150	6.01±0.44	7.37	-2.20	5.97±0.37	6.16	-2.88
	38.41	36.38±1.58	4.35	-5.47	36.30±1.31	3.62	-5.51
	240.1	230.60±24.90	10.79	-3.96	229.80±8.30	3.59	-4.27
山奈酚 -3-O- 芸香糖苷	2.040	1.84±0.16	8.77	-9.91	1.89±0.13	7.14	-7.67
	12.78	12.69±0.52	4.10	-0.70	12.46±0.60	4.80	-2.48
	79.86	77.55±5.07	6.53	-2.90	76.59±3.08	4.02	-4.10

（四）回收率实验

实验结果显示，新绿原酸、绿原酸、隐绿原酸、芦丁和山奈酚 -3-O- 芸香糖苷 5 个成分在低、中、高 3 个浓度下的提取回收率分别在 84.42% ～ 100.73%、86.61% ～ 108.83%、90.47% ～ 104.69%、89.69% ～ 108.04% 和 84.56% ～ 101.32%，回收率稳定，符合生物样品分析方法的要求。结果见表 10-28。

表 10-28　5 个指标成分在大鼠血浆中的提取回收率（$\bar{x} \pm s$，$n=6$）

被测成分	低、中、高质控样品浓度（ng/mL）	提取回收率（%）	RSD（%）
新绿原酸	12.58	90.80±6.41	7.06
	78.64	100.7±5.9	5.88
	491.5	84.42±2.79	3.31
绿原酸	20.53	108.8±10.0	9.15
	128.3	101.9±2.73	2.68
	802.1	86.61±7.80	9.01

（续表）

被测成分	低中高质控样品浓度（ng/mL）	提取回收率（%）	RSD（%）
	12.28	104.60±10.00	9.54
隐绿原酸	76.73	98.20±4.87	4.96
	479.60	90.47±7.99	8.84
	6.15	108.00±7.30	6.72
芦丁	38.41	89.69±4.20	4.68
	240.10	95.25±2.64	2.77
	2.04	101.30±7.20	7.06
山柰酚 –3–O– 芸香糖苷	12.78	87.96±4.94	5.62
	79.86	84.56±0.74	0.87

（五）基质效应

在此色谱和质谱检测条件下，发现血浆基质对样品中的新绿原酸、绿原酸、隐绿原酸、芦丁和山柰酚 –3–O– 芸香糖苷 5 个成分均有微弱的离子抑制效应（见表10–29），但它们的 RSD 均在 10% 以内，较稳定，符合生物样品检测方法的要求。

表 10–29　5 个指标成分在大鼠血浆中的基质效应（$\bar{x}\pm s$，$n=6$）

被测成分	低、中、高质控样品浓度（ng/mL）	基质效应影响（%）	RSD（%）
	12.58	95.29±8.61	9.03
新绿原酸	78.64	89.85±4.93	5.49
	491.50	108.00±3.40	3.14
	20.53	89.25±4.00	4.49
绿原酸	128.30	93.32±1.87	2.00
	802.10	92.30±2.11	2.28
	12.28	91.09±7.38	8.10
隐绿原酸	76.73	88.39±5.96	6.75
	479.60	98.57±3.94	4.00
	6.15	97.81±3.70	3.79
芦丁	38.41	95.57±4.63	4.84
	240.10	103.60±3.90	3.73
	2.04	92.97±5.64	6.07
山柰酚 –3–O– 芸香糖苷	12.78	91.35±7.85	8.59
	79.86	105.50±2.90	2.77

（六）稳定性实验

质控样品制样后在室温放置 4h、4℃放置 24h、–20℃放置 30d，以及从 –20℃到室温反复冻融 3 次后测定，低、中、高浓度质控样品含量的相对标准偏差和标准误差均符合生物样品检测方法的要求。结果见表 10-30。

表 10-30　5 个指标成分在测定过程中的稳定性考察（$\bar{x} \pm s$，$n=3$）

被测成分	低、中、高质控样品浓度（ng/mL）	室温放置 4h		4℃放置 24h		–20℃放置 30d		–20℃到室温反复冻融 3 次	
		RSD (%)	RE (%)	RSD (%)	RE (%)	RSD (%)	RE (%)	RSD (%)	RE (%)
新绿原酸	12.58	6.99	–3.30	7.04	–7.02	5.94	–5.32	3.85	–7.88
	78.64	2.66	–9.14	7.00	–3.46	4.76	1.34	2.63	–8.34
	491.50	4.80	0.44	8.29	–7.75	1.69	–5.44	3.45	–5.17
绿原酸	20.53	10.87	–1.43	7.54	–1.91	9.02	–4.55	4.44	–6.74
	128.3	5.61	–6.50	11.09	–3.44	7.69	5.39	5.70	–7.96
	802.10	7.77	4.25	5.78	–3.70	4.99	–6.64	4.50	–6.79
隐绿原酸	12.28	9.53	–0.27	7.54	–1.44	4.76	–6.05	6.59	–6.88
	76.73	5.72	–4.31	9.61	–1.09	3.28	–1.97	5.79	–5.37
	479.6	3.28	–1.88	6.05	–1.88	3.00	–6.36	3.35	–8.12
芦丁	6.15	8.12	–3.88	6.71	–4.33	4.68	–4.09	7.46	–2.95
	38.41	9.19	3.28	7.37	–2.20	6.92	–3.60	4.35	–5.30
	240.1	6.98	–4.46	8.01	–2.56	4.93	–4.65	9.41	0.85
山奈酚 –3–O– 芸香糖苷	2.04	10.65	–8.47	7.72	–6.72	4.40	–4.50	5.88	–2.09
	12.78	7.80	–0.81	10.61	–8.13	5.87	–4.88	7.70	0.40
	79.86	5.84	–4.33	8.77	–9.91	5.28	–3.94	3.35	–1.22

七、红禾麻提取物在大鼠体内的药代动力学

经过方法学验证，HPLC–QTRAP–MS/MS 法可用于测定大鼠口服给予红禾麻提取物后大鼠血浆中新绿原酸、绿原酸、隐绿原酸、芦丁和山奈酚 –3–O– 芸香糖苷的含量。新绿原酸等 5 种成分的血药浓度数据见表 10-31，通过 PhoenixWinNonlin 6.4（Certara、Princeton、NJ、USA）软件拟合的平均血药浓度 – 时间曲线（$C–t$ 曲线）见图 10-21，拟合相关药动学参数见表 10-32。

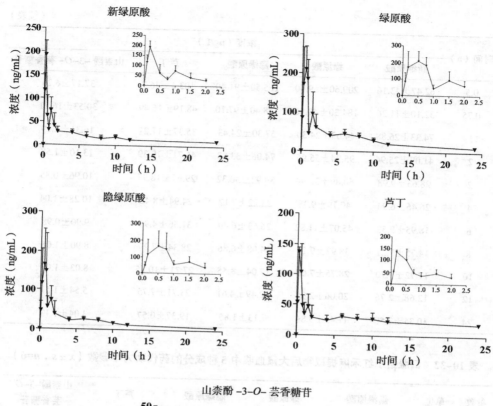

图 10-21 口服给予红禾麻提取物后大鼠血浆中 5 种成分的 C-t 曲线（n=6）

表 10-31 口服给予红禾麻提取物后大鼠血浆中 5 种成分的浓度测定结果（$\bar{x} \pm s$, n=6）

时间（h）	浓度（μg/L）				
	新绿原酸	绿原酸	隐绿原酸	芦丁	山奈酚 -3-O- 芸香糖苷
0.08	116.7±35.7	85.32±53.09	48.22±22.44	53.45±7.66	15.89±7.85
0.17	193.00±30.00	171.30±95.00	116.20±90.00	137.20±7.40	30.21±16.23

（续表）

时间（h）	浓度（μg/L）				
	新绿原酸	绿原酸	隐绿原酸	芦丁	山柰酚-3-O-芸香糖苷
0.5	62.47±43.16	209.60±59.40	165.50±91.40	103.4±46.7	37.17±6.23
0.75	32.10±11.26	184.30±49.80	148.40±97.10	48.19±16.49	30.53±16.21
1	74.33±26.88	44.63±24.30	57.30±24.43	35.37±17.21	16.31±2.19
2	41.09±25.94	95.24±55.95	74.06±33.88	46.71±19.39	13.10±1.58
2	28.63±9.98	60.89±32.94	39.92±30.32	29.65±18.97	10.96±0.85
4	26.46±6.94	40.19±9.38	23.22±7.12	24.94±8.42	10.28±1.04
6	18.95±9.53	45.07±11.82	26.63±6.49	31.56±4.90	9.90±0.98
8	14.75±7.21	38.92±9.18	24.08±6.86	28.34±7.29	8.90±1.05
10	17.72±5.70	28.75±7.67	17.04±3.55	27.71±10.55	8.03±1.08
12	12.68±2.76	20.06±2.95	12.49±4.61	23.71±7.75	5.54±1.51
24	10.35±2.58	11.43±3.84	7.13±1.85	19.37±0.57	3.04±1.13

表 10–32　口服给予红禾麻提取物后大鼠血浆中 5 种成分的药代动力学参数（$\bar{x}±s$，$n=6$）

参数	单位	新绿原酸	绿原酸	隐绿原酸	芦丁	山柰酚-3-O-芸香糖苷
AUC	（μg·h）/L	665.59±456.40	1655.99±1253.69	810.56±164.92	1547.29±762.69	297.28±68.35
$t_{1/2}$	h	5.04±7.32	2.34±2.13	0.89±0.27	2.69±1.29	2.35±0.80
CL	L/（h·kg）	62.68±38.74	42.67±23.45	56.34±6.35	185.29±127.64	154.96±40.90
V	L/kg	2305.44±3308.98	770.03±700.58	449.36±251.56	5827.57±2927.18	2802.66±602.49
t_{max}	h	0.18±0.03	0.34±0.08	0.33±0.07	0.23±0.05	0.34±0.12
C_{max}	μg/L	157.58±85.07	219.84±40.70	269.30±15.94	155.86±20.25	43.04±11.92

八、讨论

口服给予红禾麻提取物后，5 个指标成分在大鼠体内均表现出良好的吸收、分布和清除过程。红禾麻提取物中新绿原酸等 5 种成分分别在 0.17 ～ 0.34h 内达峰，说明这几种成分均可在体内快速被吸收，消化道是其主要吸收部位。除山柰酚 -3-O- 芸香糖苷外，新绿原酸等其余 4 种成分在大鼠体内的血药浓度均在给药 1 ～ 2h 后再发生一定幅度的升高，呈现双吸收峰，药物通过肝肠循环、双部位吸收、转换不同的成分或经肠道排出。首先，这可能是由于新绿原酸、绿原酸、隐绿原酸和芦丁在肝脏中与葡萄糖醛酸结合，并在肠道中水解后再被血液吸收；其次，黄酮类化合物除了偶联形式外，还经历了Ⅰ相水解代谢。因此，相互转化可能是造成双吸收现象的原因之一。

参考文献

［1］贵州省中医研究所. 苗族医药学［M］.贵阳：贵州民族出版社，1992：207.

［2］国家中医药管理局《中华本草》编委会，中华本草·苗药卷［M］.贵阳：贵州科技出版社，2005：283-284.

［3］贵州省药品监督管理局.贵州省中药材、民族药材质量标准［S］.贵阳：贵州科技出版社，2003：187.

［4］唐娟，吴耽，陈思颖，等.基于UPLC-ESI-Q-TOF-MS的红禾麻提取物化学成分分析［J］.中国实验方剂学杂志，2018，24（24）：67-72.

［5］吴耽，唐娟，李莹，等.UPLC-ESI-MS法同时测定苗药红禾麻中11个成分的含量［J］.药物分析杂志，2019，39（8）：1425-1432.

［6］汪石丽，刘俊宏，关焕玉，等.红禾麻化学成分研究［J］.天然产物研究与开发，2014，26：25-27.

［7］汪石丽，李勇军，廖尚高，等.HPLC同时测定黔产红禾麻中4种儿茶素类成分含量［J］.中国实验方剂学杂志，2014，20（21）：91-94.

［8］Luo X，Li L L，Zhang S S，et al.Therapeutic effects of total coumarins from *Urtica dentata Hand* on collagen-induced arthritis in Balb/c mice［J］.Journal of Ethnopharmacology，2011，138（2）：523-529.

［9］Hou W R，Su Z Q，Pi H F，et al.Immunosuppressive constituents from *Urtica dentata Hand*［J］.J Asian Nat Prod Res，2010，12（8）：707-713.

［10］汪石丽.红禾麻抗炎镇痛物质基础及质量控制研究［D］.贵阳：贵阳医学院，2015.

［11］Lou L X，Zhou J W，Liu Y J，et al.Chlorogenic acid induces apoptosis to inhibit inflammatory proliferation of IL-6-induced fibroblast-like synoviocytes through modulating the activation of JAK/STAT and NF-κB signaling pathways［J］.Experimental and Therapeutic Medicine，2016，11（5）：2054-2060.

［12］Lou L X，Liu Y J，Zhou J W，et al.Chlorogenic acid and luteolin synergistically inhibit the proliferation of interleukin-1-induced fibroblast-like synoviocytes through regulating the activation of NF-κB and JAK/STAT-signaling pathways［J］.Immunopharmacology and Immunotoxicology，2015，37（6）：499-507.

［13］Oliviero F，Scanu A，Zamudio-Cuevas Y，et al.Anti-inflammatory effects of polyphenols in arthritis［J］.J Sci Food Agric，2018，98（5）：1653-1659.

［14］汪石丽，刘俊宏，关焕玉，等.红禾麻化学成分研究［J］.天然产物研究与开发，2014（a1）：25-27.

［15］Yang M C, Choi S Z, Lee S O, et al.Flavonoid constituents and their antioxidant activity of Laportea bulbifera Weddell［J］.Korean Journal of Pharmacognosy, 2003, 34（1）：18-24.

［16］Picerno V, Ferro F, Adinolfi A, et al.One year in review：the pathogenesis of rheumatoid arthritis［J］.Clin Exp Rheumatol, 2015, 33（4）：551-558.

［17］Bellucci E, Terenzi R, La Paglia G M, et al.One year in review 2016：pathogenesis of rheumatoid arthritis［J］.Clin Exp Rheumatol, 2016, 34（5）：793-801.

［18］Moelants E A, Mortier A, Van Damme J, et al.Regulation of TNF-α with a focus on rheumatoid arthritis［J］.Immunol Cell Biol, 2013, 91（6）：393-401.

［19］Zuo J, Xia Y, Li X, et al.Selective modulation of MAPKs contribute to the anti-proliferative and anti-inflammatory activities of 1, 7-dihydroxy-3, 4-dimethoxyxanthone in rheumatoid arthritis-derived fibroblast-like synoviocyte MH7A cells［J］.J Ethnopharmacol, 2015, 168：248-254.

［20］Brennan F M, McInnes I B.Evidence that cytokines play a role in rheumatoid arthritis［J］.Journal of Clinical Investigation, 2008, 118（11）：3537-3545.

［21］Zhou L, Yan C, Gieling R G, et al.Tumor necrosis factor-alpha induced expression of matrix metalloproteinase-9 through p21-activated Kinase-1［J］.BMC Immunology, 2009, 10（1）：1-15.

［22］陈鹏程，侯靖宇，胡杰，等.杜仲提取物中4个主要成分的大鼠在体肠吸收［J］.中国医药工业杂志，2015, 46（7）：730-735.

［23］伍萍，李梅，巩仔鹏，等.基于在体循环肠灌流模型分析羊耳菊提取物的肠吸收特性［J］.中国实验方剂学杂志，2018, 24（2）：1-8.

［24］陈瑞.降糖化合物Zg02与DKS26的药物代谢动力学研究［D］.贵阳：贵州医科大学，2019.

［25］Lecompte Y, Rosset M, Richeval C, et al.UPLC-ESI-Q-TOF-MS^E identification of urinary metabolites of the emerging sport nutrition supplement methoxyisoflavone in human subjects［J］.Journal of Pharmaceutical and Biomedical Analysis, 2014, 96：127-134.

［26］谢玉敏.黔产苁草花有效组分体内外代谢研究［D］.贵阳：贵州医科大学，2017.

［27］巩仔鹏，吴林霖，伍萍，等.羊耳菊提取物在大鼠粪便中的代谢物分析［J］.中国实验方剂学杂志，2017, 23（24）：100-105.

［28］孙佳，梅朝叶，向文英，等.头花蓼有效组分在粪便和胆汁中的代谢研究［J］.中草药，2016, 47（18）：3248-3258.

［29］门薇，陈颖，李玉洁，等.肠道菌群对中药有效成分的生物转化研究进展［J］.中国实验方剂学杂志，2015, 21（2）：229-234.

［30］姜东京，张丽，曹雨诞，等.肠道菌群在中药研究中的应用［J］.中国中药杂志，2016，41（17）：3218-3225.

［31］Yang J，Qian D W，Jiang S，et al.Identification of rutin deglycosylated metabolites produced by human intestinal bacteria using UPLC–Q–TOF/MS［J］.Journal of Chromatography B–Analytical Technologies in the Biomedical and Life Sciences，2012，898：95-100.

［32］Stephen A M，Cummings J H.The microbial contribution to human faecal mass［J］.Med Microbiol，1980，13（1）：45-46.

［33］Lou Y，Zheng J Q，Hu H H，et al.Application of ultra–performance liquid chromatography coupled with quadrupole time–of–flight mass spectrometry to identify curcumin metabolites produced by human intestinal bacteria［J］.Journal of Chromatography B，2015，985：38-47.

［34］唐丽.贵州苗药头花蓼有效组分的体内外代谢研究［D］.贵阳：贵阳医学院，2015.

［35］Kang M J，Kim H G，Kim J S，et al.The effect of gut microbiota on drug metabolism［J］.Expert Opin Drug Metab Toxicol，2013，9（10）：1295-1308.

［36］Zeng J，Cai H L，Jiang Z P，et al.A validated UPLC–MS/MS method for simultaneous determination of imatinib，dasatinib and nilotinib in human plasma［J］.Journal of Pharmaceutical Analysis，2017，7（6）：374-380.

［37］Xu X F，Li X H，Liang X R.Application of ultra–performance liquid chromatography coupled with quadrupole time–of–flight mass spectrometry in identification of three isoflavone glycosides and their corresponding metabolites［J］.Rapid Commun Mass Spectrom，2018，32（3）：262-268.

第十一章　云实皮

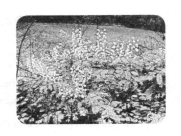

第一节　背景概述

云实皮为豆科植物云实 *Caesalpinia deca petala*（Roxb.）Alston 的干燥根或根皮，又名阎王刺，具有祛风除湿、解毒消肿的功效，收载于《中华本草·苗药卷》《苗族医药学》《贵州省中药材、民族药材质量标准·第二册》（2019 年版），为贵州苗族常用药材，其苗语药名为"ghab jongx bel jab fab"（近似汉译音为"嘎龚布加非"），常用于治疗感冒、发热、咳嗽、咽喉肿痛、风湿痹痛等，疗效独特。目前，以云实皮为主药的上市贵州民族药品种有"云实感冒合剂""马兰感寒胶囊""清痹通络药酒"等，均被收入国家药品标准，具有较强地域特色资源优势和发展潜力。

云实属 *Caesalpinia* L. 植物资源丰富，共有 100 多种，主要分布在热带和亚热带地区。我国有 17 种，主要分布在贵州、云南、广西等地。国产云实属植物中具有药用价值的有刺果苏木 *C.bonduc*（Linn.）Roxb.、华南云实 *C.crista* L.、见血飞 *C. cucullata* Roxb.、云实 *C.decapetala*（Roth）Alst. 等 14 种，其中苏木被《中国药典》（2015 年版）收载。云实属植物药用历史悠久，民间将其根、皮、种子入药，用于治疗风寒感冒、风湿性关节炎、跌打损伤、头痛和喉痛等病症，具有独特药效。近几年来，有关云实属植物化学成分和药理活性的研究越来越多。经查阅国内外文献发现，其主要含有黄酮类、萜类、酚类等化合物，具有抗炎、镇痛、抗肿瘤、抗病毒、抗氧化和抗疟疾等药理作用。其中黄酮类和二萜类化合物在云实属植物中所占比例较高，具有抗肿瘤、镇痛、抗病毒和抗疟疾等药理作用。经查阅文献发现，该属植物具有广泛的药用价值，有可能开发成为治疗糖尿病、免疫缺陷、癌症、心血管疾病等多种疾病的药物，具有广阔的开发前景和利用价值。因此应加快对该属药用植物的研究，以充分挖掘其的药用价值。

云实皮为苗族治疗风湿病的常用药材，在贵州等地被广泛用于治疗老年慢性支气管炎、感冒发热、关节疼痛、跌打损伤等症，具有独特疗效。课题组前期从云实皮的抗炎活性部位（75% 乙醇提物）中首次分离得到原苏木素 B、甘草素、3- 去氧苏木查尔酮，以及原苏木素 B-10-*O*-*β*-*D*- 葡萄糖苷等 3 对新化合物，发现这些成分可能为云实皮药材的抗炎物质基础。同时课题组采用超高效液相色谱 – 四极杆 – 飞行时间串联质谱（UHPLC–Q–TOF–MS/MS）对云实皮的化学成分进行全面分析，发现原苏木素 B、儿茶素、木犀草素、苏木查尔酮等成分在药材中的含量较高。且有研究报道，儿茶素具有抗炎、抗氧化及抗病毒等作用；木犀草素属于天然黄酮类化合物，具有抗炎、抗氧化等作用。有研究者发现，苏木查尔酮能显著降低 CIA 小鼠血清中 TNF–α、IL–6 和 1L–1β 的含量，并通过 Micro–CT 检测苏木查尔酮对胶原诱导的关节炎小鼠关节破坏和表面侵蚀爪有显著的改善作用。结合课题组前期对云实皮化学成分的研究结果及其药理学文献报道，本研究采用 UPLC–MS/MS 法同时测定云实皮药材中的原苏木素 B–10–O–β–D– 葡萄糖苷、原苏木素 B、3– 去氧苏木查尔酮、异甘草素、木犀草素、甘草素、苏木查尔酮和儿茶素 8 种成分的含量，为进一步完善该药材的质量标准和探究其药效活性成分等提供依据。

国内外的研究者虽然在云实属植物的药理活性方面进行了大量研究，并且取得了很大进展，但关于其药效物质基础及作用机制、药效学及药动学等方面尚待进一步研究。体内过程是药物发挥药理作用、产生疗效的基础，从中药体内过程研究其药效物质基础及机制存在明显优势，因此后续可以从中药血清药物化学、中药血清药理学、中药药代动力学、系统生物学、生物信息学等方面探索中药药效的整体性和系统性，为后期云实属植物的全方位开发利用奠定基础。

第二节　血清药物化学研究

口服用药是中药治疗的主要手段。在大多数情况下，口服中药需要经胃肠道吸收入血后到达特定靶器官并作用于相应靶点之后才能发挥其特定的整体药效。研究表明，一些中药成分尽管在中药材或中药复方中的含量较高，但由于其生物利用度较低、代谢消除较快等因素，很难在体内累积达到有效浓度。中药血清药物化学认为，只有经吸收入血的化学成分才能在体内发挥药效作用。因此，将中药血清药物化学理论应用于云实皮的研究，可定性其进入体内、可测且含量高的化学成分，而这也更能代表中药的整体药效和临床效应。

本实验首先运用高分辨质谱仪研究云实皮的主要化学成分，采用 UHPLC/Q Exactive Plus MS 技术结合 Compound Discoverer 3.1 数据分析平台综合筛选云实皮在机体内的入血成分及代谢产物。经 UHPLC/Q Exactive Plus MS 采集云实皮提取物溶液、空白大鼠血清和大鼠含药血清的质谱数据，导入 Compound Discoverer 3.1 数据分析平台，建立云实皮药材的化学成分数据库，并与数据库匹配处理，通过与标准品对比，最终建立一种快速筛选大鼠口服云实皮后体内移行成分的方法。

一、样品制备

（一）云实皮提取物的制备

云实皮药材 30kg，第一次加入 10 倍量 70% 乙醇提取 1.5h，过滤，药渣再加入 8 倍量 70% 乙醇提取 1.0h，过滤，合并滤液，回收乙醇并减压浓缩至 1g/mL（以生药量计），加入 1:1 水饱和的正丁醇萃取 3 次，收集正丁醇层，45℃真空干燥，即得，提取率 6.15%。

（二）对照品溶液的制备

精密称取原苏木素 B-10-O-β-D- 葡萄糖苷、原苏木素 B、3- 去氧苏木查尔酮、异甘草素、木犀草素、甘草素、苏木查尔酮和儿茶素对照品适量，置于 10mL 棕色容量瓶中，加入少量甲醇超声溶解并定容，获得异甘草素（1.008mg/mL）、原苏木素 B-10-O-β-D- 葡萄糖苷（1.002mg/mL）、原苏木素 B（1.004mg/mL）、3- 去氧苏木查尔酮（0.5021mg/mL）、甘草素（1.005mg/mL）、苏木查尔酮（1.007mg/mL）、木犀草素（1.009mg/mL）、儿茶素（1.003mg/mL）的储备液，置于 -20℃冰箱保存，备用。

（三）供试品溶液的制备

精密称取云实皮提取物 0.2g，置于 10mL 容量瓶中，加入少量 50% 甲醇超声溶解 10min，甲醇定容至刻度，12000rpm，4℃离心 10min，取上清液，即得供试品溶液。

二、分析条件

（一）色谱条件

Vanquish Horizon LC 系统；Hypersilgold 色谱柱（2.1mm×150mm，1.9μm）；柱温 35℃；进样量 2μL；流动相为 0.04% 乙酸水（A）-0.04% 乙酸乙腈（B）。洗脱梯度：0～2min，5%（B）；2～20min，5%～15%（B）；20～30min，15%～25%（B）；30～40min，25%～40%（B）；40～50min，40%～95%（B）；50～52min，95%～95%（B）；52～53min，95%～5%（B）；53～55min，5%～5%（B）。

（二）质谱条件

Orbitrap Exploris 240MS 系统；扫描模式为 ESI⁺&ESI⁻；锥孔电压 2.5kV；去溶剂气温度 350℃；雾化气压力 50bar；去溶剂气压力 10bar；毛细管温度 300℃；扫描范围（*m/z*）100～1000；分辨率（MS）为 120000；分辨率（MS/MS）为 15000。

三、云实皮含药血清样品的制备

（一）血清样品的收集

健康 SD 大鼠 12 只，雌雄各半，随机分为给药组和空白组，每组 6 只，灌胃给药前禁食 12h，自由饮水。根据课题组前期实验结果，连续灌胃云实皮提取物 109g/kg（以生药量计）3 天，每天 2 次。于末次给药后 30min 于大鼠股动脉取血，取全血置于 4℃冰箱静置 2h，直到有淡黄色上清液析出，6000rpm 离心 6min，分离上层血清。将同组大鼠的血清混合，以消除个体差异，置于 –20℃冰箱保存，备用。

（二）血清样品的处理方法

取含药血清和空白血清各 600μL，依次加入 2% 甲酸水溶液 300μL、甲醇溶液 2.4mL，涡混 2min，超声 10min，4℃、12000rpm 离心 10min，取上清液置氮吹仪上 37℃吹干。残留物加入 50% 甲醇溶液 200μL，涡混 2min，超声 10min，4℃、12000rpm 离心 10min，取上清液进仪器分析。

四、云实皮入血成分的分析与鉴定

（一）图谱的采集和分析

采用负离子模式对云实皮提取物、含药血清和空白血清等样品进行数据采集，见图 11-1。采用 UHPLC/Q Exactive Plus MS 技术对云实皮提取物、含药血清及空白血清样品进行分析，得到正、负离子模式下各样品的总离子流图。因前期课题组已对云实皮的化学成分进行了定性分析，得出负模式下的响应比正模式下好且信息更丰富。在此基础上，本次实验采用 Compound Discoverer 3.1 和 Xcalibar 软件对负模式下数据进行分析，通过峰提取、峰匹配、背景扣除等前处理方法提取样品中的色谱峰。以空白血清为参照，找出给药组中含有而空白血清中不存在的成分，即为药材入血成分。另以云实皮提取物图谱为参照，找出给药组中含有而云实皮提取物样品中没有的成分，即为代谢产物，其他成分为原型成分。根据 UHPLC/Q Exactive Plus MS 技术提供的保留时间、精确分子量、二级碎片等信息，通过与对照品比对，结合数据库对其代谢物进行指认，在云实皮药材中共指认了 21 种化学成分，在血清中共鉴定了 53 个移行成分，其中 8 个为原型成分，21 个为原型成分的代谢产物。鉴定结果见表 11−1、11−2。

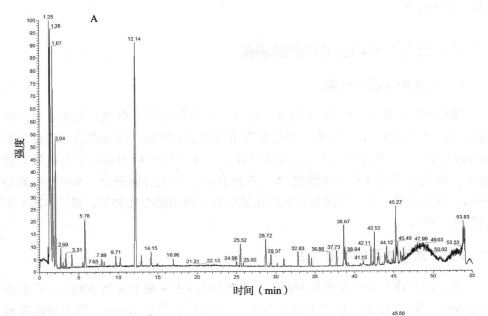

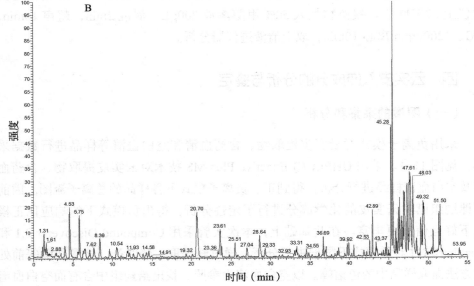

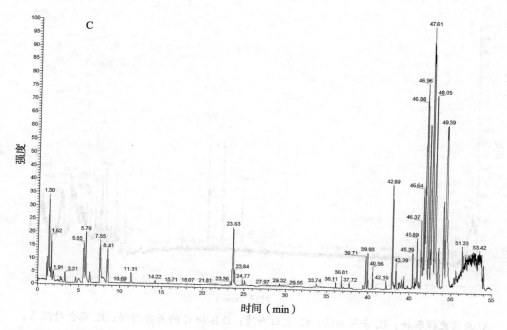

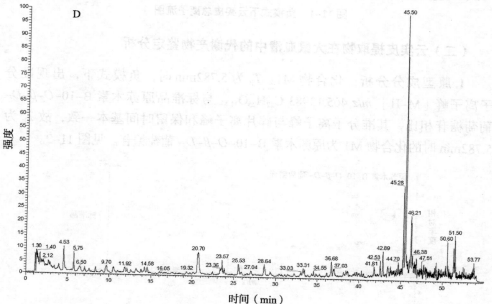

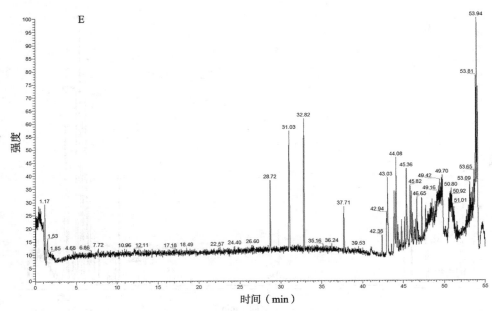

A. 云实皮提取物；B. 含药血清；C. 空白血清；D.B 和 C 的差异图谱；E. 混合对照品。

图 11-1　负模式下云实皮总离子流图

（二）云实皮提取物在大鼠血清中的代谢产物鉴定分析

1. 原型成分分析　化合物 M1：T_R 为 5.782min 时，负模式下，出现准分子离子峰 [M-H]⁻ m/z 465.13983 $C_{22}H_{25}O_{11}$，与标准品原苏木素 B-10-O-β-D-葡萄糖苷相比，其准分子离子峰与碎片离子峰和保留时间基本一致，故 T_R 为 5.782min 时的化合物 M1 为原苏木素 B-10-O-β-D- 葡萄糖苷。见图 11-2。

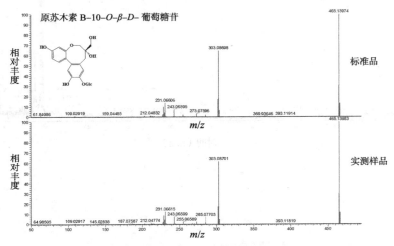

图 11-2　原苏木素 B-10-O-β-D- 葡萄糖苷二级质谱图

化合物 M2：T_R 为 7.666min 时，负模式下，出现准分子离子峰 [M-H]⁻ m/z 289.06964 $C_{15}H_{13}O_6$，与标准品儿茶素相比，其准分子离子峰与碎片离子峰和保留时间基本一致，故 T_R 为 7.666min 时的化合物 M2 为儿茶素。见图 11-3。

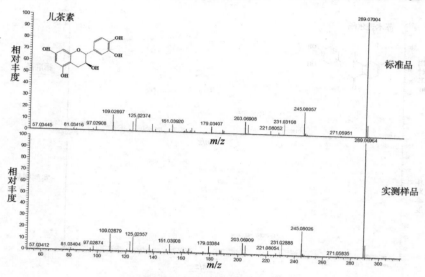

图 11-3 儿茶素二级质谱图

化合物 M7：T_R 为 12.149min 时，负模式下，出现准分子离子峰 [M-H]⁻ m/z 303.08698 $C_{16}H_{17}O_6$，与标准品原苏木素 B 相比，其准分子离子峰与碎片离子峰和保留时间基本一致，故 T_R 为 12.149min 时的化合物 M7 为原苏木素 B。见图 11-4。

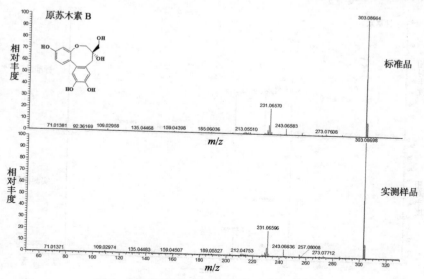

图 11-4 原苏木素 B 二级质谱图

化合物 M34：T_R 为 28.722min 时，负模式下，出现准分子离子峰 [M–H]$^-$ m/z 285.07666 $C_{16}H_{15}O_5$，与标准品苏木查尔酮相比，其准分子离子峰与碎片离子峰和保留时间基本一致，故 T_R 为 28.722min 时的化合物 M34 为苏木查尔酮。见图 11–5。

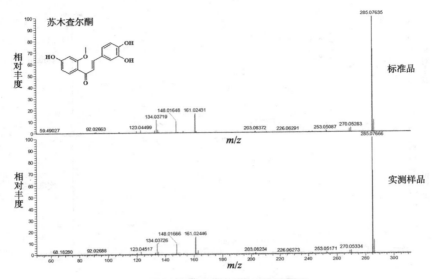

图 11–5　苏木查尔酮二级质谱图

化合物 M38：T_R 为 29.394min 时，负模式下，出现准分子离子峰 [M–H]$^-$ m/z 255.06609 $C_{15}H_{13}O_5$，与标准品甘草素相比，其准分子离子峰与碎片离子峰和保留时间基本一致，故 T_R 为 29.394min 时的化合物 M38 为甘草素。见图 11–6。

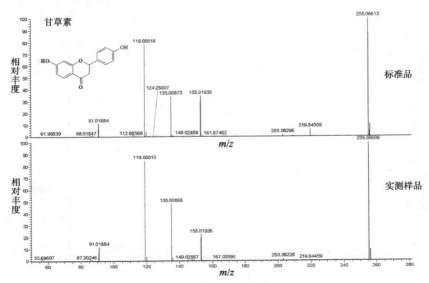

图 11–6　甘草素二级质谱图

化合物 M40：T_R 为 31.036min 时，负模式下，出现准分子离子峰 [M–H]$^-$ m/z 285.04001 $C_{15}H_{19}O_6$，与标准品木犀草素相比，其准分子离子峰与碎片离子峰和保留时间基本一致，故 T_R 为 31.036min 时的化合物 M40 为木犀草素。见图 11-7。

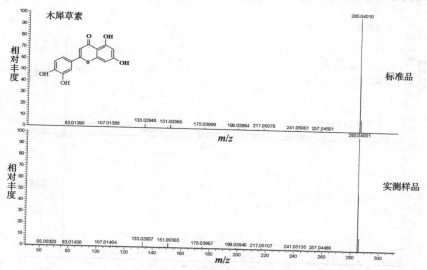

图 11-7　木犀草素二级质谱图

化合物 M42：T_R 为 32.838min 时，负模式下，出现准分子离子峰 [M–H]$^-$ m/z 269.08188 $C_{16}H_{13}O_4$，与标准品 3- 去氧苏木查尔酮相比，其准分子离子峰与碎片离子峰和保留时间基本一致，故 T_R 为 32.838min 时的化合物 M42 为 3- 去氧苏木查尔酮。见图 11-8。

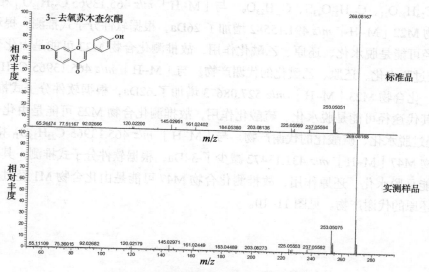

图 11-8　3- 去氧苏木查尔酮二级质谱图

化合物 M48：T_R 为 37.739min 时，负模式下，出现准分子离子峰［M-H］$^-$ m/z 255.06625 $C_{15}H_{11}O_4$，与标准品异甘草素相比，其准分子离子峰与碎片离子峰和保留时间基本一致，故 T_R 为 37.739min 时的化合物 M48 为异甘草素。见图 11-9。

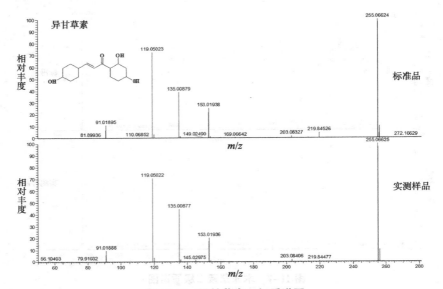

图 11-9　异甘草素二级质谱图

2. 代谢产物分析　化合物 M22、M23、M47：T_R 为 24.275、24.604、37.310min 时，负模式下，出现准分子离子峰［M-H］$^-$ m/z 491.15582 $C_{24}H_{27}O_{11}$、［M-H］$^-$ m/z 527.08673 $C_{22}H_{23}O_{13}S$、［M-H］$^-$ m/z 431.13472 $C_{22}H_{23}O_9$，软件拟合分子式分别为 $C_{24}H_{27}O_{11}$、$C_{22}H_{23}O_{13}S$、$C_{22}H_{23}O_9$。与［M-H］$^-$ m/z 465.13965 $C_{22}H_{25}O_{11}$ 相比，化合物 M22［M-H］$^-$ m/z 491.15582 增加了 26Da，根据软件分子式推测，提示其代途径可能是脱水化、还原、乙酰化作用，故推测化合物 M22 可能是由化合物 M1 经过脱水化、还原、乙酰化的代谢产物。与［M-H］$^-$ m/z 465.13965 $C_{22}H_{25}O_{11}$ 相比，化合物 M23［M-H］$^-$ m/z 527.08673 增加了 62Da，根据软件分子式推测，提示其代途径可能是脱水化、硫酸化作用，故推测化合物 M23 可能是由化合物 M1 经过脱水化、硫酸化的代谢产物。与［M-H］$^-$ m/z 465.13965 $C_{22}H_{25}O_{11}$ 相比，化合物 M47［M-H］$^-$ m/z 431.13472 减少了 34Da，根据软件分子式推测，其代途径可能是脱水化、还原作用，故推测化合物 M47 可能是由化合物 M1 经过脱水化、还原的代谢产物。见图 11-10。

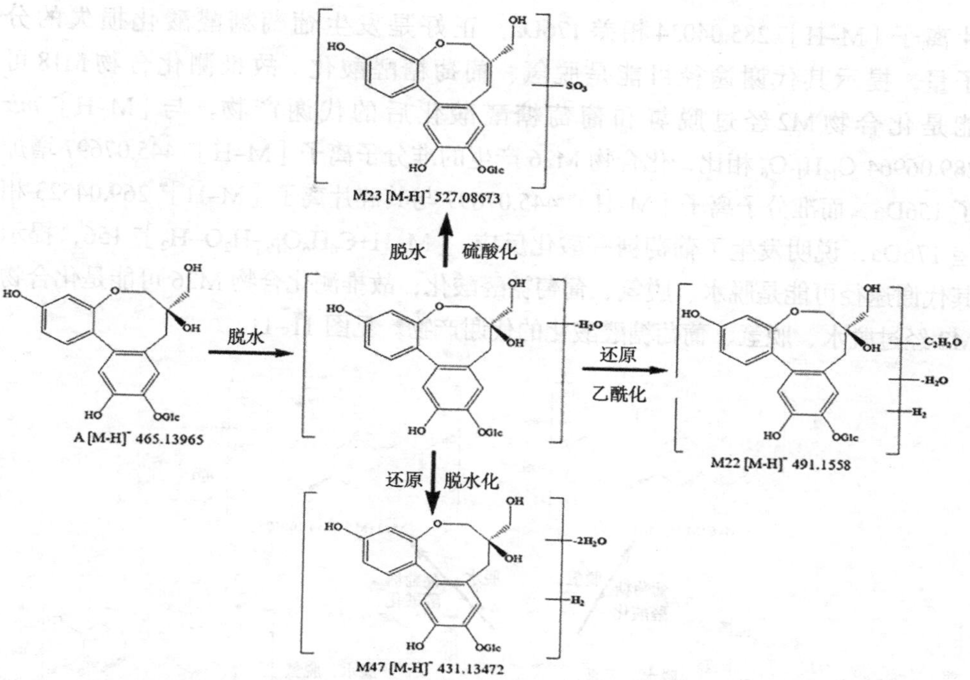

图 11–10 原苏木素 B–10–O–β–D– 葡萄糖苷在大鼠体内可能的代谢途径

化合物 M8、M12、M18、M26：T_R 为 12.752、19.731、22.975、25.800min 时，负模式下，出现准分子离子峰 $[M-H]^-$ m/z 353.03348 $C_{15}H_{13}O_8S$、$[M-H]^-$ m/z 447.09322 $C_{21}H_{19}O_{11}$、$[M-H]^-$ m/z 431.0986 $C_{21}H_{19}O_{10}$、$[M-H]^-$ m/z 461.07192 $C_{21}H_{17}O_{12}$、$[M-H]^-$ m/z 445.07697 $C_{21}H_{17}O_{11}$。与 $[M-H]^-$ m/z 289.06964 $C_{15}H_{13}O_6$ 相比，化合物 M8 产生的准分子离子 $[M-H]^-$ m/z 353.03348 增加了 64Da，产生的碎片离子 $[M-H]^-$ m/z 273.07684，与化合物 M4 产生的碎片离子一致，与 $[M-H-H_2O]^-$ m/z 271.05835 多了 2Da，提示经过还原反应，而准分子离子 $[M-H]^-$ m/z 353.03348 和产生的碎片离子 $[M-H]^-$ m/z 273.07684 相差 80Da，正好是一个 $-SO_3$ 分子量，提示其代谢途径可能是脱水、还原和硫酸化，故推测化合物 M8 可能是由化合物 M2 经过脱水、还原和硫酸化反应的代谢产物。与 $[M-H]^-$ m/z 289.06964 $C_{15}H_{13}O_6$ 相比，化合物 M12 产生的碎片离子 $[M-H]^-$ m/z 271.06125 和化合物 M2 产生的碎片离子基本一致，而化合物 M12 的准分子离子 $[M-H]^-$ m/z 447.09322 与其碎片离子 $[M-H]^-$ m/z 271.06125 相差 176Da，正好是发生葡萄糖醛酸化损失的分子量，提示其代谢途径可能是脱水、葡萄糖醛酸化，故推测化合物 M12 可能是化合物 M2 经过脱水和葡萄糖醛酸化后的代谢产物。与 $[M-H]^-$ m/z 289.06964 $C_{15}H_{13}O_6$ 相比，化合物 M18 产生的准分子离子 $[M-H]^-$ 461.07192 增加了 172Da，而准分子离子 $[M-H]^-$ 461.07192 与碎

片离子［M–H］⁻ 285.04034 相差 176Da，正好是发生葡萄糖醛酸化损失的分子量，提示其代谢途径可能是脱氢、葡萄糖醛酸化，故推测化合物 M18 可能是化合物 M2 经过脱氢和葡萄糖醛酸化后的代谢产物。与［M–H］⁻ *m/z* 289.06964 $C_{15}H_{13}O_6$ 相比，化合物 M26 产生的准分子离子［M–H］⁻ 445.07697 增加了 156Da，而准分子离子［M–H］⁻ 445.07697 与其碎片离子［M–H］⁻ 269.04523 相差 176Da，说明发生了葡萄糖醛酸化反应，［M–H+$C_6H_6O_{10}$–H_2O–H_2］⁻ 156，提示其代谢途径可能是脱水、脱氢、葡萄糖醛酸化，故推测化合物 M26 可能是化合物 M2 经过脱水、脱氢、葡萄糖醛酸化的代谢产物。见图 11–11。

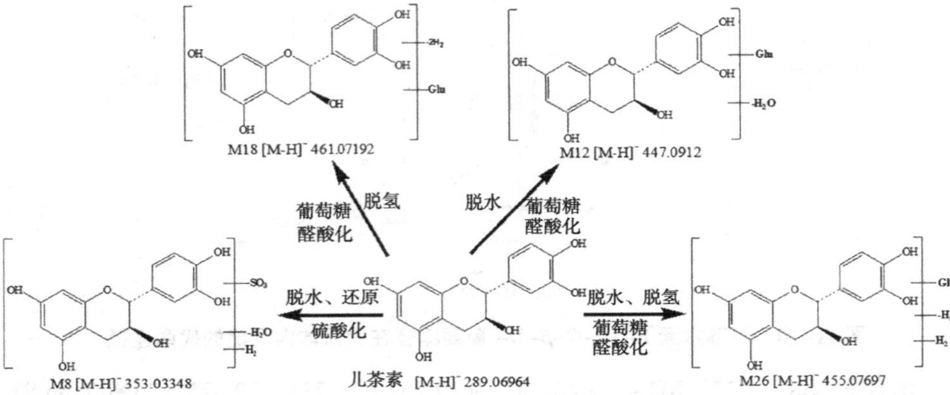

图 11–11　儿茶素在大鼠体内可能的代谢途径

化合物 M3、M11、M14、M17、M30：T_R 为 8.130、18.049、20.345、21.397、27.741min 时，负模式下，出现准分子离子峰［M–H］⁻ *m/z* 461.10898 $C_{22}H_{21}O_{11}$、［M–H］⁻ *m/z* 477.10352 $C_{22}H_{21}O_{12}$、［M–H］⁻ *m/z* 381.02853 $C_{16}H_{13}O_9S$、［M–H］⁻ *m/z* 351.5392 $C_{16}H_{15}O_7S$、［M–H］⁻ *m/z* 447.12984 $C_{22}H_{23}O_{10}$。与化合物 M42 准分子离子峰［M–H］⁻ *m/z* 269.08183 $C_{16}H_{13}O_4$ 相比，化合物 M3 产生的准分子离子［M–H］⁻ 461.10898 增加了 192Da，而准分子离子［M–H］⁻ 461.10898 与其碎片离子［M–H］⁻ 285.07678 相差 176Da，说明发生了葡萄糖醛酸化反应，［M–H+O+$C_6H_8O_6$］⁻ 461，提示其代谢途径可能是氧化、葡萄糖醛酸化，故推测化合物 M3 可能是化合物 M42 经过氧化、葡萄糖醛酸化的代谢产物。与化合物 M42 准分子离子峰［M–H］⁻ *m/z* 269.08183 $C_{16}H_{13}O_4$ 相比，化合物 M11 产生的准分子离子［M–H］⁻ 477.10352 增加了 208Da，而准分子离子［M–H］⁻ 477.10352 与其碎片离子［M–H］⁻ 301.07190 相差 176Da，说明发生了葡萄糖醛酸化反应，［M–H+2O+$C_6H_8O_6$］⁻ 477，提示其代谢途径可能是氧化、葡萄糖醛酸化，故推测化合物 M11 可能是化合物 M42 经过氧化、葡萄糖醛酸化的代谢产物。与化

合物 M42 准分子离子峰 $[M-H]^-$ m/z 269.08183 $C_{16}H_{13}O_4$ 相比，化合物 M14 产生的准分子离子 $[M-H]^-$ 381.02853 增加了 112Da，而准分子离子 $[M-H]^-$ 381.02853 与其碎片离子相差 80Da，说明发生了硫酸化反应，$[M-H+2O+SO_3]^-$ 381，提示其代谢途径可能是氧化、硫酸化，故推测化合物 M14 可能是化合物 M42 经过氧化、硫酸化的代谢产物。与化合物 M42 准分子离子峰 $[M-H]^-$ m/z 269.08183 $C_{16}H_{13}O_4$ 相比，化合物 M17 产生的准分子离子 $[M-H]^-$ m/z 351.5392 增加了 82Da，而准分子离子 $[M-H]^-$ m/z 351.5392 与其碎片离子 $[M-H]^-$ m/z 271.09717 相差 80Da，说明发生了硫酸化反应，$[M-H+2H+SO_3]^-$ 351，提示其代谢途径可能是还原、硫酸化，故推测化合物 M17 可能是化合物 M42 经过还原、硫酸化的代谢产物。与化合物 M42 准分子离子峰 $[M-H]^-$ m/z 269.08183 $C_{16}H_{13}O_4$ 相比，化合物 M30 产生的准分子离子 $[M-H]^-$ m/z 447.12984 增加了 178Da，而准分子离子 $[M-H]^-$ 447.12984 与其碎片离子相差 176Da，说明发生过葡萄糖醛酸化反应，$[M-H+2H+C_6H_8O_6]^-$ 447，提示其代谢途径可能是还原、葡萄糖醛酸化，故推测化合物 M30 可能是化合物 M42 经过还原、葡萄糖醛酸化的代谢产物。见图 11-12。

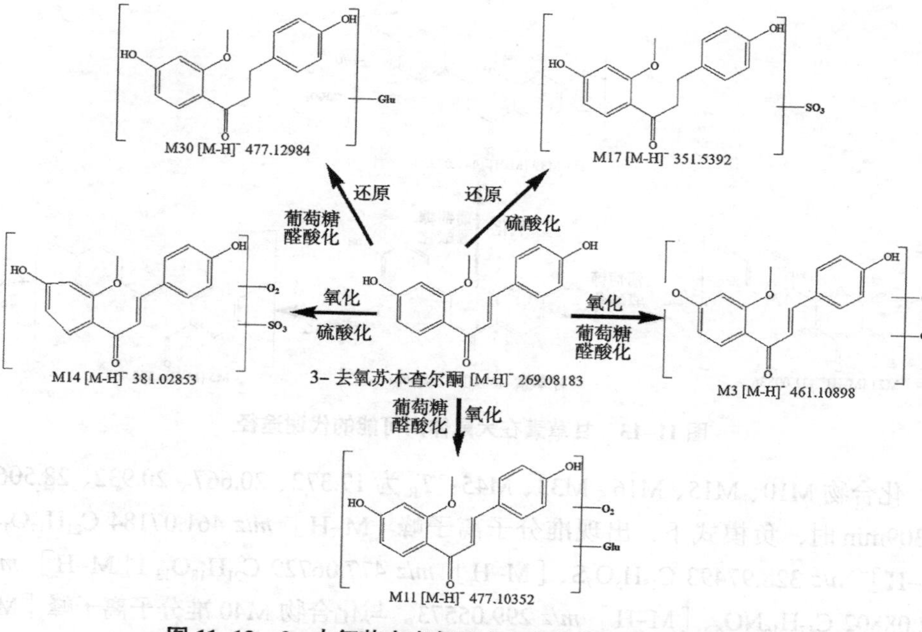

图 11-12 3-去氧苏木查尔酮在大鼠体内可能的代谢途径

化合物 M5、M21、M39：T_R 为 11.482、23.781、30.701min 时，负模式下，出现准分子离子峰 $[M-H]^-$ m/z 353.03351 $C_{15}H_{13}O_8S$、$[M-H]^-$ m/z 431.09836 $C_{21}H_{20}O_{10}$、$[M-H]^-$ m/z 447.09323 $C_{21}H_{20}O_{11}$。与化合物 M38 准分子离子峰 $[M-H]^-$ m/z

255.06621 $C_{15}H_{12}O_4$ 相比，化合物 M5 准分子离子峰［M-H］⁻ m/z 353.03351 增加了 98Da，准分子离子峰［M-H］⁻ m/z 353.03351 碎片中出现了［M-H-SO₃］⁻ m/z 273.07693、［M-H-SO₃-H₂O］⁻ m/z 255.06657 特征离子，说明发生过水合、硫酸化反应，而化合物 M38 准分子离子峰正好是［M-H］⁻ m/z 255.06621，提示其代谢途径可能是水合、硫酸化，故推测化合物 M5 是可能是化合物 M38 经过水合、硫酸化的代谢产物。与化合物 M38 准分子离子峰［M-H］⁻ m/z 255.06621 $C_{15}H_{12}O_4$ 相比，化合物 M21 准分子离子峰［M-H］⁻ m/z 431.09836 增加了 176Da，其准分子离子峰［M-H］⁻ m/z 431.09836 碎片离子中出现了［M-H-C₆H₈O₆］⁻ m/z 255.06619 特征离子，而化合物 M38 准分子离子峰正好是［M-H］⁻ m/z 255.06621，提示其代谢途径可能是葡萄糖醛酸化，故推测化合物 M21 是可能是化合物 M38 经过葡萄糖醛酸化的代谢产物。与化合物 M38 准分子离子峰［M-H］⁻ m/z 255.06621 $C_{15}H_{12}O_4$ 相比，化合物 M39 准分子离子峰［M-H］⁻ m/z 447.09323 增加了 192Da（O+C₆H₈O₆），化合物 M39 准分子离子峰［M-H］⁻ m/z 447.09323 碎片离子中出现［M-H-C₆H₈O₆］⁻ m/z 271.03142，说明发生过氧化、葡萄糖醛酸化反应，故推测化合物 M39 是可能是化合物 M38 经过水氧化、葡萄糖醛酸化的代谢产物。见图 11-13。

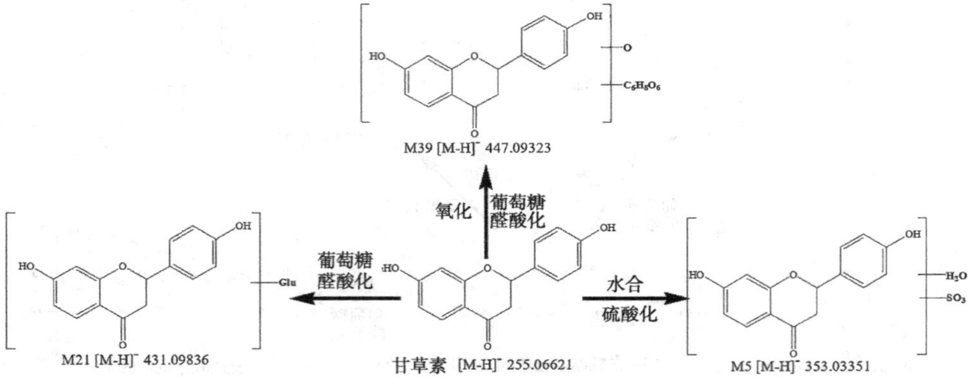

图 11-13　甘草素在大鼠体内可能的代谢途径

化合物 M10、M15、M16、M33、M45：T_R 为 17.372、20.667、20.932、28.506、35.309min 时，负模式下，出现准分子离子峰［M-H］⁻ m/z 461.07184 $C_{21}H_{17}O_{12}$、［M-H］⁻ m/z 328.97493 $C_{15}H_5O_7S$、［M-H］⁻ m/z 477.06729 $C_{21}H_{18}O_{13}$、［M-H］⁻ m/z 362.08802 $C_{17}H_{16}NO_8$、［M-H］⁻ m/z 299.05573。与化合物 M40 准分子离子峰［M-H］⁻ m/z 285.04032 相比，化合物 M10 准分子离子峰［M-H］⁻ m/z 461.07184 增加了 176Da（C₆H₈O₆），化合物 M10 准分子离子峰［M-H］⁻ m/z 461.07184 碎片离子中出现［M-H-C₆H₈O₆］⁻ m/z 285.04013，提示其可能发生过葡萄糖醛酸化反应，故推测化合物 M10 可能是化合物 M40 经过葡萄糖醛酸化反应的代谢产

物。与化合物 M40 准分子离子峰［M–H］⁻ m/z 285.04032 相比，化合物 M15 准分子离子峰［M–H］⁻ m/z 328.97493 增加了 44Da，从化合物 M15 结构式来看，提示其可能发生过硫酸化反应，化合物 M15 准分子离子峰［M–H］⁻ m/z 328.97493 碎片离子中出现［M–H–2H₂O］⁻ m/z 284.98645，提示其可能发生过脱水和硫酸化反应，故推测化合物 M15 可能是化合物 M40 经过脱水和硫酸化反应的代谢产物。与化合物 M40 准分子离子峰［M–H］⁻ m/z 285.04032 相比，化合物 M16 准分子离子峰［M–H］⁻ m/z 477.06729 增加了 192Da（O+C₆H₈O₆），化合物 M16 准分子离子峰［M–H］⁻ m/z 477.06729 碎片离子中出现［M–H–C₆H₈O₆］⁻ m/z 301.03534，提示其可能发生过氧化和葡萄糖醛酸化反应，故推测化合物 M16 可能是化合物 M40 经过氧化和葡萄糖醛酸化的代谢产物。与化合物 M40 准分子离子峰［M–H］⁻ m/z 285.04032 相比，化合物 M33 准分子离子峰［M–H］⁻ m/z 362.08802 增加了 77Da，通过其结构式可知发生过甘氨酸结合反应，［M–H+2H+C₂H₅NO₂］⁻ 362.08802，故推测化合物 M33 可能是化合物 M40 经过还原和甘氨酸结合反应的代谢产物。与化合物 M40 准分子离子峰［M–H］⁻ m/z 285.04032 相比，化合物 M45 准分子离子峰［M–H］⁻ m/z 299.05573 增加了 14Da（CH₂），化合物 M45 准分子离子峰［M–H］⁻ m/z 299.05573 碎片离子中出现［M–H–CH₂］⁻ m/z 285.03241 特征峰，提示其可能发生过甲基化反应，故推测化合物 M45 可能是化合物 M40 经过甲基化反应的代谢产物。见图 11–14。

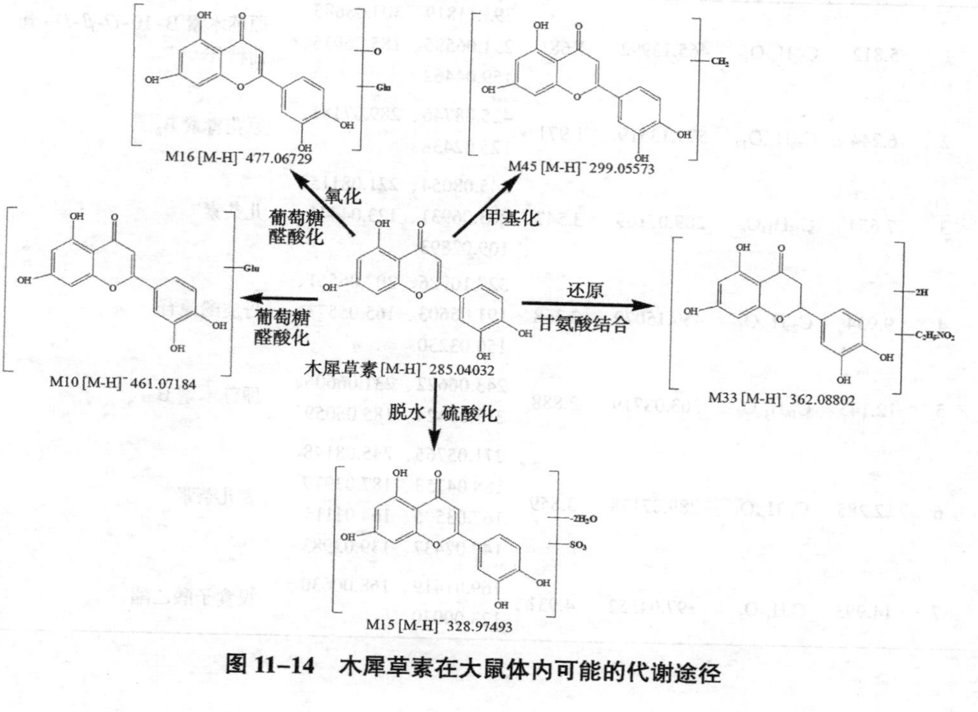

图 11–14 木犀草素在大鼠体内可能的代谢途径

化合物 M9：T_R 为 14.093，负模式下，出现准分子离子峰［M–H］⁻ 353.03351 $C_{15}H_{13}O_8S$，与化合物 M48 准分子离子峰［M–H］⁻ m/z 255.06619 相比，化合物 M9 准分子离子峰［M–H］⁻ 353.03351 $C_{15}H_{13}O_8S$ 增加了 98Da（H_2O+SO_3），化合物 M9 准分子离子峰［M–H］⁻ 353.03351 的碎片离子中出现［M–H–SO_3］⁻ 273.07663 特征峰，提示其可能发生过水合和硫酸化反应，故推测化合物 M9 可能是化合物 M48 经过水合和硫酸化反应的代谢产物。见图 11–15。

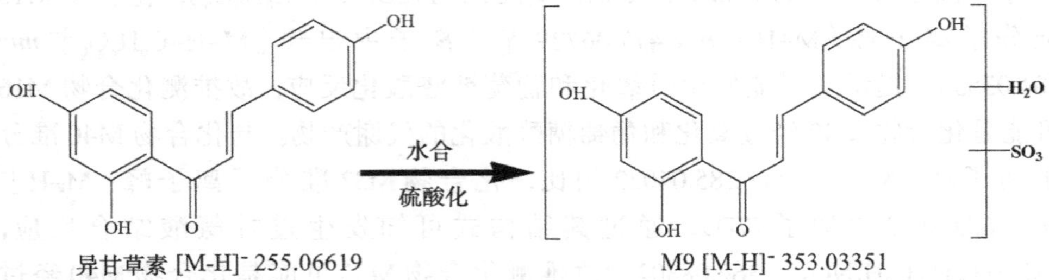

图 11–15 异甘草素在大鼠体内可能的代谢途径

表 11–1 云实皮提取物中化学成分的 UHPLC/Q Exactive Plus MS 鉴定

编号	保留时间（min）	分子式	质荷比（计算值）	误差（ppm）	碎片离子	化合物名称
1	5.812	$C_{22}H_{26}O_{11}$	465.13992	1.681	393.11819、303.08685、231.06595、185.06015、159.04462	原苏木素 B–10–O–β–D–葡萄糖苷
2	6.244	$C_{30}H_{26}O_{12}$	577.13519	1.971	425.08746、289.07181、125.02438	原花青素 B_2
3	7.654	$C_{15}H_{14}O_6$	289.07169	3.547	245.08054、221.08115、203.06931、123.04441、109.02893	儿茶素
4	9.934	$C_{20}H_{28}O_{12}$	459.15079	2.368	327.10986、207.06561、191.05603、165.05573、150.03230	丹皮酚原苷
5	12.145	$C_{16}H_{16}O_6$	303.08719	2.888	243.06622、231.06606、213.05424、185.06059	原苏木素 B
6	12.285	$C_{15}H_{14}O_6$	289.07178	3.859	271.05765、245.08148、188.04753、187.03979、167.03506、164.01115、149.02437、139.03983	表儿茶素
7	14.993	$C_9H_{10}O_5$	197.04552	4.931	169.01419、168.00630、123.00930	没食子酸乙酯

（续表）

编号	保留时间（min）	分子式	质荷比（计算值）	误差（ppm）	碎片离子	化合物名称
8	16.244	$C_{21}H_{20}O_{13}$	479.08304	2.135	477.04031、316.02481	杨梅素 –3–O– 半乳糖苷
9	16.679	$C_{24}H_{30}O_{12}$	509.16641	2.077	494.14496、449.14508、331.10178、311.07712、297.05951、296.05298	芦荟苷
10	18.428	$C_{14}H_6O_8$	300.99896	3.543	283.99490	鞣花酸
11	19.244	$C_{17}H_{18}O_6$	317.10303	3.359	302.07932、299.09171、284.06836、283.06088、281.08188、271.06076	Protofarrerol
12	20.454	$C_{22}H_{18}O_{10}$	441.0827	2.441	397.09149、289.07126、245.08125、169.01393、125.02425	（–）– 表儿茶素没食子酸酯
13	28.281	$C_{15}H_{10}O_4$	253.0506	4.208	225.05524、211.03955、209.06068、185.06006	黄豆苷元
14	28.719	$C_{16}H_{14}O_5$	285.07669	3.297	270.05304、270.05334、243.06755、242.05836、226.054884、211.03944	苏木查尔酮
15	29.392	$C_{15}H_{12}O_4$	255.06621	4.017	153.01935、135.00870、119.05017	甘草素
16	30.904	$C_{15}H_{10}O_7$	301.03534	3.524	273.04074、257.04575、178.99861、151.00371	槲皮素
17	31.042	$C_{15}H_{10}O_6$	285.04034	3.422	267.02911、257.04486、243.02966、199.03946、151.00365、133.02937	木犀草素
18	32.834	$C_{16}H_{14}O_4$	269.08182	3.659	253.05069、225.05557、184.05264、161.02437、145.02963、117.03455、92.02655	3– 去氧苏木查尔酮
19	37.738	$C_{15}H_{12}O_4$	255.06619	3.939	213.05579、135.00877、119.05022	异甘草素
20	42.528	$C_{17}H_{14}O_4$	281.08179	3.396	266.05835、237.05586、135.00880	3,9– 二甲氧基 –6H–［1］苯并呋喃［3,2–C］色烯
21	47.082	$C_{18}H_{32}O_3$	295.22784	3.62	277.21719、195.13895、171.10249、113.09687	（10E,12E）–9– 羟基 –10,12– 十八碳二烯酸

表 11-2　UHPLC/Q Exactive Plus MS 检测大鼠口服云实皮提取物后在血清中的原型成分和代谢产物

编号	保留时间（min）	分子式	质荷比（计算值）	误差（ppm）	碎片离子	原型成分和代谢物名称
M1	5.782	$C_{22}H_{26}O_{11}$	465.13983	2.025	303.08701、255.08589、231.06615、109.02917	原苏木素 B-10-O-β-D- 葡萄糖苷*
M2	7.666	$C_{15}H_{14}O_6$	289.06964	3.443	271.05951、245.08026、203.06909、179.03384、109.02879	儿茶素*
M3	8.130	$C_{22}H_{22}O_{11}$	461.10898	2.282	399.10889、285.07678、135.04486	3- 去氧苏木查尔酮氧化、葡萄糖醛酸化产物
M4	11.093	$C_{21}H_{22}O_{11}$	449.10916	2.142	271.06125、273.07700、255.06689、149.02396、123.04491、109.02919	—
M5	11.482	$C_{15}H_{14}O_8S$	353.03351	2.678	273.07693、255.06657、109.02977	甘草素水合、硫酸化产物
M6	11.689	$C_{21}H_{22}O_{11}$	449.10867	2.142	285.01234、149.02452、85.02969	—
M7	12.149	$C_{16}H_{16}O_6$	303.08698	3.383	243.06583、231.06570、109.02958	原苏木素 B*
M8	12.752	$C_{15}H_{14}O_8S$	353.03348	2.508	273.07684、255.06607、109.02921	儿茶素脱水、还原、硫酸化产物
M9	14.093	$C_{15}H_{14}O_8S$	353.03351	2.359	273.07663、109.02933	异甘草素水合作用、硫酸化产物
M10	17.372	$C_{21}H_{18}O_{12}$	461.07184	1.923	285.04013、257.04529、241.05013、229.05046、227.03487、211.03947、149.02455	木犀草素葡萄糖醛酸化产物
M11	18.049	$C_{22}H_{22}O_{12}$	477.10352	2.063	301.07190、177.01955、151.04013、135.04498、109.02982、99.00882	3- 去氧苏木查尔酮氧化、葡萄糖醛酸化产物
M12	19.731	$C_{21}H_{20}O_{11}$	447.09322	2.104	271.06100、91.01878	儿茶素脱水、葡萄糖醛酸化产物
M13	20.130	$C_{21}H_{20}O_{10}$	431.0986	2.443	255.06589、135.00862、91.01895	—
M14	20.345	$C_{16}H_{14}O_9S$	381.02853	1.825	301.07184、201.99429、177.01926、151.04012、135.04532	3- 去氧苏木查尔酮氧化、硫酸化产物
M15	20.667	$C_{15}H_6O_7S$	328.97493	2.124	327.96683、284.98645	木犀草素脱水、硫酸化产物

（续表）

编号	保留时间（min）	分子式	质荷比（计算值）	误差（ppm）	碎片离子	原型成分和代谢物名称
M16	20.932	$C_{21}H_{18}O_{13}$	477.06729	2.735	301.03534、273.04007、255.03009、229.05098、229.03009、151.00368、107.01394、99.00862	木犀草素氧化、葡萄糖醛酸化产物
M17	21.397	$C_{16}H_{16}O_7S$	351.5392	2.294	271.09717、147.04504、109.02950	3-去氧苏木查尔酮还原、硫酸化产物
M18	22.975	$C_{21}H_{18}O_{12}$	461.07192	2.665	285.04034、284.03217、135.00868、91.01878	儿茶素脱氢、葡萄糖醛酸化产物
M19	23.062	$C_{15}H_{12}O_8S$	351.01785	3.705	271.06113、215.00192、135.04510	—
M20	23.131	$C_{16}H_{14}O_6$	301.07166	2.451	239.07138、191.03452、151.04004、149.04558、147.04558、59.01382	
M21	23.781	$C_{21}H_{20}O_{10}$	431.09836	2.284	255.06619	甘草素葡萄糖醛酸化
M22	24.275	$C_{24}H_{28}O_{11}$	491.15582	1.977	473.14734、129.01933、89.02419	原苏木素 B-10-O-β-D-葡萄糖苷脱水、还原、乙酰化产物
M23	24.604	$C_{22}H_{24}O_{13}S$	527.08673	2.660	447.13002、429.11719、129.01918、113.02444	原苏木素 B-10-O-β-D-葡萄糖苷脱水化、硫酸化产物
M24	24.955	$C_{16}H_{12}O_8S$	363.01798	2.453	283.06113、161.02412、145.02907、91.01888	—
M25	25.503	$C_{22}H_{20}O_{10}$	443.09998	2.117	267.06613、239.07103、223.07654	—
M26	25.800	$C_{21}H_{18}O_{11}$	445.07697	2.264	269.04523、268.03671、135.00862	儿茶素脱水、脱氢、葡萄糖醛酸化产物
M27	25.935	$C_{21}H_{20}O_{11}$	447.09256	-0.680	271.06115、107.01395、93.03487	—
M28	26.579	$C_{22}H_{22}N_4O_5$	421.15063	2.336	374.13443、150.03233、122.03767	—
M29	26.784	$C_{22}H_{20}O_{11}$	459.09293	2.386	283.06102、161.02426、145.02963、91.01883	—
M30	27.741	$C_{22}H_{24}O_{10}$	447.12984	3.237	271.03213、150.03250、163.01683、123.04535	3-去氧苏木查尔酮还原、葡萄糖醛酸化产物
M31	27.856	$C_{18}H_{18}O_6$	329.10312	3.73	160.05260、149.06027、106.04244	—

（续表）

编号	保留时间（min）	分子式	质荷比（计算值）	误差（ppm）	碎片离子	原型成分和代谢物名称
M32	28.076	$C_{17}H_{16}O_6$	315.08743	2.754	297.07724、177.09132、151.04002、135.04520、109.02966、107.05029	—
M33	28.506	$C_{17}H_{17}NO_8$	362.08802	3.613	101.02457、85.02952	木犀草素还原、甘氨酸结合产物
M34	28.722	$C_{16}H_{14}O_5$	285.07666	2.352	270.05283、161.02446、148.01648、134.03719	苏木查尔酮*
M35	28.722	$C_{16}H_{14}O_5$	285.07663	−0.662	270.05334、161.02446、135.04520、134.03726、123.04517、120.02196、108.02146、92.02688	—
M36	28.824	$C_{22}H_{24}N_4O_6$	439.10698	2.523	395.16855、377.16006	—
M37	29.012	$C_{15}H_{10}O_9S$	364.9967	4.292	285.04013、217.05014、151.00368、133.03046	—
M38	29.394	$C_{15}H_{12}O_4$	255.06609	2.331	153.01933、135.00873、119.05018、91.01884	甘草素*
M39	30.701	$C_{21}H_{20}O_{11}$	447.09323	3.773	271.03142、135.04500	甘草素氧化、葡萄糖醛酸化产物
M40	31.036	$C_{15}H_{10}O_6$	285.04001	2.163	257.04501、241.05061、217.05078、133.02948、107.01388	木犀草素*
M41	31.409	$C_{21}H_{22}O_{10}$	433.11438	3.994	257.08197、239.07219、109.02961	—
M42	32.838	$C_{16}H_{14}O_4$	269.08188	4.099	253.05051、237.05594、145.02951、120.02200、92.02666	3-去氧苏木查尔酮*
M43	34.047	$C_{16}H_{12}O_4$	267.06635	2.243	239.07086、133.02916、121.02929	—
M44	34.372	$C_{21}H_{20}O_{10}$	431.09875	3.596	255.06623、213.05554、151.00371、107.01396、85.02957	—
M45	35.309	$C_{16}H_{12}O_6$	299.05573	2.201	285.03241、256.03766	木犀草素甲基化产物
M46	35.951	$C_{24}H_{24}O_{12}$	503.11913	2.508	113.02450、85.02981、59.01394	—
M47	37.310	$C_{22}H_{24}O_9$	431.13472	4.174	89.02437、57.03468	原苏木素 B-10-O-β-D-葡萄糖苷脱水化、还原
M48	37.739	$C_{15}H_{12}O_4$	255.06625	3.550	153.01936、135.00877、119.05022、91.01888	异甘草素产物*

（续表）

编号	保留时间（min）	分子式	质荷比（计算值）	误差（ppm）	碎片离子	原型成分和代谢物名称
M49	41.848	$C_{18}H_{12}O_5$	307.06112	2.802	263.0711、117.03454	—
M50	42.747	$C_{18}H_{16}O_8$	359.07698	3.989	344.05362、329.06766、297.07663	—
M51	44.605	$C_{17}H_{12}O_3$	263.07091	5.301	219.08308、117.03449、107.05025	—
M52	45.489	$C_{40}H_{56}O_{10}$	695.38867	2.684	362.24124、115.04005	—
M53	48.120	$C_{18}H_{16}O_7$	343.08173	2.025	329.06204、328.05859、301.07059、286.04868、255.06645、83.01379	—

五、讨论

本研究采用了 UHPLC/Q Exactive Plus MS 技术结合 Compound Discoverer 3.1 数据分析软件筛选和定性中药在体内的微量成分的方法。前期在对云实皮的化学成分研究中，通过查阅相关文献和结合 Compound Discoverer 3.1 软件中一键式完成峰提取、多个样品峰整合、扣除背景、匹配化合物、多维统计分析等，基于 mzlogic 算法，联合在线数据库 mzCloud、mzVault、Chemspider 和本地数据库 masslist 对提取液中的多个复杂成分进行精准鉴定。由于其化学成分的结构性质，在负模式下响应程度较好且信息丰富，因此选取负模式下的质谱信息进行分析研究，共鉴别出了 21 个化合物，主要包括原苏木素类、黄酮类、萜类、查尔酮类等。

本研究在成分指认的基础上进行了血清药物化学研究，通过对云实皮提取物给药后的大鼠血清进行分析，最终鉴定了 8 种入血原型成分和 21 种代谢产物。鉴别出的原型成分也有相关文献报道其药理作用，其中苏木查尔酮能显著降低 CIA 小鼠血清中 TNF-α、IL-6 和 IL-1β 的含量，对 CIA 小鼠关节破坏和表面侵蚀爪有明显的改善作用。在抗肿瘤方面，原苏木素 B 在治疗乳腺癌、结肠癌、肝癌方面都有相关报道。3-去氧苏木查尔酮主要功能有抗炎、促进人毛发生长、抗结核分枝杆菌、抗病毒和通过抑制基质金属蛋白酶 9（MMP-9）合成从而抗衰老。研究发现，3-去氧苏木查尔酮还可以诱导食管癌细胞凋亡。近期文献还报道，3-去氧苏木查尔酮对皮肤癌有抑制作用。原苏木素 B-10-O-β-D-葡萄糖苷是前期课题组新分离的化合物，其断掉糖苷键后得原苏木素 B，鉴于原苏木素 B 的药理活性，原苏木素 B-10-O-β-D-葡萄糖苷应用价值有待进一步研究。由于中药成分复杂，云实皮提取物有关成分的体内代谢及动态变化规律报道较少。本实验从含药血清中推测出了21个代谢峰，可能为原型成分的水解、还原、甲基化、葡萄糖醛酸化等代谢产物，提示上述直接吸收入血成分和代谢产物可能为云实皮在体内发挥药效的有效组分群。这为云实皮的后续药代动力学研究提供了实验依据，也为阐明云实皮药效物质基础及作用机制提供了参考。

本实验首次建立了一种快速筛选大鼠灌胃给予云实皮提取物后体内成分的整体方法，有助于阐述云实皮的药效物质基础及其质量控制，同时也为后期云实皮的药代动力学研究提供药代动力学标志物和方法学参考。

第三节　组织分布研究

组织分布是指药物从给药部位吸收进入血液后，由循环系统运送至各组织器官的过程。由于药物理化性质及机体各部位生理特性的差异会导致药物不同的组织分布特征，从而影响药物的作用疗效、体内蓄积程度及药物毒副作用，因此了解药物在体内的组织分布情况对推断药物作用机制、全面评价药效十分重要。迄今为止，云实皮的组织分布研究未见报道，因此本实验对云实皮提取物中4种指标成分的组织分布特征进行了全面分析。

一、溶液的配置

（一）药液的配置

称取云实皮提取物适量，置于烧杯中，加入0.5%羧甲基纤维素钠溶液，超声溶解并搅拌，现用现配。

（二）对照品溶液的配制

同上一节"血清药物化学"部分。

（三）内标溶液的配制

精密称取葛根素对照品，置于10mL棕色容量瓶中，加入少量50%甲醇溶液，超声溶解，然后定容，获得葛根素（0.4951mg/mL）的内标储备液。取内标储备液适量，置于100mL容量瓶中，用50%甲醇溶液定容，配制成20ng/mL的内标溶液，置于−20℃冰箱保存，备用。

二、分析条件

（一）色谱条件

Waters BEH C$_{18}$色谱柱（2.1mm×100mm，1.7μm）；Waters Van Guard BEH C$_{18}$保护柱（2.1mm×5mm，1.7μm）柱；流速0.30mL/min，柱温40℃；进样器的温度25℃；流动相为0.1%甲酸乙腈–0.1%甲酸水；梯度洗脱条件见表11-3；进样体积为1μL。

表11-3 4种指标成分的色谱条件

时间（min）	流速（mL/min）	有机相（%）	水相（%）	梯度曲线
0	0.3	10	90	—
0.5	0.3	10	90	6
3	0.3	90	10	6
4	0.3	90	10	6
4.5	0.3	10	90	1
5	0.3	10	90	1

（二）质谱条件

采用电喷雾电离源（ESI），正、负模式同时扫描，毛细管电离电压1.5 kV，离子源温度120℃；喷雾气与反吹气为N$_2$，去溶剂气流速650L/min，去溶剂气温度350℃；扫描方式为多反应选择离子监测（MRM）；质谱数据采集及处理软件为Masslynx V4.1质谱工作站。4种成分及内标用于定量分析的监测离子见表11-4。

表11-4 4种指标成分及内标的质谱条件

化合物	母离子质荷比（m/z）	子离子质荷比（m/z）	锥孔电压（V）	碰撞电压（V）	扫描模式
葛根素	417.00	267.00	50	30	+
原苏木素 B–10–O–β–D–葡萄糖苷	465.13	303.08	35	20	+
原苏木素 B	303.30	231.10	30	20	−
3– 去氧苏木查尔酮	271.00	151.00	30	20	+
异甘草素	255.20	135.00	30	15	−

三、组织样品处理方法

将各组织在冰上剪碎后，混合均匀。精密称取混匀的各组织，加入 2 倍量的冰生理盐水，用组织匀浆机粉碎组织，制成匀浆。将不给予药物的相应组织匀浆作为空白匀浆液。

取 1mL 各组织匀浆液，离心（5000rpm、4℃、8min）后取上层匀浆液100μL，置于 1.5mL EP 管中，补加甲醇 100μL，加入 2% 甲酸水 50μL，涡旋1min 混匀，加入 50μL 葛根素内标溶液（20ng/mL），再加入 300μL 甲醇，涡混 2min，超声 10min，离心（12000rpm、4℃、10min）后取上清液置于 EP 管中，37℃下吹干，加入 150μL 50% 甲醇复溶，涡混 1min，超声 10min，离心（12000rpm、4℃、10min）后取上清液进样分析。

四、实验方法及样品测定

选取 SD 大鼠 24 只，雌雄各半，体重为 220±20g，分为 4 组，每组 6 只，给药前 12h 禁食，自由饮水。灌胃给予云实皮提取物 109g/kg（以生药量计），分别于给药后 0.25、0.5、2、6h 股动脉采血，然后迅速取出组织（心、肝、脾、肺、肾、胃、肠），用冰生理盐水将组织表面的血迹及内容物洗净，并用滤纸将其沾干，装入自封袋中，于 −20℃冰箱保存，备用。

从 −20℃冰箱中取出大鼠组织匀浆样品，室温解冻后按"组织样品处理方法"项下操作进行。记录所有样品的指标成分和葛根素内标的峰面积，将其带入随行标准曲线中计算出各待测成分的浓度。

五、分析方法的确证

1. 专属性　以胃组织作为代表进行方法学考察，取正常大鼠空白胃组织匀浆液 100μL，按"组织样品处理方法"项下方法操作（不加内标），获得空白样品 A 色谱图；将一定浓度对照品溶液和葛根素内标溶液加入空白胃组织匀浆液，依同法操作，获得 B 色谱图；取大鼠给药后的胃组织匀浆液，依法操作，获得 C 色谱图。在选定的色谱和质谱条件下，获得空白胃组织匀浆液、空白胃组织匀浆液外加 4 种成分、内标葛根素和大鼠给药后胃组织匀浆液色谱图（图 11−16）。空白组织中内源性物质不干扰各个成分的测定。

2. 标准曲线的制备和 LLOQ　取 100μL 大鼠空白组织匀浆液，加入含有

4种成分的系列标准溶液100μL，配制成相当于大鼠组织匀浆液的药物浓度。按"组织样品处理方法"项下操作，以待测成分与相应葛根素内标峰面积之比（A/A_i）为纵坐标y，各物质浓度（C）为横坐标x进行线性回归，计算的直线方程，即为标准曲线。4种成分及内标的最低定量限（LLOQ）定义 $S/N = 10$。

大鼠组织匀浆液中4种成分在线性范围内线性关系良好，且线性关系考察表明4种成分在相应的质量浓度范围内与峰面积呈良好线性关系。大鼠组织匀浆液标准曲线方程及最低定量限（LLOQ）见表11-5。

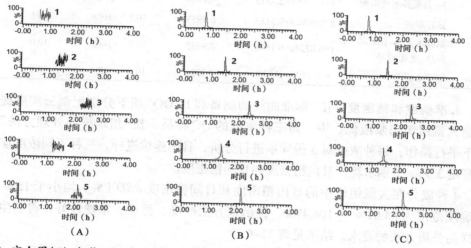

A. 空白胃组织匀浆；B. 空白胃组织匀浆加入4种指标成分和葛根素；C. 口服给药30min后的大鼠胃组织匀浆液。

图 11-16　典型色谱图

表 11-5　各组织中 4 种指标成分的标准曲线

组织	成分	线性方程	R^2	线性范围（ng/mL）	定量下限（ng/mL）
心	3-去氧苏木查尔酮	$y=2.2941x+0.2942$	0.9975	0.1 ~ 10.0	0.1
肝	3-去氧苏木查尔酮	$y=4.9532x+0.7877$	0.9945	0.1 ~ 5.2	0.1
	异甘草素	$y=0.0106x-0.1718$	0.9959	10.1 ~ 1000	10.1
脾	3-去氧苏木查尔酮	$y=4.1962x+0.5545$	0.9971	0.1 ~ 5.2	0.1
	异甘草素	$y=0.0125x-0.3576$	0.9955	10.1 ~ 1008	10.1
肺	3-去氧苏木查尔酮	$y=4.5421x+0.4499$	0.9921	0.5 ~ 10.0	0.5
	异甘草素	$y=0.0189x-0.5337$	0.9977	10.1 ~ 1008	10.1
肾	3-去氧苏木查尔酮	$y=0.0203x-0.2034$	0.9965	1.0 ~ 20.1	1.0
	异甘草素	$y=0.0203x-0.2034$	0.9942	10.1 ~ 1008	10.1

（续表）

组织	成分	线性方程	R^2	线性范围 （ng/mL）	定量下限 （ng/mL）
胃	3- 去氧苏木查尔酮	$y=1.4048x+1.3451$	0.9965	1.0 ～ 50.2	1.0
	异甘草素	$y=0.0029x-0.0769$	0.9947	10.1 ～ 1008	10.1
	原苏木素 B–10–O– $β$–D– 葡萄糖苷	$y=0.0032x+0.0285$	0.9942	10.0 ～ 1002	10.0
	原苏木素 B	$y=0.0013x+0.0037$	0.9951	10.0 ～ 1004	10.0
肠	3- 去氧苏木查尔酮	$y=1.7046x+2.7315$	0.9984	1.0 ～ 50.2	1.0
	异甘草素	$y=0.0205x-0.5155$	0.9953	10.1 ～ 1008	10.1
	原苏木素 B–10–O– $β$–D– 葡萄糖苷	$y=0.0224x+0.1546$	0.9955	10.0 ～ 1002	10.0
	原苏木素 B	$y=0.0101x-0.072$	0.9937	10.0 ～ 1004	10.0

3. 准确度和精密度 按"标准曲线的制备和 LLOQ"项下分别配制云实皮提取物大鼠组织匀浆液低、中、高三种浓度的 QC 样品，按"组织样品处理方法"项下平行操作，每种浓度对 5 份样本进行分析，日内连续进样，三种不同浓度连续测定 3 天，分别求算出日内精密度和日间精密度。

4 种成分在大鼠组织中的日内精密度和日间精密度 RSD（%）均小于 15%，准确度范围为 84.01% ～ 106.47%，提示该方法准确、可靠、重现性好，符合生物样品分析方法的要求。结果见表 11–6。

表 11–6　4 种成分在大鼠组织样品中的准确度和精密度（$\bar{x} \pm s$，n=5，3Days）

检测物	QC 样品浓度 （ng/mL）	日内			日间		
		Mean±SD （ng/mL）	精密度 RSD（%）	准确度 （%）	Mean±SD （ng/mL）	精密度 RSD（%）	准确度 （%）
3- 去氧苏木查 尔酮	2.5	2.14±0.25	11.44	85.78	2.17±0.10	4.70	86.93
	10.0	9.13±0.87	9.52	91.26	8.95±1.12	12.48	89.47
	20.1	18.71±2.49	13.28	96.11	18.58±0.70	3.77	92.92
异甘草素	25.2	21.47±0.31	1.43	85.88	21.00±0.67	3.20	84.01
	100.8	93.83±4.49	4.79	93.83	89.26±6.07	6.80	89.26
	504.0	453.25±28.70	6.33	90.65	468.54±28.30	6.04	93.71
原苏木素 B–10–O–$β$–D– 葡萄糖苷	25.1	21.97±0.79	3.61	87.87	21.33±0.86	4.05	85.33
	100.2	93.23±4.52	4.84	92.23	94.18±4.97	5.27	94.18
	501.0	470.46±17.23	3.66	94.09	449.85±26.20	5.82	89.97
原苏木素 B	25.2	21.49±1.61	7.50	93.65	22.15±2.58	11.65	87.40
	100.4	93.74±1.43	3.54	88.50	90.92±3.25	3.57	91.31
	502.0	475.29±10.12	2.13	91.49	476.43±8.95	1.99	106.47

4. 提取回收率和基质效应 分别配制 A、B、C 三种样品。取 100μL 大鼠空白组织匀浆液，按"标准曲线的制备和 LLOQ"项下分别配制低、中、高三个浓度的 QC 样品，每种浓度平行做 5 份，按"组织样品处理方法"项下操作（A 样品）。另取 100μL 空白组织匀浆液，除不加 4 种成分对照品溶液外，其他按"组织样品处理方法"项下操作，向离心后获得的上清液中加入相应低、中、高三个浓度的 4 种成分对照品溶液和葛根素内标溶液，吹干后残留物以 50% 甲醇 150μL 溶解（B 样品）。另取上述低、中、高三种浓度的 4 种成分对照品溶液与葛根素内标溶液，吹干后残留物以 50% 甲醇 150μL 溶解（C 样品）。提取回收率计算方法为 A 样品得到的色谱峰面积与 B 样品得到的色谱峰面积之比。基质效应计算方法为 B 样品得到的色谱峰面积与 C 样品得到的色谱峰面积之比。葛根素内标溶液同样进行考察。

低、中、高三个浓度下 4 种成分的提取回收率在 84.30% ～ 104.97%，基质效应在 85.43% ～ 104.40%，RSD（%）均小于 15%。实验结果说明提取回收率良好，且不存在明显的基质效应，满足生物样品分析方法要求。结果见表 11-7。

表 11-7　4 种成分在大鼠组织样品中的提取回收率和基质效应（$\bar{x} \pm s$，$n=5$）

检测物	QC 样品浓度（ng/mL）	提取回收率		基质效应	
		Mean±SD	RSD（%）	Mean±SD	RSD（%）
3- 去氧苏木查尔酮	2.5	104.45±13.87	13.28	90.32±3.49	3.86
	10.0	104.97±2.64	2.51	98.44±1.35	1.37
	20.1	89.81±6.34	7.06	104.40±7.95	7.61
异甘草素	25.2	94.83±13.49	14.22	102.36±12.64	12.35
	100.8	101.94±8.54	8.38	95.25±12.97	13.62
	504.0	89.94±2.62	2.91	94.97±2.34	2.47
原苏木素 B-10-O-β-D- 葡萄糖苷	25.1	84.30±9.64	11.44	91.73±4.53	4.94
	100.2	87.85±9.22	10.50	90.25±9.76	10.81
	501.0	89.56±13.22	14.76	93.70±12.89	13.76
原苏木素 B	25.2	93.02±3.53	3.90	85.43±3.42	4.10
	100.4	91.40±12.08	13.36	90.14±8.92	9.10
	502.0	82.52±2.86	3.45	88.30±7.08	8.23

5. 样品稳定性 按"标准曲线的制备和 LLOQ"项下操作配制 4 种成分的空白组织匀浆液低、中、高三个浓度的 QC 样品，考察样品处理后分别置于室温（约 20℃）6h、4℃下冷藏 12h、反复冻融 3 次三种环境下的稳定性。

以每种浓度 5 样本分析，三种成分组织样品在室温 24h、冷藏 24h 和经 3 次冻融循环均比较稳定，满足生物样品分析方法要求。结果见表 11-8。

表 11-8　4 种成分在大鼠组织样品中的稳定性（$\bar{x} \pm s$，$n=5$）

检测物	QC 样品浓度（ng/mL）	检测浓度（ng/mL）		
		室温	冷藏	冻融
3- 去氧苏木查尔酮	2.5	2.17±0.13	2.24±0.12	2.15±0.26
	10.0	8.89±0.78	9.32±1.22	9.08±0.66
	20.1	18.40±0.59	18.06±0.64	17.89±0.48
异甘草素	25.2	21.71±1.52	21.34±0.59	22.17±3.69
	100.8	91.04±3.39	88.69±5.32	96.00±4.41
	504.0	462.5±19.54	477.76±38.81	476.07±75.6
原苏木素 B-10-O-β-D- 葡萄糖苷	25.1	21.06±0.65	21.83±2.96	22.17±0.69
	100.2	89.56±4.61	92.47±8.64	93.48±4.89
	501.0	452.47±22.94	446.45±6.81	476.07±7.86
原苏木素 B	25.2	20.36±0.74	21.28±2.85	21.60±0.93
	100.4	90.33±6.31	93.92±1.23	88.10±3.65
	502.0	465.63±19.12	478.62±4.74	475.11±10.01

六、组织分布实验

将配制好的云实皮提取物灌胃给予大鼠后，被测成分在大鼠体内不同时间点（0.25、0.5、2、6h）各组织中的浓度见表 11-9。同一化合物 4 个时间点在不同器官的分布矩形图见图 11-17。

表 11-9　给药后 4 种指标成分在大鼠体内的分布情况（$\bar{x} \pm s$，$n=6$）

组织	成分	浓度（ng/g）			
		0.25h	0.5h	2h	6h
心	3- 去氧苏木查尔酮	1.58±1.03	0.24±0.11	0.31±0.23	0.22±0.13
	异甘草素	—	—	—	—
	原苏木素 B-10-O-β-D- 葡萄糖苷	—	—	—	—
	原苏木素 B	—	—	—	—

（续表）

组织	成分	浓度（ng/g）			
		0.25h	0.5h	2h	6h
肝	3-去氧苏木查尔酮	0.61±0.37	0.4±0.19	0.27±0.09	0.3±0.07
	异甘草素	139.38±42.57	78.93±6.66	73.16±9.78	70.73±5.32
	原苏木素 B-10-O-β-D-葡萄糖苷	—	—	—	—
	原苏木素 B	—	—	—	—
脾	3-去氧苏木查尔酮	5.98±3.65	1.66±0.8	2.04±1.14	2.11±1.02
	异甘草素	156.1±57.47	112.98±22.99	110.52±8.69	106.24±6.65
	原苏木素 B-10-O-β-D-葡萄糖苷	—	—	—	—
	原苏木素 B	—	—	—	—
肺	3-去氧苏木查尔酮	4.01±1.47	2.08±0.62	2.17±0.67	1.72±0.46
	异甘草素	137.84±66.78	104.65±16.31	98.03±9.56	96.38±3.33
	原苏木素 B-10-O-β-D-葡萄糖苷	—	—	—	—
	原苏木素 B	—	—	—	—
肾	3-去氧苏木查尔酮	29.56±5.5	24.98±7.06	20.56±9.53	22.16±5.15
	异甘草素	137.09±33.55	112.98±39.86	95.37±46.51	79.02±46.13
	原苏木素 B-10-O-β-D-葡萄糖苷	—	—	—	—
	原苏木素 B	—	—	—	—
胃	3-去氧苏木查尔酮	66.08±15.82	34.47±6.05	35.05±8.02	37.41±5.53
	异甘草素	2490.54±1213.71	1727.50±297.17	1226.98±518.95	1124.35±311.43
	原苏木素 B-10-O-β-D-葡萄糖苷	13754.53±4205.15	14403.52±4887.57	6636.08±1527.48	4634.54±1666.36
	原苏木素 B	390.16±193.23	220.87±68.86	155.70±30.08	143.48±28.14
肠	3-去氧苏木查尔酮	68.02±39.21	33.24±7.8	58.47±28.78	59.81±26.34
	异甘草素	197.9±87.02	200.75±125.48	193.66±70.74	182.5±56.63
	原苏木素 B-10-O-β-D-葡萄糖苷	703.13±257.84	4064.98±4040.82	1112.95±427.72	263.29±140.66
	原苏木素 B	182.23±83.19	198.44±96.12	81.86±38.75	77.07±36.34

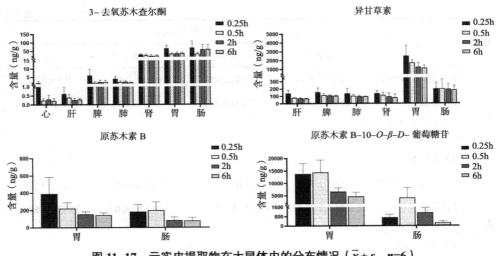

图 11-17 云实皮提取物在大鼠体内的分布情况（$\bar{x} \pm s$，$n=6$）

如图 11-17，实验结果表明，各成分在各组织中的含量排序：给药 0.25、0.5、2、6h 时间段，胃＞肠。原苏木素 B：给药 0.25、0.5、2、6h 时间段，胃＞肠。3-去氧苏木查尔酮：给药 0.25h，肠＞胃＞肾＞脾＞肺＞心＞肝；给药 0.5h，肠＝胃＝肾＞肺＞脾＞肝＞心；给药 2h，肠＞胃＝肾＞脾＝肺＞心＝肝；给药 6h，肠＞胃＝肾＞脾＞肺＞心＝肝。异甘草素：给药 0.25h，胃＞肠＞脾＞肝＞肾＞肺；给药 0.5h，胃＞肠＞肾＞脾＞肺＞肝；给药 2h，胃＞肠＞脾＞肺＞肝＞肾；给药 6h，胃＞肠＞脾＞肺＞肾＞肝。

在 0.25h 时，4 种成分在各组织中均呈现出较高的含量，表明 4 种成分均能较快地分布于各组织中。随着时间的推移，4 种成分在各组织中开始缓慢消除，与云实皮药动学研究中药动参数 $t_{1/2}$ 和 MRT 的结果相符；2～6h 时，3-去氧苏木查尔酮在肝、脾、肾、胃、肠中浓度都有上升趋势，与云实皮药动学研究中该成分药时曲线图在 1.5～6h 出现的第二次达峰现象吻合。心脏中只检测到 3-去氧苏木查尔酮，且含量最低。异甘草素除心脏外，在其他组织均有分布，不同时间段的含量变化差异不大。在胃、肠组织中，原苏木素 B-10-O-β-D-葡萄糖苷、原苏木素 B、异甘草素和 3-去氧苏木查尔酮 4 种指标成分均被检测到，其中原苏木素 B-10-O-β-D-葡萄糖苷、原苏木素 B 只分布在胃和肠组织中，且含量较高。结果表明，4 种成分在胃和肠组织中的分布较为集中，在其他器官组织中的分布较少且分布程度差异较大。

七、讨论

本实验首次进行了大鼠灌胃给予云实皮提取物的组织分布研究，并建立了一种快速、简单、灵敏的 UPLC–MS/MS 测定组织样品中各指标成分含量的方法。结果表明，建立方法各项指标均符合生物样品分析测定要求，且操作简单、选择性好、灵敏度高，适用于云实皮的组织分布研究。

药物进入血液后，随血液循环分布到机体各组织。药物的组织分布揭示了机体对药物的处置规律，以及这些处置对药效和毒性的影响。而药物的疗效与药物在体内的分布情况密切相关，只有药物分布到达作用部位且达到有效浓度时才能发挥药效。因此，研究药物在体内的组织分布特点有助于了解药物作用的靶器官，预测药物的药理作用，而且对新药研发具有重要意义。在 0.25、0.5、2、6h 4 个时间点，4 种指标成分主要集中分布在胃和肠组织中，这可能与胃是主要的消化器官和小肠是主要的吸收器官有关；其次是肝、脾、肺和肾，可能是因为这些组织的血流量比较丰富；在心脏中的成分最少，可能是因为 4 种成分与心脏的亲和力较小。原苏木素 B 和 3– 去氧苏木查尔酮在肠组织中的浓度偏高，异甘草素在胃组织中的浓度偏高，这与文献报道的原苏木素 B 通过抑制结肠癌细胞中高尔基磷酸化蛋白 –3（Golph3）表达和细胞内信号传导途径，以及 3– 去氧苏木查尔酮靶向胸腺 – 淋巴细胞蛋白激酶（TOPK）来治疗结肠癌作用和异甘草素干预胃癌细胞（MKN28）后通过 phosphoinositide 3–kinase/AKT/mTOR 途径诱导 MGC–803 凋亡和自噬作用可能相关。

根据前期药动学实验结果，本实验选择了 0.25、0.5、2、6h 4 个时间点进行组织分布研究，包含了分布相、平衡相、消除相。大鼠灌胃给予云实皮提取物后，原苏木素 B–10–O–β–D– 葡萄糖苷、原苏木素 B、3– 去氧苏木查尔酮和异甘草素 4 种成分在胃和肠中的分布较多，可能是因为肠、胃为主要的吸收器官。4 种成分在大鼠体内的主要分布器官表现出相似性同时又存在差异性，一定程度上体现了中药多成分、多作用机制、多靶点的特征。因此，开展云实皮组织分布研究，有助于全面了解其体内过程，为该药的进一步开发应用提供依据。

第四节　药代动力学研究

药代动力学数据可以说明和预测中药的功效和毒性，并能促进其在临床中的应用。有文献报道云实皮具有散寒、活血通经、解毒杀虫之功效，民间常将其用于治疗风寒感冒、风湿痹痛等症。研究表明，云实皮还具有解热、镇痛、抗炎的功效。利用液质联用技术，第一部分实验已分离鉴定出了原苏木素 B–10–O–β–D– 葡萄糖苷、原苏木素 B、3– 去氧苏木查尔酮、异甘草素等 8 个入血成分，但其药效物质基础和体内药动学研究未见报道。体内过程是药物发挥药理作用、产生疗效的基础，从中药体内过程研究其药效物质基础及机制存在明显优势。近年来，不断发展的液质联用技术已成为中药体内过程研究的有力手段，其快速、便捷、灵敏度高、专属性强的特点较好地解决了中药成分复杂、进入体内含量相对较低、检测干扰大所带来的困扰。因此，本实验选取文献中报道较多的活性物质原苏木素 B、3– 去氧苏木查尔酮、异甘草素，以及具有代谢活性产物的原苏木素 B–10–O–β–D– 葡萄糖苷作为指标性成分，建立同时测定大鼠血浆中 4 个指标成分的 UPLC–MS/MS 分析方法，并用 WinNonlin 8.2 软件计算药动参数，研究其药动学特征。

一、药动学实验方案

选取健康的 SD 大鼠 6 只，单次灌胃给药，给药剂量 109g/kg（以生药量计），给药前 12h 禁食不禁水，给药后 0.083、0.167、0.33、0.5、0.75、1、1.5、2、4、6、8、12、24h，分别于尾静脉取血约 0.25mL，置于涂有肝素钠的塑料离心管中，6000rpm 离心 6min，分离血浆，于 –20℃冰箱保存，备用。

二、血浆样品的处理

取大鼠血浆 100μL，置于 1.5mL 塑料离心管中，依次加入 2% 甲酸水 50μL、20ng/mL 葛根素内标溶液 50μL、甲醇 400μL，涡混 2min，超声 10min，4℃、12000rpm 离心 10min，取上清液置于离心管中，37℃下氮气吹干。残留物用 50% 甲醇 150μL 复溶，涡混 2min，超声 10min，4℃、12000rpm 离心 10min，取上清液 UPLC–MS/MS 进样分析。

三、方法学考察

1. 专属性　取大鼠空白血浆 100μL，除不加葛根素内标外，其余按"血浆样品的处理"项下方法操作，获得空白血浆样品 A 色谱图；将一定浓度标准溶液和内标溶液加入空白血浆，依同法操作，获得相应的标准品 B 色谱图；取大鼠灌胃给予云实皮提取物后的血浆，依同法操作，获得相应的样品 C 色谱图。

在选定的质谱和色谱条件下，空白血浆、空白血浆加对照品、内标葛根素和大鼠给药后血浆样品色谱图（图 11–18）中各成分间分离良好，血浆中内源性物质不干扰待测成分的测定。

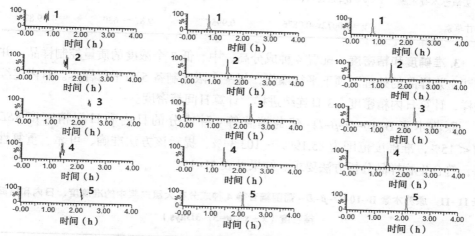

A. 空白血浆；B. 空白血浆加对照品溶液；C. 实测样品。

图 11–18　UPLC–MS/MS 色图谱

2. 标准曲线和线性范围　分别精密量取适量的原苏木素 B 等 4 种对照品储备液，用甲醇按梯度稀释至所需浓度，即得混合系列对照品溶液，置于冰箱下层（–20℃）保存，备用。

取 100μL 大鼠空白血浆，加入 100μL 混合对照品溶液，配制成相当于大鼠含药血浆的浓度，按"血浆样品的处理"项下方法操作，以待测物的峰面积与葛根素内标峰面积之比（A/A_i）为纵坐标 y，各物质浓度（C）为横坐标 x 进行直线回归，求得直线方程，即为标准曲线。S/N ≥ 10 时定义为最低定量限（LLOQ）；S/N ≥ 3 时定义为最低检测限（LLOD）。

大鼠血浆中原苏木素 B–10–O–β–D– 葡萄糖苷、原苏木素 B、3– 去氧苏木查尔酮、异甘草素 4 种成分在其线性范围内线性关系良好，各成分标准曲线相关系数的平方（R^2）均 > 0.99。结果见表 11–10。

表 11–10　原苏木素 B–10–O–β–D– 葡萄糖苷等 4 种成分的回归曲线方程

检测物	线性方程	R^2	线性范围 （ng/mL）	LLOQ （ng/mL）
原苏木素 B–10–O–β–D– 葡萄糖苷	$y = 0.0006x - 0.0531$	0.9984	156.3 ～ 10020	156.3
原苏木素 B	$y = 0.0023x - 0.0091$	0.9995	25.1 ～ 1004	25.1

（续表）

检测物	线性方程	R^2	线性范围（ng/mL）	LLOQ（ng/mL）
3-去氧苏木查尔酮	$y = 0.4533x-0.0036$	0.9995	0.3 ～ 39.3	0.3
异甘草素	$y = 0.0072x-0.0876$	0.9957	9.87 ～ 630	9.87

3. 准确度和精密度　配置 4 种成分高、中、低 3 个浓度的质量控制样品，并按"血浆样品的处理"项下平行操作，每一个浓度制备 5 份平行样本。日内连续进样，计算日内精密度。3 日连续进样，计算日间精密度。

原苏木素 B-10-O-β-D- 葡萄糖苷等 4 种成分的日内和日间精密度 RSD 均 < 15%，准确度范围为 85.19% ～ 103.34%，提示该方法准确、可靠、重复性好，符合生物样品分析方法要求。结果见表 11-11。

表 11-11　原苏木素 B-10-O-β-D- 葡萄糖苷等 4 种成分在大鼠血浆中的准确度、日内和日间精密度（$\bar{x} \pm s$，n=5，3Days）

检测物	QC样品浓度（ng/mL）	日内			日间		
		Mean±SD（ng/mL）	精密度 RSD（%）	准确度（%）	Mean±SD（ng/mL）	精密度 RSD（%）	准确度（%）
原苏木素 B-10-O-β-D- 葡萄糖苷	313.9	291.10±12.79	4.39	93.00	294.76±14.91	5.06	94.17
	1252.5	1214.79±128.80	10.60	97.18	1218.58±179.55	14.73	97.49
	5010.0	4597.75±244.23	5.31	91.96	4726.69±210.27	4.45	94.53
原苏木素 B	100.4	92.16±4.39	4.77	92.16	85.95±4.82	5.61	85.95
	200.8	194.03±20.07	10.35	97.01	189.90±11.30	5.95	94.95
	502.0	436.26±56.75	13.01	87.25	461.27±39.08	8.47	92.25
3-去氧苏木查尔酮	0.6	0.51±0.02	3.91	85.19	0.54±0.03	5.51	89.96
	4.9	4.86±0.43	8.95	99.11	4.65±0.42	8.43	94.90
	19.6	18.02±1.35	7.50	90.56	17.88±1.40	7.84	91.71
异甘草素	19.7	18.65±1.05	5.61	95.56	18.66±0.40	2.15	95.68
	78.9	76.08±7.36	9.67	97.41	79.75±10.23	12.83	102.11
	315.5	322.17±29.91	9.28	102.93	323.46±22.35	6.91	103.34

4. 提取回收率和基质效应　分别配制 A、B、C 三种样品。取 100μL 大鼠空白血浆，按"标准曲线和线性范围"项下操作分别配制低、中、高三个浓度的 QC 样品，每种浓度平行做 5 份，按"血浆样品的处理"项下操作（A 样品）。

另取 100μL 空白血浆，除不加混合对照品溶液外，其他按"血浆样品的处理"项下操作，向离心后获得的上清液中加入相应低、中、高三种浓度的混合对照品溶液和葛根素内标，吹干，残留物以 50% 甲醇 150μL 溶解（B 样品）。除不加空白血浆外，其他按"血浆样品的处理"项下操作（C 样品）。提取回收率计算方法为 B 样品得到的色谱峰面积与 A 样品得到的色谱峰面积之比。基质效应计算方法为 B 样品得到的色谱峰面积与 C 样品得到的色谱峰面积之比。

低、中、高三个浓度下 4 种指标成分的提取回收率在 87.05% ～ 103.28%，基质效应在 89.90% ～ 105.61%，表明各成分的提取回收率良好，无明显的基质效应，均符合生物样品分析方法的要求。结果见表 11-12。

表 11-12 原苏木素 B-10-O-β-D- 葡萄糖苷等 4 种成分在大鼠血浆中的提取回收率和基质效应（$\bar{x} \pm s$，$n=5$）

检测物	QC 样品浓度（ng/mL）	提取回收率		基质效应	
		Mean±SD（%）	RSD（%）	Mean±SD（%）	RSD（%）
原苏木素 B-10-O-β-D-葡萄糖苷	313.9	88.46±12.39	14.01	102.44±6.58	6.42
	1252.5	88.89±5.34	6.01	91.63±2.45	2.67
	5010.0	95.77±7.78	8.12	103.55±3.55	3.43
原苏木素 B	100.4	87.64±11.61	13.24	103.24±8.27	8.01
	200.8	90.95±6.46	7.11	101.77±11.93	11.72
	502.0	87.08±9.01	10.35	89.90±7.69	8.56
3- 去氧苏木查尔酮	0.6	91.28±3.25	3.56	97.28±8.57	8.81
	4.9	94.69±2.19	2.31	94.29±1.88	2.04
	19.6	103.08±5.98	5.80	102.86±7.56	7.35
异甘草素	19.7	103.28±9.85	9.54	105.61±7.78	7.37
	78.9	97.52±6.67	6.84	103.09±2.51	2.43
	315.5	96.15±14.30	14.88	93.01±5.53	5.94

5. 样品稳定性 配制 4 种成分的大鼠血浆高、中、低 3 个浓度的质量控制样品，样品处理后置于自动进样器中，在 6h 时进样，考察处理后血浆样品中 4 种成分的稳定性。同法配制样品，反复冻融 3 次，经处理后进样测定浓度，考察 4 种成分在反复冻融条件下的稳定性。两种考察方式下每一个浓度平行做 5 份。

含 4 种成分的血浆样品经处理后至自动进样器中 6h 及经 3 次冻融循环后的 RSD 均较稳定，表明这 4 种成分在可接受的限度内是稳定和适用的。结果见表 11-13。

表 11-13　原苏木素 B-10-O-β-D- 葡萄糖苷等 4 种成分在大鼠血浆中的稳定性（$\bar{x} \pm s$，n=5）

检测物	QC 样品浓度（ng/mL）	进样器 6h			冻融 3 次		
		Mean±SD（ng/mL）	精密度 RSD（%）	准确度（%）	Mean±SD（ng/mL）	精密度 RSD（%）	准确度（%）
原苏木素 B-10-O-β-D- 葡萄糖苷	313.9	285.47±17.51	6.13	91.20	279.02±13.14	4.71	89.15
	1252.5	1037.10±29.65	2.86	82.97	1189.51±124.23	10.44	94.97
	5010.0	4542.56±407.24	8.97	90.85	4398.97±199.27	4.53	87.98
	100.4	87.16±0.75	0.86	87.16	83.27±3.80	4.57	83.27
原苏木素 B	200.8	188.50±6.60	3.45	94.25	188.06±13.08	6.96	94.03
	502.0	472.35±41.09	8.70	94.47	435.42±8.19	1.81	90.68
3- 去氧苏木查尔酮	0.6	0.51±0.03	5.89	85.68	0.52±0.05	9.58	87.20
	4.9	4.49±0.45	10.01	97.58	4.75±0.35	7.44	96.94
	19.6	19.99±2.11	10.57	102.52	20.29±1.78	8.77	104.07
异甘草素	19.7	18.61±0.26	1.38	95.43	18.15±0.63	3.49	93.09
	78.9	79.65±2.71	3.40	101.99	76.37±6.01	7.87	97.79
	315.5	311.65±9.72	3.12	99.57	327.81±18.25	5.57	104.73

四、药动学数据处理与结果

应用建立的 UPLC-MS/MS 分析方法测定原苏木素 B-10-O-β-D- 葡萄糖苷、原苏木素 B、3- 去氧苏木查尔酮、异甘草素 4 种成分各时间点的血药浓度。其血药浓度的数据如表 11-14 所示，血药浓度 - 时间曲线如图 11-19 所示。通过 WinNonLin 8.2 软件获取 4 种指标成分的药动学参数，实验结果用 $\bar{x} \pm s$ 表示。相关药动学参数见表 11-15。

表 11-14　云实皮提取物在大鼠体内各成分的浓度测定结果（$\bar{x} \pm s$，n=6）

时间（h）	浓度（ng/mL）			
	原苏木素 B-10-O-β-D- 葡萄糖苷	原苏木素 B	3- 去氧苏木查尔酮	异甘草素
0.083	484.34±208.72	63.07±26.81	15.44±6.72	127.74±59.92
0.167	1500.86±1339.58	223.80±79.63	23.93±10.58	213.26±67.48
0.33	3232.98±2236.71	269.81±97.12	25.24±7.23	170.83±54.97
0.5	6285.24±2747.00	591.29±313.43	22.20±6.28	157.87±62.70
0.75	3192.89±2006.47	259.32±87.42	10.86±4.32	98.12±33.78
1	2177.92±1464.48	239.44±74.55	8.29±2.02	64.96±12.15
1.5	1978.93±1223.94	213.22±74.17	3.17±1.08	37.79±4.75

（续表）

时间（h）	浓度（ng/mL）			
	原苏木素 B-10-O-β-D-葡萄糖苷	原苏木素 B	3-去氧苏木查尔酮	异甘草素
2	1474.23±1189.41	192.43±96.25	4.40±1.51	46.41±17.35
4	641.13±549.69	165.11±62.85	6.08±2.27	45.56±11.30
6	693.14±308.39	116.68±79.71	7.75±2.97	41.93±11.32
8	576.48±313.30	119.15±59.38	5.23±0.91	49.39±16.88
12	449.6±189.91	113.29±54.53	4.91±0.68	43.22±5.32
24	–	33.63±8.59	0.65±0.24	17.87±4.46

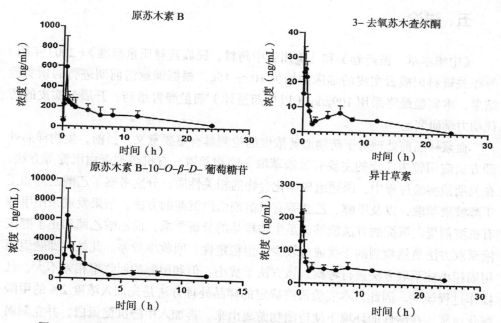

图 11-19　原苏木素 B-10-O-β-D-葡萄糖苷等 4 种成分的 C-t 曲线（$\bar{x}\pm s$，$n=6$）

表 11-15　原苏木素 B-10-O-β-D-葡萄糖苷等 4 种成分在大鼠体内的
主要药动学参数（$\bar{x}\pm s$，$n=6$）

参数	单位	原苏木素 B-10-O-β-D-葡萄糖苷	原苏木素 B	3-去氧苏木查尔酮	异甘草素
$t_{1/2}$	h	4.57±1.50	8.49±1.98	4.90±0.96	13.47±6.64
t_{max}	h	0.44±0.09	0.51±0.13	0.34±0.18	0.22±0.08
C_{max}	μg/L	6418.38±2781.77	626.47±267.23	27.60±7.85	217.80±64.25

（续表）

参数	单位	原苏木素 B-10-O-β-D-葡萄糖苷	原苏木素 B	3-去氧苏木查尔酮	异甘草素
$AUC_{0\to t}$	(μg·h)/L	11824.25±1935.38	2732.63±730.88	112.45±17.51	1022.55±42.25
$AUC_{0\to\infty}$	(μg·h)/L	14994.91±2110.19	3146.23±836.82	117.29±17.91	1273.22±125.40
$MRT_{0\to t}$	h	3.89±0.54	8.01±0.76	7.62±0.40	9.01±0.62
$MRT_{0\to\alpha}$	h	5.64±1.36	11.8±1.14	8.60±0.71	14.21±3.28
V	L/kg	63.95±18.57	1179.20±400.49	107.26±24.29	222.12±71.51
CL	L/(h·kg)	9.85±1.32	96.87±25.99	15.22±1.95	12.24±2.12

五、讨论

《中华本草·苗药卷》和《贵州省中药材、民族药材质量标准》（2003 年版）等相关资料记载云实皮的临床用量为 10～15g。根据课题组前期进行的预实验结果，本实验最终采用 109g/kg（以生药量计）剂量灌胃给药，开展云实皮的药代动力学研究。

血浆样品前处理对于药物血药浓度的检测具有重要意义。目前，生物样品处理方法应用较为广泛的主要有液液萃取、固相萃取、有机溶剂蛋白沉淀等方法。在前期预实验过程中，课题组根据化合物的相关性质，分别考察了乙酸乙酯和正丁醇液液萃取，以及甲醇、乙腈等有机溶剂蛋白沉淀的方法，结果发现采用甲醇有机溶剂蛋白沉淀的方法能够满足生物样品的分析要求，而乙酸乙酯和正丁醇液液萃取方法虽然检测的干扰成分较少，但稳定性、回收率较差。此外，课题组还用固相小柱萃取方法进行考察。该方法干扰小，但和甲醇的回收率相差不大，且操作过程烦琐。因此，本实验最终确定的样品处理方法是先加入浓度 2% 的甲酸酸化血浆，在酸性的环境下使待测物游离出来，再加入甲醇沉淀蛋白，并立刻涡混，防止形成的蛋白沉淀包裹待测物。

药动学实验结果表明，大鼠灌胃给予云实皮提取物后，血浆中原苏木素 B-10-O-β-D-葡萄糖苷、原苏木素 B、3-去氧苏木查尔酮、异甘草素达到最大血药浓度的时间（t_{max}）为 0.22～0.51h，表明这几种成分的吸收速率较快。其中原苏木素 B-10-O-β-D-葡萄糖苷的 C_{max} 6418.38±2781.77μg/L、$AUC_{0\to t}$ 11824.25±1935.38（μg·h）/L、$AUC_{0\to\infty}$ 14994.91±2110.19（μg·h）/L 明显高于其他成分，表明其吸收程度高，进入体内的量较多。3-去氧苏木查尔酮是其中吸收程度较低的，而且还出现了双峰，可能因为该成分在大鼠体内存在肝肠循环现象。$t_{1/2}$ 和 MRT 是衡量药物在体内消除快慢和速率的参数。分析该参数结果可知，原苏木素 B–10–O–β–D– 葡萄糖苷和 3– 去氧苏木查尔酮在体内的消除相对较快、滞留时间短，而异甘草素则相对较慢、滞留时间长。几种成分的表观分布容积（V）表明其在体内分布广泛但并不均衡。

本实验首次建立了 UPLC–MS/MS 测定云实皮提取物中原苏木素 B–10–O–β–D– 葡萄糖苷、原苏木素 B、3– 去氧苏木查尔酮、异甘草素血药浓度的分析方法。实验利用液相色谱的高分离能力和质谱的高检测能力实现了中药复杂体系的成分研究，采用选择离子监测（MRM）方式进行分析，正、负模式同时扫描，母离子和子离子 2 次筛选使得所建立的方法具有快速、灵敏度高、专属性强等特点。同时，利用该方法探讨 4 种指标成分在大鼠体内的药动学特征，为云实皮的药效物质基础和体内过程研究提供理论依据。

参考文献

［1］国家中医药管理局《中华本草》编委会，中华本草·苗药卷［M］．贵阳：贵州科技出版社，2005：526–527.

［2］贵州省中医研究所．苗族医药学［M］．贵阳：贵州民族出版社，1992：193.

［3］贵州省药品监督管理局．贵州省中药材、民族药材质量标准：第二册［S］．北京：中国医药科技出版社，2022：29.

［4］向芳芳．云实籽的化学成分研究［D］．吉首大学，2019.

［5］袁丽，刘慧，黄勇，等．云实属植物化学成分、药理作用及质量控制研究进展［J］．药物评价研究，2021，44（02）：424–431.

［6］国家药典编委会．中国药典：一部［S］．2015：164.

［7］贵州省药品监督管理局．贵州省中药材、民族药材质量标准［S］．贵阳：贵州科学技术出版社，2003.

［8］刘俊宏，汪石丽，胡露，等．云实皮抗炎活性部位的化学成分［J］．中国实验方剂学杂志，2014，20（20）：110–113.

［9］刘留，徐文芬，何顺志，等．肉荚云实果壳化学成分的研究［J］．贵州科学，2020，38（1）：30–33.

［10］毕德文，梁雪松，夏光惠，等．含羞云实种子中的黄酮类成分［J］．中药材，2018，41（2）：342–345.

［11］严文芳，杨巡绘，王利勤．含羞云实叶的化学成分研究［J］．云南师范大学学报（自然科学版），2018，38（4）：50–54.

［12］Liu Q, Bai B, Yang D P, et al.Three new cassane diterpenes from the seeds of Caesalpinia minax Hance［J］.Natural product research, 2018, 32（8）：885–891.

［13］Bi D, Xiag, Li Y, et al.Two new cassane diterpene lactams from the fruits of Caesalpinia mimosoides Lam［J］.Natural product research, 2018, 32（8）：875–879.

［14］向芳芳，刘一涵，田云刚，等.云实种子中1个新异构卡山烷二萜［J］.中草药，2018，49（15）：3567-3571.

［15］Qiao Y，Liu Y，Duan X，et al.A pair of epimeric cassanetype diterpenoids and a new labdane-type derivative from Caesalpinia decapetala［J］.Tetrahedron，2018，74（28）：3852-3857.

［16］Ji Y，Zhang Y Q，Liu T D，et al.Chemical constituents from heartwoods of Caesalpinia sappan with antiplatelet aggregation activities［J］.Chineseherbal Medicines，2019，11（4）：423-428.

［17］周咏梅，汤玲，张思访.云实的酚性化学成分研究［J］.中国药学杂志，2019，54（20）：1660-1663.

［18］Tong Z W，Cheng L，Song J Z，et al.Therapeutic effects of Caesalpinia minax Hance on complete Freund's adjuvant（CFA）-induced arthritis and the anti-inflammatory activity of cassane diterpenes as main active components［J］.Journal of Ethnopharmacology，2018，226：90-96.

［19］Naik B A，Nazneenh F，Babu K S，et al.In vitro studies Data on anticancer activity of Caesalpinia sappan L. heartwood and leaf extracts on MCF7 and A549 cell lines［J］.Data in Brief，2018，19：868-877.

［20］Deepika S，Selvaraj C I，Roopan S M. Screening bioactivities of Caesalpinia pulcherrima L. swartz and cytotoxicity of extract synthesized silver nanoparticles on hCT116 cell line［J］.Materials Science & Engineering C-Materials for Biological Applications，2020，106：110279.

［21］Jin Y，Wang M，Yan Y F，et al.Bridged cassane derivatives from the seeds of Caesalpinia sappan L. and their cytotoxic activities［J］.Phytochemistry，2022，197：113111.

［22］Settharaksa S，Monton C，Charoenchai L.Optimization of Caesalpinia sappan L. heartwood extraction procedure to obtain the highest content of brazilin and greatest antibacterial activity［J］.Journal of Integrative Medicine，2019，17：351-358.

［23］Hwang H S，Shim J H.Brazilin and Caesalpinia sappan L. extract protect epidermal keratinocytes from oxidative stress by inducing the expression of GPX7［J］.Chinese Journal of Natural Medicines，2018，16（3）：203-209.

［24］Zhu N L，Sun Z H，Hu M G，et al.New cassane diterpenoids from Caesalpinia sappan and their antiplasmodial activity［J］.Molecules，2017，22（10）：1-7.

［25］Bhattacharyya A，Babu C R.Caesalpinia bonduc serine proteinase inhibitor CbTI-2：exploring the conformational features and antimalarial activity［J］.Internatinal Journal Biological Macromolecules，2017，103：294-306.

［26］Wu X D，Huang S L，Shi Y，et al.Design，synthesis and structural-activity relationship studies of phanginin A derivatives for regulating SIK1-cAMP/CREB signaling to suppress hepatic gluconeogenesis［J］.European Journal of Medicinal Chemistry，2022，232：114171.

［27］Kim B S，Chung T W，Choih J，et al.Caesalpinia sappan induces apoptotic cell death in ectopic endometrial 12Z cells through suppressing pyruvate dehydrogenase kinase 1 expression［J］.

Experimental and Therapeutic Medicine, 2021, 21 (4): 357.

[28] Qi B, Zhang X W, Yu H, et al.Brazilin prevents against myocardial ischemia-reperfusion injury through the modulation of Nrf2 via the PKC signaling pathway [J].Annals of Translational Medicine, 2021, 9 (4): 312.

[29] 雷艳, 蒋礼, 刘俊宏, 等.云实皮中二苯并氧辛类新化合物 [J].中国中药杂志, 2021, 46 (20): 5310-5313.

[30] 罗媛, 王昌权, 巩仔鹏, 等.UPLC-Q-TOF-MS/MS 分析苗药云实皮的化学成分 [J].中国药房, 2020, 31 (20): 2481-2486.

[31] 程安玮, 张梦迪, 王厚伟, 等.儿茶素对巨噬-脂肪细胞共培养体系中细胞因子基因表达及 AMPK/SIRT1 磷酸化水平的影响 [J].中国食品学报, 2021, 21 (4): 64-70.

[32] Ahmed N A, Radwan N M, Aboul E S, et al.The antioxidant effect of green Tea Mega EGCG against electromagnetic radiation-induced oxidative stress in the hippocampus and striatum of rats [J].Electromagnetic biology and medicine, 2017, 36 (1): 63-73.

[33] Truong V L, Jeong W S.Antioxidant and anti-inflammatory roles of tea polyphenols in inflammatory bowel diseases [J].Food Science and Human Wellness, 2022, 11 (3): 502-511.

[34] 王智仪, 郭佳佳, 曹智威, 等.花生壳中提取木犀草素及其含量测定 [J].生物化工, 2021, 7 (3): 61-63, 67.

[35] Jung E G, Han K I, Kwon H J, et al.Anti-inflammatory activity of sappanchalcone isolated from Caesalpinia sappan L. in a collagen-induced arthritis mouse model [J].Archives of Pharmacal Research, 2015, 38 (6): 973-983.

[36] 李月婷, 刘慧, 蒙文莎, 等.UPLC-MS/MS 同时测定云实皮中 8 种成分的含量 [J].中国中药杂志, 2022, 47 (3): 692-700.

[37] 金少雄.原苏木素 B 对结肠癌 SW620 细胞增殖、凋亡和迁移的作用 [D].福州: 福建医科大学, 2020.

[38] Yang X, Zhao L, Zhang T, et al.Protosappanin B promotes apoptosis and causesg1 cell cycle arrest inhuman bladder cancer cells [J].Scientific reports, 2019, 9 (1), 1048.

[39] Seo H, Kim S, Mahmud H A, et al.In vitro Antitubercular Activity of 3-Deoxysappanchalcone Isolated from the heartwood of Caesalpinia sappan Linn [J].Phytotherapy Research, 2017, 31 (10): 1600-1606.

[40] Zhao R, Huang H, Choi B Y, et al.Cell growth inhibition by 3-deoxysappanchalcone is mediated by directly targeting the TOPK signaling pathway in colon cancer [J].Phytomedicine, 2019, 61: 152813.

[41] Kwak A W, Lee M J, Lee M, et al.The 3-deoxysappanchalcone induces ROS-mediated apoptosis and cell cycle arrest via JNK/p38 MAPKs signaling pathway inhuman esophageal cancer cells [J].Phytomedicine, 2021, 86: 153564.

[42] 付晓荣.3-去氧苏木查尔酮通过 TOPK 抑制皮肤癌的机制研究 [D].郑州: 郑州大

学，2020.

[43] 安琪，赵佳，刘佩东，等.电针联合丹参多酚酸盐对急性心肌梗死大鼠心功能及药物组织分布的影响 [J].中国中西医结合杂志，2022，42（3）：334-340.

[44] 杨玉妃，谢冰晶，黄瑞林.大鼠口服苦杏仁苷组织分布和血浆药物代谢动力学研究 [J].按摩与康复医学，2021，12（4）：91-93，90.

[45] 周孟，胡贺佳，李梅，等.辛芍组方中 5 个指标成分在大鼠体内的组织分布情况 [J].中国实验方剂学杂志，2018，24（19）：92-98.

[46] 王晓彤，何凡，孙小玲，等.五味子有效成分在大鼠体内组织分布研究 [J].中药药理与临床，2017，33（5）：20-23.

[47] 周梦宇，李旷宇，郭咸希，等.没食子酸在大鼠体内的组织分布研究 [J].中国药师，2019，22（4）：597-600.

[48] Zhang X R，Wang S Y，Sun W，et al.Isoliquiritigenin inhibits proliferation and metastasis of MKN28 gastric cancer cells by suppressing the PI3K/AKT/mTOR signaling pathway [J].Molecular Medicine Reports，2018，18（3）：3429-3436.

[49] 杨兴美，袁丽，王昌权，等.基于 UPLC-MS/MS 技术的云实皮提取物中 4 种成分在大鼠体内的药代动力学和组织分布研究 [J].中国中药杂志，2022，47（13）：3629-3636.

[50] 傅春燕，刘永辉，曾立，等.中药（复方）药代动力学研究进展 [J].邵阳学院学报（自然科学版），2021，18（5）：101-108.

[51] 古力巴哈尔·阿不都西.云实感冒合剂治疗风寒感冒患者的临床疗效及对血清炎性因子的影响 [J].中国医药指南，2022，20（18）：120-122.

[52] 覃浩倍，王利勤.肉荚云实研究进展 [J].云南化工，2022，49（2）：4-6，29.

[53] 谭晓梅，刘昌顺，汤庆发，等.基于功效成分体内过程的中药复方配伍及方证相应研究 [J].世界科学技术 – 中医药现代化，2021，23（3）：655-661.

[54] Liang Y，Zhao W，Wang C，et al.A comprehensive screening and identification of genistin metabolites in rats based on multiple metabolite templates combined with uhplc-hrms analysis [J].Molecules，2018，23（8）：1862.

[55] 李青倩.超高效液相色谱串联质谱法中药多种成分在大鼠血浆的药代动力学的研究 [D].南宁：广西大学，2018.

[56] 王彩虹.中药多成分药代动力学的新方法和策略研究 [D].北京：协和医学院，2017.

[57] 吴天鸽，黄文君，冯嘉轩.三氯醋酸 / 丙酮沉淀法与硫酸铵沉淀法去除血浆高丰度蛋白效果的对比研究 [J].重庆医学，2020，49（23）：3876-3879.

[58] 王迪，俞佳，詹固，等.液质联用技术在中药研究中的应用进展 [J].中华中医药学刊，2022，40（2）：68-71.

[59] Zhang Y，Zhu M，Xie S，et al.Simultaneous determination of amiodarone，dronedarone，and their principal metabolites in SD rat plasma by UPLC-MS/MS and its application in pharmacokinetics [J].Arabian Journal of Chemistry，2021，14（3）：103300.